JN126786

はじめに

だれでも・どこでも・簡単に・楽しく「適量でバランスのよい食事」を共有できる1冊に

地球温暖化や経済・社会システムの変化等による国内外の食環境の変化、人びとの生活観・食生活観の多様化、生活スタイル・食スタイルの多様化、食事内容・健康状態の悪化や格差の拡大、これらの重層的な循環が進んできました。

この間、「主食・主菜・副菜とこれらの組み合わせ」が全国的に、食物選択の行動指標や評価指標に使用されることが多くなり、筆者らは「料理選択型栄養・食教育」の提案者として、こうした課題解決に直接的に対応し、負の循環を正の循環へと方向転換することに役立つ1冊でありたいと考えておりました。今回、「日本食品標準成分表2020年版(八訂)」の公表を機に、内容をさらに充実させた、『食事コーディネートのための主食・主菜・副菜料理成分表　第5版』を発刊する次第です。

●

本書のねらいやコンセプトの基本、とりわけ食の多面性や多様性を重視し、事象の全体俯瞰から出発し、重要な部分を丁寧にとらえ、再び全体へという手法は、初版から変わっておりません。だれでも・どこでも・簡単に・楽しく、食べる人にとって「適量で・バランスのよい食事」をつくる・食べる・これらを進めるセンスや力を形成し、共有しあい、伝承する力(食を営む力)を多くの人びとと育てる1冊であることです。

●

本書は大きく2部構成です。

第1部は、地域や生活の営みの中での人間の食物について、栄養素や食材(食品)からではなく、「料理」とその組み合わせで構成される「食事」でとらえることの必要性・可能性・有効性を「食生態学」の観点から提案します。

第2部は、料理選択型栄養・食教育の枠組みである「主食・主菜・副菜・その他」の各群別に、日本人が日常的に接している677種の料理等を取り上げ、各料理について写真による料理の全体像や特徴、調理法、主要栄養素等構成、環境の質とのかかわりの指標となる食料自給率等のデータベースを提供します。

●

大量の詳細なデータ構築にあたって、「食生態学実践研究会」(食生態学を学び、食や教育に関わる現場で食教育・活動の専門家として本書を活用し、有用性を確かめつつ課題を具体的に抱えてきた、いわば愛用者集団でもある)が、栄養・食教育や活動実践での課題分析、科学的根拠の再確認、掲載料理の調理法について最新機器や食具等を用いた実験での確認、そして最終データチェック等を分担・協働しました。若い世代が本書を積極的に活用しやすい工夫も取り込むことができました。

●

第22回国際栄養学会議(2022年12月、東京)でも、“一人残らずすべての人の健康や幸せの、持続可能な社会の実現”のために、「地域性を活かした・科学的根拠を踏まえた・わかりやすい教材」の必要性が強調され、その具体化の難しさが討論されました。

本書は1992年から、まさにこれを狙ってきた先見性の高い1冊だと誇りに思います。多くの人々の協力への感謝を込めて。

2023年1月
編著者を代表して　足立己幸

日本食品標準成分表
2020年版（八訂）準拠

食事コーディネートのための

主食・主菜・副菜 料理成分表 第5版

Food & Nutrition Database of the Core Dishes-
Shushoku, Shusai, Fukusai for Coordinating a Quality Diet
5th Edition

データベース

料理区分・料理写真・レシピ・栄養成分・エネルギー・つ（SV）・カロリーベースの食料自給率

共編著
針谷順子　高知大学名誉教授
足立己幸　女子栄養大学名誉教授　名古屋学芸大学名誉教授

協力：食生態学実践研究会

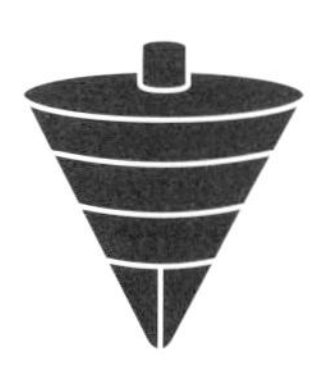

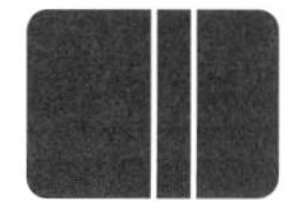

食事コーディネートのための
主食・主菜・副菜料理成分表
第5版

目次

はじめに
だれでも・どこでも・簡単に・楽しく
「適量でバランスのよい食事」を
共有できる1冊に

なぜ、「料理」に注目するのか? 4

なにを食べたらよいか?
主食・主菜・副菜を組み合わせた1食を
〜食物の4階層構造で検証済み〜 5

どれだけ食べたらよいか?
「主食・主菜・副菜の組み合わせ」を
基礎にする食事法の展開例 7

「食事づくり」は自分&仲間表現
〜地球や環境、地域、くらしにあった
多様な展開を〜 10

料理マトリックスで、
バランスのよい組み合わせを考える ..12

食事づくりを計画する 14

調味の基本 7つのタイプ 16

料理一覧
料理写真と特徴

主食

ご飯物 18
すし 21
パン 22
めん 23
パスタ 25
その他 25

主菜

魚 27
刺し身(魚) 30
刺し身(イカ・貝・カニ) 31
エビ・イカ・貝類・その他 31
牛肉 33
豚肉 34
鶏肉 36
ひき肉・肉加工品 38
卵 39
大豆・大豆製品 41
実だくさんの汁物・なべ物 43

副菜

緑黄色野菜 45
淡色野菜 48
豆類 53
いも 53
きのこ 54
海藻 55
果物 55
その他 55
汁物 56

その他

汁物 57
漬物・つくだ煮 58
果物 59
牛乳・乳製品 60
飲み物(茶・ジュースほか) ... 61
飲み物(アルコール飲料) 62
菓子(洋菓子) 62
菓子(パン類) 63
菓子(和菓子) 64
菓子(ナッツ・果物) 65

弁当

弁当 66

材料と作り方
主食 70
主菜 77
副菜 95
その他 107
弁当 109

食事コーディネートの参考に
食塩量からみた料理地図 ... 110

料理の栄養成分値一覧・
カロリーベースの食料自給率
.... 112

料理群別・調理法別さくいん
「主食・主菜・副菜料理マトリックス」からみた料理成分表掲載料理一覧 146

料理ページの見方・使い方

料理写真と特徴(P18~67)

●**料理番号**
作り方や成分値などとの引き合わせに便利です。マークは主食・主菜・◆副菜・●その他です。

●**大分類**
主食・主菜・副菜・その他の区別です(**P6参照**)。

●**小分類**
主材料や調理法を表します。番号はそのページにある料理番号です。マークは主食 主菜・◆副菜・●その他で表しています。

主菜

魚

108
|
119

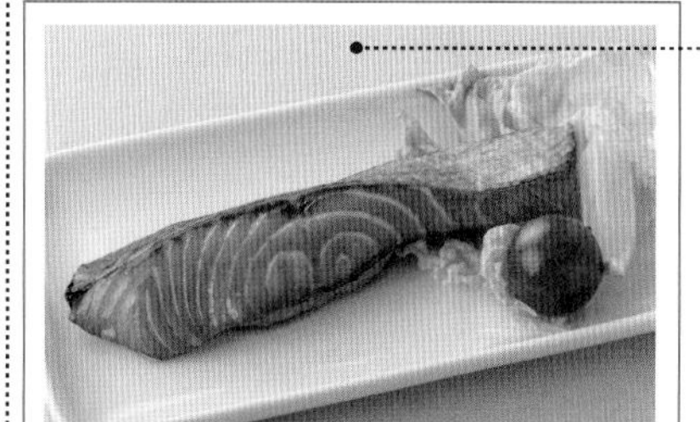

113 サケの照り焼き

152kcal(1.9点) SV:主菜2つ

たんぱく質11.8g/脂質7.7g/塩分0.6g

タレの糖分で表面にツヤと照りが出ておいしく仕上がる、簡単料理。

材料と作り方は78ページ

●**料理写真**
原則として1人分です。

●**サービングサイズ**
「つ(SV)」
「食事バランスガイド」の5つの料理区分ごとに定められた基準を元に表示してあります(**P7参照**)。

●**材料と作り方のページ**

●**料理の特徴**
栄養・味・食文化などの面から、その料理の特徴をワンポイントで解説しています。

●**エネルギー**
kcal(キロカロリー)、点数(香川式四群点数法、80kcalを1点として、0.1点に満たない場合は+と表示しています)。1人分です。

●**たんぱく質・脂質・塩分**
1人分の成分値です。上記以外の栄養成分値、カロリーベースの食料自給率については、P112~145に掲載してあります。

材料と作り方(P70~111)

●**調理時間**
このレシピにかかる調理時間です。べったり時間とは、調理時間のうち、つきっきりでいなければならない時間です(**P15参照**)。長期の保存期間を要する漬物など、保存期間は調理時間に含めていません。

●**材料**
原則として2人分です。分量は正味重量です。

●**写真のページ**

113 **サケの照り焼き**
20分(べったり時間5分)

●材料(2人分) 銀ザケ2切れ(140g) 砂糖小さじ1⅓ 酒小さじ1強 しょうゆ小さじ1 ミニトマト2個(20g) レモンのくし形切り2切れ レタス½枚
●作り方 ❶サケは砂糖、酒、しょうゆを混ぜ合わせたたれに10分ほど漬ける。
❷汁けをきったサケをグリルで5~6分焼く。
❸器にサケを盛り、ミニトマト、レモン、レタスを添える。
・焼き途中、①の漬け汁をはけで3~4回塗るときれいな照りが出る。
・弁当用にするなら、サケは1切れを3~4つに切ってからたれに漬ける。グリルで焼いたあとは、皿に出し常温に冷ましてから詰めるとよい。

料理写真は28ページ

汁物の分類について

本書では、汁物は、調理法としては「煮る」ととらえ(12ページ参照)、具(汁の実)の構成により、原則として以下の3つの料理区分に分類してあります。
・主材料に、魚介類、肉類、卵類、大豆・大豆製品が含まれ、その量が主菜1つ(SV)以上に相当する汁物は「主菜」。
・主材料に、野菜類、いも類、きのこ類、海藻類が含まれ、その量が副菜1つ(SV)以上に相当する汁物は「副菜」。
・上記以外の汁物は「その他」。

なぜ、「料理」に注目するのか？

すべての人が毎日繰り返す食事で、具体的に対面し、味わって食べる食物の形態は「料理」

世界中どこでも、人びとは（健康上の問題や過酷な食環境下では異なる場合がありますが）食物を食べて生活しています。それはむき出しの栄養素や食材ではなく、よりおいしく食べやすいように、分け合い、保存しやすいようにと工夫され、手を加えた「料理」を「食事」として食べています。

一方、人びとの食事への要求や期待は生活している地域、生活、心身の健康状態等によって異なります。使う食材、調理法や食文化も異なり、食事は多面性と多様性が極めて大きいので、人によって、時や場によって価値が異なります。「なにをどれだけどのように食べたらよいか」の答えは当事者が一番よくわかることです。

だから、一人ひとりがそれぞれのニーズに対応し、「料理」を選択し、「食事」を整え、味わって食べる力が必要になります。専門家はその支援者です（図1）。

ここで必要なことは、一人ひとりのニーズに対応し、正しく、多くの人と共有できる食情報のプールです。その要件を上げてみました。

- 理解しやすい
- 実行につながりやすい
- 実行を継続しやすい
- 実行した結果の効果がわかりやすい
- 評価しやすい・いろいろの人と共有しやすい
- 生きがいにつながりやすい
- 地域や環境づくりにつながりやすい
- 科学的根拠がある、等

図1 栄養教育・食教育・食育とは

人びとがそれぞれの生活の質（QOL）と環境の質（QOE）のよりよい、持続可能な共生をめざして、地域における食の営みの全体(人間・食物・環境とのかかわりとその循環)を理解し、その視野・視点で食生活を実践し、かつ可能な食環境づくり・仲間づくりをすすめる力(食を営む力)を育てるプロセスである。

このアプローチは教育的アプローチと環境的アプローチの統合、さらに環境的アプローチはフードシステムと食情報交流システムの両側面の統合が必要である。

栄養・食の専門家とはこれらについて、科学的根拠(理論的根拠や実践的根拠を含む)を課題に合わせて再構成し、活用する人や組織である。

（足立己幸　2005、 一部修正　2017）

「料理」は全国中で、食物の組み合わせの行動目標や評価指標として使われている

2000年に、全国初の3省共同（当時、文部省・厚生省・農林水産省）で「食生活指針」が策定され、行政や教育をはじめさまざまな分野で、食物選択の行動指針や評価指標の基本になりました。2016年の見直しにより、図2の通り一部加筆修正され、全国民が活用しやすい食生活指針となりました。食生活全体を俯瞰する「食事を楽しみましょう」で始まり、最後に「食に関する理解を深め、食生活を見直してみましょう」と総括しつつ、次のステップへと進むPDCAサイクルを回すイメージが加筆されました。

④から⑦項目までが、食物選択に関わる事項で、そのトップが「主食、主菜、副菜を基本に、食事のバランスを」と、食事全体を料理の組み合わせで俯瞰しています。続いて、主食の種類、食材料レベルでの選択、栄養素レベルと細部のチェックに進むわかりやすい構造です（具体的な実践版「食事バランスガイド」については本書7ページ参照）。

「食生活指針」の内容は具体的な課題解決へと展開する他の計画や指針に活用され、いずれも「料理」の組み合わせが中核になっています。活用の輪が広がるほど料理について科学的根拠のある基本データが必要です。

図2 食生活指針全体の構成

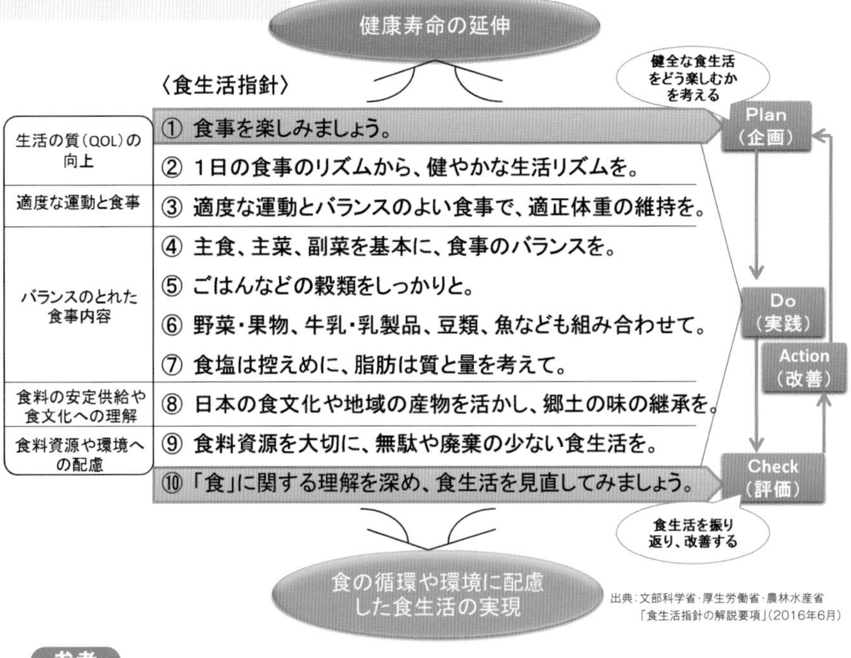

健康寿命の延伸

〈食生活指針〉

	〈食生活指針〉
生活の質（QOL）の向上	① 食事を楽しみましょう。
	② 1日の食事のリズムから、健やかな生活リズムを。
適度な運動と食事	③ 適度な運動とバランスのよい食事で、適正体重の維持を。
バランスのとれた食事内容	④ 主食、主菜、副菜を基本に、食事のバランスを。
	⑤ ごはんなどの穀類をしっかりと。
	⑥ 野菜・果物、牛乳・乳製品、豆類、魚なども組み合わせて。
	⑦ 食塩は控えめに、脂肪は質と量を考えて。
食料の安定供給や食文化への理解	⑧ 日本の食文化や地域の産物を活かし、郷土の味の継承を。
食料資源や環境への配慮	⑨ 食料資源を大切に、無駄や廃棄の少ない食生活を。
	⑩ 「食」に関する理解を深め、食生活を見直してみましょう。

健全な食生活をどう楽しむかを考える

Plan（企画）

Do（実践）

Check（評価）

Action（改善）

食生活を振り返り、改善する

食の循環や環境に配慮した食生活の実現

出典：文部科学省・厚生労働省・農林水産省「食生活指針の解説要項」（2016年6月）

参考

●「健康日本21（第二次）」の「栄養・食生活の目標設定の考え方」の概念図では、健康寿命の延伸・健康格差の縮小を目指し、生活の質の向上と社会環境の質の向上をはかるための行動目標「食物摂取」に、「適正な量と質の食事　主食・主菜・副菜がそろった食事の増加」と明記。

●"実践の輪を広げよう"と呼びかける「第三次食育推進基本計画」（2016）は5つの重点課題を挙げ、その目標一覧21項目の中で、「主食・主菜・副菜を組み合わせた食事を1日2回以上、ほぼ毎日食べている国民の割合を70%以上にすること」「主食・主菜・副菜を組み合わせた食事を1日2回以上ほぼ毎日食べている若い世代の割合を55%以上にすること」と明記。

なにを食べたらよいか？

主食・主菜・副菜を組み合わせた1食を　～食物の4階層構造で検証済み～

簡単な組み合わせなのに「望ましい食品構成」や「食事摂取基準」を用いた評価と整合することが、食事→料理→食材（食品）→栄養素に向かう研究（A）と、栄養素→食品→料理→食事に向かう研究（B）の双方向から検証されています。

A　日本人の食生活文化の知恵を重視して出発した、「料理選択型栄養・食教育」の枠組みとしての核料理（主食・主菜・副菜を組み合わせる）の仮説を、食事→料理→食材（食品）→栄養素の方向ですすめた検証

日本では、さまざまな地域や生活スタイルの中でつくり食べられてきた料理の種類が極めて多いので、なにを食べたらよいかの指標づくりに、わかりやすく・使いやすい料理の区分が必要でした。しかも、一般的になじみのある栄養素選択のための「食事摂取基準」、食材選択のための「食品群や食品構成」との整合性が高いことが必須です。筆者らは、実践現場でのさまざまな検討を経て、1980年代前半に、料理選択型栄養教育の枠組みとしての核料理（主食・主菜・副菜とその組み合わせ）という考え方を提案し、公表しました。

検証は、日本人の日常生活で慣用されてきた食物選択の知恵である“ご飯（主食）だけでなく、おかずも食べなさい。おかずは魚や肉料理（主菜）だけでなく野菜料理（副菜）も食べましょう”が栄養学的に正しいという仮説を設定し、食環境の異なる地域での日常の食事調査結果を用いて、主食・主菜・副菜の組み合わせを区分の基礎とする食事→料理→食材（食品）→栄養素の方向で検証をすすめました。栄養・食教育の観点からの枠組み（図3）と定義（図4）を作成し、教材化し、全国的に活用されてきました。

参考：足立己幸. 栄養・食教育の枠組み「料理選択型栄養・食教育」、主教材「食事の核料理（主食・主菜・副菜）を組み合わせる」・「3・1・2弁当箱法」による食事法：1970年代からの食生態学的研究・理論・実践の環をふりかえり、現在の栄養・食問題解決の課題を問う. 名古屋学芸大学健康・栄養研究所年報. 2017;9:49-83.

図3　食行動との関連からみた栄養・食教育の枠組み

枠組み（基本や基準）	栄養素選択型（食事摂取基準）	食材料選択型（食品群, 食品構成）	料理選択型（料理群, 料理構成）
対象となる主な行動や営み	栄養生理	食材料入手・購入・調理	食事づくり・食べる
行動目標（例）	1日に摂取する栄養素のバランスをとりましょう	1日の食事に6つの基礎食品を組み合わせましょう	1食に主食・主菜・副菜を組み合わせましょう
栄養素・食材料・料理等の組み合わせ	エネルギー 炭水化物 （食物繊維） 脂質 たんぱく質 ミネラル ナトリウム、カリウム カルシウム、マグネシウム リン、鉄、亜鉛、銅 マンガン、ヨウ素、セレン クロム、モリブデン ビタミン ビタミンA・D・E・K・B_1・B_2 ナイアシン ビタミンB_6・B_{12} 葉酸、パントテン酸 ビオチン、ビタミンC	5群　米、小麦 6群　油脂 1群　魚介、肉、卵、大豆 2群　牛乳・乳製品 骨ごと食べられる魚 海藻 3群　緑黄色野菜 4群　その他の野菜、果物	主食 ごはん パン めん パスタ 等 主菜 焼き魚 ハンバーグ 目玉焼き 納豆 等 副菜 お浸し、サラダ 根菜の煮物 青菜のいため物 具だくさんの汁 等 その他 具の少ない汁 スープ お茶 牛乳 果物 等 3　1　2 弁当箱につめ合わせた1食 副菜　主菜　主食　その他 椀や皿に盛り合わせた1食

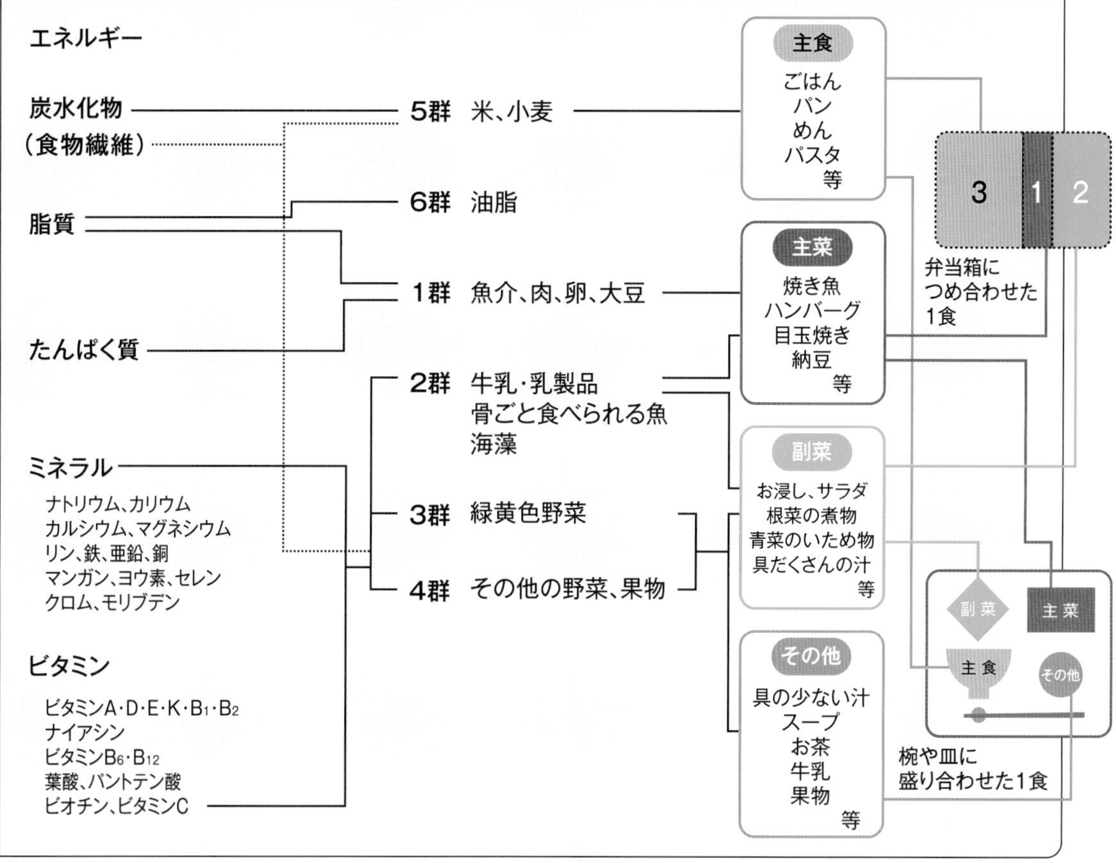

出典：足立己幸.子どもの食生態学の観点から.日医雑誌.1996;115:PS74.の一部改変

図4 核料理の定義

核料理	説明	定義
主食	食事の中心となる料理で、主材料は穀類です。炭水化物を多く含み、エネルギー源になります。主食の種類によって組み合わせる他の料理の種類や量が異なり、食事全体に影響します。	食事を構成する料理の中で、中心的な位置を占め、かつ穀物を主材料とする(約50-60g以上を含む)料理。これは食事にエネルギーをはじめ各種栄養素を提供し、かつ他の料理選択のリード役を担っているので、食事に欠かせない。
主菜	食事の中心となる料理で、主材料は魚介類、肉類、卵類、大豆・大豆製品などです。たんぱく質や脂質を多く含みます。1料理の量が多いので、食事全体のエネルギーや栄養素量に大きく影響します。	食事を構成する料理の中で、中心的な位置を占め、かつ大豆、卵、魚、肉などを主材料とする(約50g—鶏卵1個の大きさに相当—以上を含む)料理。これは蛋白質、脂質をはじめ各種栄養素を提供し、1食の総栄養素量の決定に及ぼす影響が大であるので、各食事に欠かせない。
副菜	主食や主菜と組み合って食事全体の質を高める料理で、主材料は緑黄色野菜・その他の野菜、いも類、きのこ類、海藻類などです。ビタミン、ミネラルや食物繊維などを多く含みます。色、形や食感もさまざまで、食事全体を豊かにします。	食事を構成する料理の中で、主食料理や主菜料理を補給する上で中心的な位置を占め、かつ野菜等を主材料とする(約50g—鶏卵1個の大きさに相当—以上を含む)料理。これはビタミン、ミネラルを中心とした栄養面の補強をすることはもとより、味面の補強の役割も大きく、食事としての多様さを作りだす上で、果たす役割が大きいので、各食事に欠かせない。
その他	主食・主菜・副菜には入らないが、食事全体にゆとりやうるおいを与える、汁物、飲み物、牛乳・乳製品、果物などです。「もう1品」や「プラスハート」と呼ぶこともあります。1日全体のバランスを考えて組み合わせます。	上記の定義に従えば、主材料が少量であるために、核料理にならない料理、いわゆる飲み物、果物、菓子類など。

出典:足立己幸. 料理選択型栄養教育の枠組みとしての核料理とその構成に関する研究. 民族衛生.1984:50:70-107.

食事・料理・食材(食品)・栄養素の4階層からみた「食事」のバランス評価～健康なY子の1食の例～

20歳代の健康な女性が、家族との共食のときに準備した1食です(14～15ページ参照)。主食・主菜・副菜がそれぞれの特徴を発揮して、バランスのよい食事になっていることがわかります。核料理の定義で示した各料理の特徴を4階層のつながりから知ることもできます。食事レベルの写真をみると、彩りなどの組み合わせもよく、おいしそうな1食になっています。一皿盛りの一品料理では得られない、多様な味の可能性もうかがえます。

●目指す量
食材料レベル:4つの食品群の年齢別・性別・身体活動レベル別食品構成(参考表).香川明夫監修.八訂食品成分表2022資料編.女子栄養大学出版部,2022
栄養素レベル:日本人の食事摂取基準2020年版、18-29歳女性、身体活動レベルII
●食事バランスガイドのサービングサイズは、主食2SV,副菜3SV,主菜2SV
●食事全体の食料自給率は68%(農林水産省「やってみよう!自給率計算」(令和2年度データ、国内平均)に基づく)

図5 4階層からみた食事のバランス評価

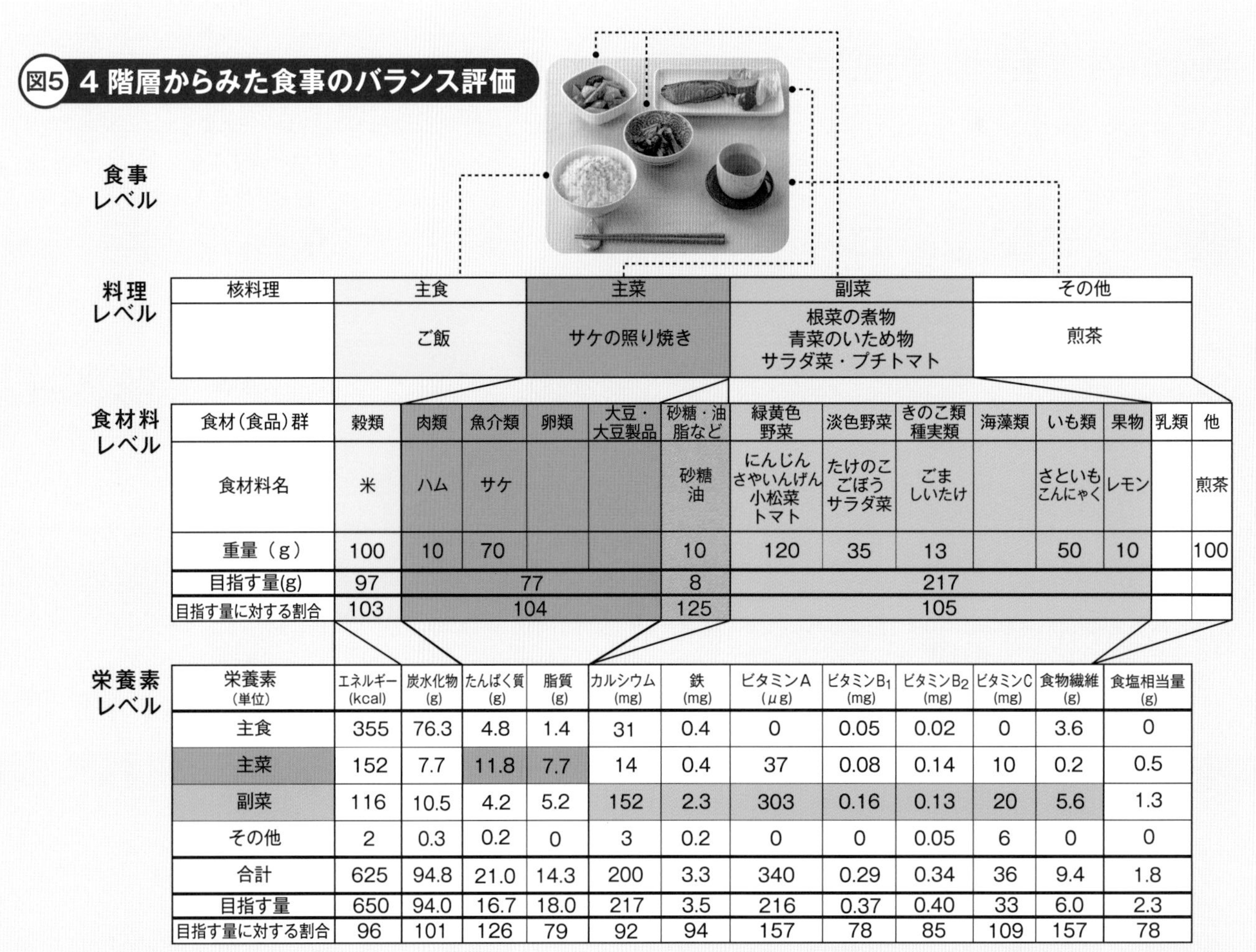

核料理	主食	主菜	副菜	その他
	ご飯	サケの照り焼き	根菜の煮物 青菜のいため物 サラダ菜・プチトマト	煎茶

食材(食品)群	穀類	肉類	魚介類	卵類	大豆・大豆製品	砂糖・油脂など	緑黄色野菜	淡色野菜	きのこ類 種実類	海藻類	いも類	果物	乳類	他
食材料名	米	ハム	サケ			砂糖 油	にんじん さやいんげん 小松菜 トマト	たけのこ ごぼう サラダ菜	ごま しいたけ		さといも こんにゃく	レモン		煎茶
重量(g)	100	10	70			10	120	35	13		50	10		100
目指す量(g)	97	77				8	217							
目指す量に対する割合	103	104				125	105							

栄養素(単位)	エネルギー(kcal)	炭水化物(g)	たんぱく質(g)	脂質(g)	カルシウム(mg)	鉄(mg)	ビタミンA(μg)	ビタミンB_1(mg)	ビタミンB_2(mg)	ビタミンC(mg)	食物繊維(g)	食塩相当量(g)
主食	355	76.3	4.8	1.4	31	0.4	0	0.05	0.02	0	3.6	0
主菜	152	7.7	11.8	7.7	14	0.4	37	0.08	0.14	10	0.2	0.5
副菜	116	10.5	4.2	5.2	152	2.3	303	0.16	0.13	20	5.6	1.3
その他	2	0.3	0.2	0	3	0.2	0	0	0.05	6	0	0
合計	625	94.8	21.0	14.3	200	3.3	340	0.29	0.34	36	9.4	1.8
目指す量	650	94.0	16.7	18.0	217	3.5	216	0.37	0.40	33	6.0	2.3
目指す量に対する割合	96	101	126	79	92	94	157	78	85	109	157	78

作成:枠組み(足立己幸、2008の一部改変)、献立(針谷順子・高増雅子)

B 健康の維持・増進に必要とされる栄養バランスの確保からみた「健康な食事」の食事パターンに関する基準検討のため、栄養素→食品→料理→食事の方向ですすめた検証

2014年10月に公表された「日本人の長寿を支える「健康な食事」のあり方に関する検討会」(厚生労働省)が、欧米諸国が食糧支援の食品構成パターンの開発等に用いている「線形計画法(食事最適法)」を基礎に検討しました。まず、食事摂取基準における不足しがちな主要栄養素の摂取基準値を満たし、かつ現在の食習慣から乖離(かいり)しない摂取基準値の範囲に収まる食品群ごとの1日当たりの量を求める。算出した1日当たりの量から1食当たりの量を算出する。さらに食品群ごとのエネルギー・栄養素の特性を勘案して料理を基本とする食事パターンの枠組みを検証し、1食当たりの料理の食事パターンに関する基準を求める、という方法です。

その結果、3つの料理区分がされ、「食品群のエネルギー・栄養素の特性を勘案した料理区分と主食、主菜、副菜の料理の枠組み」が科学的根拠をもって有効だと提案されました。

どれだけ食べたらよいか?

「主食・主菜・副菜の組み合わせ」を基礎にする食事法の展開例

科学的根拠をふまえ、適量でバランスのよい食事法を提案し、全国的に活用されている2種を紹介します。両者とも「食生活指針」をゴールに「食事摂取基準」を栄養面のベースにし、食事の全体量把握に適正エネルギー量を使っている点、「主食・主菜・副菜の組み合わせ」を用いている点は共通です。しかし、実際の食事の全体量把握や各料理群の適量把握の単位や算出の根拠等を異にしています。それぞれの特徴を理解し、使う人の学習ニーズに対応して、より楽しく実行しやすい方を選び、活用するとよいでしょう。

主食・主菜・副菜の各サービングサイズを積み上げて1食をつくる

食事バランスガイド

(厚生労働省・農林水産省:2005)

目的:食生活指針を具体的な行動に結び付けるものとして、「何を」「どれだけ」食べたらよいか、という「食事」の基本を身につけるバイブルとして、望ましい食事のとり方やおおよその量をわかりやすくイラストで示す。

イラストについての解説:見る人にとって最も目に付く上部から、十分な摂取が望まれる主食、副菜、主菜の順に並べ、牛乳・乳製品と果物については、同程度と考え、並列に表している。

基本のコマのイラストの中には、主食、副菜、主菜、牛乳・乳製品、果物の各料理区分における1日にとる量の目安の数値「つ(SV)」と対応させて、ほぼ同じ数の料理・食品を示している。したがって、日常的に自分がとっている食事の内容とコマの中の料理を比較して見ることにより、何が不足し、何をとり過ぎているかといったことがおおよそわかるようになっている。また、日常的な表現(例:「ごはん(中盛り)だったら4杯程度」)を併記することにより、「つ(SV)」を用いて数える1日量をイメージし易くしている。しかし、これらの料理は必ずしも1日のとり方の典型例を示したものではなく、どのような料理が各料理区分に含まれるかを表現することに主眼を置いたものである。

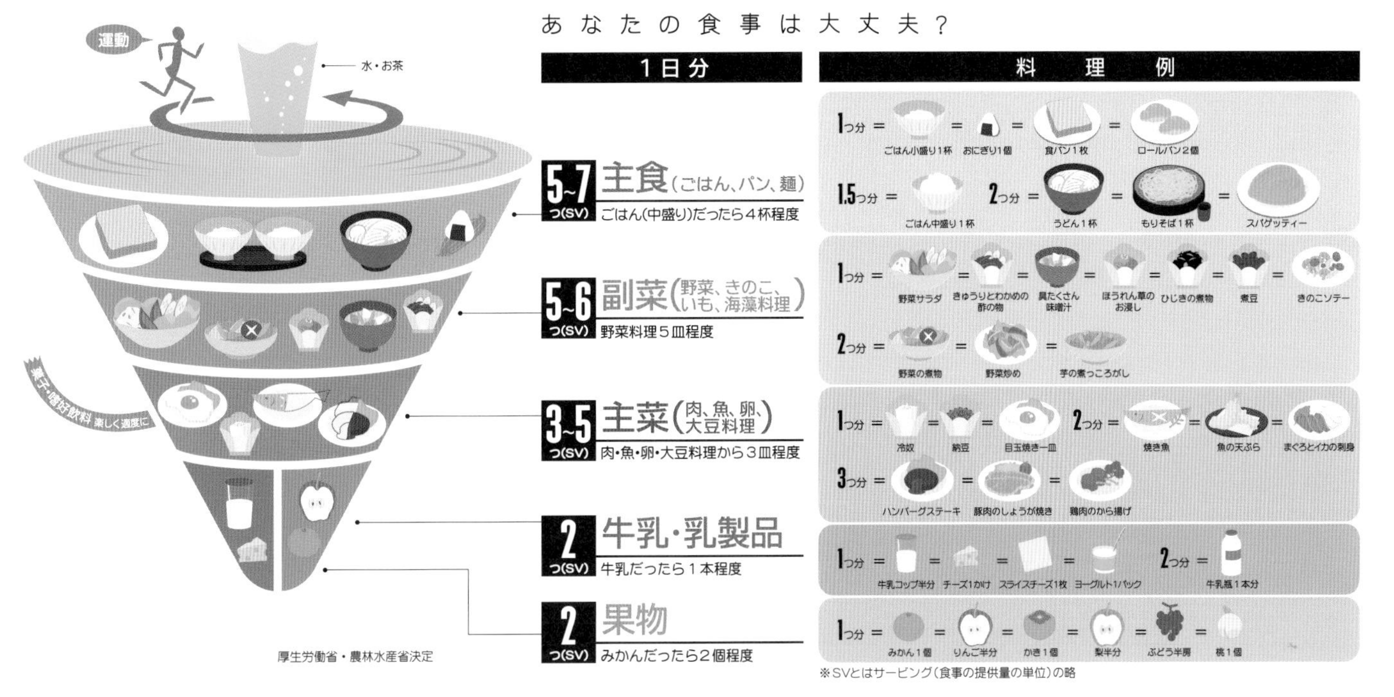

厚生労働省・農林水産省決定

※SVとはサービング(食事の提供量の単位)の略

マイサイズの弁当箱で1食量(容量)を決め、
主食・主菜・副菜を容積比で組み合わせる

3・1・2弁当箱法

(足立己幸・針谷順子;1985)

からだ・心・くらし・環境に健康な1食「3・1・2弁当箱法」

「3・1・2弁当箱法」は"1食に何をどれだけ食べられたらよいか"について、だれでも理解し、実行しやすいように研究開発された食事(料理の組み合わせ)のものさしです。食べる人のからだに合ったサイズの弁当箱に、主食・主菜・副菜料理を3:1:2の割合の容積比(表面から見ると面積比)でつめると、適量で栄養素のバランスがよく、味・くらし・環境面からも、すぐれた食事にすることができます。

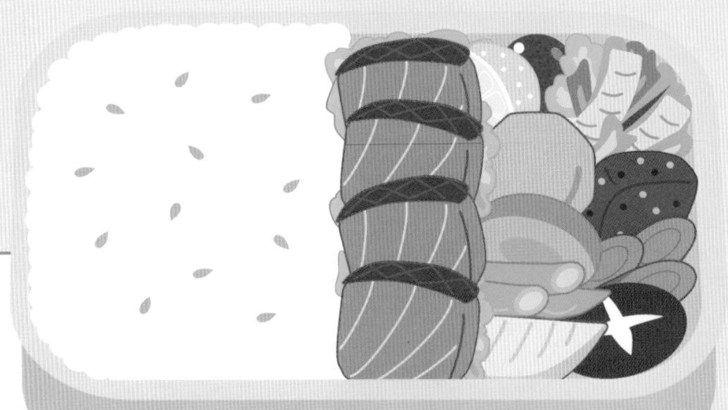

3 : 1 : 2
主食 主菜 副菜

©NPO法人 食生態学実践フォーラム

5つのルール 3 1 2

- ルール1 食べる人にとって、ぴったりのサイズの弁当箱を選ぶ(700kcalなら700mlの箱)
- ルール2 動かないようにしっかりつめる
- ルール3 主食3・主菜1・副菜2の割合に料理をつめる
- ルール4 同じ調理法の料理(特に油脂を多く使った料理)は1品だけ
- ルール5 全体においしそう!に仕上げる

弁当箱で基礎を、そして多様な展開を

1980年代から進めてきた生活実験や教育介入によって「5つのルール」を土台に、年代やライフスタイルを超えて多様な展開が可能であることが確認されてきました。

●「弁当箱」から「椀や皿」へ料理を盛り直してみましょう。身近な食器を使って「適量でバランスのよい1食」をつくることができます。逆に、市販の弁当等の料理を、マイサイズの弁当箱に移して、適量やバランスのチェックをすることもできます。

●3・1・2のつめ方もいろいろ楽しめます(図6)。

●韓国では食文化のキムチを副菜に入れる3・1・2の給食サービスが、香港では「主食3・副菜2・主菜1」の学校給食が実施されています。英語名を"The 3・1・2Meal Box Magic"と名付けて、実践の輪が広がっています。

●詳しい内容は、NPO法人食生態学実践フォーラム
https://shokuseitaigaku.com/bentobako

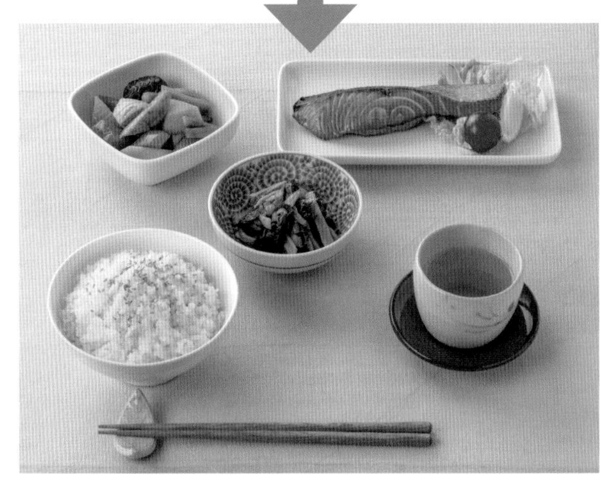

同じ料理を椀や皿に盛り合わせた1食

「3・1・2弁当箱法」は食事づくりの発想転換

●部分吟味優先から、実際の行動と同じ「全体チェック」優先へ
●栄養素選択や食材料選択から、食卓での選択行動の対象形態である「料理」選択へ
●細かな数値を使う重量把握から、見てわかる「容積・面積」把握へ
●細かな数値計算から、「目測・概量」把握へ
●加算方式から、「全体量と割合」把握へ
●計算機や計量器等特殊な道具使用から、弁当箱や密閉容器等「身近な食具」使用へ
●1日単位から、食べる行動の1単位である「1食単位」へ

食事の全体像を描く力
(食事全体を俯瞰し、
全体のイメージを描く力)の
形成を重視!!

出典:足立己幸.「3・1・2弁当箱法」は"何をどれだけ食べたらよいか"の具体的なイメージ形成を期待して誕生したはず—しなやかに展開する第Ⅲ期を迎えて、原点を問う. 食生態学—実践と研究.2013; 6:2-5.の一部改変

図6 「5つのルール」を守れば、つめ方は自由

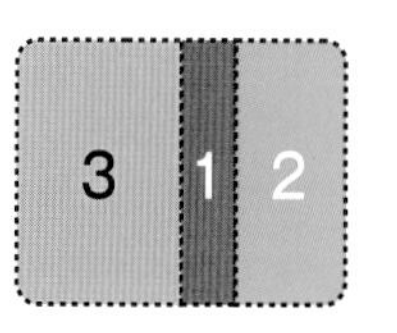

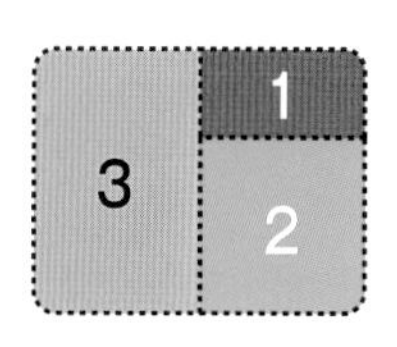

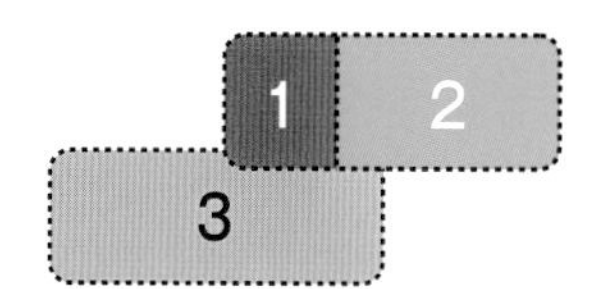

3 1 3
2 3 2

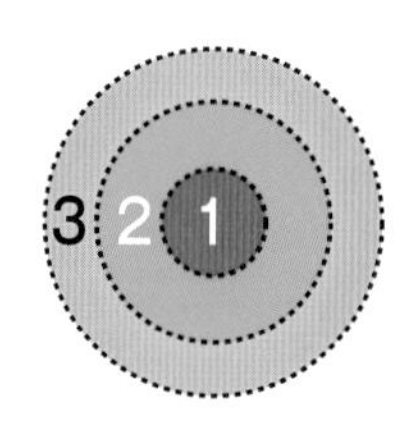

食事の全体量決定の基礎となる、食べる人にとってのエネルギー量検討資料

●適正体重をチェックしながら食事の量を調整しましょう

BMI早見表(成人の場合)

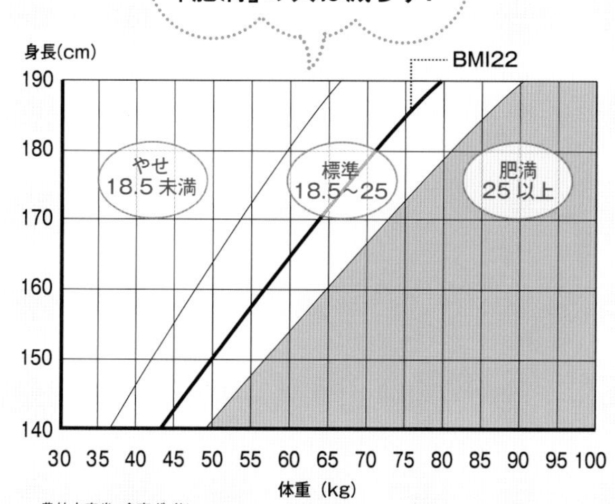

農林水産省. 食育ガイド.
https://www.maff.go.jp/j/syokuiku/guide/pdf/00_jp_guide.pdf,
(参照 2022-12-01).

●食べる人にとっての適量を下表で確かめてみましょう

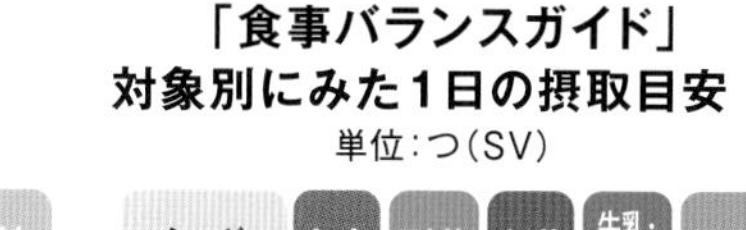

「食事バランスガイド」
対象別にみた1日の摂取目安
単位:つ(SV)

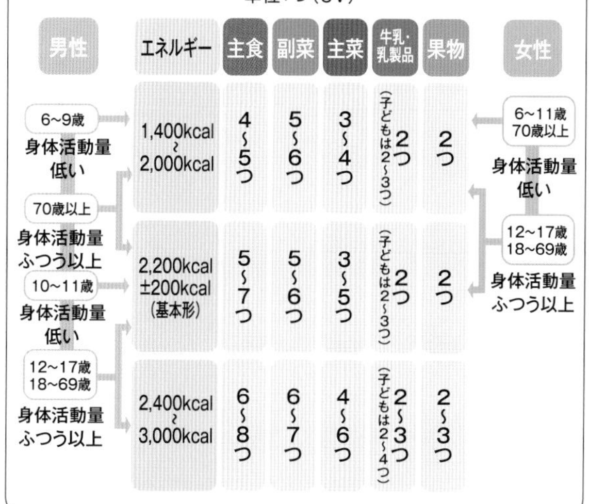

男性	エネルギー	主食	副菜	主菜	牛乳・乳製品	果物	女性
6~9歳 身体活動量低い / 70歳以上 身体活動量ふつう以上	1,400kcal~2,000kcal	4~5つ	5~6つ	3~4つ	2つ(子どもは2~3つ)	2つ	6~11歳 70歳以上 身体活動量低い / 12~17歳 18~69歳 身体活動量低い
70歳以上 身体活動量ふつう以上 / 10~11歳 身体活動量低い / 12~17歳 18~69歳 身体活動量低い	2,200kcal±200kcal(基本形)	5~7つ	5~6つ	3~5つ	2つ(子どもは2~3つ)	2つ	12~17歳 18~69歳 身体活動量ふつう以上
12~17歳 18~69歳 身体活動量ふつう以上	2,400kcal~3,000kcal	6~8つ	6~7つ	4~6つ	2~3つ(子どもは2~4つ)	2~3つ	

農林水産省. 実践食育ナビ.
https://www.maff.go.jp/j/syokuiku/zissen_navi/balance/required.html,
(参照 2022-12-01).

●1食のエネルギー量と弁当箱サイズの目安

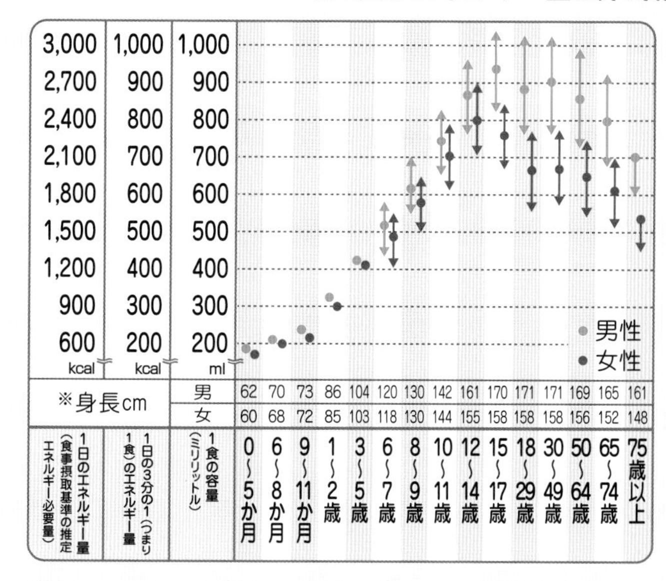

1日のエネルギー量(食事摂取基準の推定エネルギー必要量) / 1日の3分の1(つまり1食)のエネルギー量 / 1食の容量(ミリリットル)	0~5か月	6~8か月	9~11か月	1~2歳	3~5歳	6~7歳	8~9歳	10~11歳	12~14歳	15~17歳	18~29歳	30~49歳	50~64歳	65~74歳	75歳以上
※身長cm 男	62	70	73	86	104	120	130	142	161	170	171	171	169	165	161
※身長cm 女	60	68	72	85	103	118	130	144	155	158	158	158	156	152	148

普段の身体活動レベル※が高い人は▲、普通の人は●、低い人は▼が目安です。

※身体活動レベル

高い▲:移動や立位の多い仕事の従事者。あるいは、スポーツ等余暇における活発な運動習慣を持っている。

普通●:座位中心の仕事だが、職場内での移動や立位での作業・接客等、あるいは通勤・買い物・家事、軽いスポーツ等のいずれかを含む。

低い▼:生活の大部分が座位で、静的な活動が中心。

資料:「日本人の食事摂取基準(2020年版)」
※身長は当該年齢の参照体位で、小数点以下は四捨五入して用いました。

「食事づくり」は自分&仲間表現
～地球や環境、地域、くらしにあった多様な展開を～

1

地球・宇宙を視野に、「地域の食の営み・形成・循環」（図7）を俯瞰し、その中での自分（たち）の位置や課題の位置を確認する

●抱えている課題の成り立ち・背景、課題が及ぼす他への影響、改善・向上したときの効果の内容やその広がりを知り、最重要課題や緊急性の高い課題解決策を具体的に話し合うことができます。
●マイナスの問題点だけでなく、望ましい循環や自分（たち）の得意なスキルを積極的に見出すこと。これは、楽しく、自発的に、継続的にできるコツです。

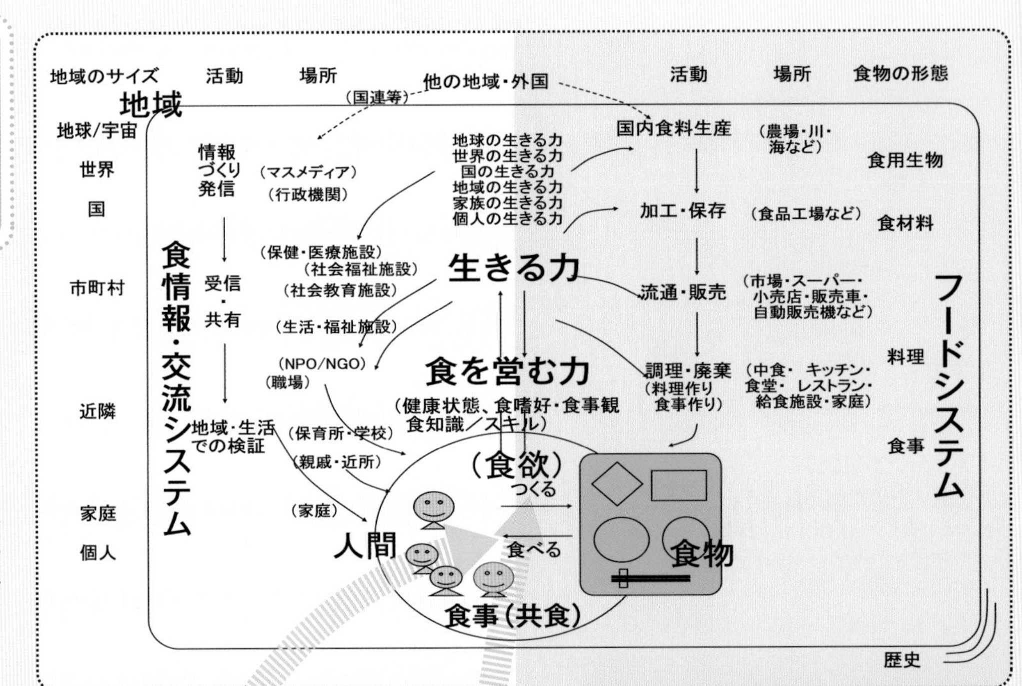

図7 食事（共食）・食を営む力・生きる力の形成を主軸にみた「地域の食の営み・形成・循環の図」

出典：足立己幸.家族と"食を共にすること"共食の大切さ.内閣府食育推進室編.親子のための食育読本.2010.13-21.の一部改変

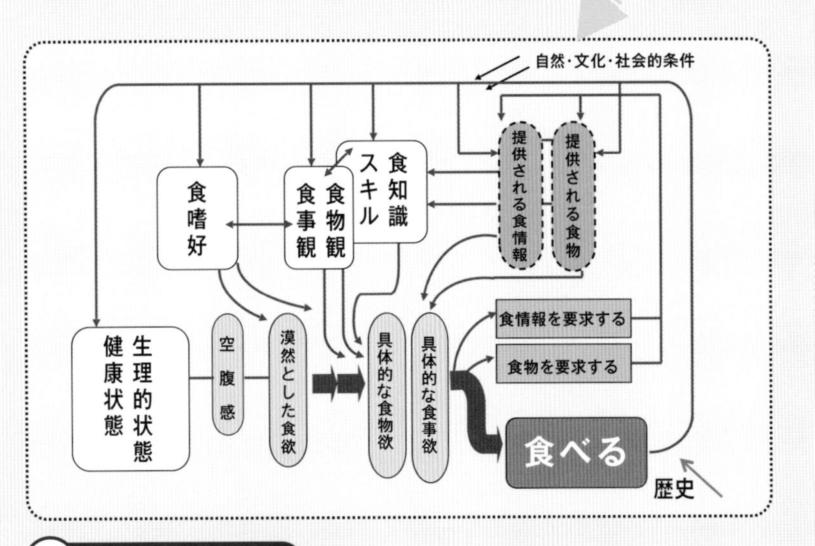

図8 食欲・食べる・食物選択要因の形成の循環図

出典：足立己幸.
どのように人間生活と関わるか. 足立己幸編著.
砂糖. 東京：女子栄養大学出版部；
1979.222-227. の一部改変

図9 食事づくりのPDCA

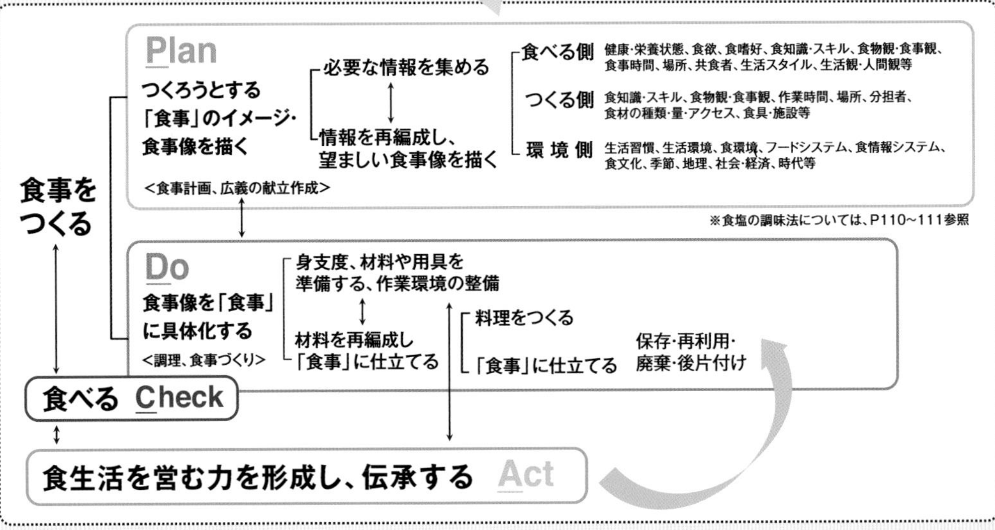

出典：足立己幸（編著）. 食生活論. 東京：医歯薬出版;1987. 52.の一部改変

「主食・主菜・副菜を組み合わせる」食事法を、日常の生活や地域でどのように実践できるでしょうか。食べる人やつくる人、取り巻く環境のニーズに対応した効果的な活用のポイントは?

2 「食事づくり」を主体的に、楽しくできるように、PDCAサイクルをらせん状にすすめる(図9)

「食事づくり」は健康や栄養、味や心、くらし、地域や環境等からのニーズにこたえるために、科学性や芸術性の融合した高い創作活動だといわれます。食べる人・つくる人・それらを取り巻く環境によって、出来上がる食事は異なります。だから、"どんな食事にするのか"のPlan、そのプランを実際の「食事」に具体化するDo、出来上がった食事を味わって食べる等のCheck、そして次の食事づくりへ向けたActの循環が重要です。

●食事づくりで最重要はPlan(つくろうとする食事のイメージ・「食事」の全体像を描く)です。できるだけ具体的に描くこと。食べる人や食事環境を含めて描くこと。
●情報を食べる側・つくる側・環境側の各面から集め、その食事の優先事項を実現できるように全体調整をして「つくろうとする食事の全体像」を決めます。関係者の食事観や食スキルが問われます。
●Doの仕上げ作業は「食事」に仕立てることです。料理の準備だけでなく、食べる人側の準備もできて、「食事に仕立てる」が完了します。
●味わって「食べる」は食行動の主要な行動であると同時に、「食事づくり」の結果評価の重要な場でもあります。
●これらの行動のすべてを反映して次のActへとすすみ、「食事づくり」が循環します。

3 「食べる」行動は次の食物選択要因になり、循環することを活用する(図8)

味わいつつ食べた食物のすべてが体内に取り込まれ、代謝され、次の「生理的状態・健康状態」「食嗜好」「食物観・食事観」「食知識・スキル」に影響を及ぼし、それぞれの形成につながり、次の食欲の内容決定に関わっていきます。こうして積み重ねられて形成される「食べる側」の要因が、図9の食事づくり行動のPlanに直接かかわり、食べる行動とつくる行動の密接な双方向関係がすすみます。そして、一人ひとりの食を営む力や生きる力の形成につながり、「地域の食の営み」が多様に形成されていくのです(図7)。

「1食で、なにをどのくらい、どのように食べるか」が地域全体の食の営みをつくり出し、さらに一人ひとりの食に影響していくことになります。

「食事づくりのPDCA」を、重要視する部分を強調し、それぞれの目的に合わせて多様に展開できます

展開例A Plan(つくろうとする「食事」の全体像を描く)で、食べる側、つくる側と環境側の異なる要因調整をうまくすすめる「献立作成の手順」

食事づくりを計画する(14～15ページ参照)。

展開例B 子どもたちが発信し、共有する「食事づくりの循環図」

さかなを特定成分だけに矮小化しないで、魚そのものの良さを学び、生活や活動に生かし、人間らしい食を育てていきたいと願う「子ども発信型食育プログラム」の教材(ワークブック)の一部です。食事づくり行動全体を俯瞰して、自分たちでゴールを決め、手順を決め、具体的に書き込んでいく下敷きにあたるページです。
●つくりたい食事の全体像は「食事の設計図」と名付けられ、その実現に向かって、すべての行動が進められ、次のプランへと循環します。
●子どもたちはPDCAのそれぞれに、実際の行動内容を記入します。設計図の隣には出来上がった料理の写真を貼ります。最下部の横長の箱には、左から時間経過と料理づくりの手順を記入します。
●各欄を記入するために、話し合い、工夫しあう作業がPDCAのイメージトレーニングにもなり、学習効果を高めます。アクティブ・ラーニングの身近な教材です。

食事づくりの循環図

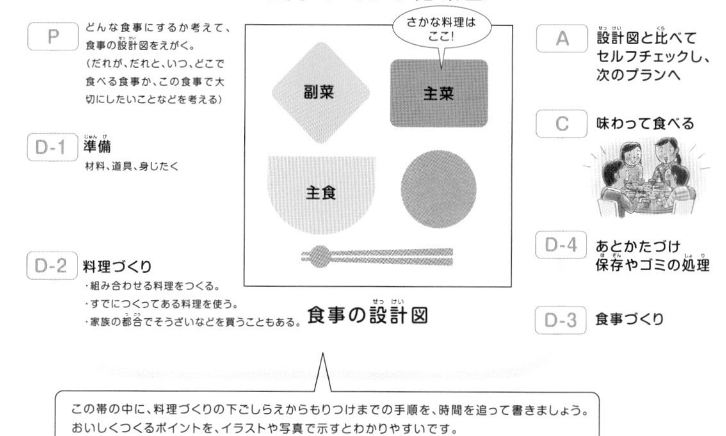

出典:足立己幸編著.さかな丸ごと探検ノート.東京:財団法人東京水産振興会;2011.23.

展開例C 高齢者それぞれが「できること」を出し合ってすすめる「共食づくり」

食事づくりは多種多様な行動から成り立っているので、多くの人が関わることができます。専門家や大人が主で、子どもや高齢者が一部を手伝う発想でなく、すべての人が得意なことを出し合って、役割分担し、協働する、専門家等はその支援をする、というすすめ方です。この表は、高齢者が集うデイサービス施設の一角に作った「昼食カフェ」で生まれました。

表側に食事づくりのPDCAの順に具体的な作業を書きました。表頭には「今、やっている」「得意」「これからやろう」の欄があり、該当する場所に自分の名前を書き込んで、役割を決め合います。車いすの人が「プランを立てる」や「情報交換」が得意だと記入し、積極的に発言するケースも少なくありません。命じられ、指示されて食事づくりを手伝うのでなく、自主的に自己決定して、分担できるから、達成感もあり、楽しいのでしょう。

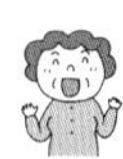

食事を作ったり、準備したりする行動

●できそうな項目に○印を付けてみましょう。

	食行動	ヒント(例えば)	今やっている	得意	これからやろう	専門サポーターのコメント
❶プランを立てる	・食事の設計図を描く ・メニューを決める	・マイサイズになっているか ・主食・主菜・副菜がそろっているかのチェック				
❷準備	・材料をそろえる　・道具をそろえる 買い物　食具 畑から　食器	・必ず野菜を買う ・季節いつでも何かとれるように ・使いやすい鍋を手近なところに ・マイサイズの弁当箱を用意しておく				
❸料理をつくる	・下ごしらえ ・加熱する ・調味する ・食器に盛る　など	・汚れてもよいコーナーを作っておく ・前の日に副菜料理を多めに作って残しておく				
❹食卓をつくる	・配膳 ・食卓 ・食べる人	・副菜料理をきれいに目立つように、テーブルの中央に ・大盛りの時に小皿をそえる ・だれかと一緒の食事に				
	共食タイム					
❺後片付け	・食器を洗う、片付ける ・廃棄・保存	・残った料理を次に食べやすいような食器に移し、保存しておく				
❻評価	・次の食事のために評価・反省	・一緒に食べた人と、おいしかったかどうか情報交換を				

出典:足立己幸共著.共食手帳.東京:群羊社;2008.23.

料理マトリックスで、バランスのよい組み合わせを考える

●表1 「主食・主菜・副菜料理マトリックス」からみた本書の掲載料理一覧

表中の数値：料理数

料理群	主材料群	主な調理法	生のまま※1	切る・むく	食材料の一次加工※2	漬ける	寄せる	焼く	ゆでる	蒸す	煮る			あえる	合わせる	いためる	揚げる※3	合計
			A	B	C	D	E	F	G	H	汁少ない I	汁多い・なべ物 J	汁 K	L	M	N	O	
主食	穀類・米（めし類）	米のみ 1						1			3	4		1				9
		魚介類、肉類、卵類、大豆・大豆製品、乳類含む 2						1			2	4			19	2		28
		野菜類、いも類、きのこ類、海藻類含む 3									7	1			3			11
		その他 4									2							2
	穀類・小麦他（パン類）	小麦のみ 5			6			4										10
		魚介類、肉類、卵類、大豆・大豆製品、乳類含む 6						3							3			6
		野菜類、いも類、きのこ類、海藻類含む 7			1													1
		その他 8		1								1						2
	穀類・小麦他（めん類）	めんのみ 9							2									2
		魚介類、肉類、卵類、大豆・大豆製品、乳類含む 10						3				4		2	10	3		22
		野菜類、いも類、きのこ類、海藻類含む 11										3				1		4
		その他 12													1			1
	主食群 計		0	1	7	0	0	12	2	0	14	17	0	3	36	6	0	98
主菜	魚介類	生 13	5	7		3		25	1	4	10	6	2	1		2	12	78
		加工品 14						1				1						2
	肉類	生 15				2		21	1	2	17	13	1	1		9	11	78
		加工品 16							1			1				1		3
	卵類	生 17				1		9	2	2	1			1		2	1	19
		加工品 18																0
	大豆・大豆製品	生 19									1							1
		加工品 20			2			5			9	1		1		4	3	25
	主菜群 計		5	7	2	6	0	61	5	8	38	22	3	4	0	18	27	206
副菜	緑黄色野菜 21							2		1	11	1	2	31		12	1	61
	その他の野菜（淡色野菜） 22					3			2	1	21	5	8	34		9	2	85
	いも類 23			1				1	2	1	5		4	5		1	2	22
	きのこ類 24					1		1			2		1	2		1		8
	海藻類 25										3			4				7
	果物 26													4				4
	穀類 27												1	3				4
	副菜群 計		0	1	0	4	0	4	4	3	42	6	16	83	0	23	5	191
その他	汁物・漬物・つくだ煮	穀類 28											2					2
		魚介類・肉類 29				1		1			3		6					11
		卵類、大豆・大豆製品、乳類 30											6					6
		野菜類、いも類、きのこ類、海藻類 31				22					4		6					32
	果物 32		2	13	8	1					1			1				26
	牛乳・乳製品	生 33	3															3
		加工品 34			5													5
	飲み物類 35			1	36													37
	菓子類 36				2		7	19		6	4	1			14		7	60
	その他群 計		5	14	51	24	7	20	0	6	12	1	20	1	14	0	7	182
合計			10	23	60	34	7	97	11	17	106	46	39	91	50	47	39	677

※1 刺し身を含む。 ※2 発酵や乾燥を含む。 ※3 あんかけを含む。

出典：針谷順子，足立己幸．料理類型化のための「主食・主菜・副菜料理のマトリックス」の開発．女子栄養大学栄養科学研究所年報．2006：14：63–76．枠組みを一部改変し、本書掲載料理で展開（作図：針谷順子）

料理の味の面、栄養面、手間や時間等つくる面に関わる主材料と調理法に注目し、多様にある料理を体系的に把握できる表です。食事コーディネートの基本となる料理のバランスのよい組み合わせを多面的に考えるために活用することができます。

●表2 「主食・主菜・副菜料理マトリックス」からみた本書の代表的な基本料理例

★料理名の後の数字は料理番号を示す。

料理群	主材料群		No.	A 生のまま※1	B 切る・むく	C 食材料の一次加工※2	D 漬ける	E 寄せる	F 焼く	G ゆでる	H 蒸す	I 煮る 汁少ない	J 煮る 汁多い・なべ物	K 煮る 汁	L あえる	M 合わせる	N いためる	O 揚げる※3	合計
主食	穀類・米（めし類）	米のみ	1									ご飯2							
		魚介類、肉類、卵類、大豆・大豆製品、乳類含む	2													にぎりずし44 親子丼28 カレーライス（ビーフ）31 カツ丼30	チャーハン40		
		野菜類、いも類、きのこ類、海藻類含む	3									かやくご飯11							
		その他	4																
	穀類・小麦他（パン類）	小麦のみ	5			バターロール50			ピザ95										
		魚介類、肉類、卵類、大豆・大豆製品、乳類含む	6						トースト53							サンドイッチ56			
		野菜類、いも類、きのこ類、海藻類含む	7																
		その他	8																
	（めん類）	めんのみ	9							ざるそば60									
		魚介類、肉類、卵類、大豆・大豆製品、乳類含む	10										かけうどん62			五目中華そば73			
		野菜類、いも類、きのこ類、海藻類含む	11														ソース焼きそば81		
		その他	12																
	主食群 計																		
主菜	魚介類	生	13	刺し身盛り合わせ140					サケの照り焼き113 アジの塩焼き102			アジの姿煮125							
		加工品	14																
	肉類	生	15						牛肉の網焼き173 ハンバーグステーキ232			すき焼き296						鶏肉のから揚げ227 とんカツ206	
		加工品	16																
	卵類	生	17						目玉焼き254		茶わん蒸し258								
		加工品	18																
	大豆・大豆製品	生	19																
		加工品	20			冷ややっこ266 納豆265						凍り豆腐の含め煮276							
	主菜群 計																		
副菜	緑黄色野菜		21									かぼちゃの含め煮310			ほうれん草のお浸し346		青菜のいため物351		
	その他の野菜（淡色野菜）		22									根菜の煮物370			せん切り野菜の梅肉あえ407		きんぴらごぼう421 野菜いため427		
	いも類		23									じゃが芋の煮物450		じゃが芋とさやえんどうのみそ汁491	ポテトサラダ454				
	きのこ類		24						きのこのホイル焼き460										
	海藻類		25									ひじきの煮物468							
	果物		26																
	穀類		27																
	副菜群 計																		
その他	汁物・漬物・つくだ煮	穀類	28																
		魚介類・肉類	29																
		卵類、大豆・大豆製品、乳類	30											豆腐のみそ汁508					
		野菜類、いも類、きのこ類、海藻類	31				たくあん531					こんぶのつくだ煮545							
	果物		32		みかん559 りんご562														
	牛乳・乳製品	生	33	牛乳574															
		加工品	34																
	飲み物類		35			煎茶595													
	菓子類		36					水ようかん651										ドーナッツ647	
	その他群 計																		
合計																			

※1 刺し身を含む。 ※2 発酵や乾燥を含む。 ※3 あんかけを含む。

出典：針谷順子，足立己幸．料理類型化のための「主食・主菜・副菜料理のマトリックス」の開発．女子栄養大学栄養科学研究所年報．2006；14：63－76．枠組みを一部改変し、本書掲載料理で展開（作図：針谷順子）

食事づくりを計画する

P1

Plan

つくりたい「食事」のイメージ・食事像を描く

どんな「食事」にしたいか、つくりたい
食事について考えを書き出してみる

大切にしたいこと
例
家族がそろうので、
秋らしい夕食を、
母に代わって
プレゼントとしたい。
考えを書き出す
例
●食事をつくる人；私
●秋らしい、温かい料理、
新米、サンマ、いも、根菜
●夕食は「ごはん」と決まっている
●食事づくりにかけられる時間；
帰宅7時過ぎ、30～40分
●買い物はできない。
家にあるものは、サケ、小松菜…
●家族の好きな煮物はハードルが高い…
●祖母；食欲不振の解消に
●父母；生活習慣病を気にしている
●弟；部活でいつも腹ペコ、
筋力アップの筋トレ中など

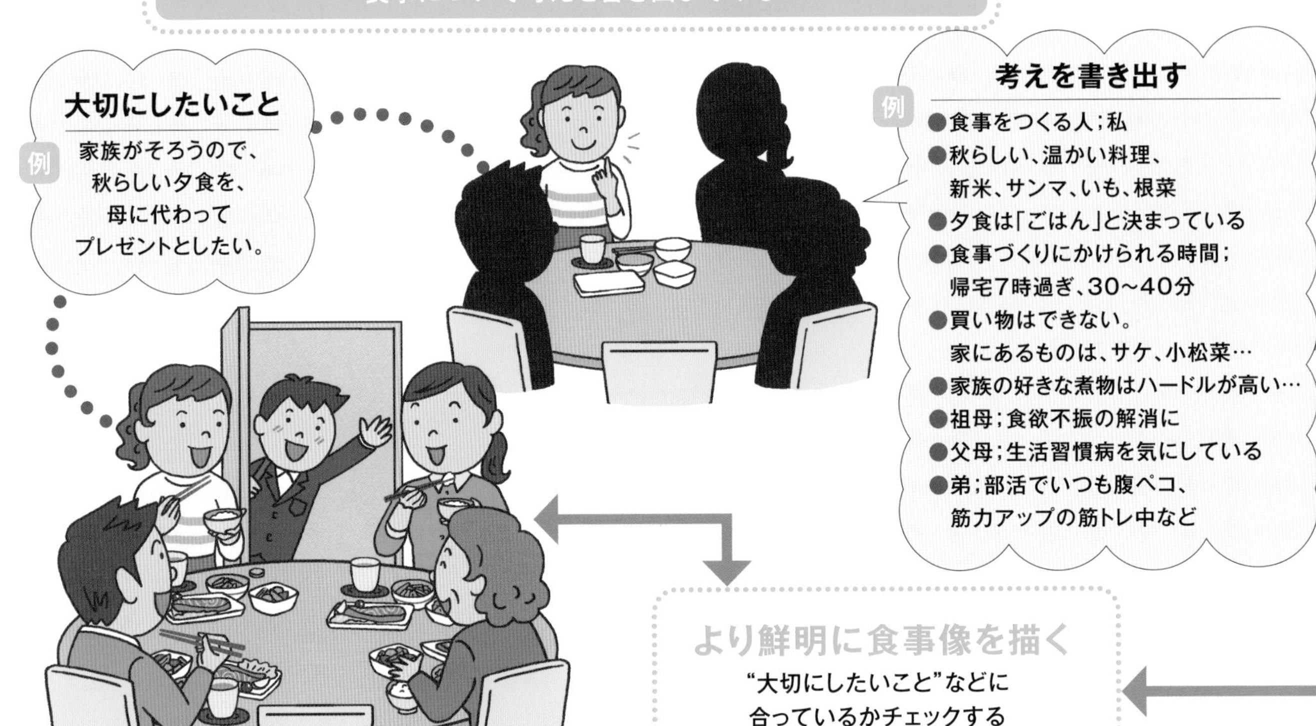

より鮮明に食事像を描く

“大切にしたいこと”などに
合っているかチェックする

●「料理成分表」の情報を活用し、料理を選び、組み合わせる

本書には、主食・主菜・副菜・その他別に料理677種が掲載されています。レシピ、調理時間、栄養価、食料自給率等の情報をフル活用することで、食事コーディネート力を高めることができます。本書を上手に活用し、望ましい食事像を描いてみましょう。

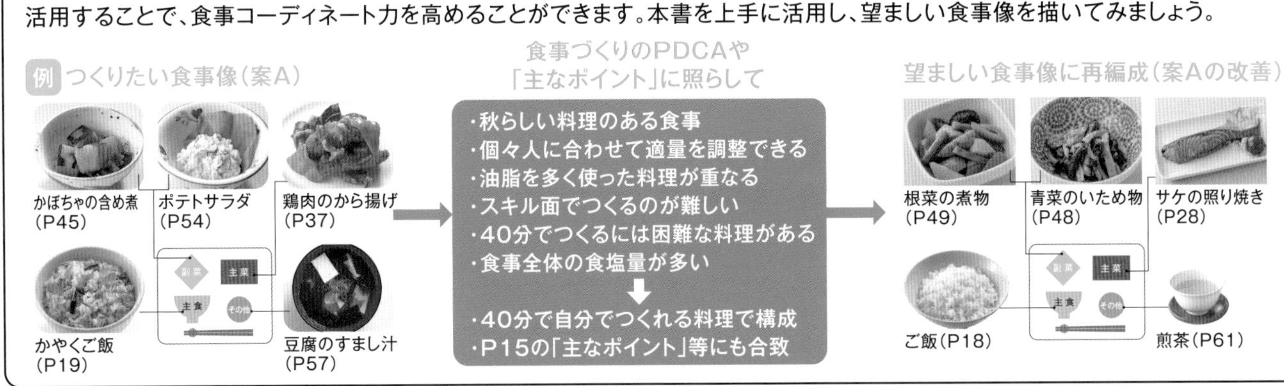

●「料理成分表」を活用した、食事像を「食事」に具体化するための調理プロセスのイメージ 例

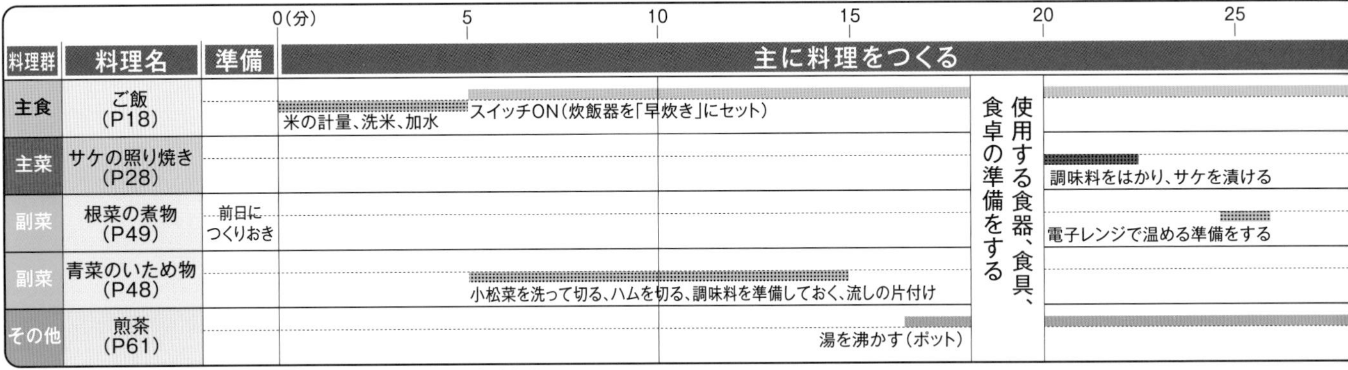

上段：加熱　下段：┈┈┈は（手）作業

食事づくりのPDCA（10ページ、図9参照）の理論をもとに、「料理成分表」を用いた食事づくり計画の進め方を、6ページの「健康なY子の1食」の例で考えてみましょう。

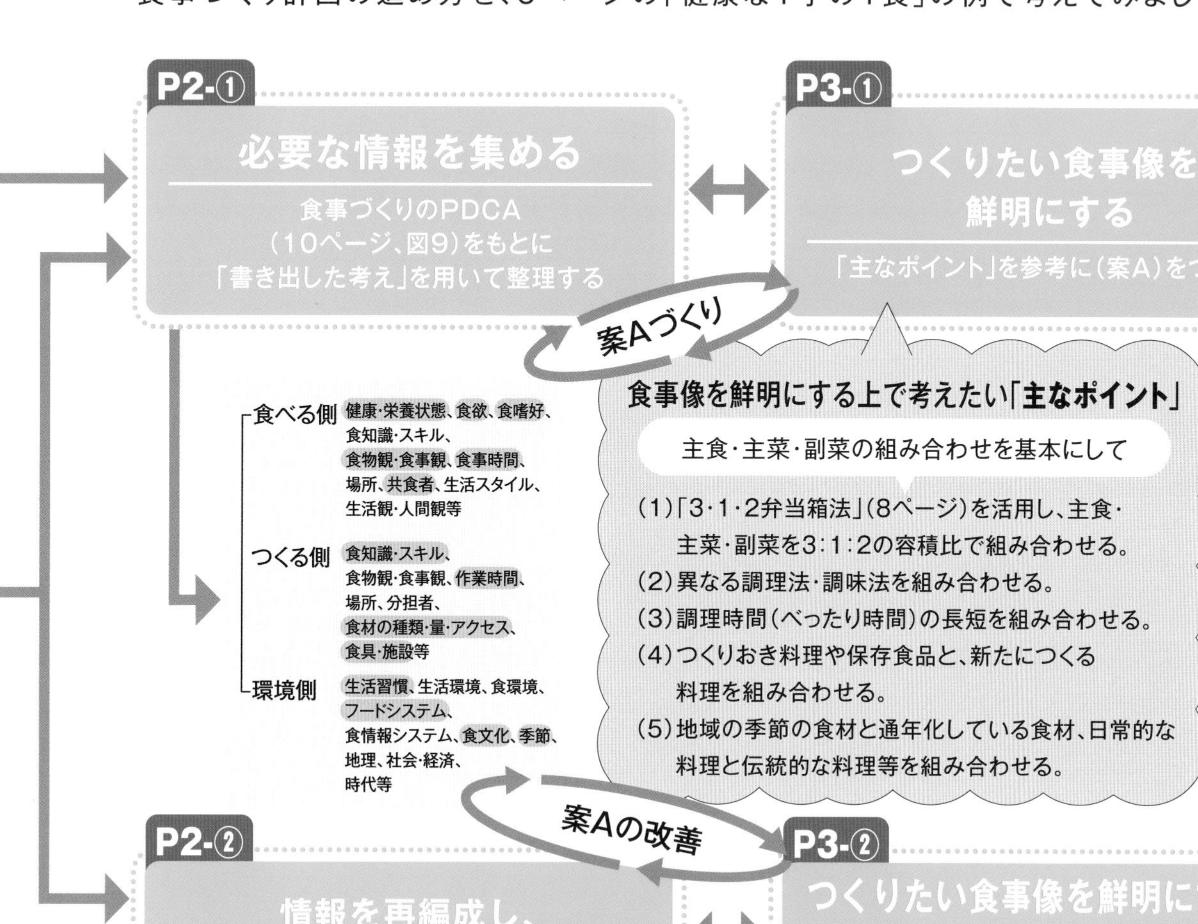

「料理成分表」の情報をフル活用

●料理写真一覧

主食・主菜・副菜・その他別に、料理写真、エネルギー量・塩分などの基礎情報を紹介しています。
主食：P18～26参照
主菜：P27～44参照
副菜：P45～56参照
その他：P57～65参照
食事(弁当)P66～67参照

●栄養価一覧

計693点の栄養価データを掲載。
→P112～145参照

●料理マトリックス

本書に掲載されている677種の料理について、料理群別、主材料別、調理法別に、全体像を把握、確認することができます。P13では代表的な日常料理例を写真で紹介しています。→P12～13参照

●調味法

調味の割合についての基本を把握しておけば、安心していつもおいしい料理をつくることができます。
★調味の基本 7つのタイプ →P16参照
★食塩量からみた料理地図 →P110～111参照

●調理時間

各料理のレシピには、例えば「30分（べったり時間10分）」などと記載されています。30分とは、その料理をつくるのに要する時間。べったり時間10分とは、30分の中で切ったりいためたりするなど、手を取られる時間のこと。調理時間から料理の特徴がわかります。→P70～111参照

●カロリーベースの食料自給率

各料理の食料自給率（カロリーベース）は、環境側を考えるのに活用できます。→P112～145参照

●料理群別・調理法別さくいん

P12の料理マトリックスをもとに、料理群別・調理法別に掲載。調理法について確認したいときに活用できます。
→P146～151参照

●レシピ

主食・主菜・副菜・その他（うち、汁物のみ）・食事（弁当）については、材料と作り方（2人分）、調理時間（べったり時間）を紹介しています。→P70～111参照

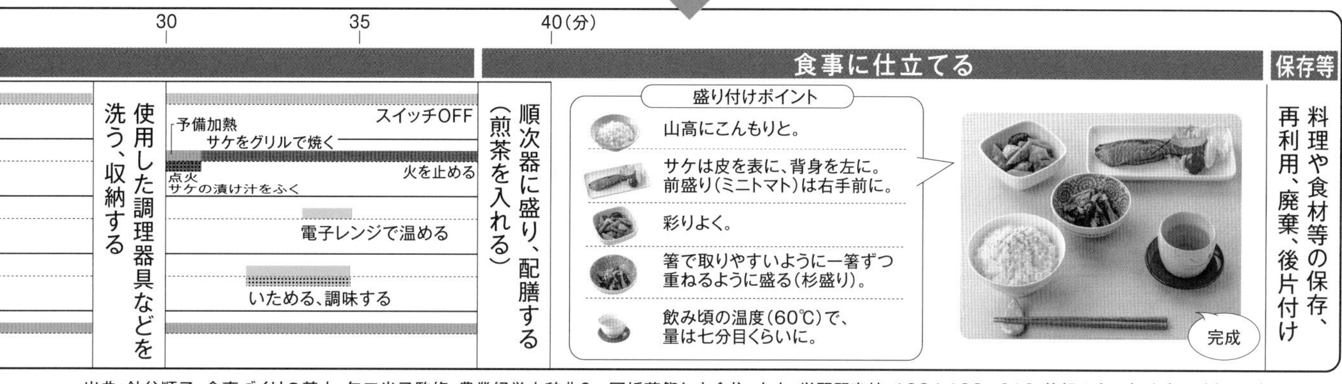

出典：針谷順子．食事づくりの基本．矢口光子監修．農業経営大辞典6　冠婚葬祭と衣食住．東京：学習研究社；1984.188－213．枠組みを一部改変し、例示の食事で展開

調味の基本　7つのタイプ

料理によって味付けの割合はさまざまですが、調味の基本としては大きく7つのタイプに分けられます。調味の割合は、材料の重量に対する割合（%）で表しますが、どんな人数分でも応用できるので、それぞれのタイプの調味の割合を覚えておき、使い分けをすると便利です。上図の縦軸は食塩、横軸は砂糖、中図の横軸は酢、下図の横軸は油（吸油量）の、それぞれ材料の重量に対する割合（%）を表しています。

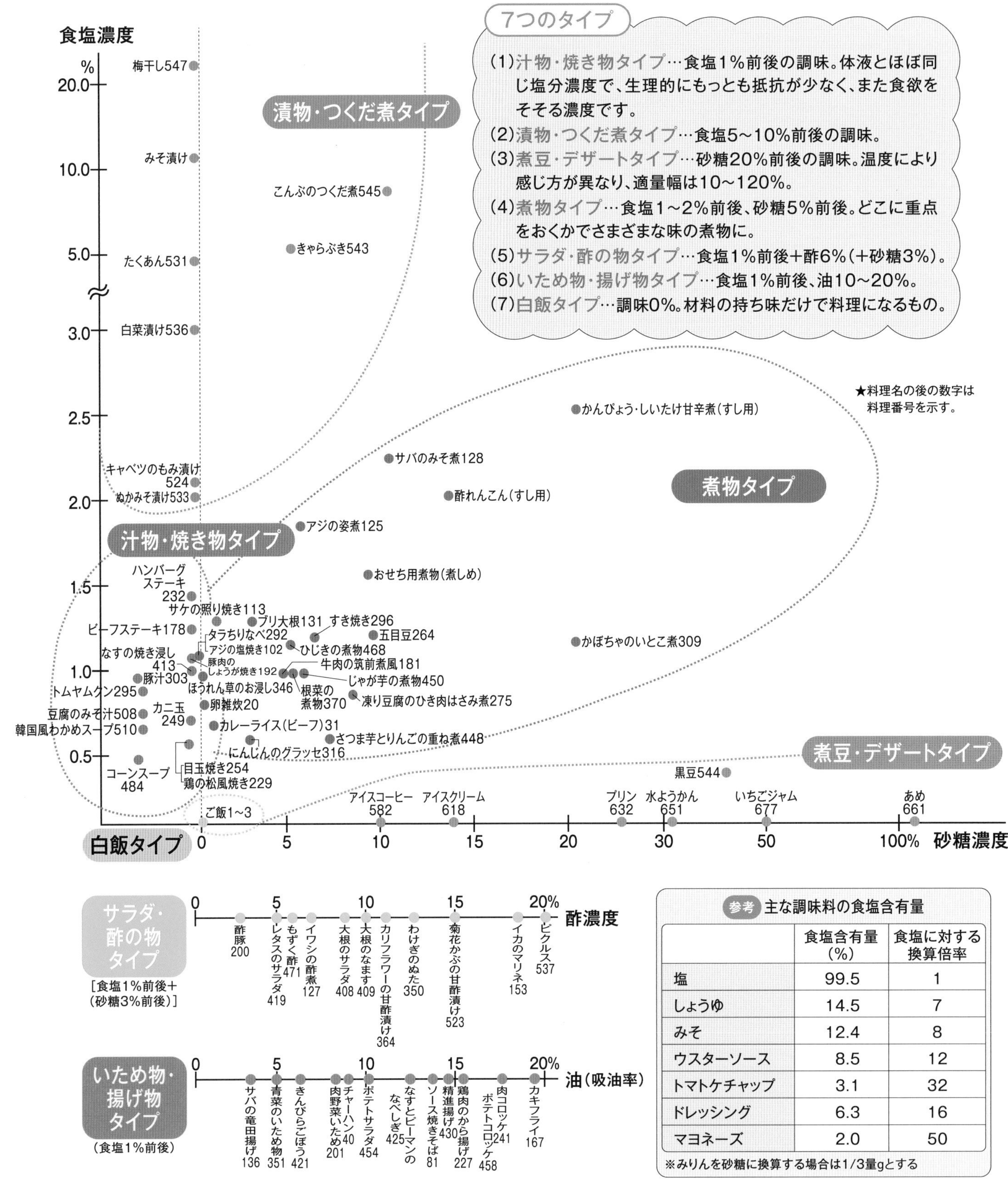

参考 主な調味料の食塩含有量

	食塩含有量(%)	食塩に対する換算倍率
塩	99.5	1
しょうゆ	14.5	7
みそ	12.4	8
ウスターソース	8.5	12
トマトケチャップ	3.1	32
ドレッシング	6.3	16
マヨネーズ	2.0	50

※みりんを砂糖に換算する場合は1/3量gとする

出典：足立己幸，針谷順子.心豊かで健全な食事作りへのステップ8.（財）食料・農業政策研究センター，（社）食品需給研究センター編.日本型食生活のすすめ.東京：日本放送協会；1983. 52−82. 枠組みをもとに本書掲載料理で展開（作図：針谷順子）

料理一覧

料理写真と特徴
＋
材料と作り方

主食

主菜

副菜

＋

その他

弁当

主食

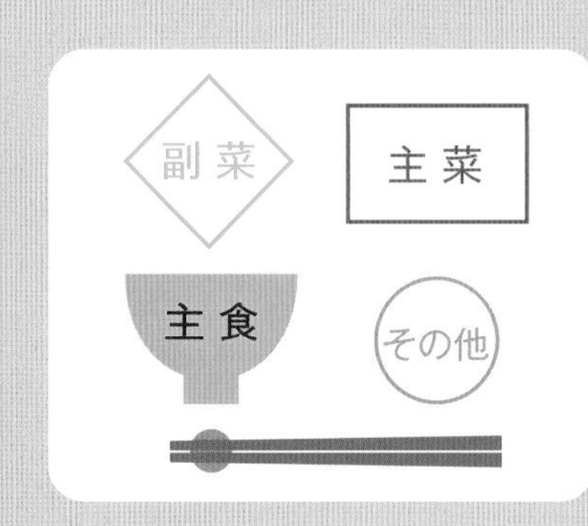

食事の中心となる料理で、主材料は穀類です。
炭水化物を多く含み、エネルギー源になります。
主食の種類によって組み合わせる他の料理の
種類や量が異なり、食事全体に影響します。

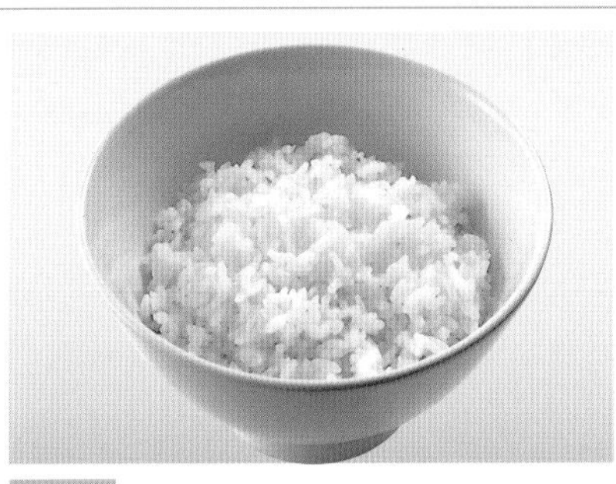

1 ご飯（軽く1膳 120g）

187kcal（2.3点） SV：主食1つ
たんぱく質2.4g／脂質0.2g／塩分0g

ご飯茶わんは、自分にとっての適量が分かるはかりでもある。自分に合ったご飯茶わんを。

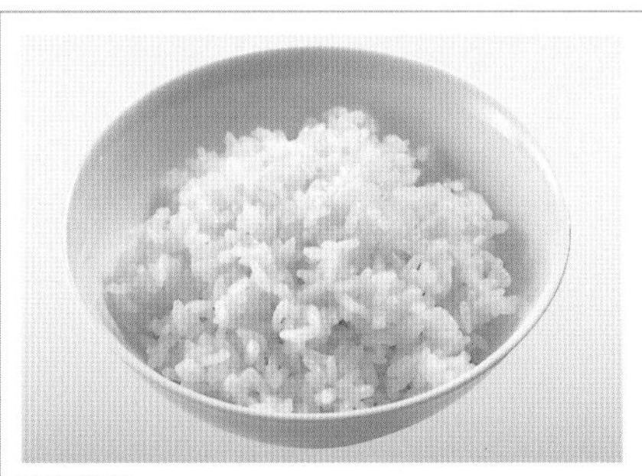

2 ご飯（1膳 150g）

234kcal（2.9点） SV：主食1.5つ
たんぱく質3.0g／脂質0.3g／塩分0g

主食をご飯にすると、主菜、副菜をコーディネートしやすく、バランスもとりやすい。

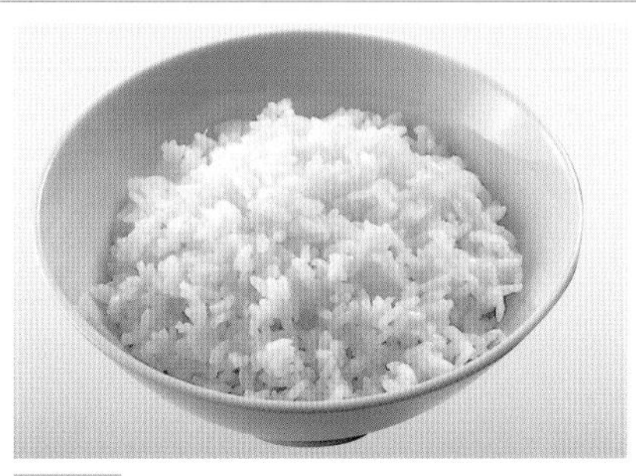

3 ご飯（丼1膳 240g）

374kcal（4.7点） SV：主食2つ
たんぱく質4.8g／脂質0.5g／塩分0g

蒸らし終わったらご飯粒をつぶさないように、釜の底からふんわり混ぜるのがコツ。

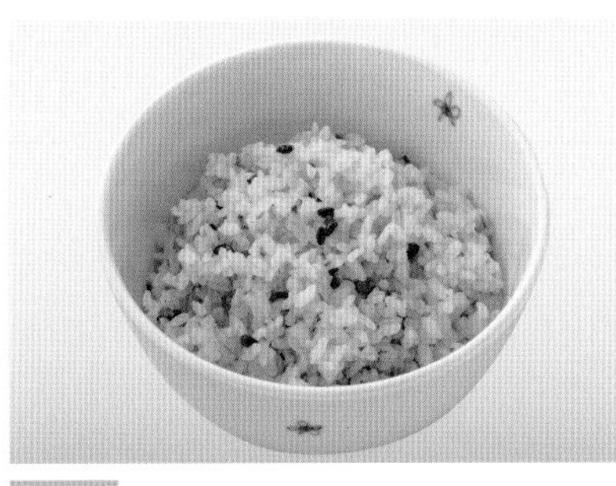

4 雑穀入りご飯（150g）

233kcal（2.9点） SV：主食1.5つ
たんぱく質3.1g／脂質0.5g／塩分0g

水分を少し多めにして炊飯器で簡単に炊ける。食感や味わいの違いを楽しんで。

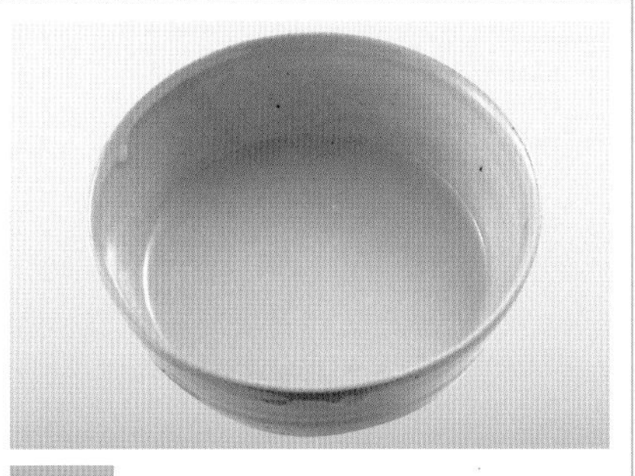

5 重湯（200g、米12g相当量）

38kcal（0.5点）
たんぱく質0.4g／脂質0g／塩分0g

離乳食の始まりは、重湯から。
消化吸収が良いので、体調の悪いときに。

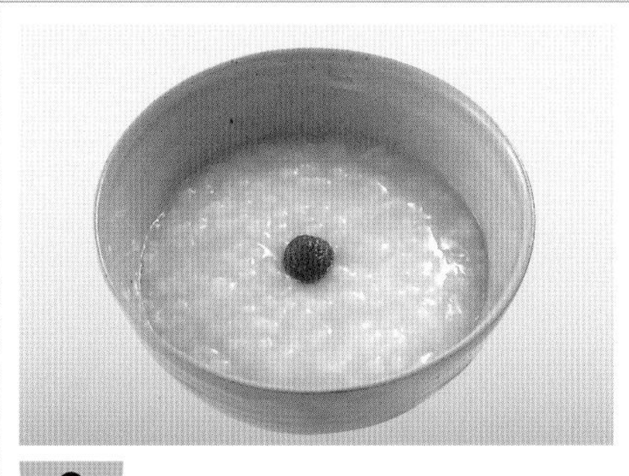

6 全がゆ（165g、米33g相当量）

108kcal（1.4点）
たんぱく質1.5g／脂質0.2g／塩分0.4g

厚手のなべで、米に対して5倍の水で炊く。お米の甘みを充分に引き出して。

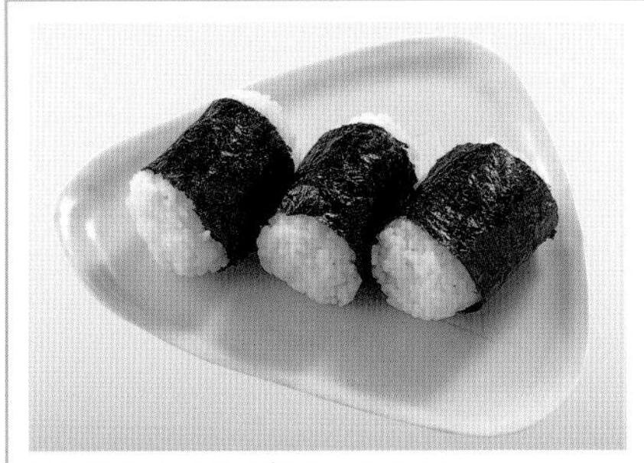

7 おにぎり・小3個（梅干し、塩ザケ、おかか 150g）

250kcal（3.1点） SV：主食1.5つ
たんぱく質5.3g／脂質0.5g／塩分1.5g

関東は三角形、関西は俵形、九州はボール形、東北は円盤形と地域によって握り方が違う。

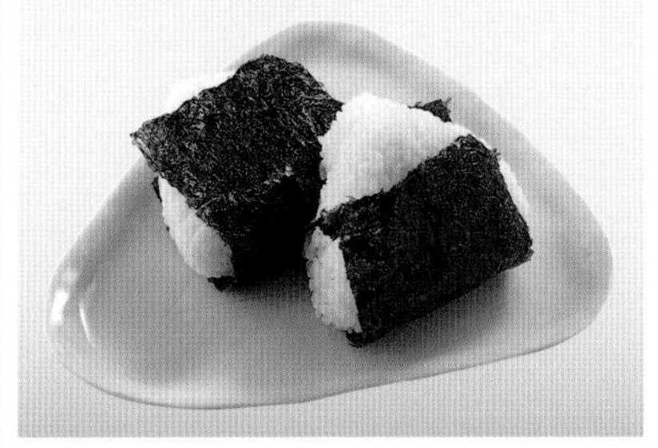

8 おにぎり・大2個（梅干し、塩ザケ 200g）

322kcal（4.0点） SV：主食2つ
たんぱく質5.2g／脂質0.6g／塩分1.5g

日本の米は、炊くと粘りとつやが出るジャポニカ種。おにぎりにも最適。

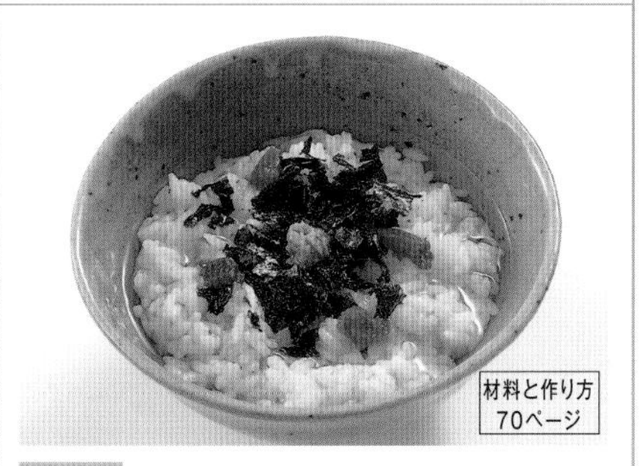
材料と作り方
70ページ

9 のり茶漬け

175kcal（2.2点） SV：主食1つ
たんぱく質2.5g／脂質0.4g／塩分1.5g

ルーツは米の節約から始まった食べ方。
味の決め手はのりの香り。

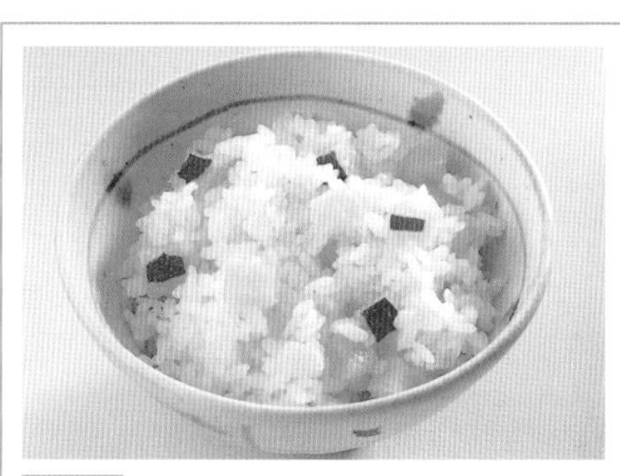

10 芋ご飯
271kcal(3.4点) SV:主食1.5つ
たんぱく質3.2g/脂質0.3g/塩分1.0g

さつま芋の甘みがほんのり
感じられるのが特徴。

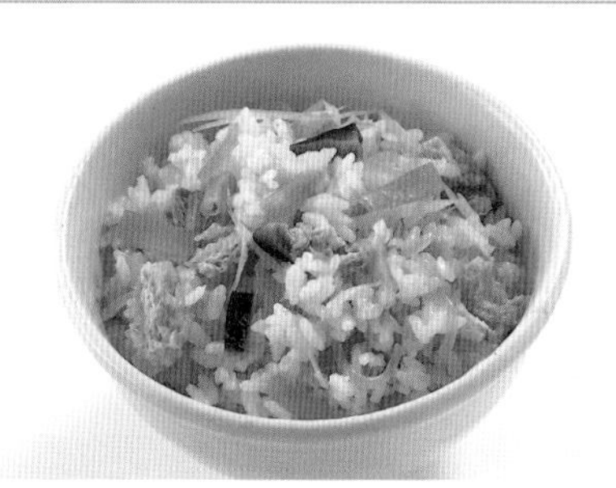

11 かやくご飯
360kcal(4.5点) SV:主食1.5つ+主菜1つ
たんぱく質8.2g/脂質5.2g/塩分1.4g

加薬(かやく)の薬は野菜のこと。
いろいろな野菜を炊き込んで。

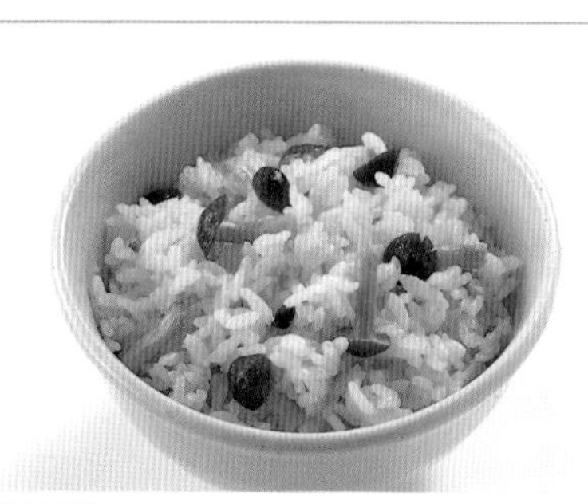

12 きのこご飯
214kcal(2.7点) SV:主食1つ
たんぱく質3.5g/脂質0.4g/塩分1.1g

「におい松たけ、味しめじ」…
きのこの王様しめじで。

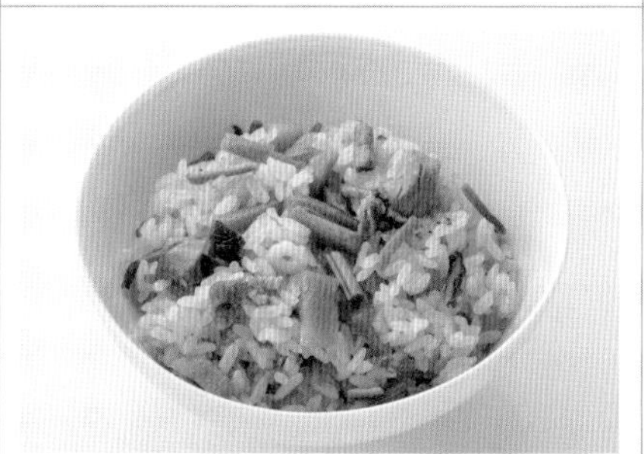

13 山菜おこわ
280kcal(3.5点) SV:主食1.5つ
たんぱく質6.1g/脂質1.9g/塩分1.6g

米の0.8割の水加減で手軽に炊ける。
小豆、栗など四季折々のおこわも楽しんで。

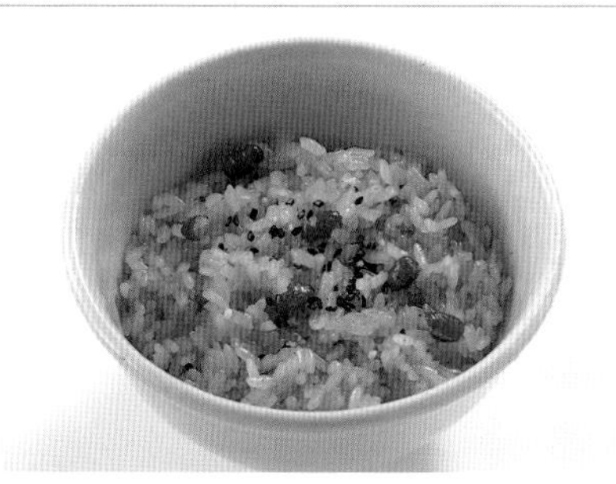

14 赤飯
309kcal(3.9点) SV:主食1.5つ
たんぱく質6.7g/脂質1.7g/塩分0.5g

おこわ、強飯(こわめし)ともいい、
お祝いごとの定番。

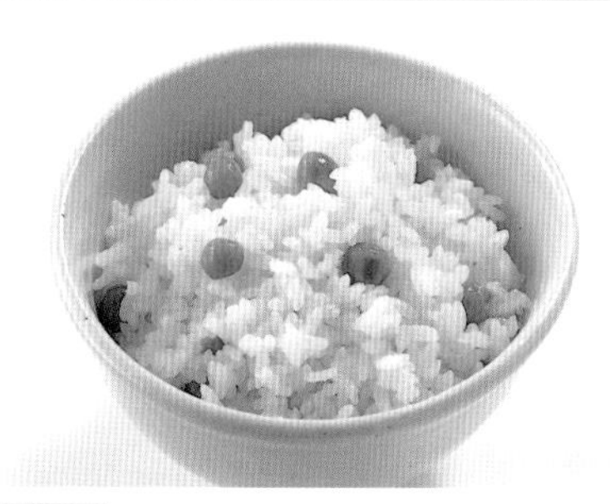

15 ピースご飯
222kcal(2.8点) SV:主食1つ
たんぱく質3.6g/脂質0.3g/塩分1.2g

旬のグリーンピースは
さやつきから作ると美味。

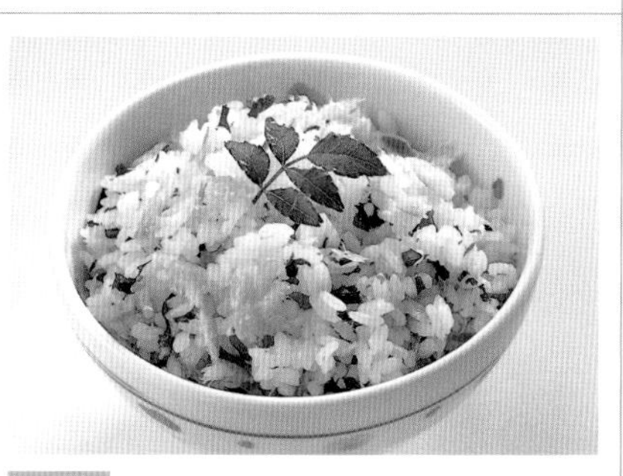

16 わかめご飯
265kcal(3.3点) SV:主食1.5つ
たんぱく質5.8g/脂質1.5g/塩分0.5g

ヘルシーで手軽な
磯の香りが特徴のご飯物。

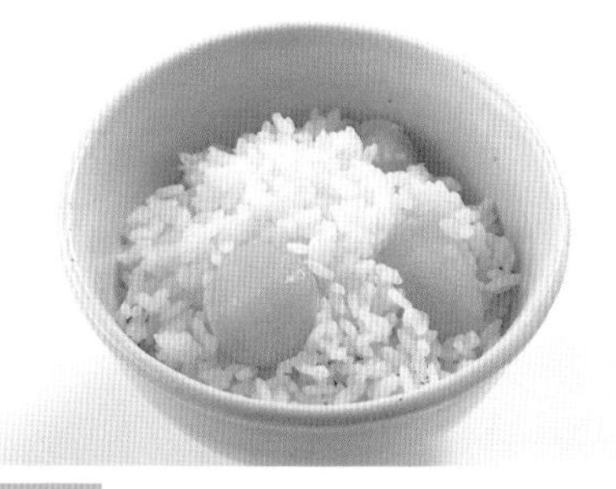

17 栗ご飯
319kcal(4.0点) SV:主食1.5つ
たんぱく質4.3g/脂質0.5g/塩分1.1g

栗や芋は飯と同じ水分で。
水加減の心配がなく手軽。

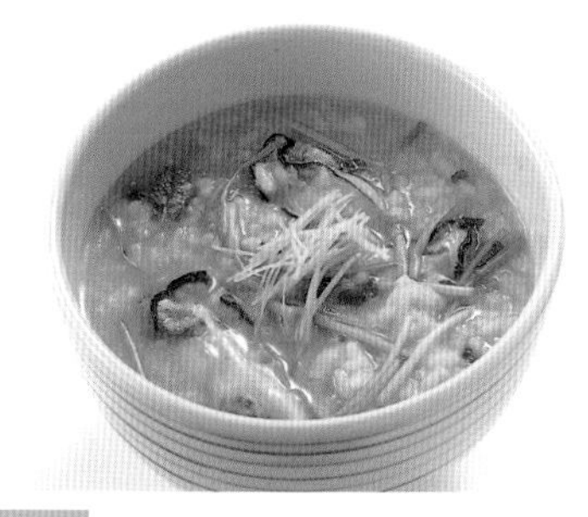

18 カキ雑炊
278kcal(3.5点) SV:主食1つ
たんぱく質7.8g/脂質1.4g/塩分2.1g

カキのうま味が濃厚な雑炊の代表格。
別名おじや。

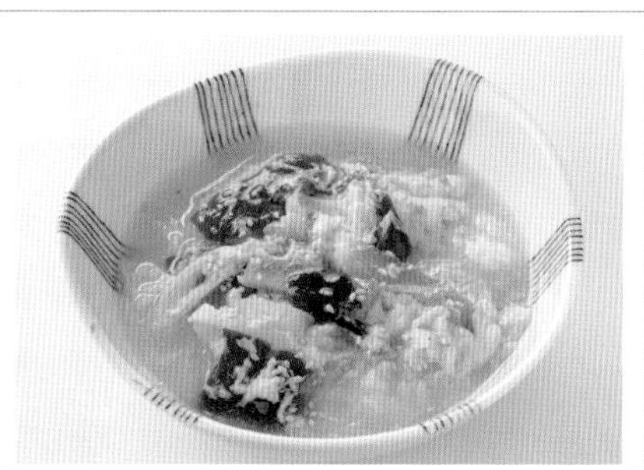

19 クッパ
212kcal(2.7点) SV:主食1つ
たんぱく質5.3g/脂質3.8g/塩分1.1g

韓国のスープかけごはん。
卵のやさしい味が食欲のない朝にぴったり。

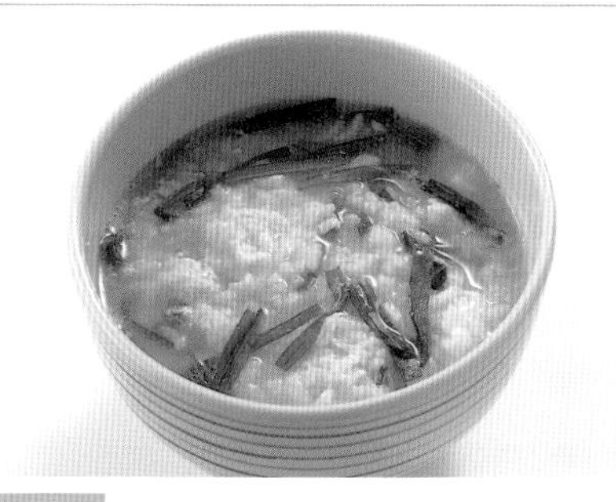

20 卵雑炊
302kcal(3.8点) SV:主食1つ+主菜1つ
たんぱく質9.5g/脂質5.0g/塩分1.7g

残り物ご飯と卵1個があれば
すぐにできる簡単料理。

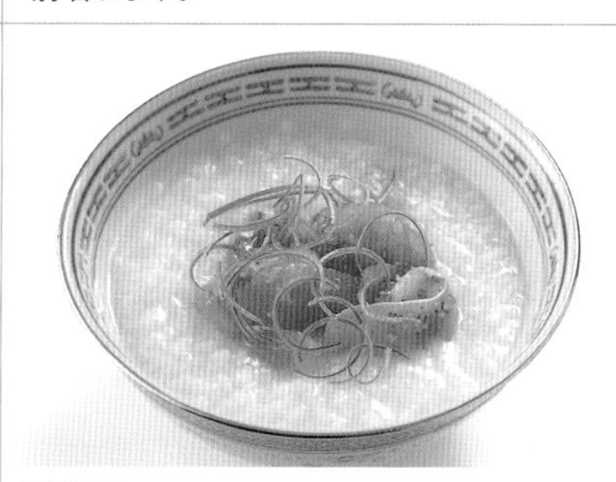

21 中国風魚のかゆ
252kcal(3.2点) SV:主食1つ+主菜2つ
たんぱく質11.8g/脂質7.1g/塩分1.7g

香りと口当たりのよさは
食欲のないときにぴったり。

材料と作り方は70~71ページ

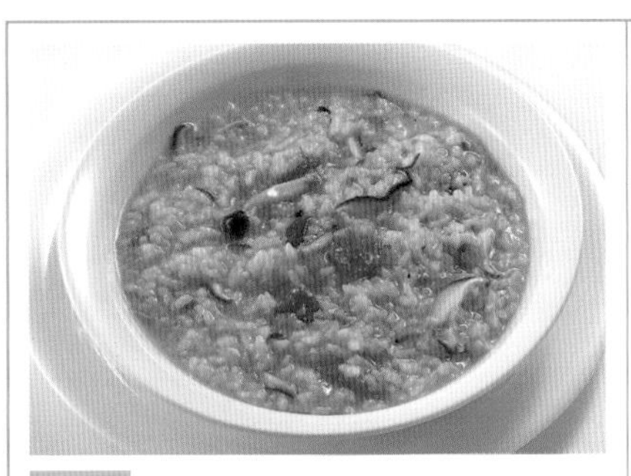

22 リゾット

409kcal(5.1点) SV:主食1つ+副菜2つ
たんぱく質6.5g/脂質20.5g/塩分1.4g

イタリアの代表的な米料理。
本場では多様な味がある。

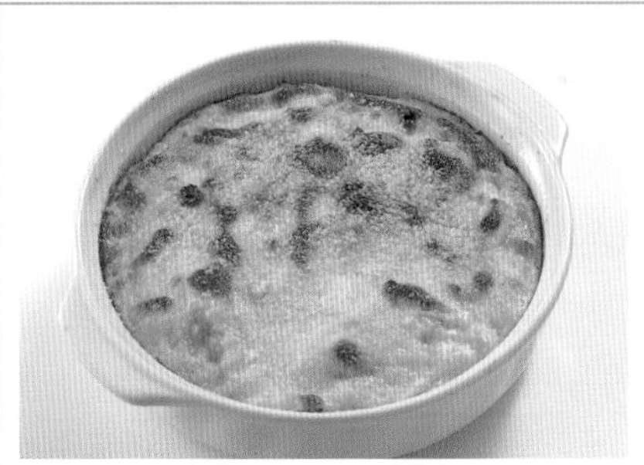

23 ドリア・ライスグラタン

564kcal(7.1点)
SV:主食・副菜・主菜各1つ+牛乳・乳製品2つ
たんぱく質14.4g/脂質30.0g/塩分2.6g

ご飯入りのグラタン。残り物の冷やご飯でもできる。

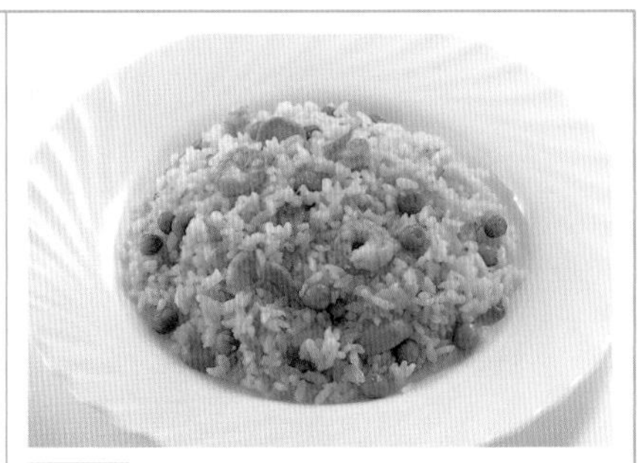

24 エビピラフ

410kcal(5.1点)
SV:主食1.5つ+副菜1つ+主菜1つ
たんぱく質11.5g/脂質8.3g/塩分2.3g

おなじみのメニューで炊き込みバターご飯。

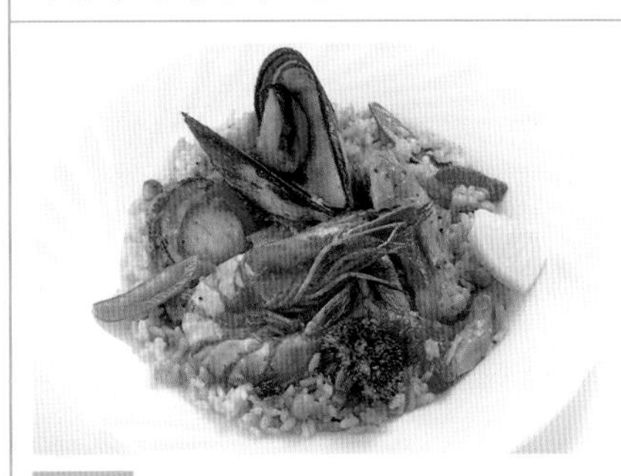

25 パエリア

517kcal(6.5点)
SV:主食1.5つ+副菜1つ+主菜2つ
たんぱく質17.7g/脂質14.6g/塩分1.9g

パエリアというなべで作るスペインの炊き込みご飯。

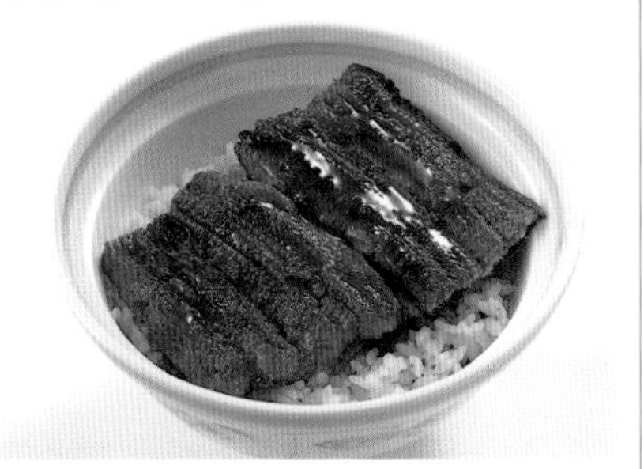

26 ウナ丼

666kcal(8.3点) SV:主食2つ+主菜3つ
たんぱく質21.2g/脂質16.0g/塩分3.2g

かば焼きを利用すれば手軽にできる。
夏バテ防止の人気メニュー。

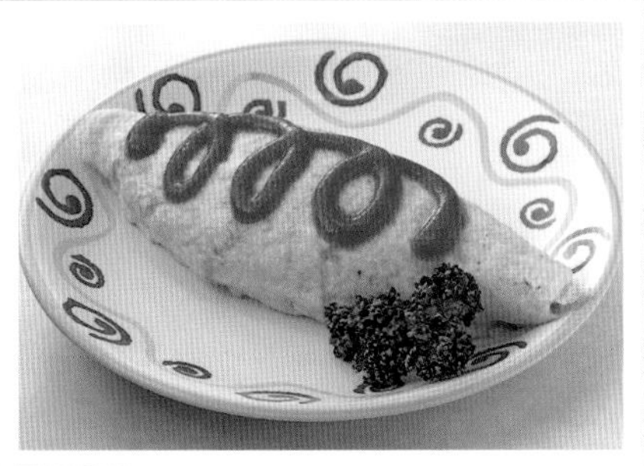

27 オムライス

420kcal(5.3点) SV:主食1つ+主菜1つ
たんぱく質11.7g/脂質14.9g/塩分3.0g

フランスのバランシエン地方のチキンライス。
日本でもおなじみの料理。

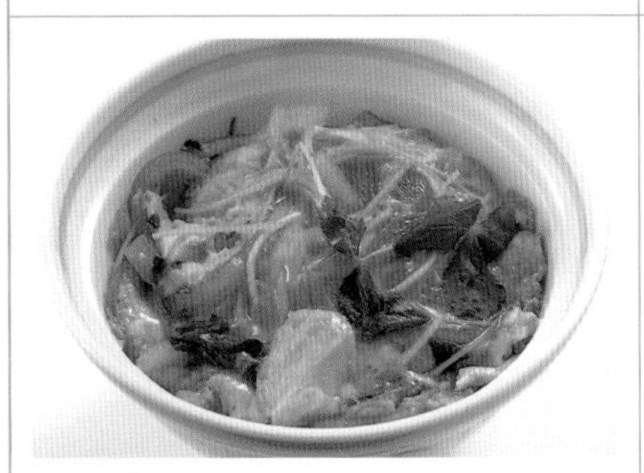

28 親子丼

633kcal(7.9点)
SV:主食2つ+副菜1つ+主菜2つ
たんぱく質20.5g/脂質11.9g/塩分3.1g

卵と鶏肉で"親子"丼。牛・豚肉なら"他人"丼。

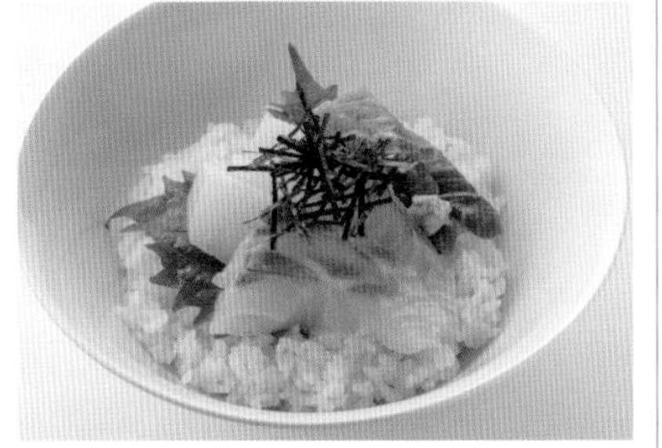

29 海鮮丼

362kcal(4.5点) SV:主食1.5つ+主菜2つ
たんぱく質13.4g/脂質1.9g/塩分1.9g

人肌のご飯に合わせて酢を混ぜ、青じそや
しょうがの甘酢漬けのみじん切りを混ぜても。

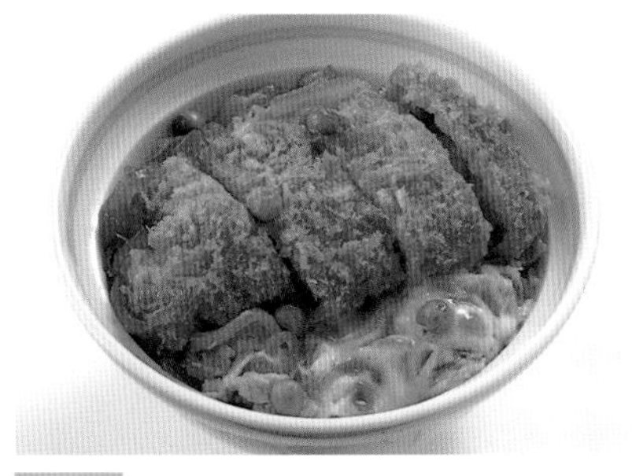

30 カツ丼

814kcal(10.2点)
SV:主食2つ+副菜1つ+主菜2つ
たんぱく質22.7g/脂質26.9g/塩分3.6g

早稲田の学生が考えたというボリュームある人気丼。

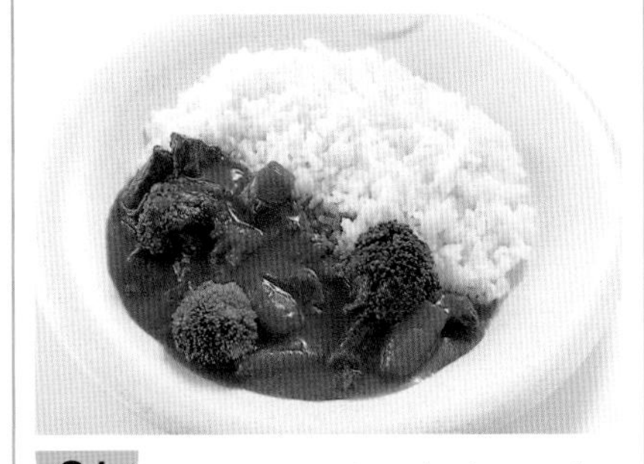

31 カレーライス(ビーフ)

917kcal(11.5点)
SV:主食2つ+副菜2つ+主菜2つ
たんぱく質19.3g/脂質41.6g/塩分3.0g

"カレー"はタミール語でソースの意味。

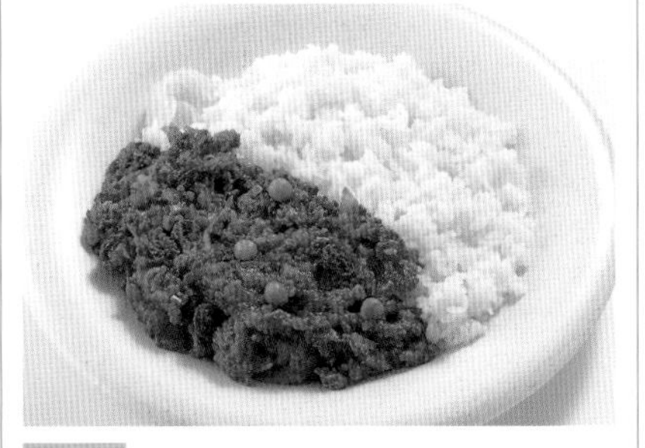

32 キーマカレー

844kcal(10.6点)
SV:主食2つ+副菜2つ+主菜2つ
たんぱく質18.2g/脂質32.1g/塩分2.1g

レーズンの甘酸っぱさがきいたミートソースが特徴。

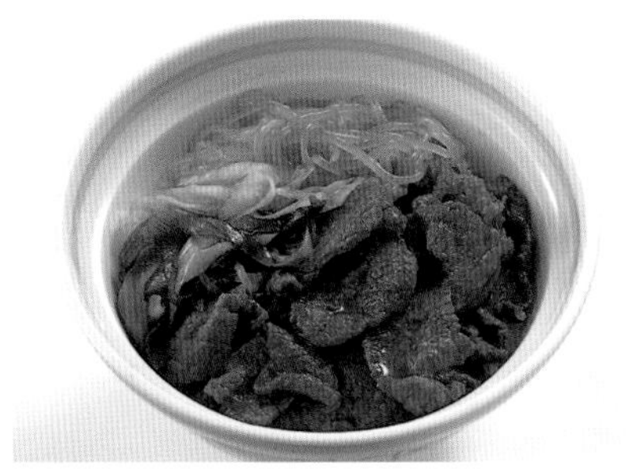

33 牛丼

667kcal(8.3点)
SV:主食2つ+副菜1つ+主菜2つ
たんぱく質16.0g/脂質16.9g/塩分2.7g

牛肉と野菜たっぷりのすき焼き風丼。

 材料と作り方は71~72ページ

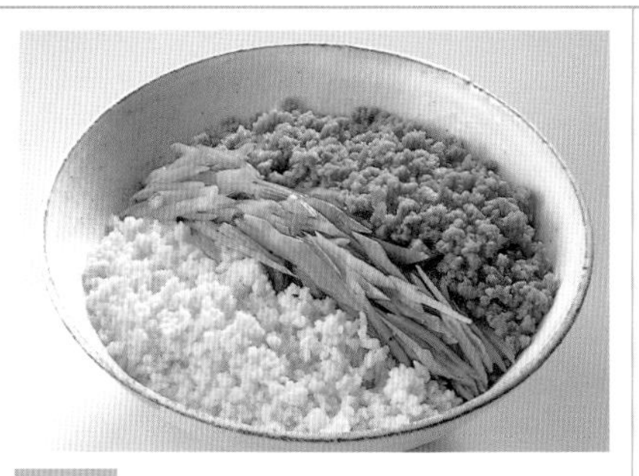

34 三色丼

524kcal(6.6点) SV:主食1.5つ+主菜2つ
たんぱく質16.3g/脂質11.8g/塩分1.4g

ひき肉、卵、青菜の色合いが美しい
丼物の定番。

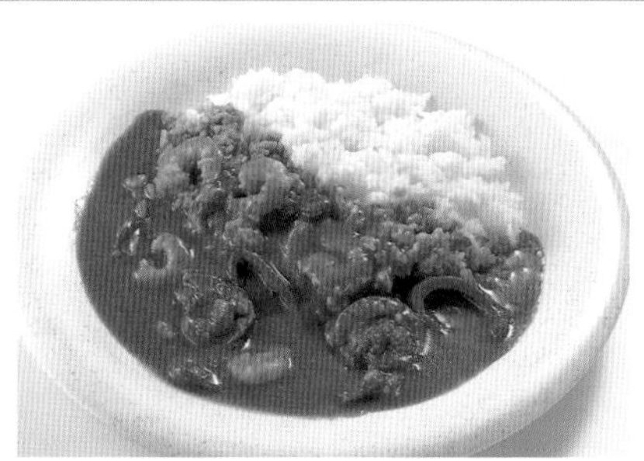

35 シーフードカレー

605kcal(7.6点)
SV:主食2つ+副菜1つ+主菜1つ
たんぱく質16.4g/脂質9.2g/塩分2.9g

エビ、イカ、貝などの海の幸を入れたソフトなカレー。

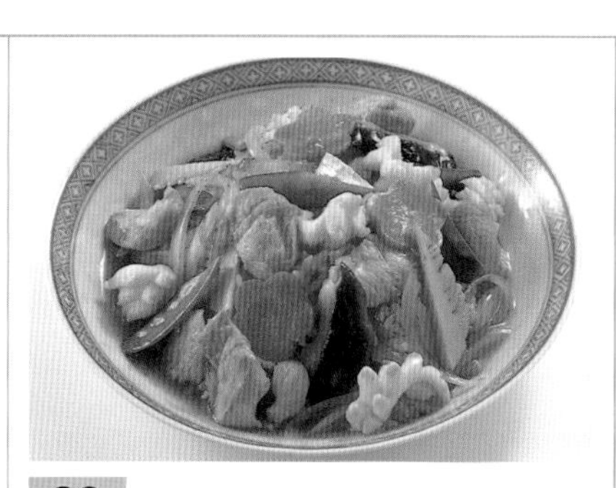

36 中華丼・五目丼

637kcal(8.0点)
SV:主食2つ+副菜1つ+主菜2つ
たんぱく質20.4g/脂質14.1g/塩分2.2g

八宝菜風にしたご飯メニュー。

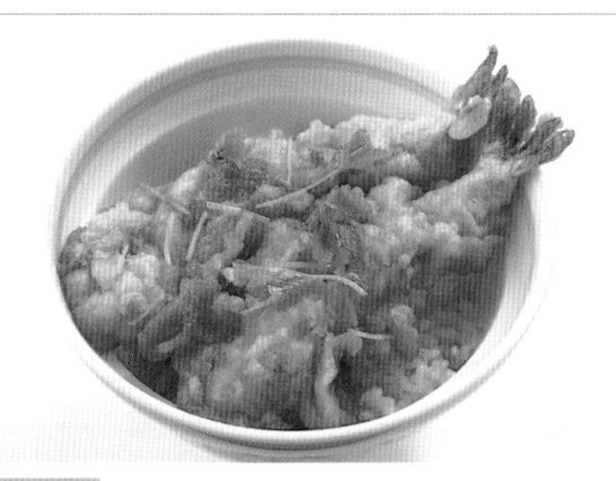

37 天丼

570kcal(7.1点) SV:主食2つ+主菜1つ
たんぱく質15.5g/脂質7.6g/塩分2.9g

人気の丼物メニューの一つ。
ご飯の分まで上の具に調味を。

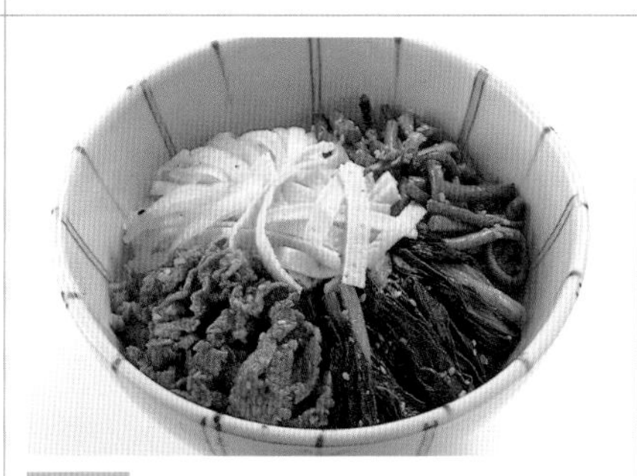

38 ビビンバ

782kcal(9.8点)
SV:主食2つ+副菜2つ+主菜2つ
たんぱく質21.4g/脂質31.8g/塩分2.9g

ナムル(韓国風あえ物)を取り合わせた韓国風ご飯。

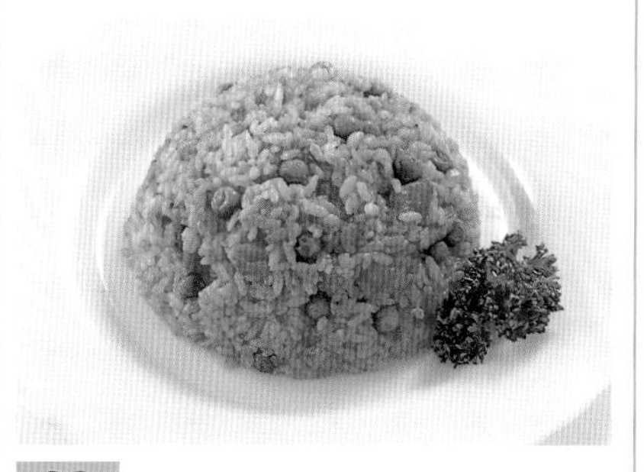

39 チキンライス

622kcal(7.8点) SV:主食2つ+主菜1つ
たんぱく質12.3g/脂質19.5g/塩分2.2g

子供に人気のトマト味仕立て。
いためても炊き込んでもおいしい。

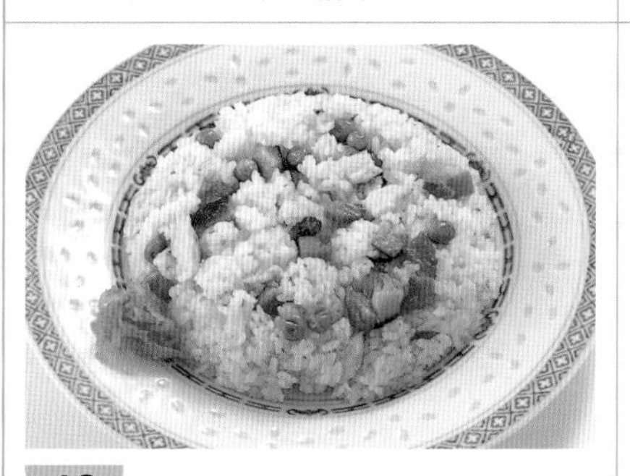

40 チャーハン

768kcal(9.6点) SV:主食2つ+主菜2つ
たんぱく質15.7g/脂質36.0g/塩分2.8g

冷やご飯は温めてからいためると
パラリとできる。

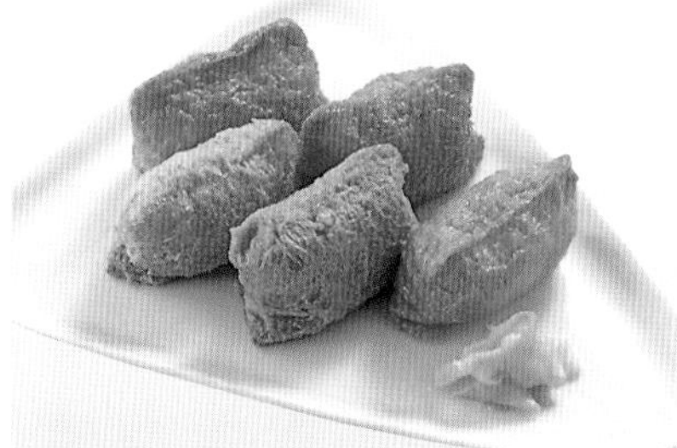

41 いなりずし

685kcal(8.6点) SV:主食2つ+主菜2つ
たんぱく質19.8g/脂質14.3g/塩分4.3g

節分の後の初午(はつうま)の日にいなりずしを
食べる地域もある。

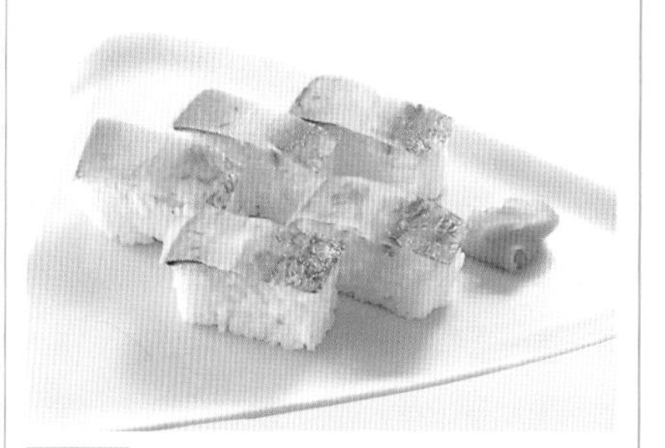

42 押しずし

458kcal(5.7点) SV:主食2つ+主菜1つ
たんぱく質11.9g/脂質5.7g/塩分3.0g

すし飯に甘酢しょうがやしそ、ごまなどを
加えても味のアクセントに。

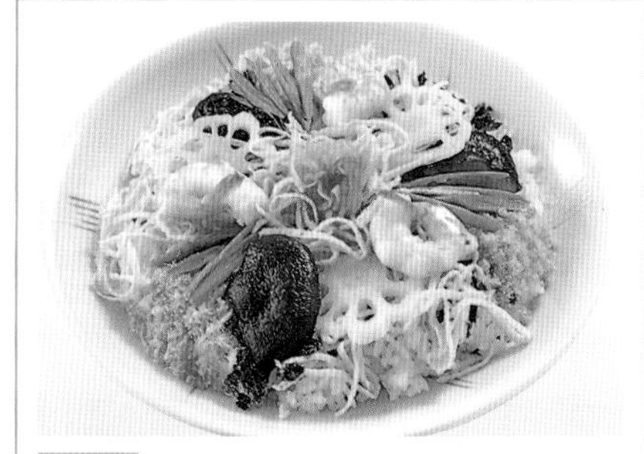

43 ちらしずし

555kcal(6.9点)
SV:主食2つ+副菜1つ+主菜1つ
たんぱく質13.2g/脂質4.9g/塩分3.5g

ケーキ型やカップに盛りつけてパーティーメニューに。

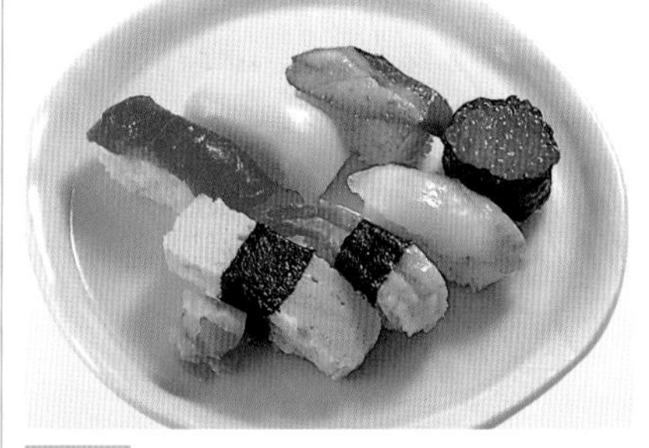

44 にぎりずし

391kcal(4.9点) SV:主食1.5つ+主菜3つ
たんぱく質19.7g/脂質6.2g/塩分2.0g

酢飯に具をのせる現在のにぎりずしが
できたのは江戸時代後期。

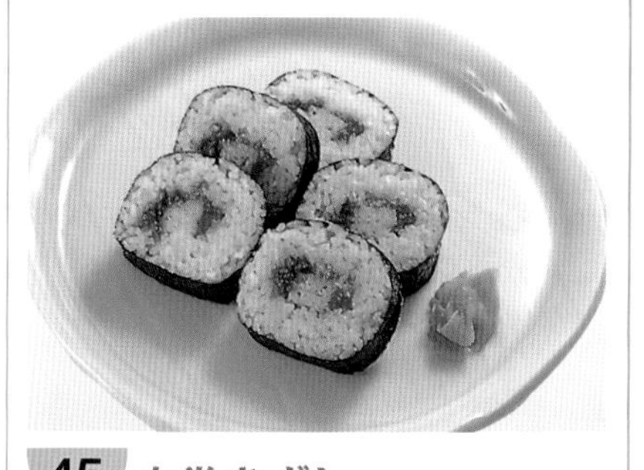

45 太巻きずし

531kcal(6.6点)
SV:主食2つ+副菜1つ+主菜1つ
たんぱく質13.3g/脂質6.2g/塩分3.4g

包丁をぬれぶきんでふきながら切ると上手に切れる。

材料と作り方は72~73ページ

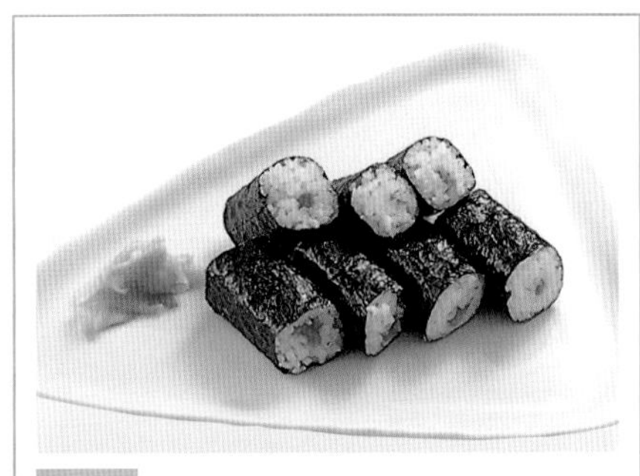

46 細巻きずし

163kcal(2.0点) SV:主食1つ
たんぱく質2.7g／脂質0.2g／塩分1.5g
かんぴょうやきゅうり、梅しそ、たくあんなど
お好みの具で。

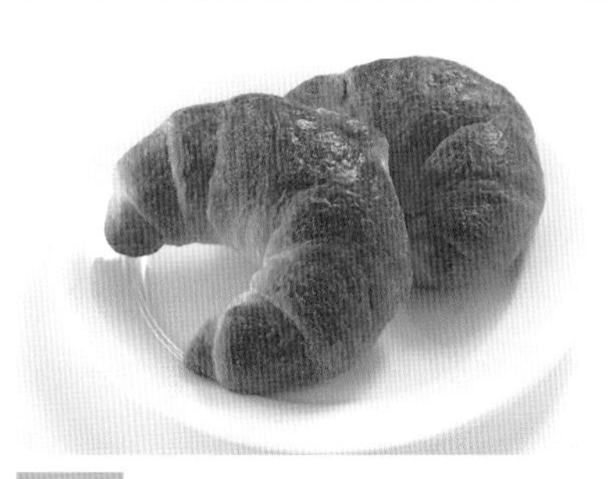

47 クロワッサン(2個 80g)

350kcal(4.4点) SV:主食1つ
たんぱく質5.8g／脂質20.3g／塩分1.0g
層になった生地を三日月形に。
熱量は食パンの1.5倍。

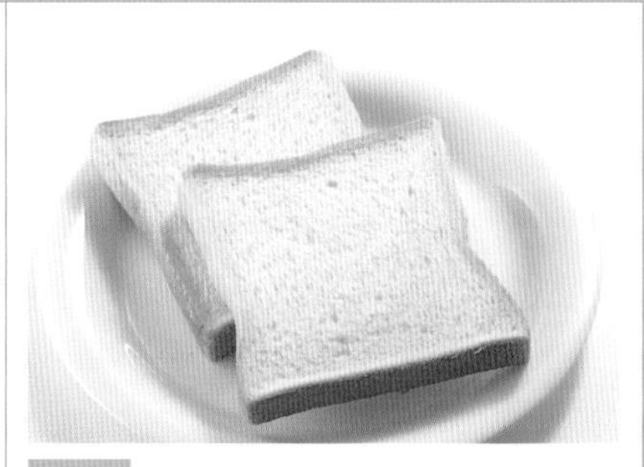

48 食パン(2枚 90g)

223kcal(2.8点) SV:主食1つ
たんぱく質6.7g／脂質3.3g／塩分1.1g
パンで主菜、副菜をコーディネートする
主食の量の目安。

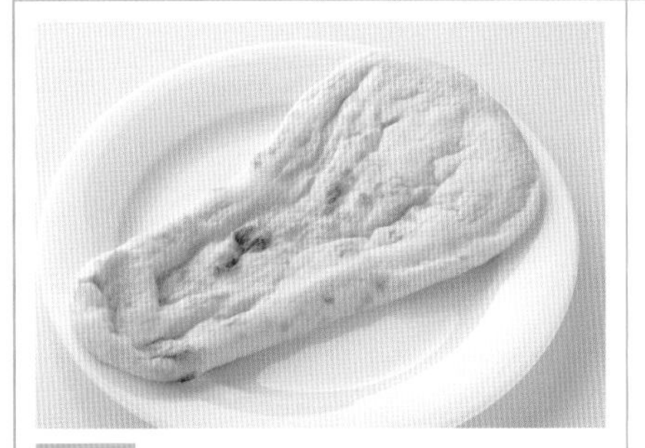

49 ナン(1枚 70g)

180kcal(2.3点) SV:主食1つ
たんぱく質6.5g／脂質2.2g／塩分0.9g
平たく草履のような薄焼きパン。
スパイシーな味とよく合う。

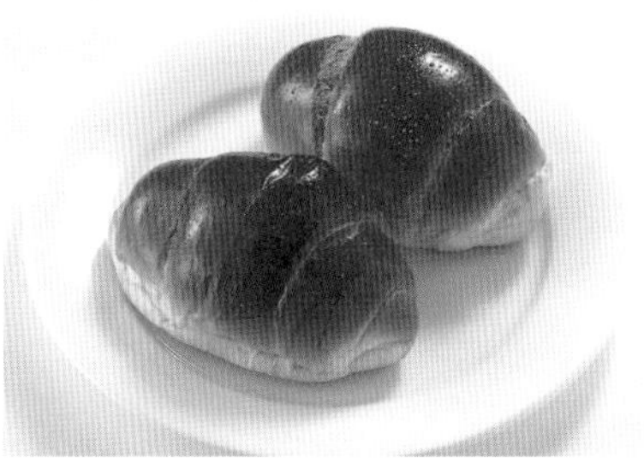

50 バターロール(2個 60g)

185kcal(2.3点) SV:主食1つ
たんぱく質5.1g／脂質5.1g／塩分0.7g
バターたっぷりの
小型のパン(テーブルロール)。

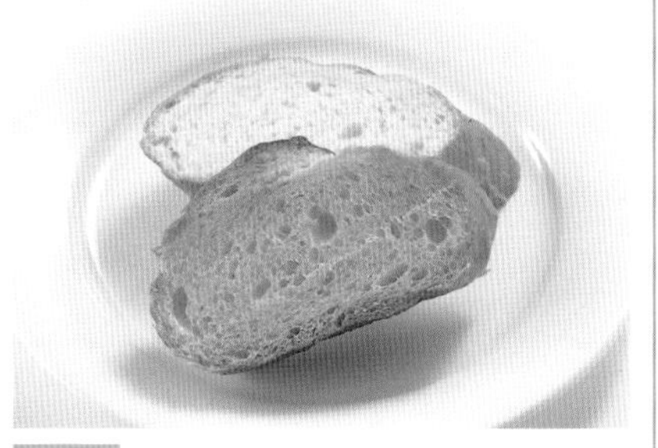

51 フランスパン(2切れ 60g)

173kcal(2.2点) SV:主食1つ
たんぱく質5.2g／脂質0.7g／塩分1.0g
かたくなったときは温めると
やわらかく食べられる。

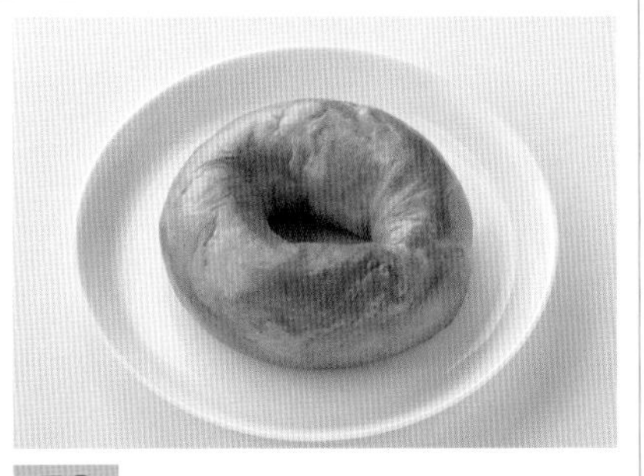

52 ベーグル(1個 95g)

257kcal(3.2点) SV:主食1つ
たんぱく質7.8g／脂質1.8g／塩分1.1g
発酵後ゆでてから焼くので、外側はカリッと、
内側は柔らかくもっちりとした食感が独特。

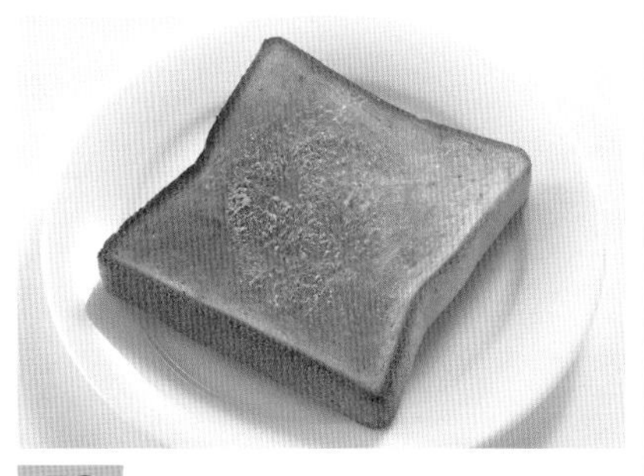

53 トースト(食パン1枚 70g+バター8g)

229kcal(2.9点) SV:主食1つ
たんぱく質5.4g／脂質8.6g／塩分1.0g
水分が少ないため感じにくいが、
パンには塩味がついている。

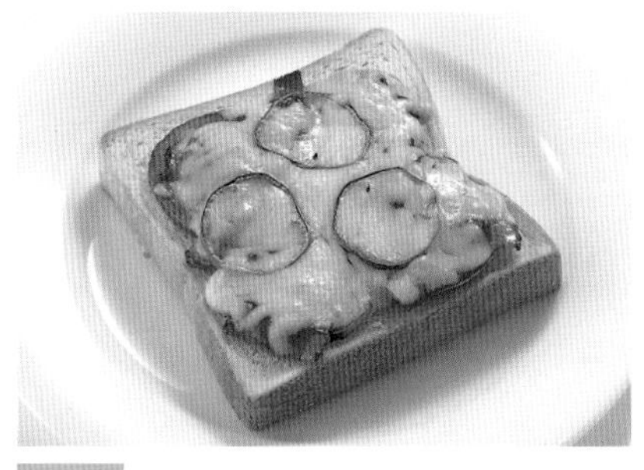

54 ピザトースト

374kcal(4.7点)
SV:主食1つ+副菜1つ+牛乳・乳製品2つ
たんぱく質13.4g／脂質16.1g／塩分1.7g
パンを台にしてピザの風味が味わえる。

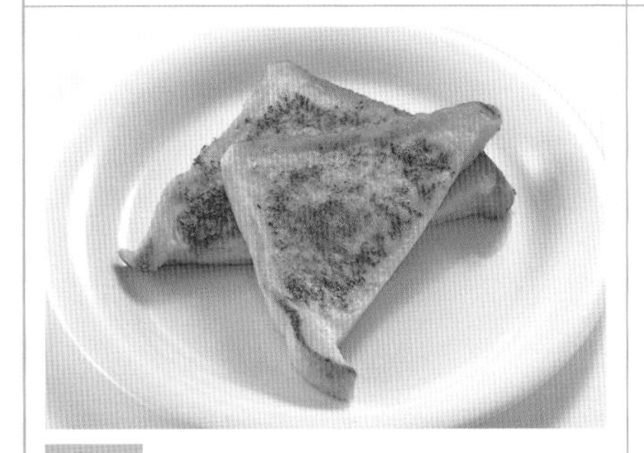

55 フレンチトースト

285kcal(3.6点) SV:主食1つ
たんぱく質7.7g／脂質9.2g／塩分1.0g
牛乳で溶いた卵液を含ませて焼くと
ひと味違う。

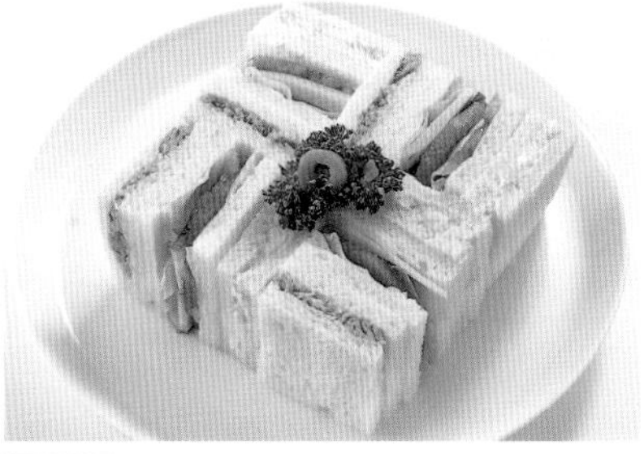

56 サンドイッチ

745kcal(9.3点)
SV:主食2つ+副菜1つ+主菜1つ
たんぱく質19.6g／脂質40.4g／塩分3.1g
具は工夫次第。いろいろなバリエーションが楽しめる。

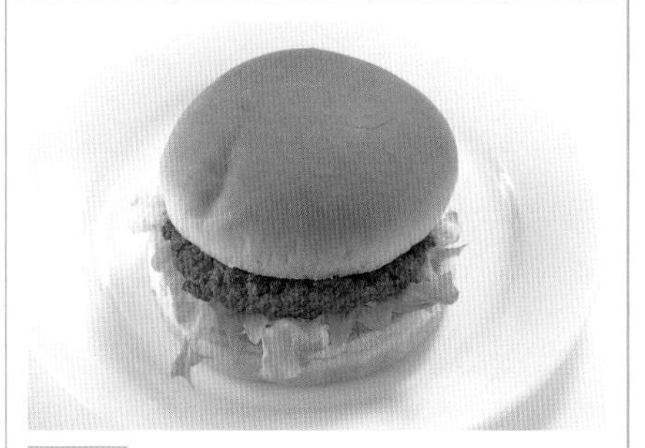

57 ハンバーガー

467kcal(5.8点)
SV:主食1つ+副菜1つ+主菜2つ
たんぱく質17.0g／脂質25.2g／塩分2.4g
アメリカの代表的なパン料理。軽食としては内容充実。

 材料と作り方は73ページ(No.47~53はありません)

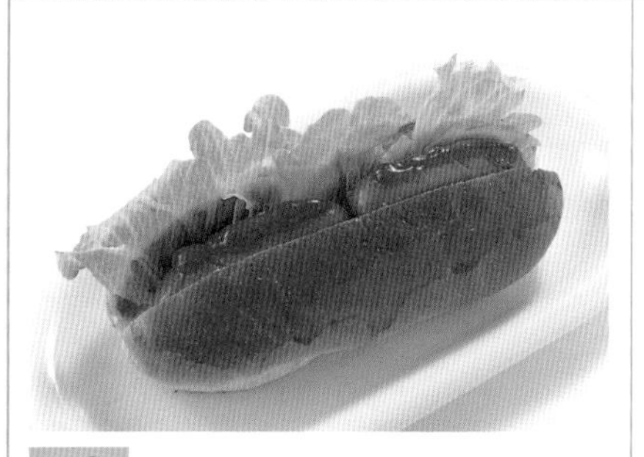

58 ホットドッグ

341kcal(4.3点) SV:主食1つ
たんぱく質8.1g/脂質18.0g/塩分2.1g

子供も作れる簡単料理。
アメリカ生まれのおなじみ料理。

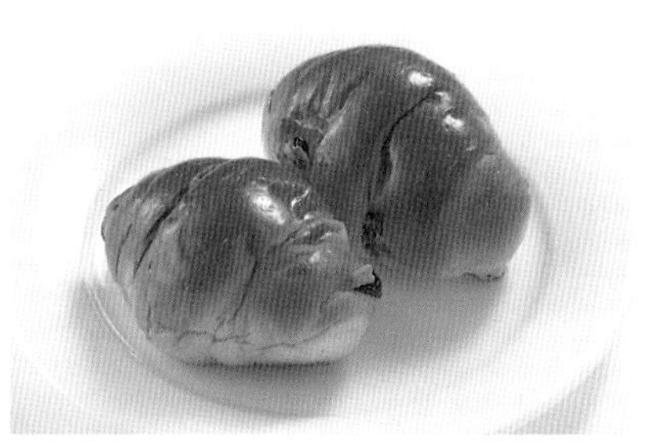

59 レーズンパン(2個 60g)

158kcal(2.0点) SV:主食1つ
たんぱく質4.4g/脂質2.0g/塩分0.6g

レーズンの甘みは
バターの塩味でひき立つ。

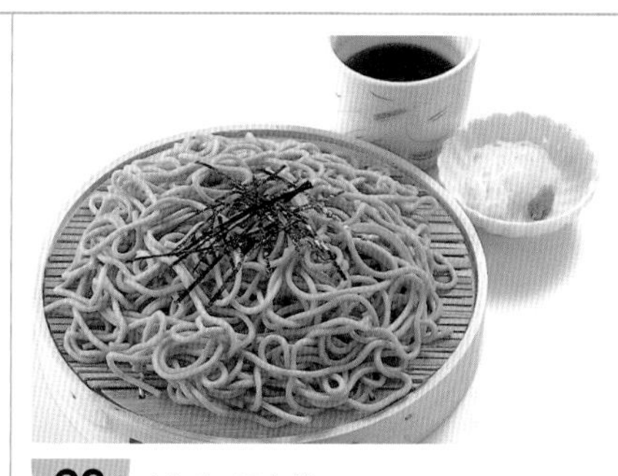

60 ざるそば

286kcal(3.6点) SV:主食1つ
たんぱく質8.3g/脂質1.7g/塩分2.7g

ざるに盛ったそば切りのこと。
そば本来の風味が楽しめる。

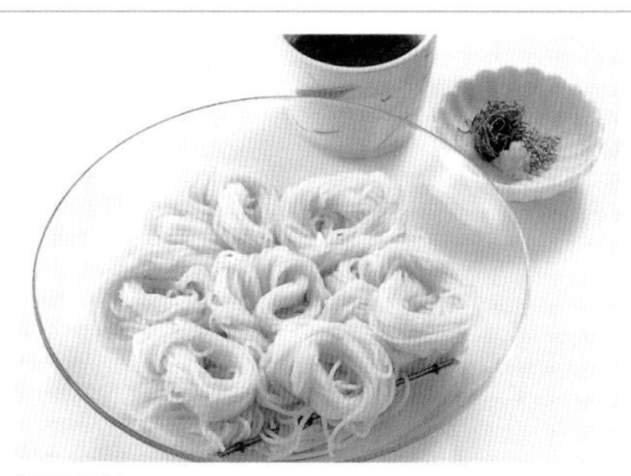

61 冷やしそうめん

368kcal(4.6点) SV:主食2つ
たんぱく質13.4g/脂質1.4g/塩分2.8g

薬味と冷たいのど越しは
夏にはなによりのごちそう。

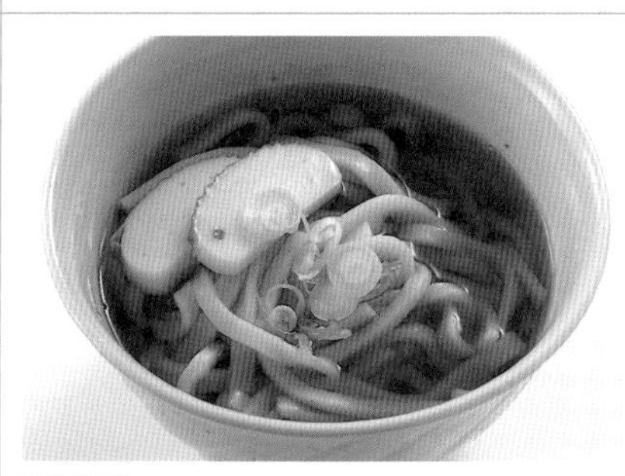

62 かけうどん

346kcal(4.3点) SV:主食1つ
たんぱく質10.9g/脂質0.9g/塩分5.2g

汁をかけているからかけうどん。
だしの風味がおいしいさの決め手。

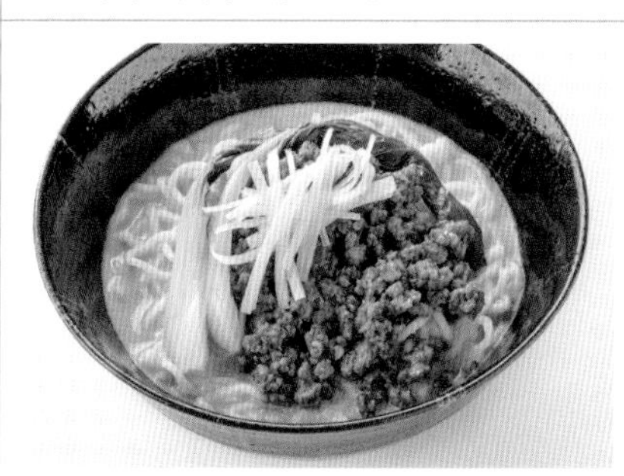

63 担々麺(タンタンミエン)

820kcal(10.3点) SV:主食1つ+主菜1つ
たんぱく質26.5g/脂質42.6g/塩分5.7g

辛い味が苦手な方やお子様には、
豆板醤の代わりにみそで味つけを。

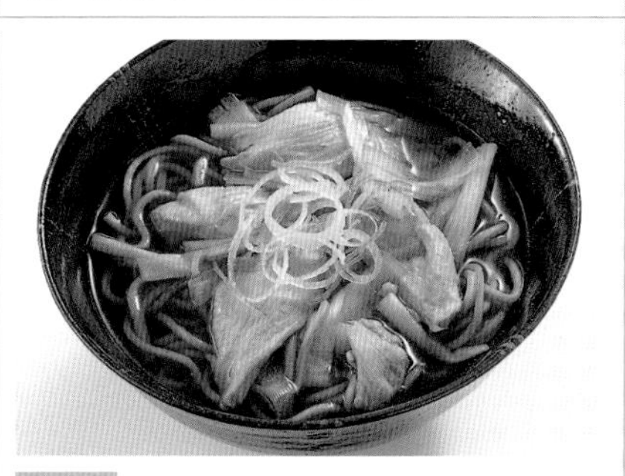

64 鶏南蛮そば

352kcal(4.4点) SV:主食1つ+主菜2つ
たんぱく質18.8g/脂質2.3g/塩分4.7g

本来は鴨を使ったかけそばのこと。
鶏肉または合い鴨で代用してもおいしい。

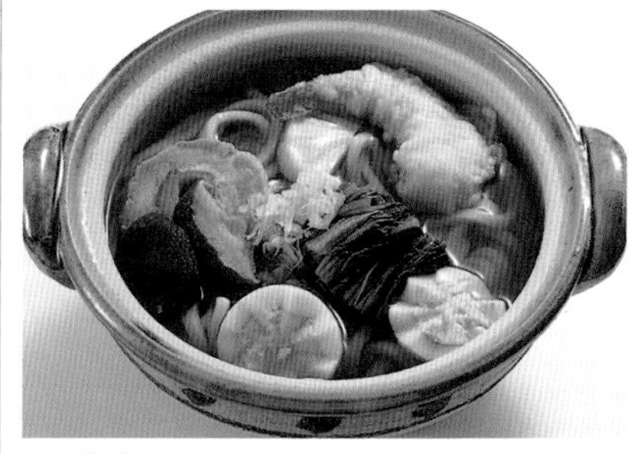

65 なべ焼きうどん

491kcal(6.1点) SV:主食1つ+主菜2つ
たんぱく質21.5g/脂質8.9g/塩分5.2g

具とともに煮込む土なべの温かさ。
寒いシーズンにぴったり。

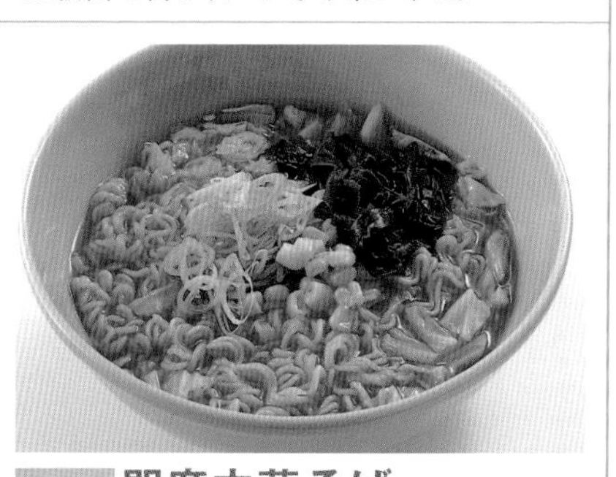

66 即席中華そば・インスタントラーメン

448kcal(5.6点) SV:主食1つ+副菜2つ
たんぱく質10.6g/脂質18.0g/塩分5.5g

具をプラスして、汁を残すなど、
栄養面の短所をカバーしたい。

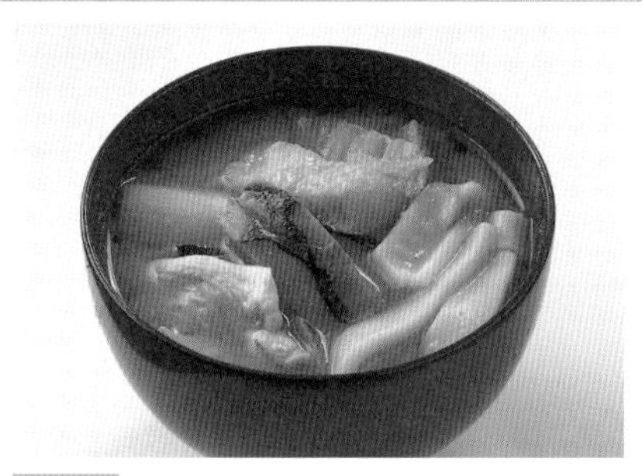

67 ほうとう

382kcal(4.8点)
SV:主食1つ+副菜2つ+主菜1つ
たんぱく質16.4g/脂質3.9g/塩分3.5g

山梨の郷土料理。めんは生のまま入れて煮込む。

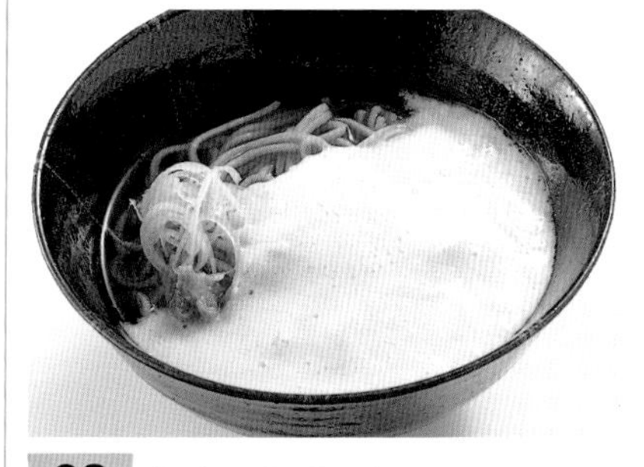

68 山かけそば

297kcal(3.7点) SV:主食1つ+副菜1つ
たんぱく質9.0g/脂質1.7g/塩分2.9g

なめらかな山芋とそばの風味、歯ごたえ。
その対比が絶妙の取り合わせ。

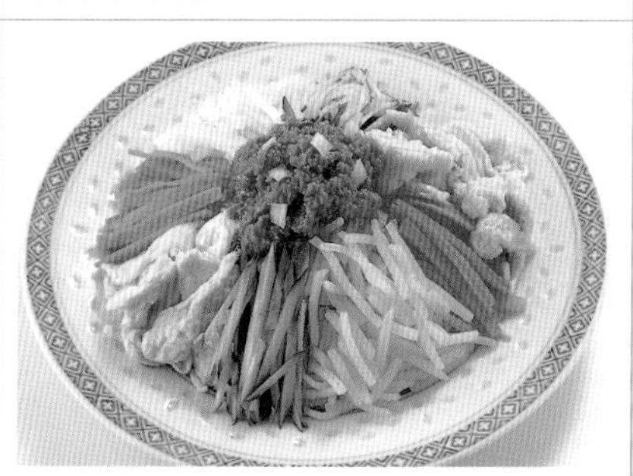

69 肉みそそば・炸醤麺(ツアチャンミエン)

683kcal(8.5点)
SV:主食1つ+副菜2つ+主菜2つ
たんぱく質25.0g/脂質31.6g/塩分4.4g

ひき肉入りのソースはなじみのみそ味で日本人向き。

材料と作り方は73〜74ページ(No.59はありません)

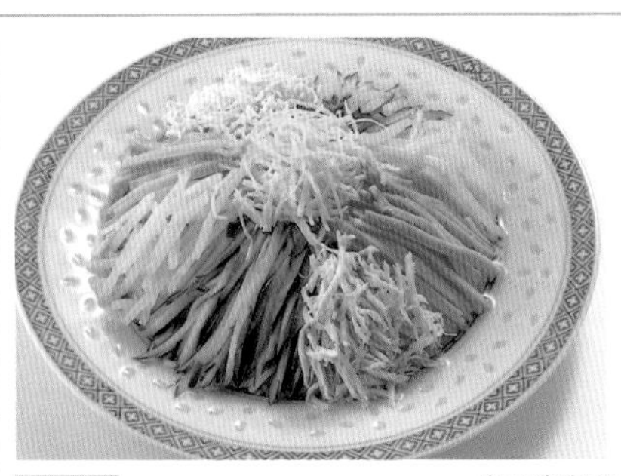

70 冷やし中華そば・涼拌麺（リャンバンミェン）

525kcal(6.6点)
SV:主食1つ+副菜1つ+主菜3つ
たんぱく質29.7g／脂質12.4g／塩分5.5g
動物性食品と野菜類がバランスよくとれる。

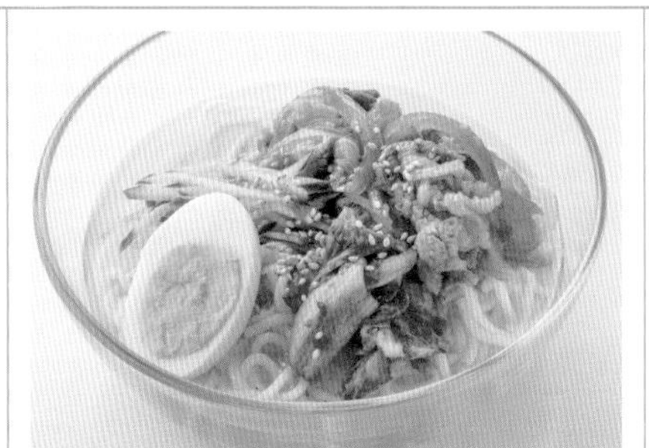

71 韓国風冷やしめん・냉면（ネンミョン）

680kcal(8.5点)
SV:主食2つ+副菜1つ+主菜2つ
たんぱく質27.3g／脂質25.6g／塩分4.7g
コシの強いめんに梨の味のさわやかな汁がよく合う。

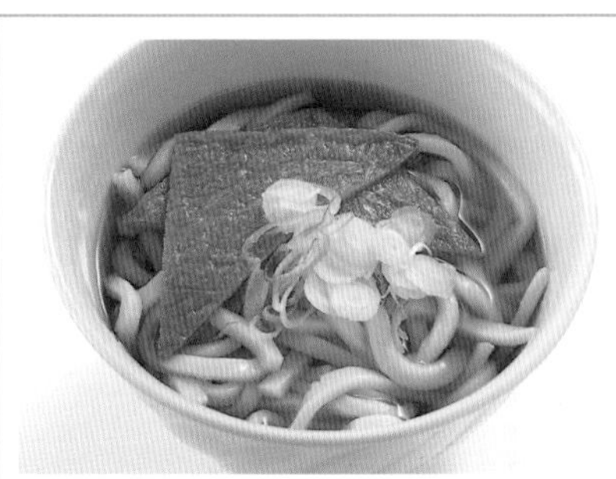

72 きつねうどん

383kcal(4.8点) SV:主食1つ
たんぱく質12.0g／脂質4.7g／塩分5.0g
油揚げはキツネの好物といわれる。
揚げ玉だとタヌキ。

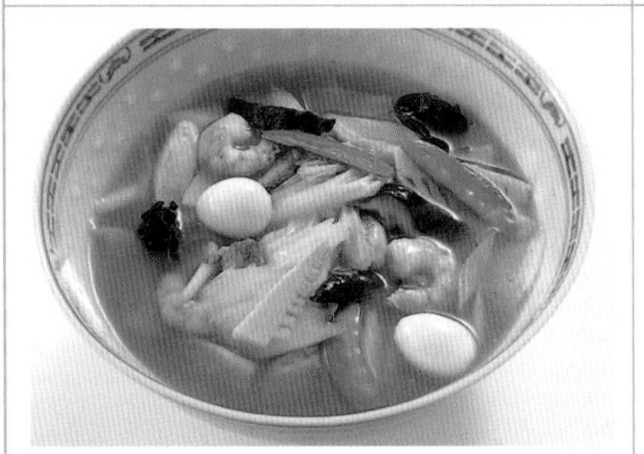

73 五目中華そば・什錦湯麺（シーチン タンミェン）

699kcal(8.7点)
SV:主食1つ+副菜3つ+主菜2つ
たんぱく質28.4g／脂質27.9g／塩分4.0g
塩味のスープがベースの具たっぷりラーメン。

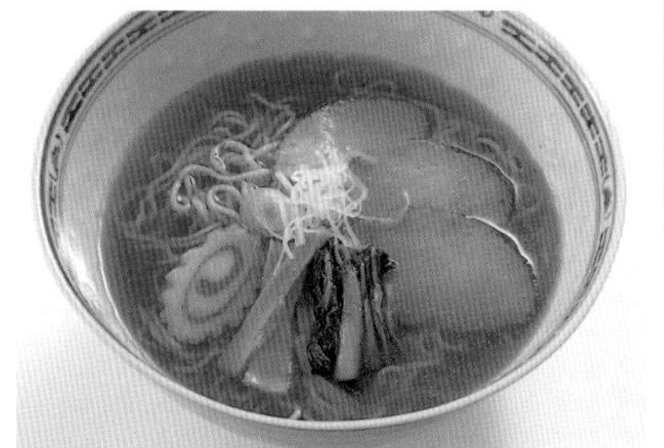

74 チャーシューめん

389kcal(4.9点)
SV:主食1つ+副菜1つ+主菜1つ
たんぱく質20.5g／脂質3.4g／塩分5.5g
焼き豚とメンマの定番ラーメン。汁は残すと健康的。

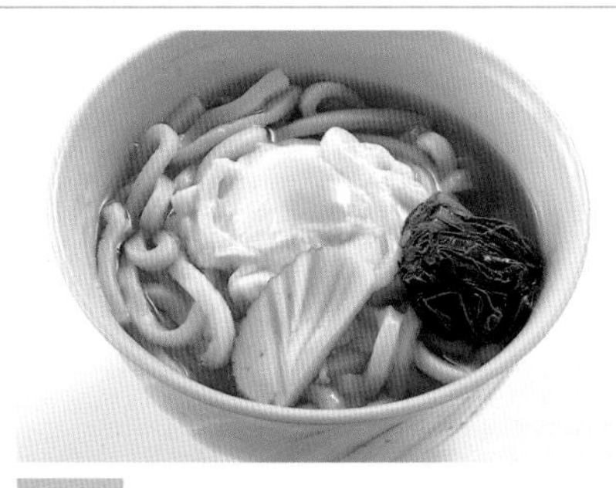

75 月見うどん

401kcal(5.0点) SV:主食1つ+主菜1つ
たんぱく質15.3g／脂質5.4g／塩分4.9g
卵を満月に見立てた風情。
シンプルだが、卵の味と栄養分がミソ。

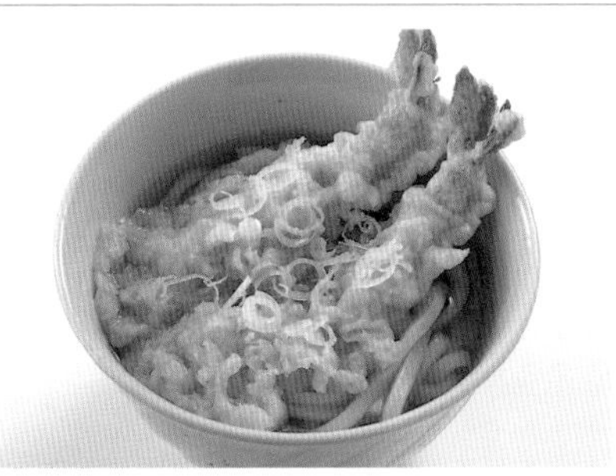

76 天ぷらうどん

426kcal(5.3点) SV:主食1つ+主菜1つ
たんぱく質15.7g／脂質7.4g／塩分4.6g
エビ天1本約100kcalで
おいしさとともに熱量もプラス。

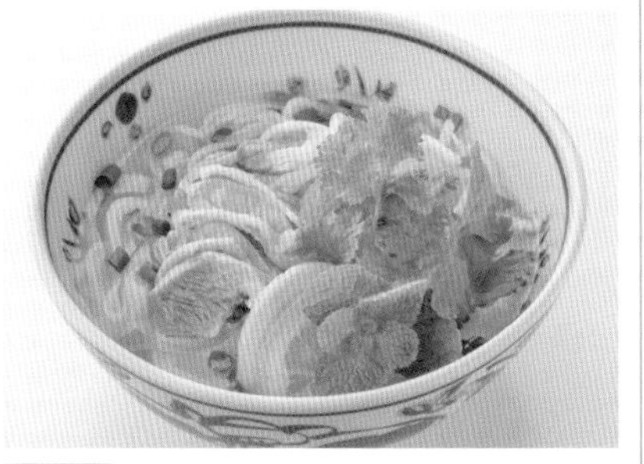

77 鶏肉のフォー

387kcal(4.8点)
SV:主食1つ+副菜1つ+主菜2つ
たんぱく質18.6g／脂質11.8g／塩分3.2g
フォーはベトナム料理で米粉の平打ちめん。

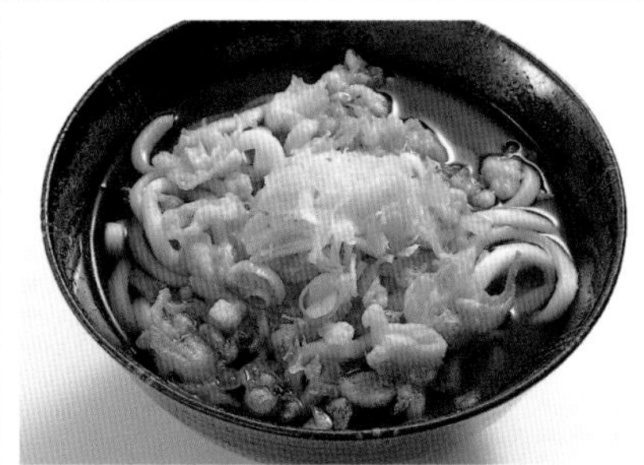

78 たぬきうどん

400kcal(5.0点) SV:主食1つ
たんぱく質8.6g／脂質5.8g／塩分4.5g
揚げ玉でコクが加わる。
組み合わせる料理に工夫を。

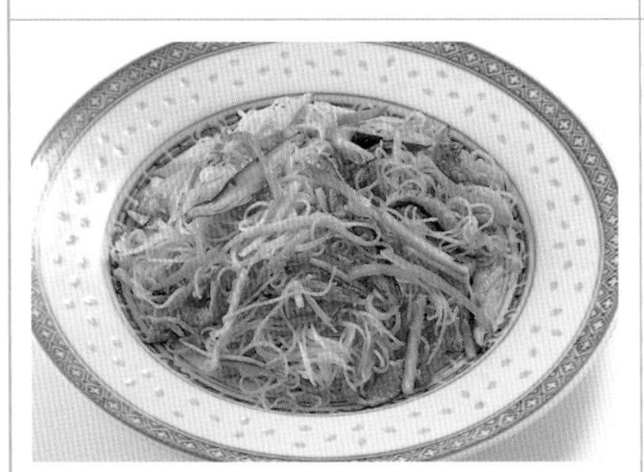

79 いためビーフン・炒米粉（チャオミーフェン）

601kcal(7.5点)
SV:主食1つ+副菜1つ+主菜2つ
たんぱく質15.9g／脂質27.4g／塩分2.1g
うるち米が原料のめん。台湾や中国南部の日常食。

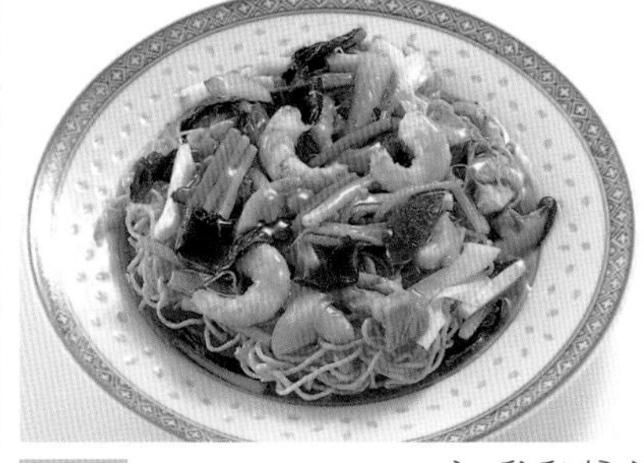

80 五目焼きそば・什錦炒麺（シーチンチャオミェン）

987kcal(12.3点)
SV:主食1つ+副菜1つ+主菜3つ
たんぱく質27.5g／脂質67.2g／塩分3.4g
めんは油を吸収しているので食べ過ぎには注意。

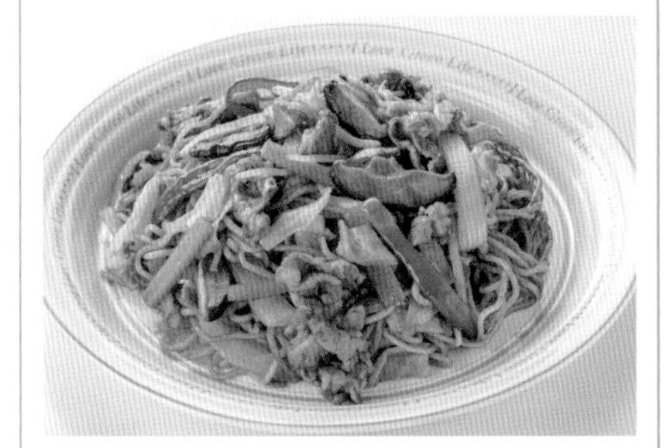

81 ソース焼きそば

688kcal(8.6点)
SV:主食1つ+副菜2つ+主菜1つ
たんぱく質12.0g／脂質45.0g／塩分3.8g
口当たりのよい焼きそばは具をいっぱい入れて。

 材料と作り方は74〜75ページ

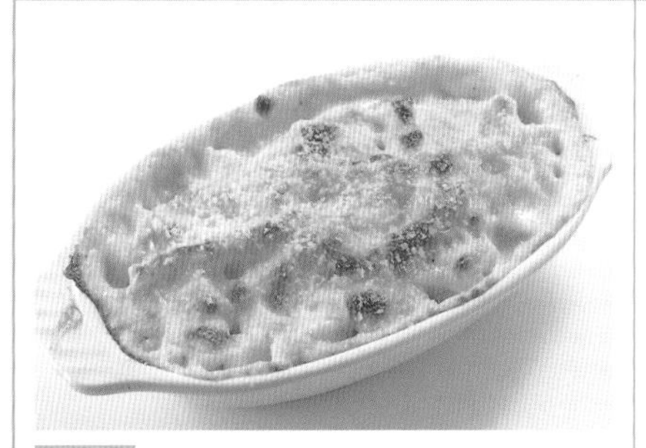

82 マカロニグラタン
523kcal(6.5点)
SV:主食1つ+牛乳・乳製品2つ
たんぱく質15.9g/脂質28.2g/塩分3.9g
マカロニとクリーミーなソースの定番グラタン。

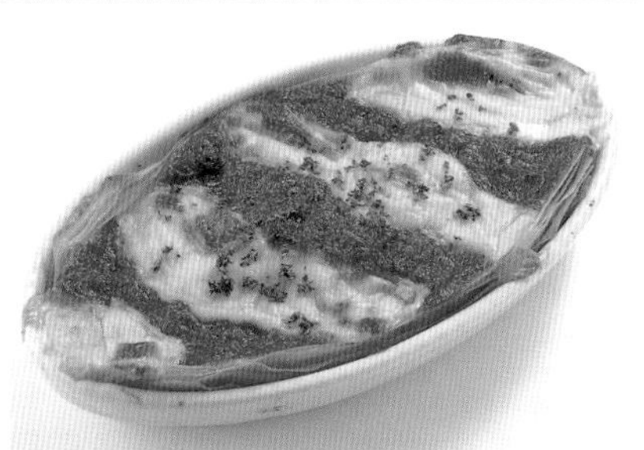

83 ラザーニア
772kcal(9.7点)
SV:主食1つ+主菜2つ+牛乳・乳製品2つ
たんぱく質26.4g/脂質48.4g/塩分4.6g
パスタとソース、チーズを層にして焼いたもの。

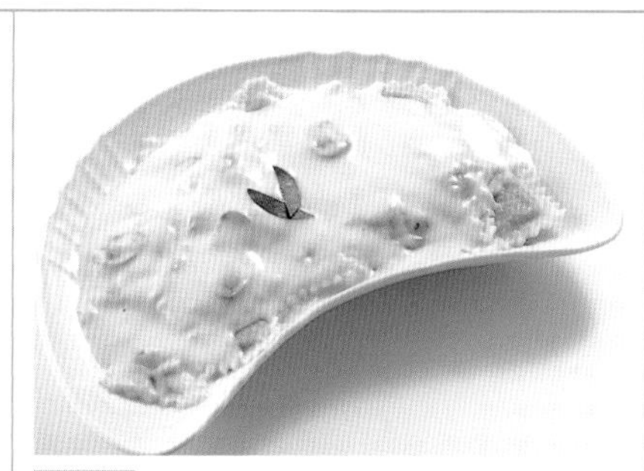

84 ラビオリ
721kcal(9.0点)
SV:主食1つ+副菜2つ+主菜・牛乳・乳製品各1つ
たんぱく質20.1g/脂質41.5g/塩分2.3g
詰め物をしたパスタ。形も具もソースもいろいろ。

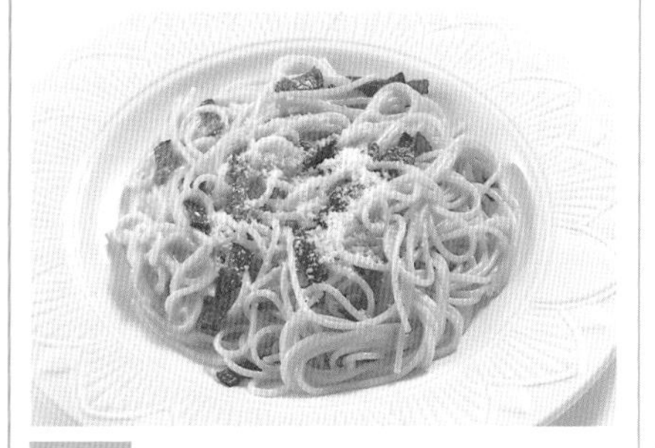

85 スパゲッティカルボナーラ
674kcal(8.4点) SV:主食2つ+主菜2つ
たんぱく質22.5g/脂質31.9g/塩分4.2g
卵をまとったカルボナーラ。
炭焼き人が最初に作った。

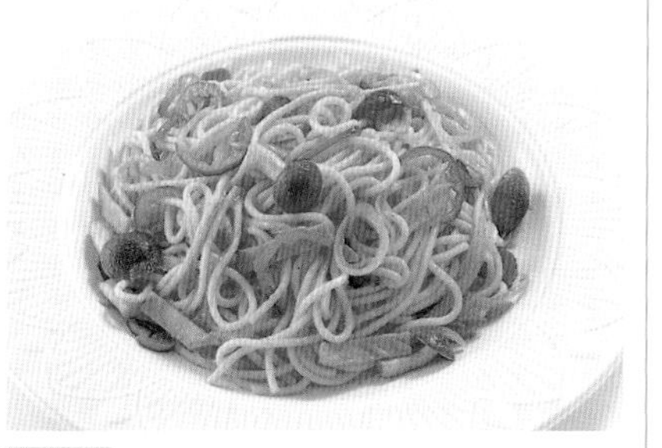

86 スパゲッティナポリタン
677kcal(8.5点)
SV:主食2つ+副菜4つ+主菜1つ
たんぱく質21.8g/脂質26.4g/塩分5.4g
赤いトマトソースであえたシンプルな食べ方。

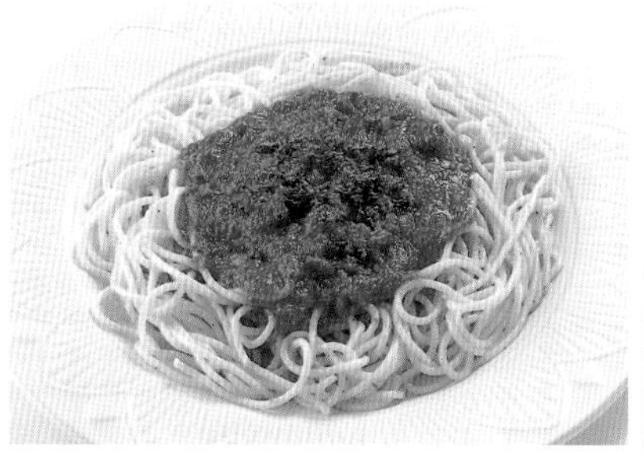

87 スパゲッティミートソース
649kcal(8.1点)
SV:主食2つ+副菜2つ+主菜1つ
たんぱく質23.1g/脂質23.4g/塩分4.1g
トマト風味のミートソースはボロネーズともいう。

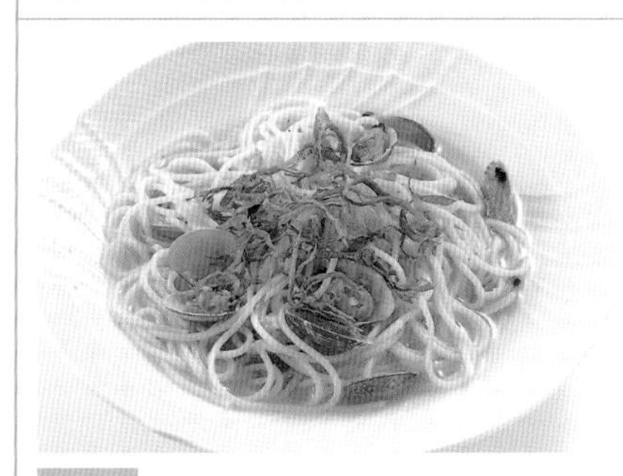

88 スパゲッティボンゴレ
490kcal(6.1点) SV:主食2つ
たんぱく質15.5g/脂質14.9g/塩分5.2g
ボンゴレとはアサリのこと。
具のうま味そのものがソース。

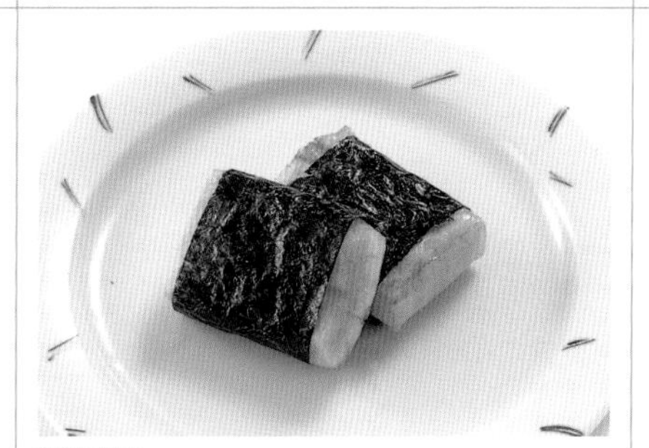

89 磯辺焼き
234kcal(2.9点) SV:主食1つ
たんぱく質4.1g/脂質0.5g/塩分0.9g
のりの香りからこの名が。
もちは濃厚で即席性がある。

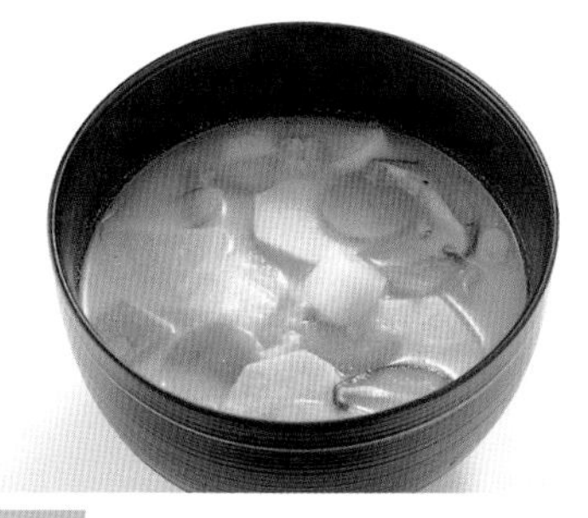

90 関西風雑煮
323kcal(4.0点) SV:主食1つ+副菜2つ
たんぱく質7.9g/脂質2.5g/塩分1.4g
みそ仕立てで具だくさん。
もちは丸もちを使う。

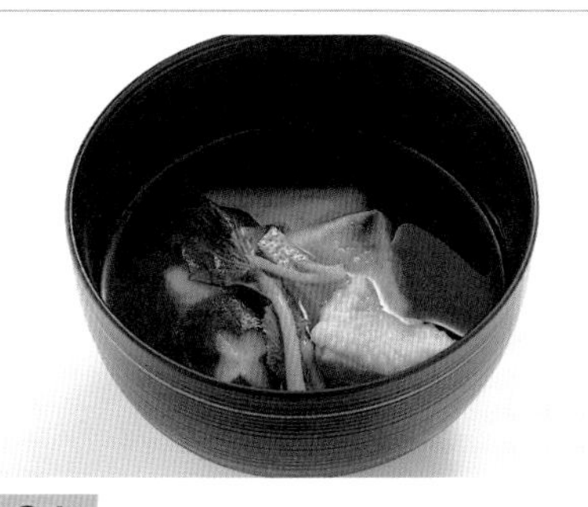

91 関東風雑煮
275kcal(3.4点) SV:主食1つ+主菜1つ
たんぱく質8.8g/脂質3.5g/塩分1.3g
菜っぱと鶏肉で縁起をかついで
なとり雑煮ともいう。

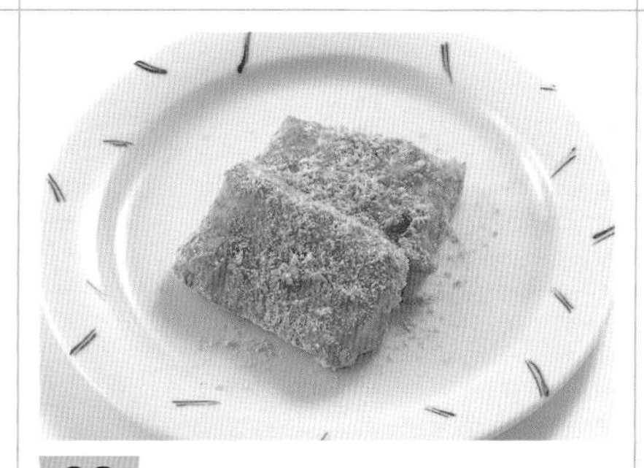

92 安倍川もち
290kcal(3.6点) SV:主食1つ
たんぱく質6.3g/脂質2.5g/塩分0.1g
きな粉は昔、安倍川付近で作られていたので
こう呼ばれる。

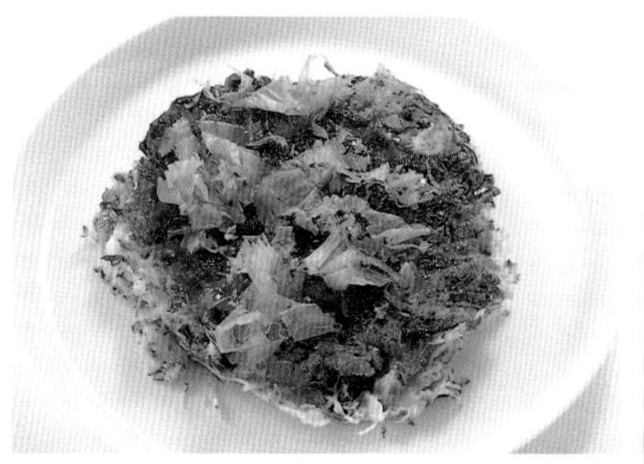

93 お好み焼き
511kcal(6.4点)
SV:主食1つ+副菜1つ+主菜2つ
たんぱく質20.9g/脂質24.6g/塩分2.4g
タネの作り方、具の取り合わせは工夫次第。

材料と作り方は75～76ページ

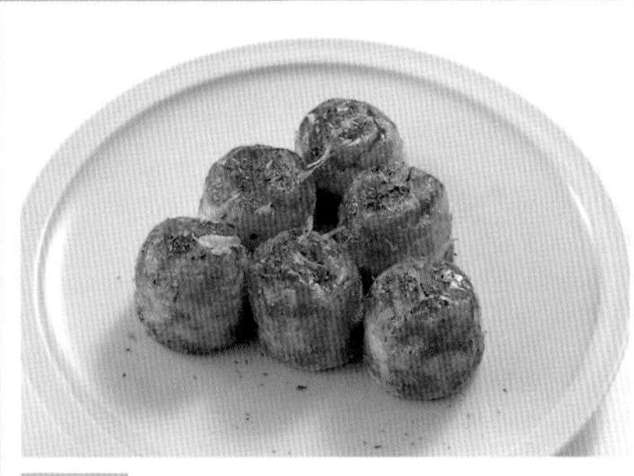

94 たこ焼き

309kcal(3.9点) SV:主食1つ
たんぱく質10.5g／脂質8.0g／塩分1.3g

関西を中心に人気のある
タコ入りおやき。

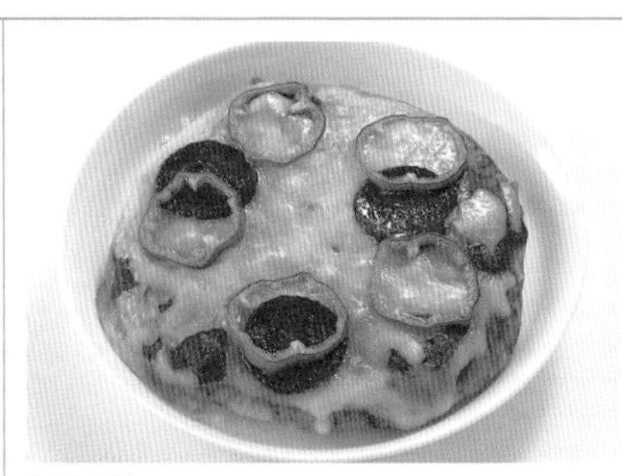

95 ピザ

506kcal(6.3点)
SV:主食・主菜各1つ+副菜2つ+牛乳・乳製品3つ
たんぱく質20.3g／脂質25.9g／塩分2.8g

チーズの持ち味を生かしたイタリア生まれの主食。

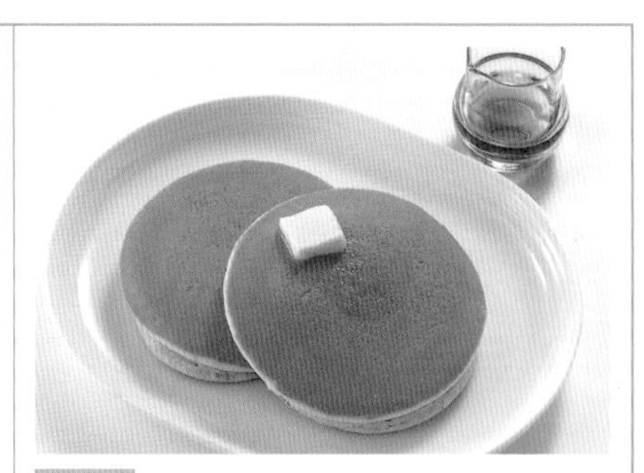

96 ホットケーキ

479kcal(6.0点) SV:主食1つ
たんぱく質8.4g／脂質21.9g／塩分1.0g

パンケーキの一種。
温かいうちが美味なのでこの名が。

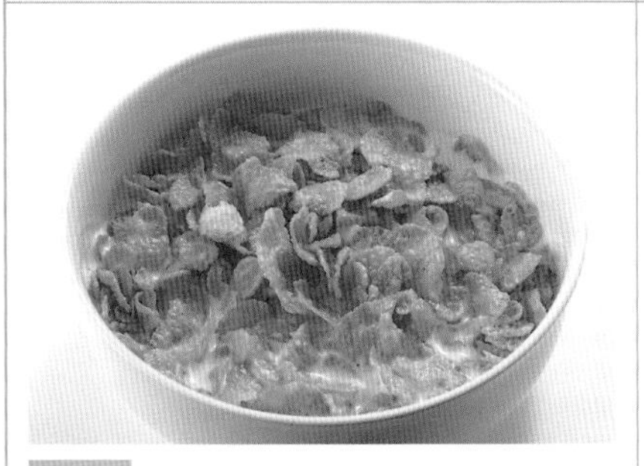

97 コーンフレーク(25g+牛乳200ml)

262kcal(3.3点) SV:牛乳・乳製品2つ
たんぱく質8.0g／脂質7.7g／塩分0.7g

とうもろこしの粉でできた
欧米では大切な朝の主食。

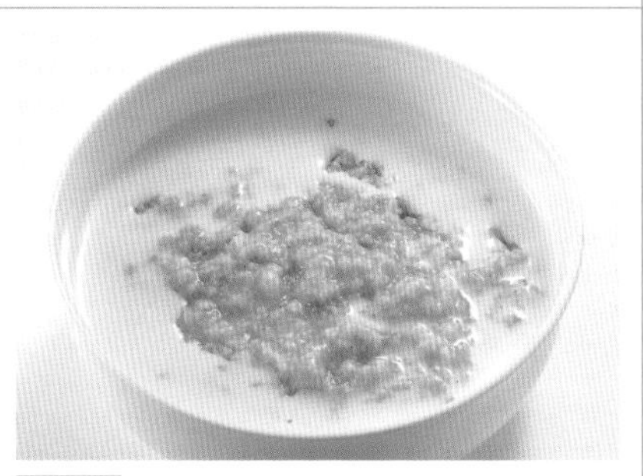

98 オートミール

233kcal(2.9点) SV:牛乳・乳製品2つ
たんぱく質10.0g／脂質8.9g／塩分1.2g

カラス麦の粉のこと。
欧米で朝食によく食べられる。

My 料理メモ

 材料と作り方は76ページ(No.97はありません)

主菜

食事の中心となる料理で、主材料は魚介類、肉類、卵類、大豆・大豆製品などです。たんぱく質や脂質を多く含みます。1料理の量が多いので、食事全体のエネルギーや栄養素量に大きく影響します。

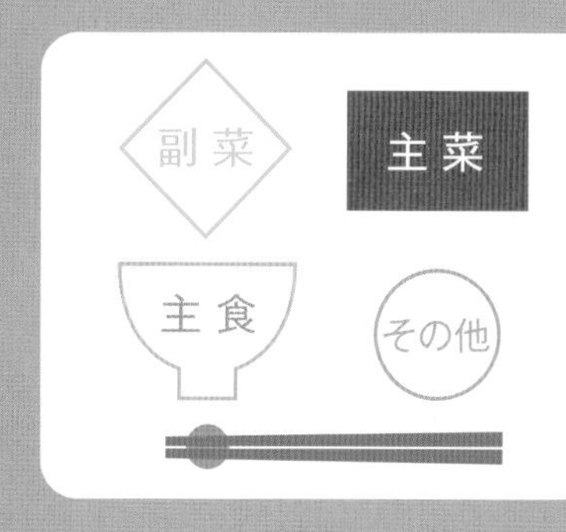

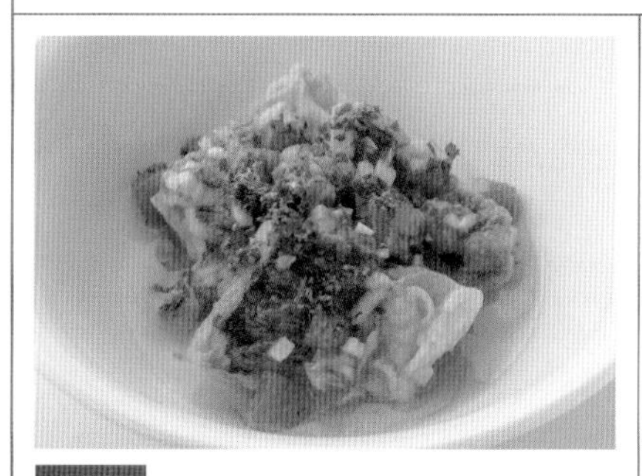

99 アジのエスカベージュ

225kcal(2.8点) SV:主菜2つ
たんぱく質10.7g／脂質16.3g／塩分0.6g

パセリとトマトでアジが華やかになり、酸味が効いてさっぱりする。

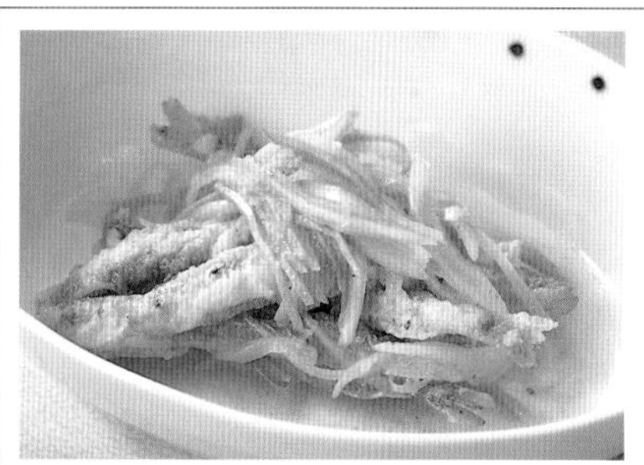

100 ワカサギのカレー南蛮漬け

137kcal(1.7点) SV:主菜1つ
たんぱく質7.8g／脂質5.7g／塩分1.1g

小型の魚は丸ごと揚げて。カレー風味で目先が変わる。

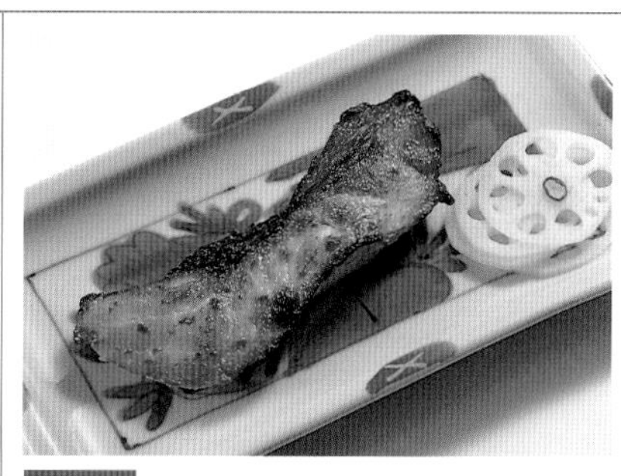

101 アコウダイの粕漬け焼き

97kcal(1.2点) SV:主菜2つ
たんぱく質11.1g／脂質1.3g／塩分1.0g

やわらかくて淡泊なメバル科の魚。粕漬けでコクをつける。

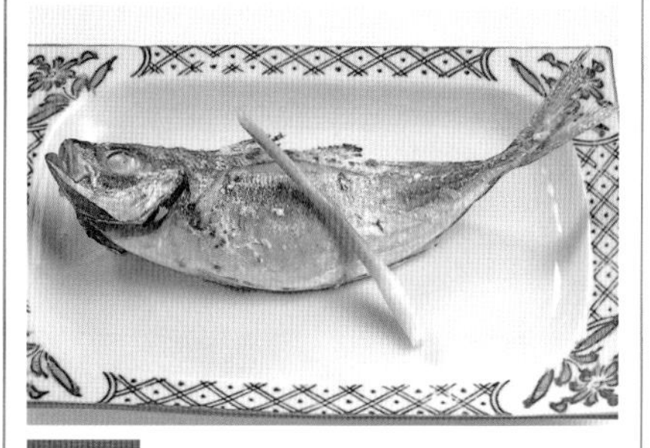

102 アジの塩焼き

70kcal(0.9点) SV:主菜2つ
たんぱく質9.5g／脂質2.2g／塩分0.9g

振り塩は小さじ1杯(6g)使うが、実際に付くのは1gほど。

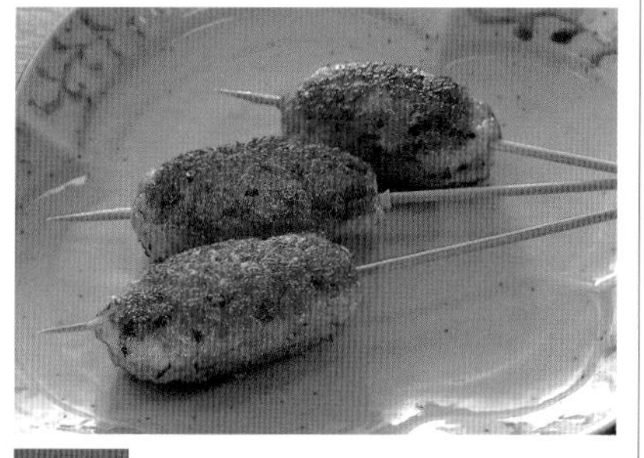

103 アジのつくね焼き

145kcal(1.8点) SV:主菜2つ
たんぱく質12.6g／脂質6.6g／塩分0.8g

青背魚には、ねぎやしょうがをたっぷり加えるとおいしい。

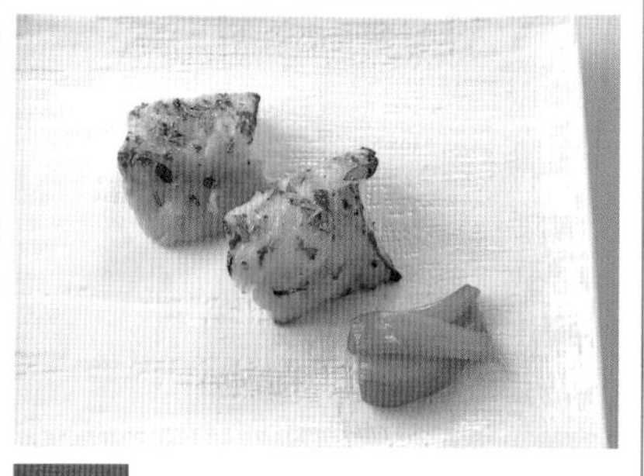

104 アマダイの木の芽焼き

95kcal(1.2点) SV:主菜2つ
たんぱく質10.2g／脂質1.0g／塩分1.2g

焼き上がりに木の芽をふって春の香りを演出。

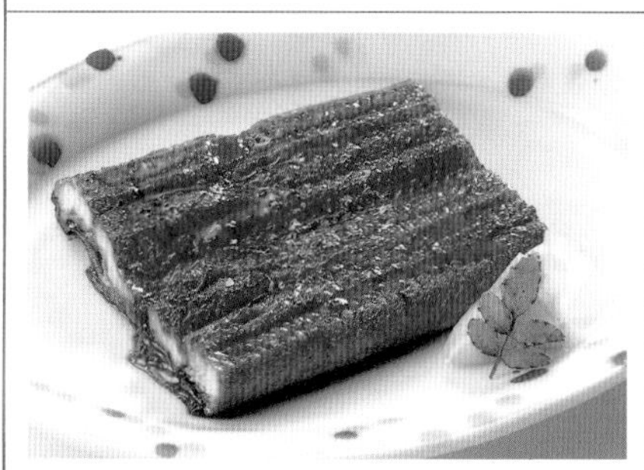

105 ウナギのかば焼き

230kcal(2.9点) SV:主菜2つ
たんぱく質11.3g／脂質13.6g／塩分2.2g

丸のまま串に刺した形がガマの穂に似ていたのでこの名が。

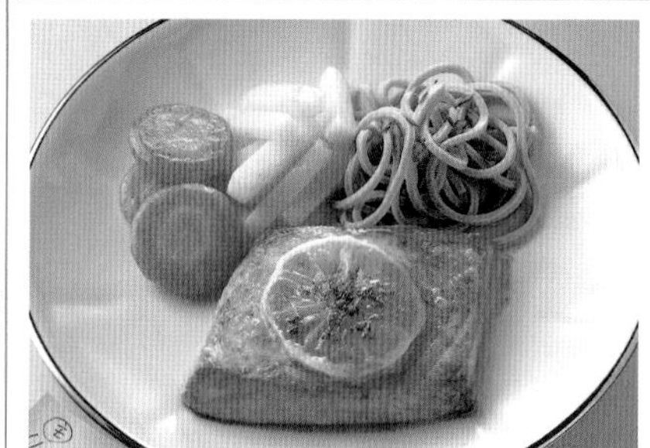

106 カジキのソテー

368kcal(4.6点) SV:副菜1つ+主菜2つ
たんぱく質13.8g／脂質21.4g／塩分2.2g

安価なカジキをごちそう風に。切り身なら調理も手軽。

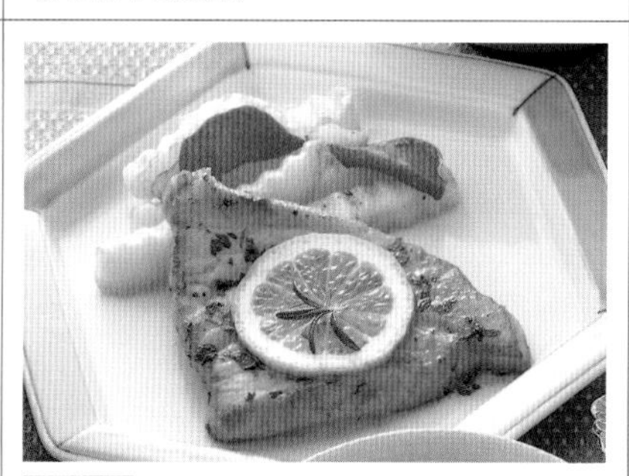

107 カジキのハーブ焼き

281kcal(3.5点) SV:副菜1つ+主菜2つ
たんぱく質12.4g／脂質16.2g／塩分1.3g

淡泊な味の魚にお好みのハーブで風味づけ。

材料と作り方は77ページ

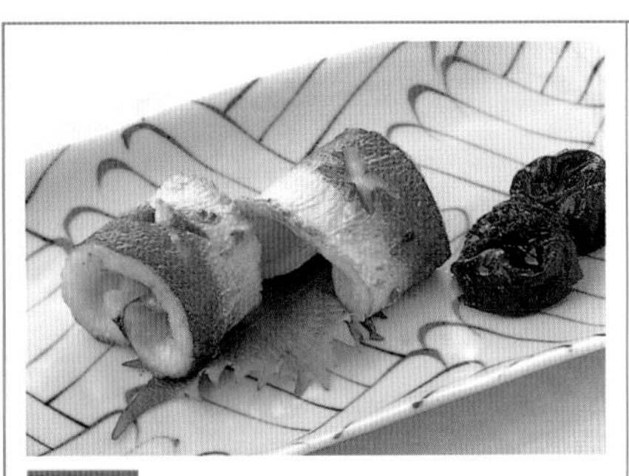

108 カマスの塩焼き

114kcal(1.4点) SV:主菜2つ
たんぱく質12.2g/脂質2.6g/塩分1.0g

比較的水分が多いカマスは
塩で身をしめて焼くとよい。

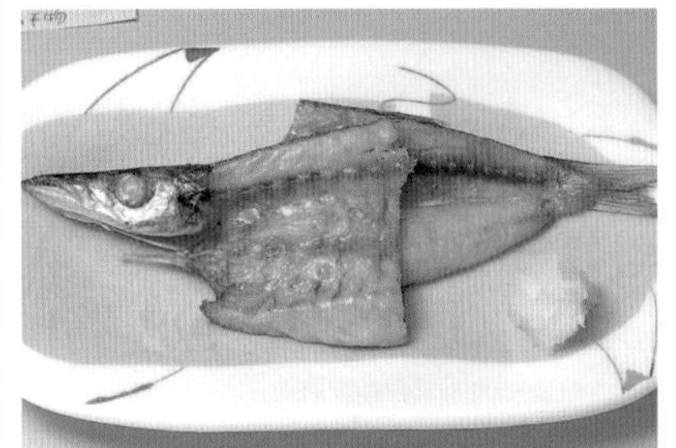

109 カマスの干物の焼き物

54kcal(0.7点) SV:主菜1つ
たんぱく質7.5g/脂質1.6g/塩分0.7g

干物は水けが少ないので、
強火でさっと焼くのがコツ。

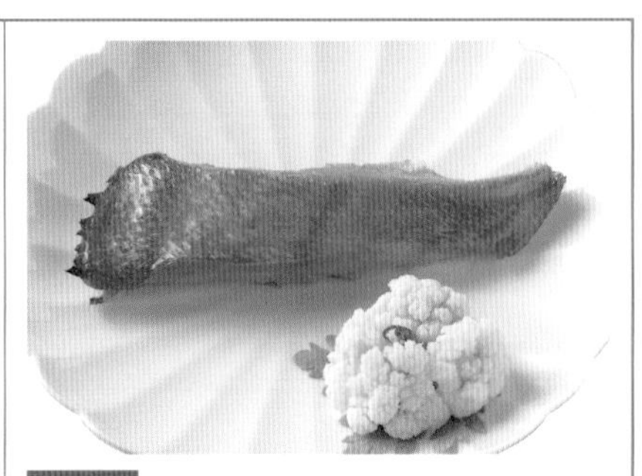

110 キンメダイのみそ漬け焼き

126kcal(1.6点) SV:主菜1つ
たんぱく質8.2g/脂質4.1g/塩分1.4g

漬け焼きは焦げやすいので
火加減に注意を。

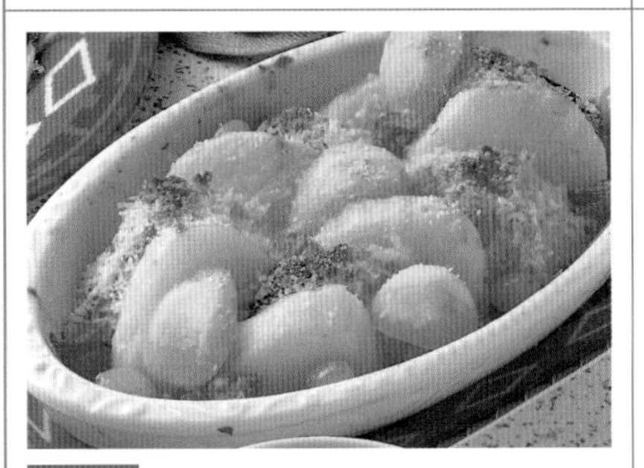

111 サケのグラタン

504kcal(6.3点)
SV:副菜3つ+主菜4つ+牛乳・乳製品2つ
たんぱく質33.4g/脂質20.7g/塩分1.9g

たっぷりの野菜と合わせて栄養バランスにひと工夫。

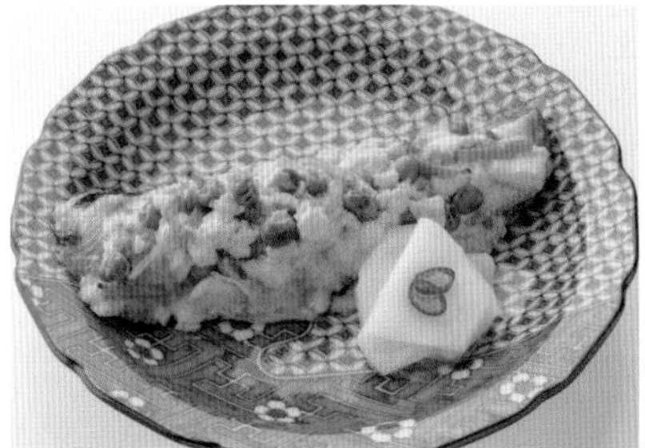

112 サケのけんちん焼き

173kcal(2.2点) SV:主菜3つ
たんぱく質17.8g/脂質7.0g/塩分1.0g

少し手のこんだ魚料理。
お客様向けにぴったり。

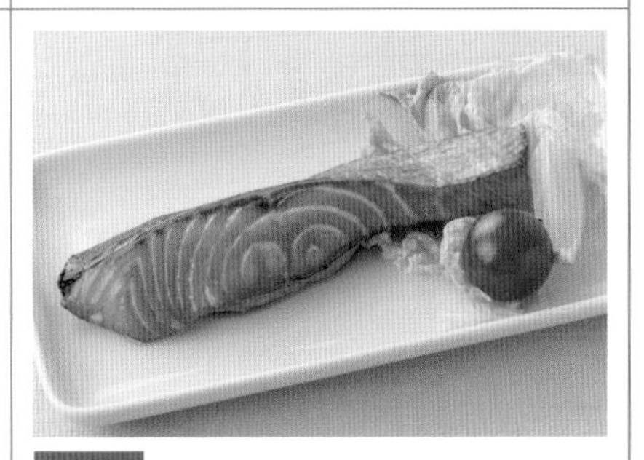

113 サケの照り焼き

152kcal(1.9点) SV:主菜2つ
たんぱく質11.8g/脂質7.7g/塩分0.6g

タレの糖分で表面にツヤと照りが出て
おいしく仕上がる、簡単料理。

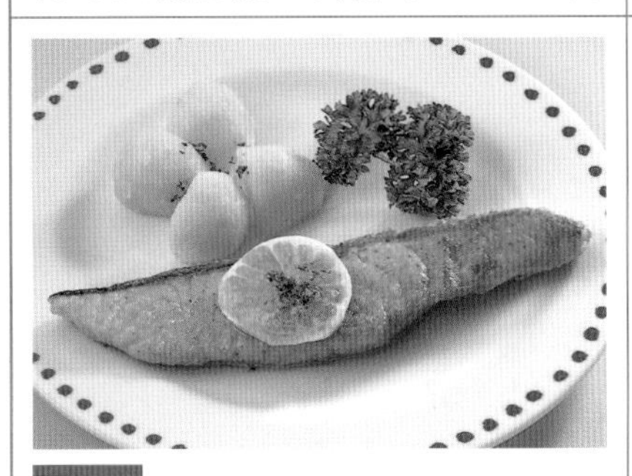

114 サケのムニエル

188kcal(2.4点) SV:副菜1つ+主菜2つ
たんぱく質13.1g/脂質5.7g/塩分1.4g

粉屋の娘が粉にまみれた姿を
形容した調理法。

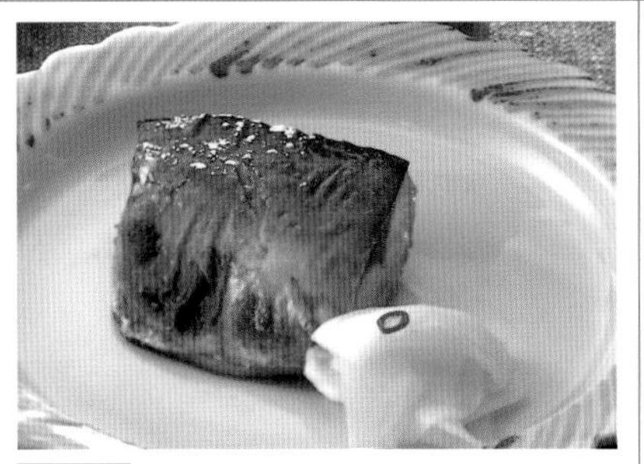

115 サバのゆず風味焼き

157kcal(2.0点) SV:主菜2つ
たんぱく質10.6g/脂質8.0g/塩分1.5g

ゆずの香りの上品な漬け焼き。
柚香(ゆこう)焼きともいう。

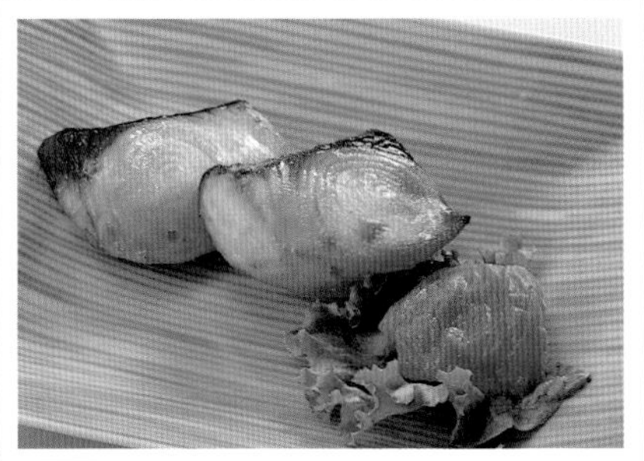

116 サワラのみそ漬け焼き

134kcal(1.7点) SV:主菜2つ
たんぱく質10.9g/脂質5.7g/塩分1.3g

みそは風味をよくするだけでなく、
保存性もアップさせる。

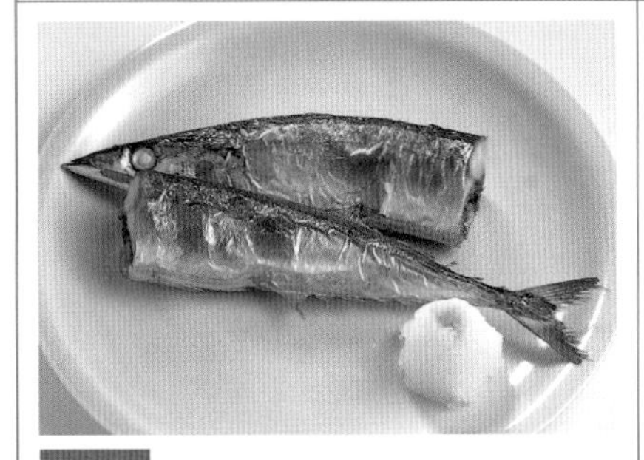

117 サンマの塩焼き

222kcal(2.8点) SV:主菜3つ
たんぱく質15.2g/脂質15.4g/塩分1.5g

旬のサンマが最もおいしく
味わえるのが塩焼き。

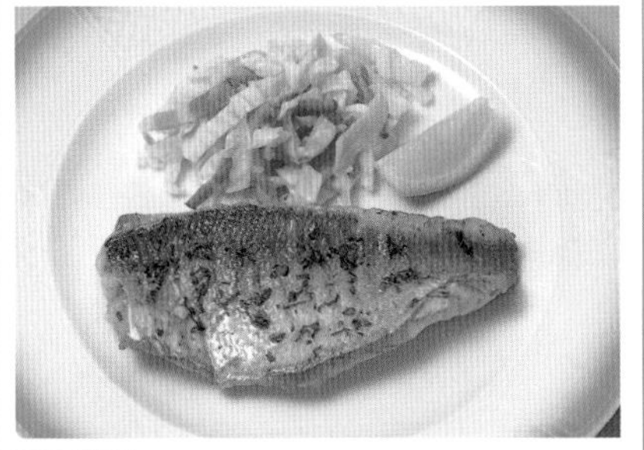

118 白身魚の香り焼き

233kcal(2.9点) SV:主菜2つ
たんぱく質14.4g/脂質16.1g/塩分1.1g

パセリをふって、
香りをプラスした焼き物。

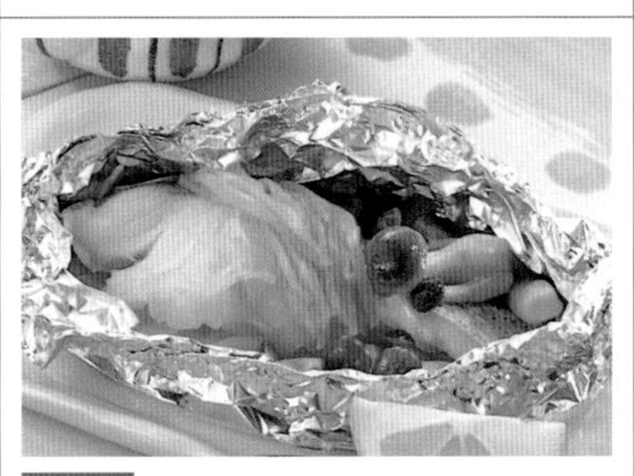

119 タラのホイル焼き

100kcal(1.3点) SV:副菜1つ+主菜2つ
たんぱく質10.6g/脂質1.2g/塩分1.3g

うま味を封じ込める蒸し焼き料理。
白身魚によく合う。

 材料と作り方は78ページ

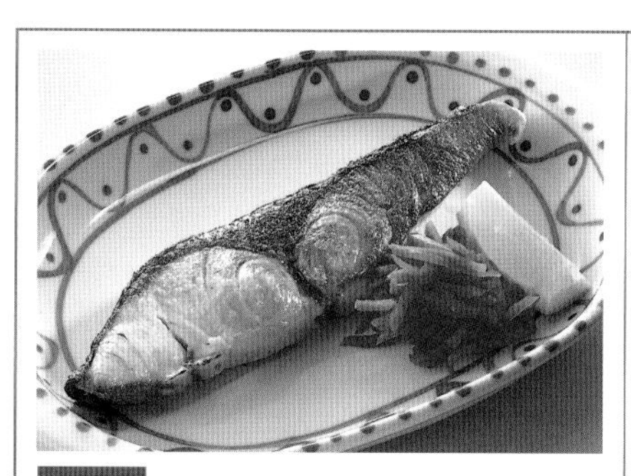

120 ブリの塩焼き

174kcal(2.2点) SV:主菜2つ
たんぱく質15.0g/脂質9.5g/塩分1.6g

イナダ、ワラサ、ハマチと成長につれ
名が変わる出世魚の代表格。

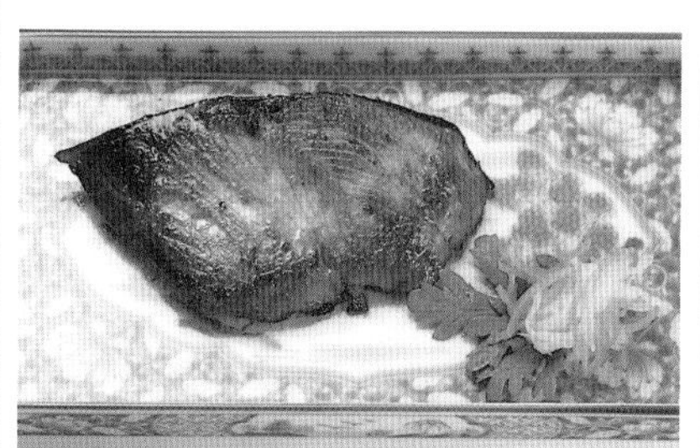

121 ブリの照り焼き

187kcal(2.3点) SV:主菜2つ
たんぱく質13.6g/脂質8.3g/塩分1.3g

脂がのったブリの
いちばんおいしい食べ方。

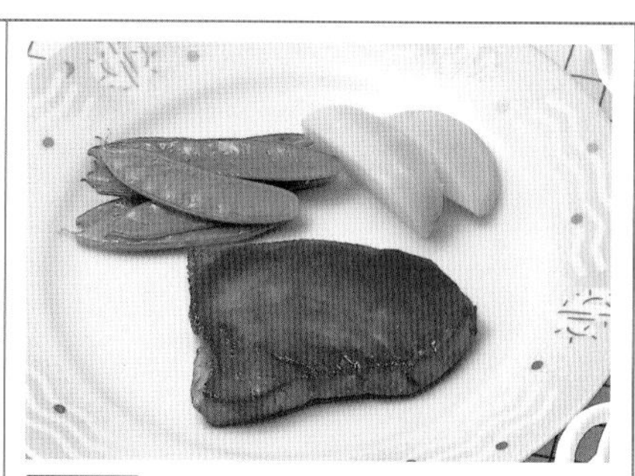

122 マグロの照り焼き

238kcal(3.0点) SV:副菜1つ+主菜2つ
たんぱく質15.2g/脂質11.1g/塩分1.4g

照り焼きは脂の多い魚に向く
おすすめの調理法。

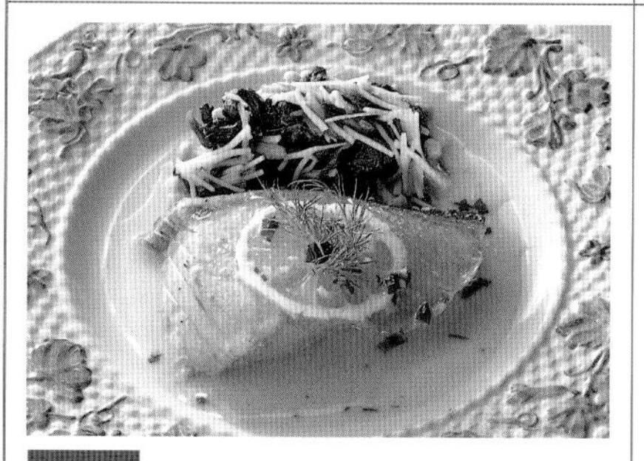

123 サケのワイン蒸し

270kcal(3.4点)
SV:副菜1つ+主菜2つ+牛乳・乳製品1つ
たんぱく質20.1g/脂質16.4g/塩分1.0g

淡泊な魚にチーズやバターでコクをプラス。

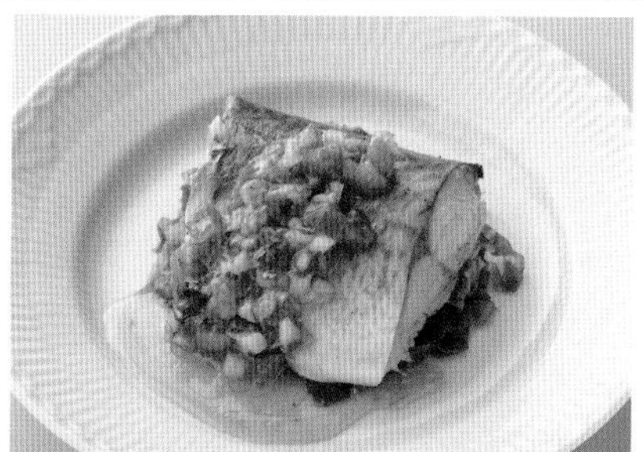

124 サバのレンジ蒸し煮(ラビゴットソース)

270kcal(3.4点) SV:主菜2つ
たんぱく質14.4g/脂質19.0g/塩分0.9g

コクのあるサバを蒸し煮にして
さっぱりしたソースで。

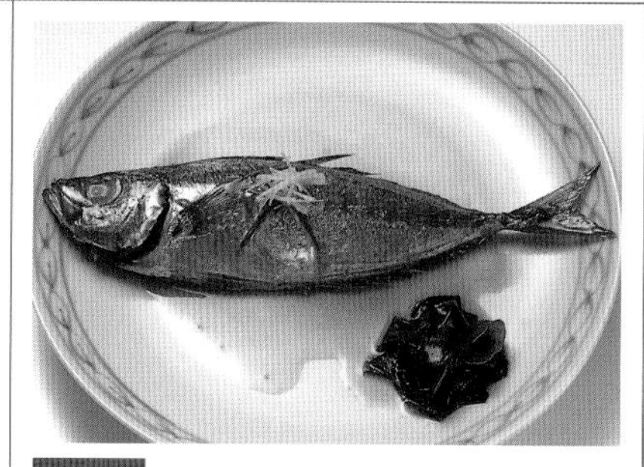

125 アジの姿煮

126kcal(1.6点) SV:主菜2つ
たんぱく質12.2g/脂質2.8g/塩分1.8g

骨つきのまま煮るので、
骨からうま味が出ておいしい。

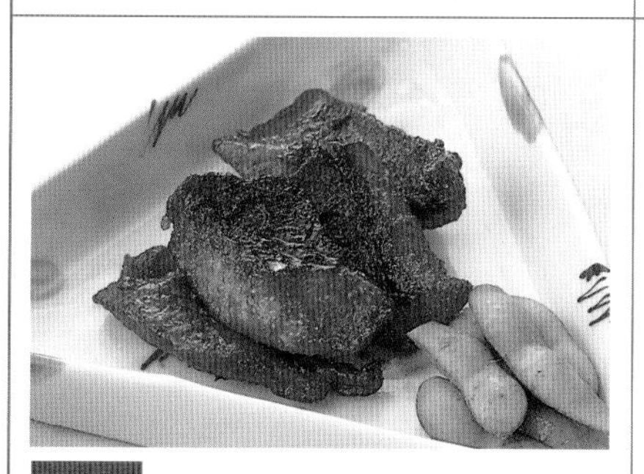

126 イサキのオランダ煮

207kcal(2.6点) SV:主菜2つ
たんぱく質13.0g/脂質9.1g/塩分2.3g

油で調理することを“オランダ”という。
洋風という意味もある。

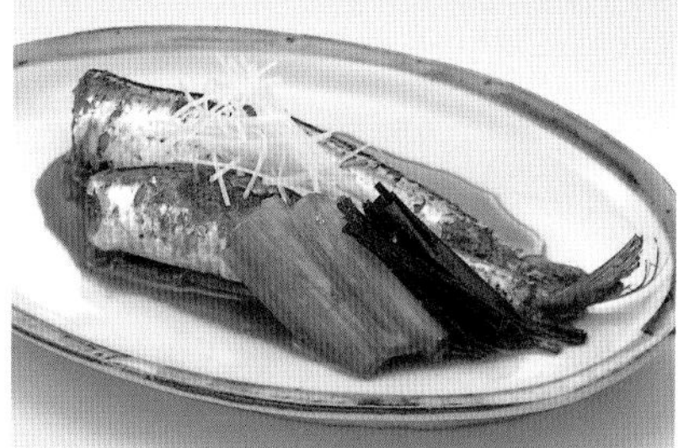

127 イワシの酢煮

319kcal(4.0点) SV:主菜4つ
たんぱく質24.5g/脂質9.7g/塩分2.3g

酢の作用で骨がやわらかくなり、
生臭みも抜けて二重の効果。

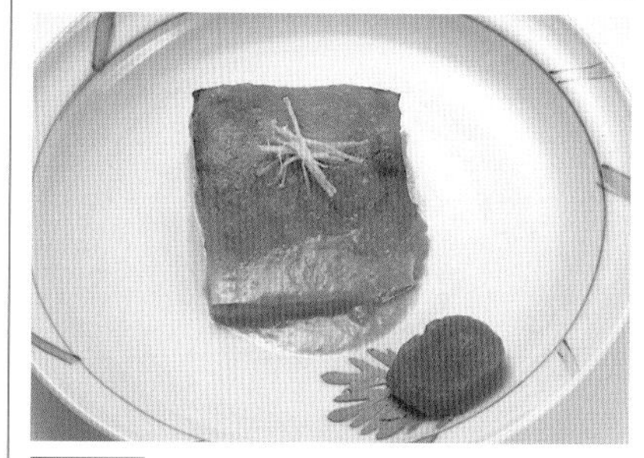

128 サバのみそ煮

227kcal(2.8点) SV:主菜2つ
たんぱく質11.5g/脂質9.3g/塩分1.4g

サバの臭みが気になる人でも、
みそ風味ならOK。

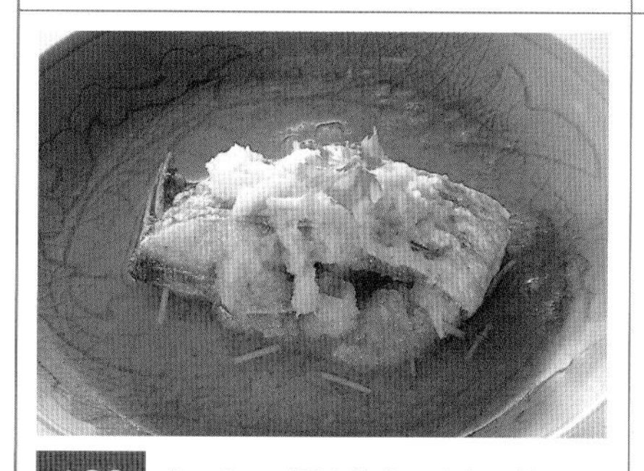

129 タイの揚げおろし煮

191kcal(2.4点) SV:副菜1つ+主菜2つ
たんぱく質15.1g/脂質10.2g/塩分1.6g

おろし大根を加えた煮物は
“みぞれ煮”ともいう。

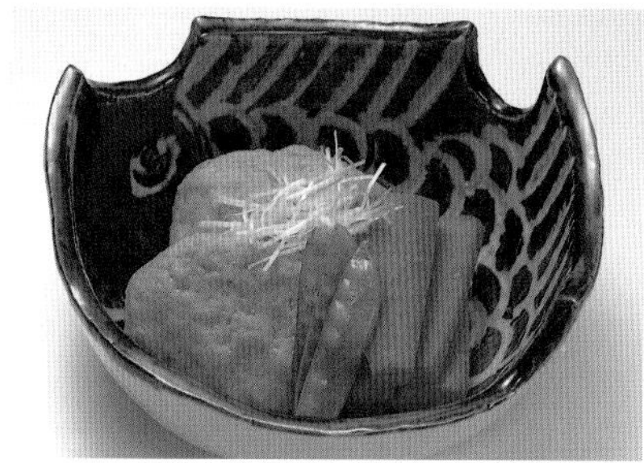

130 トビウオのつくね煮

170kcal(2.1点) SV:主菜2つ
たんぱく質17.3g/脂質1.8g/塩分1.6g

すり身に粘りを出すには
塩を加えるのがポイント。

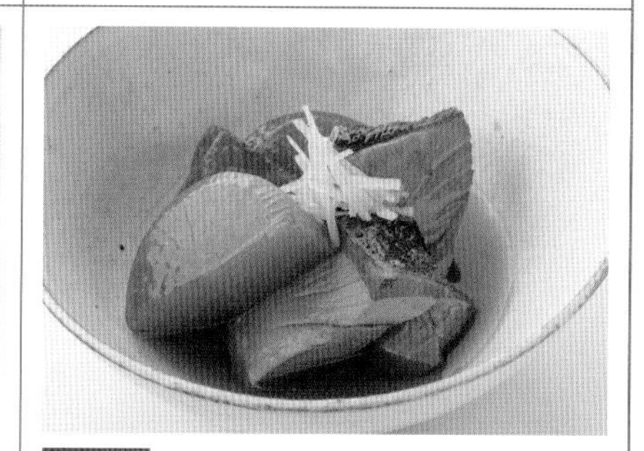

131 ブリ大根

211kcal(2.6点) SV:副菜1つ+主菜2つ
たんぱく質14.7g/脂質9.8g/塩分1.4g

ご飯との相性も抜群、
人気レシピのブリ大根。

材料と作り方は79ページ

主菜

魚 132—139

刺し身（魚） 140—143

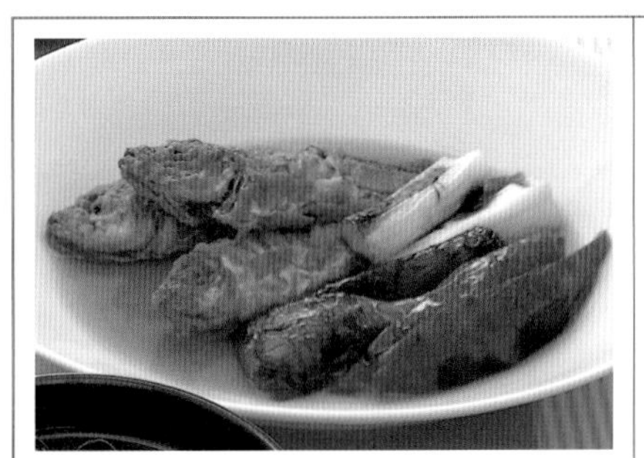

132 小アジの揚げ浸し

213kcal（2.7点） SV：主菜2つ
たんぱく質13.3g／脂質10.7g／塩分1.6g

味がなじむとおいしく、
保存がきくので作り置きしても。

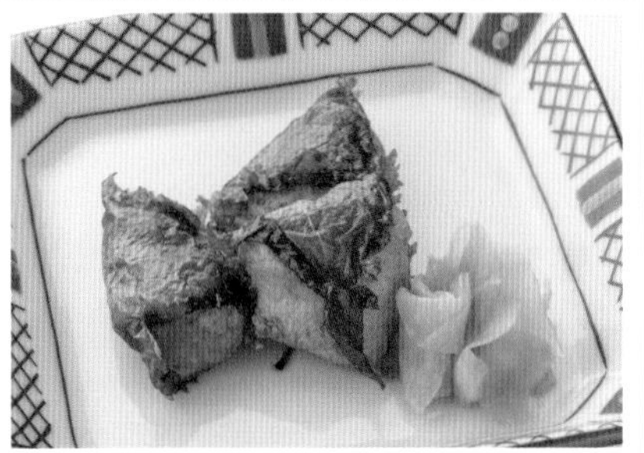

133 アジのしそ揚げ

150kcal（1.9点） SV：主菜2つ
たんぱく質11.3g／脂質7.4g／塩分0.6g

しそが香る夏らしい
ボリュームのある一品。

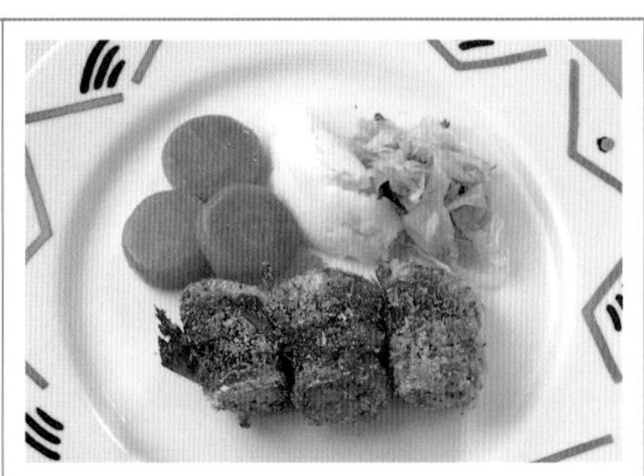

134 アジのロールフライ

450kcal（5.6点）
SV：副菜2つ＋主菜3つ＋牛乳・乳製品1つ
たんぱく質23.9g／脂質27.0g／塩分1.5g

チーズにアジを巻いていつもとは一味違うフライに。

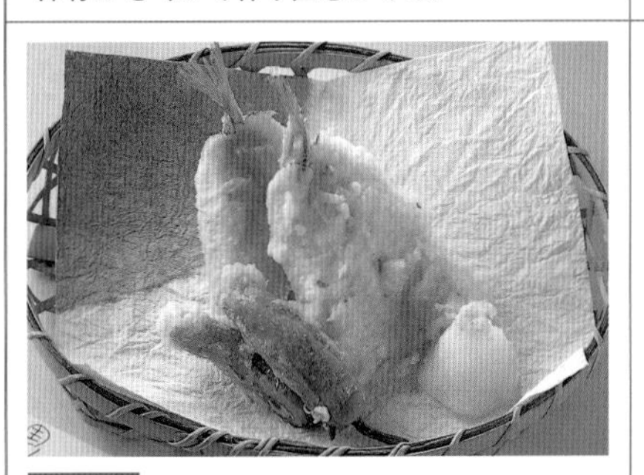

135 キスの天ぷら

199kcal（2.5点） SV：主菜2つ
たんぱく質11.9g／脂質10.7g／塩分1.0g

淡泊で上品、口ざわりが魅力。
キスを揚げたてで。

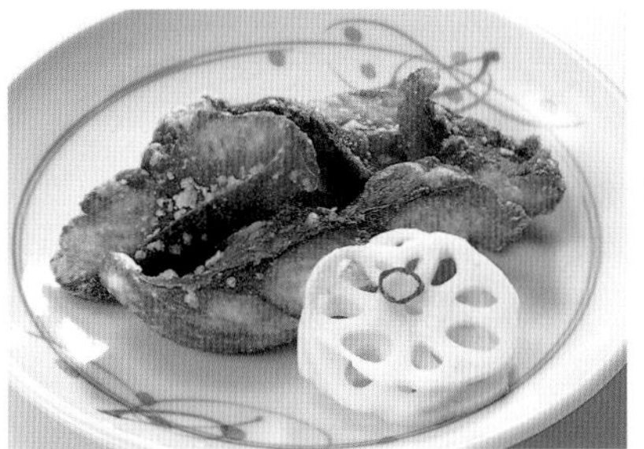

136 サバの竜田揚げ

263kcal（3.3点） SV：主菜2つ
たんぱく質14.8g／脂質14.2g／塩分1.3g

紅葉の名所“竜田川”にちなむ。
しょうゆが紅葉の色。

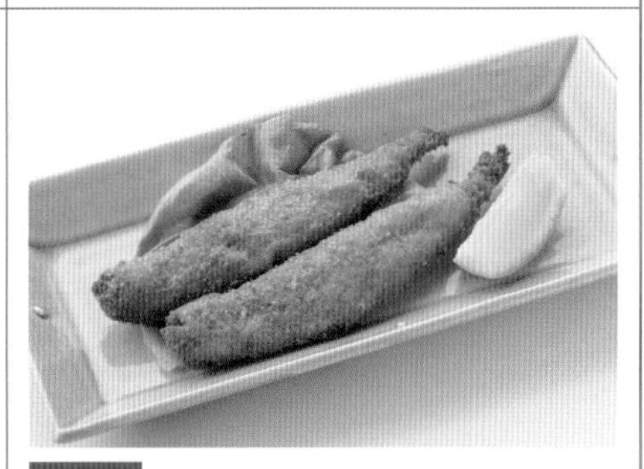

137 シシャモのフライ

244kcal（3.1点） SV：主菜2つ
たんぱく質13.2g／脂質14.5g／塩分0.9g

骨ごとさくっと食べて
カルシウムたっぷり。

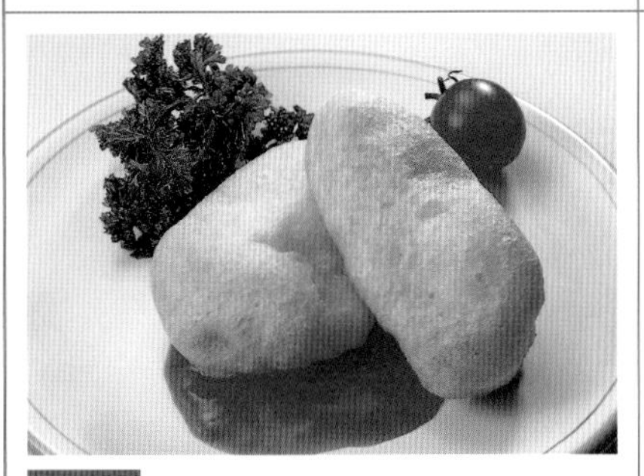

138 白身魚のフリッター

247kcal（3.1点） SV：主菜2つ
たんぱく質14.4g／脂質13.0g／塩分1.4g

ベニエとも呼ばれる洋風衣揚げ。
淡泊な魚にぴったり。

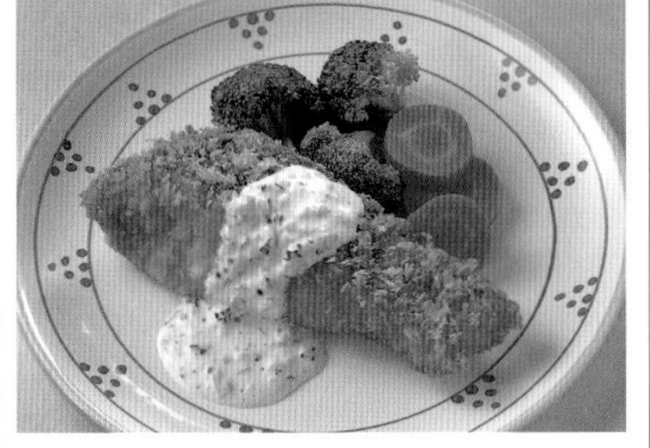

139 タラのフライ

225kcal（2.8点） SV：副菜1つ＋主菜1つ
たんぱく質10.9g／脂質16.2g／塩分1.0g

揚げ物にすれば大味な冷凍魚でも
おいしくなる。

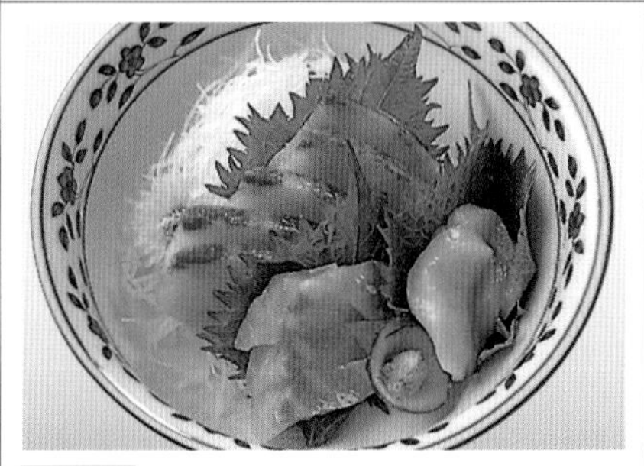

140 刺し身盛り合わせ

91kcal（1.1点） SV：主菜2つ
たんぱく質10.9g／脂質2.7g／塩分0.9g

盛りつけが決め手。
ハレの日にぴったりの一品。

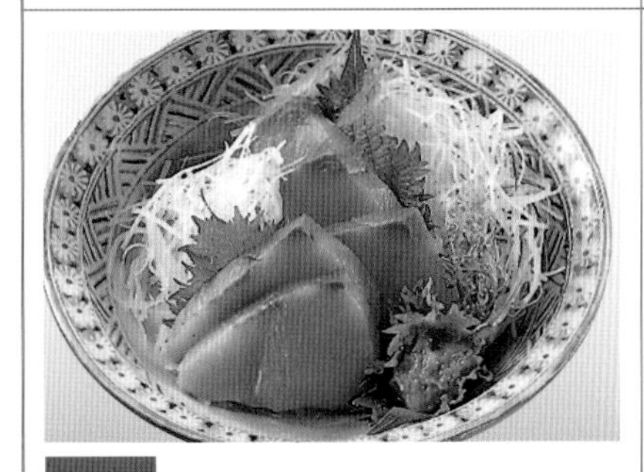

141 ハマチのぬた

142kcal（1.8点） SV：副菜1つ＋主菜2つ
たんぱく質11.8g／脂質6.3g／塩分0.7g

こっくりとしたみそ味で
楽しめる海の幸。

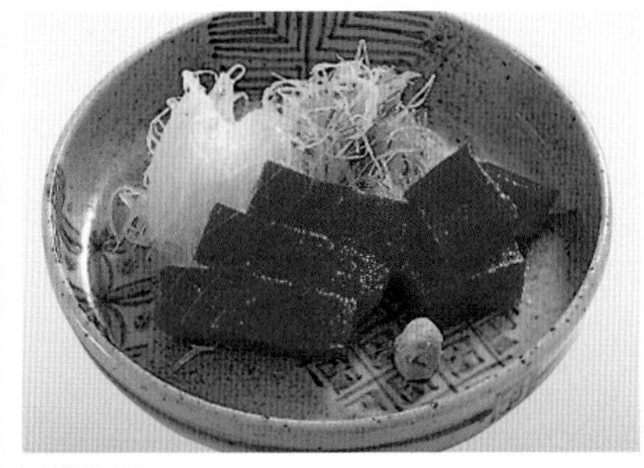

142 マグロの刺し身

94kcal（1.2点） SV：主菜3つ
たんぱく質16.0g／脂質0.8g／塩分0.8g

文句なしのおいしさ。
刺し身でも、丼でも。

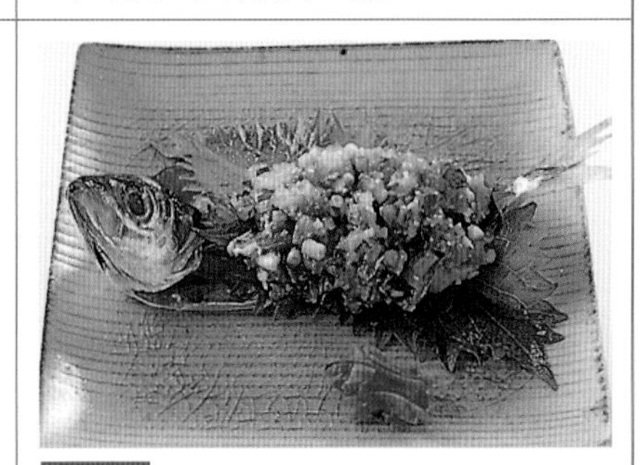

143 アジのたたき

63kcal（0.8点） SV：主菜1つ
たんぱく質8.8g／脂質1.6g／塩分1.0g

新鮮なアジが手に入ったら
ぜひ作りたい一品。

 材料と作り方は80ページ

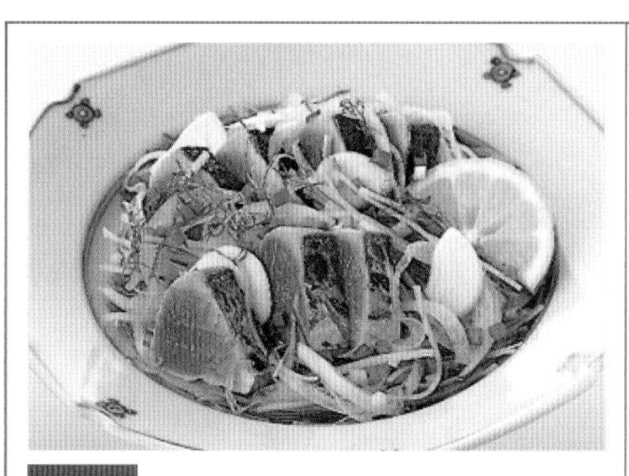

144 カツオのたたき

123kcal(1.5点) SV:副菜1つ+主菜2つ
たんぱく質15.7g/脂質0.3g/塩分1.5g

タレと薬味を添えて
カツオのうま味が楽しめる料理。

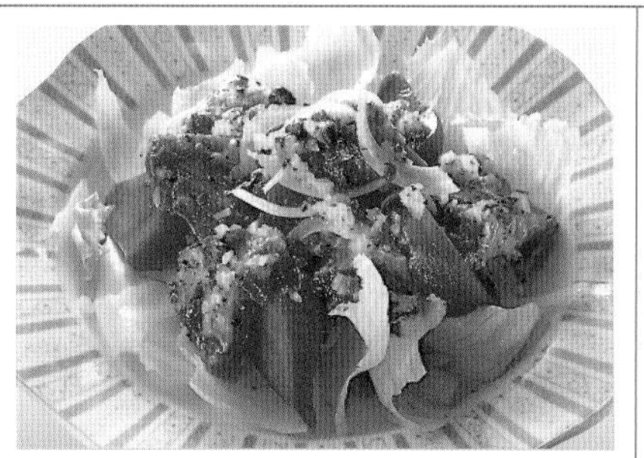

145 カツオのドレッシングあえ

231kcal(2.9点) SV:副菜2つ+主菜2つ
たんぱく質15.1g/脂質12.7g/塩分2.0g

カツオらしい風味と野菜を
ドレッシングでさっぱりと。

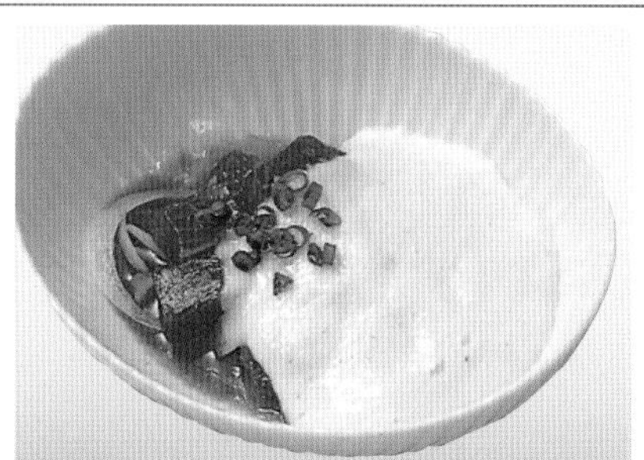

146 カツオの山かけ

94kcal(1.2点) SV:副菜1つ+主菜1つ
たんぱく質9.7g/脂質0.2g/塩分0.9g

カツオに山芋をかけた
おなじみの料理。

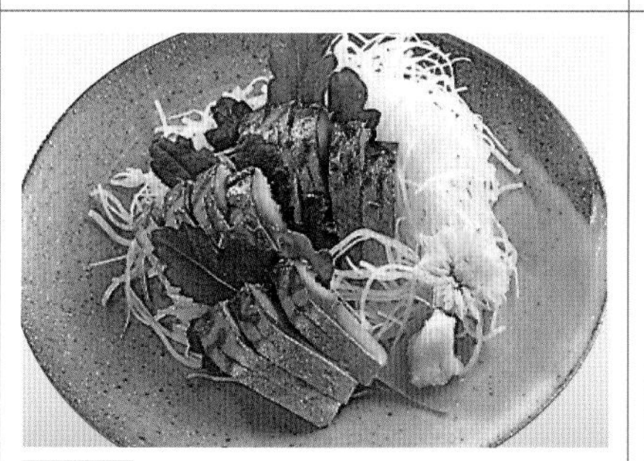

147 しめサバ

159kcal(2.0点) SV:副菜1つ+主菜2つ
たんぱく質12.7g/脂質9.0g/塩分1.5g

コクのあるサバを
さっぱり食べる。

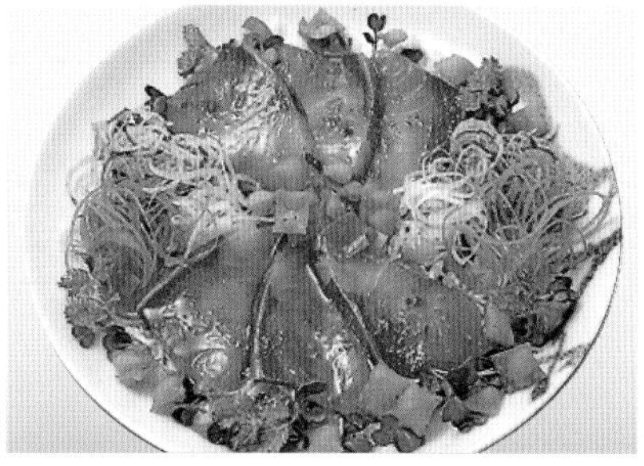

148 ハマチの中国風刺し身

221kcal(2.8点) SV:副菜1つ+主菜2つ
たんぱく質13.0g/脂質11.1g/塩分0.8g

普段と違った食卓を装うことができて
華やかな雰囲気に。

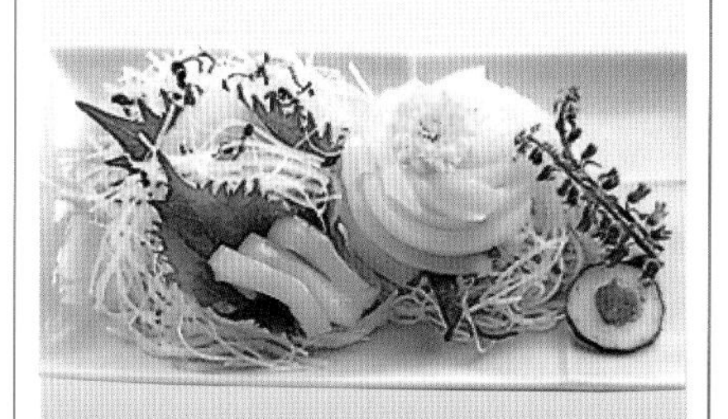

149 イカの刺し身

71kcal(0.9点) SV:主菜2つ
たんぱく質10.2g/脂質0.4g/塩分1.1g

安価に出回ることの多いイカを
献立に取り入れて。

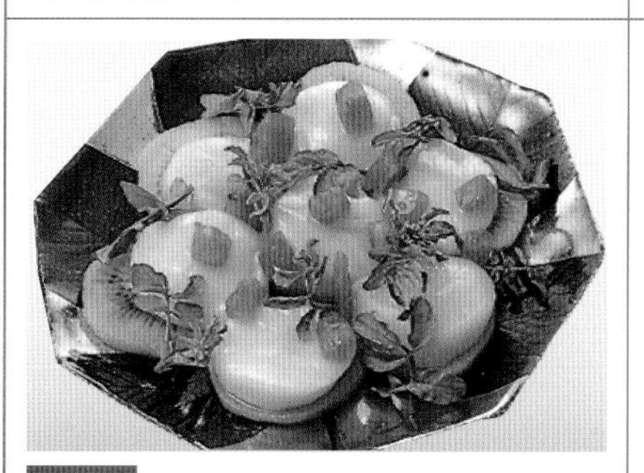

150 帆立の刺し身

152kcal(1.9点) SV:主菜1つ+果物1つ
たんぱく質8.6g/脂質5.9g/塩分0.9g

華やかな刺し身を
楽しみたいときの一品。

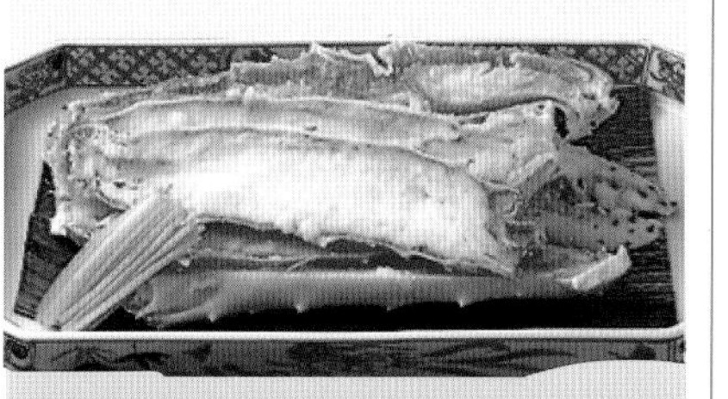

151 カニの刺し身

33kcal(0.4点) SV:主菜1つ
たんぱく質5.4g/脂質0.3g/塩分0.9g

良質なたんぱく質が
十分にとれる一品。

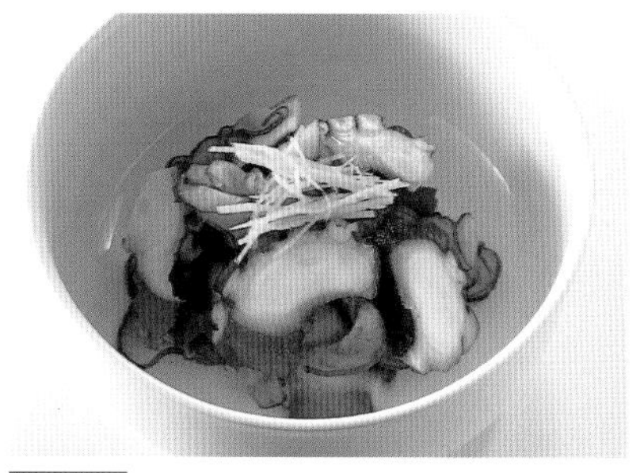

152 タコ酢

50kcal(0.6点) SV:主菜1つ
たんぱく質6.4g/脂質0.1g/塩分0.9g

タコときゅうりでさっぱり味。
こんな小鉢があるとほっとする一品。

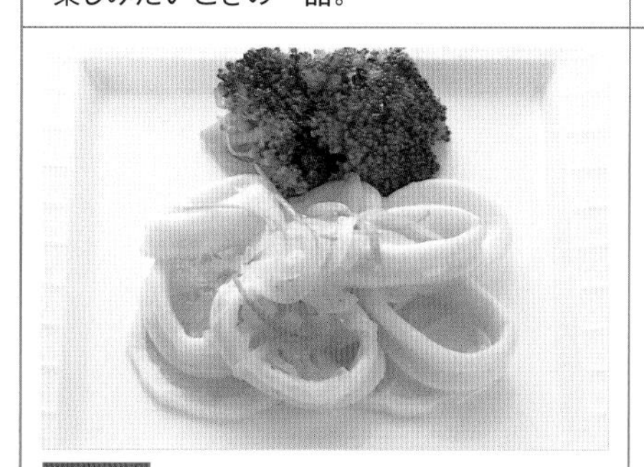

153 イカのマリネ

188kcal(2.4点) SV:副菜1つ+主菜1つ
たんぱく質8.0g/脂質13.9g/塩分1.2g

イカを酢漬けにしたもの。
洋風のおつまみにも。

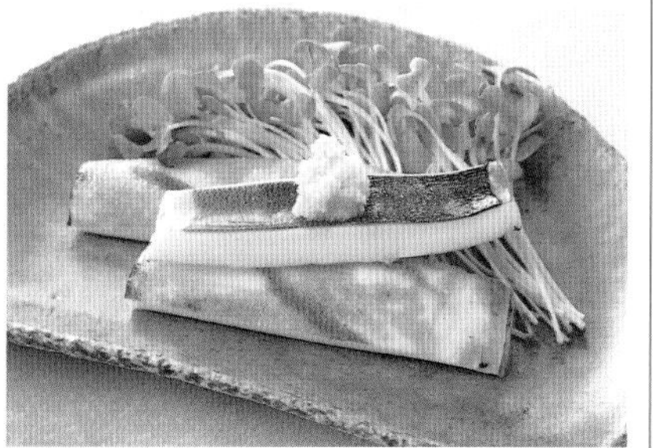

154 イカの一夜干し

58kcal(0.7点) SV:主菜2つ
たんぱく質9.8g/脂質0.3g/塩分0.4g

さっと乾燥させれば味が一段とよくなる。
表面にやや焼き色がつく程度に焼く。

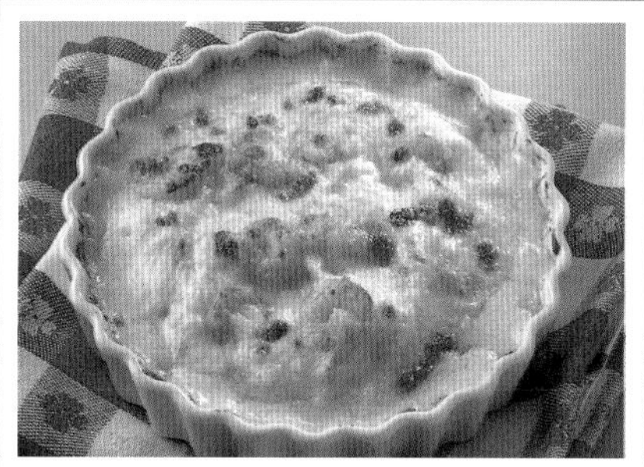

155 エビのマカロニグラタン

349kcal(4.4点)
SV:主菜1つ+牛乳·乳製品2つ
たんぱく質17.2g/脂質19.6g/塩分1.6g

グラタンは、焦げをこそげるという意味のフランス語に由来。

材料と作り方は81ページ

主菜
エビ・イカ・貝類・その他
156
|
167

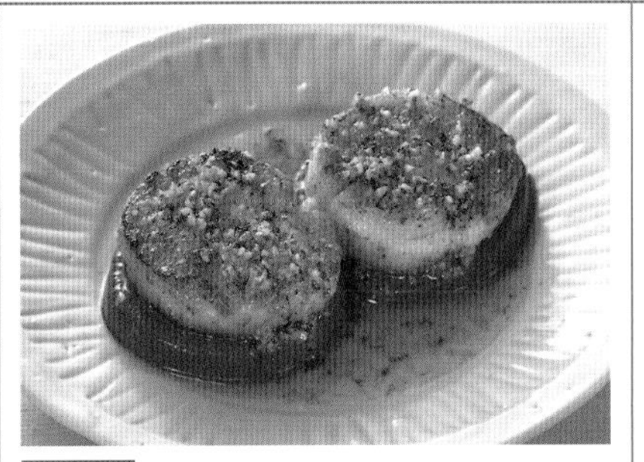

156 帆立のガーリック焼き

123kcal(1.5点) SV:副菜1つ+主菜1つ
たんぱく質6.3g/脂質6.1g/塩分1.1g
うま味の強い貝柱で、手軽にできる
ごちそう風の一品。

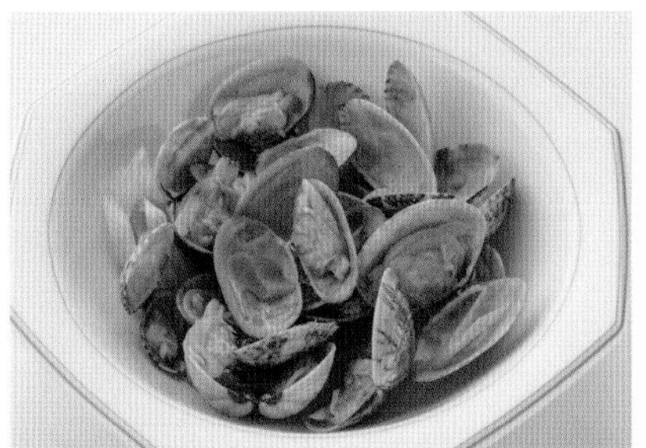

157 アサリの酒蒸し

23kcal(0.3点)
たんぱく質2.4g/脂質0.1g/塩分1.1g
アサリの塩味とうま味を生かした
簡単でおいしい人気の一品。

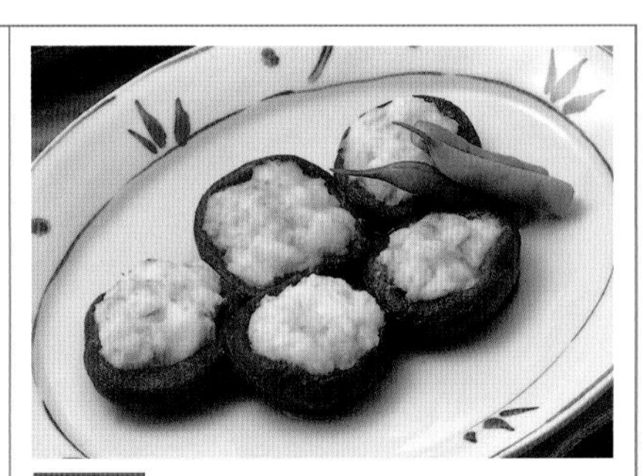

158 しいたけのエビ詰め蒸し

87kcal(1.1点) SV:主菜1つ
たんぱく質8.6g/脂質0.5g/塩分1.4g
ふんわりと口当たりの良い
ローエネルギーのおかず。

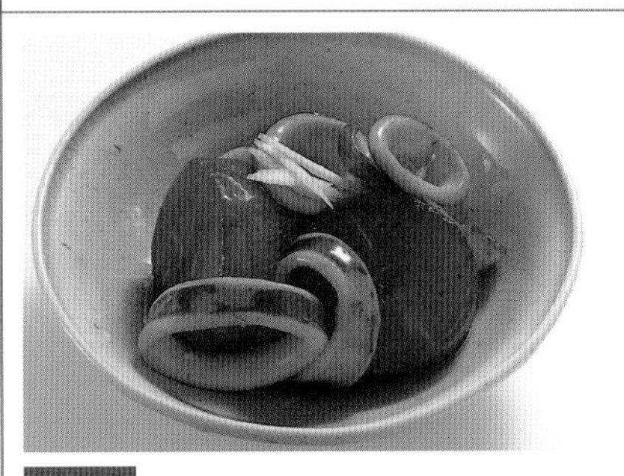

159 イカと大根の煮物

141kcal(1.8点) SV:副菜2つ+主菜2つ
たんぱく質11.2g/脂質0.2g/塩分2.2g
イカのうまみや香りが
大根にしみ込んでオツな味。

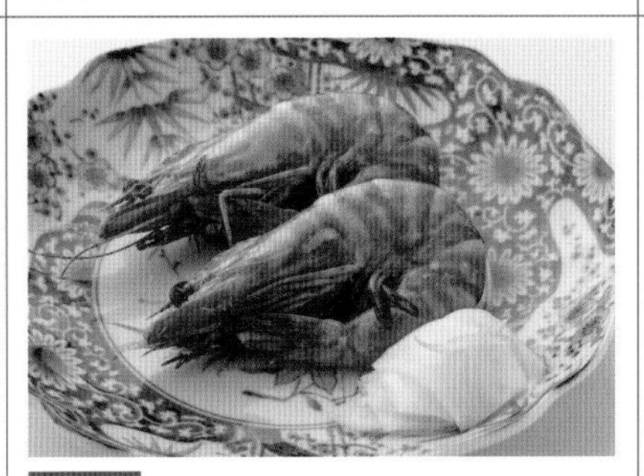

160 エビのうま煮

87kcal(1.1点) SV:主菜2つ
たんぱく質11.0g/脂質0.1g/塩分0.9g
頭のついたエビがあったら
手軽に豪華なメニューが。

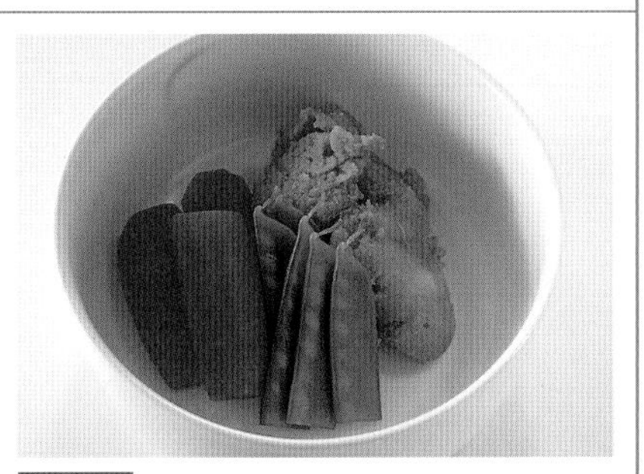

161 魚卵の炊き合わせ

109kcal(1.4点) SV:主菜2つ
たんぱく質11.1g/脂質1.5g/塩分3.8g
うす味でじっくりと煮含めた
上品な味のおかず。

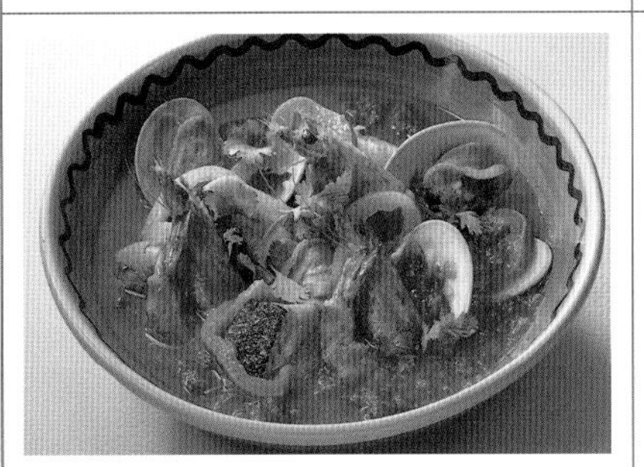

162 魚介のブイヤベース

261kcal(3.3点) SV:副菜2つ+主菜5つ
たんぱく質33.8g/脂質5.9g/塩分1.5g
魚介類を香味野菜と煮込む、
南フランス・プロヴァンス地方の寄せなべ。

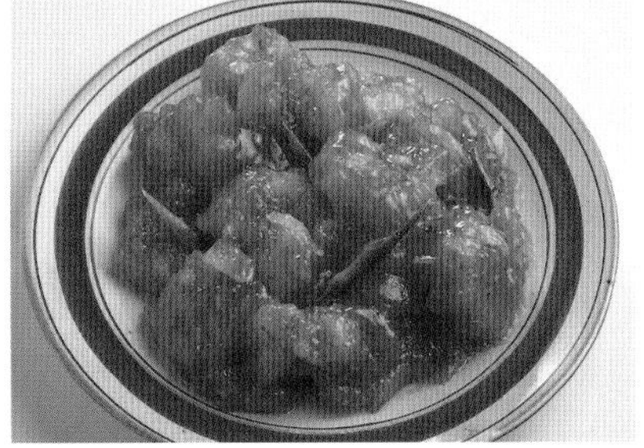

163 エビのあんかけ

273kcal(3.4点) SV:主菜2つ
たんぱく質12.1g/脂質14.1g/塩分1.6g
甘酢あんが淡泊なエビに
からまっておいしい。

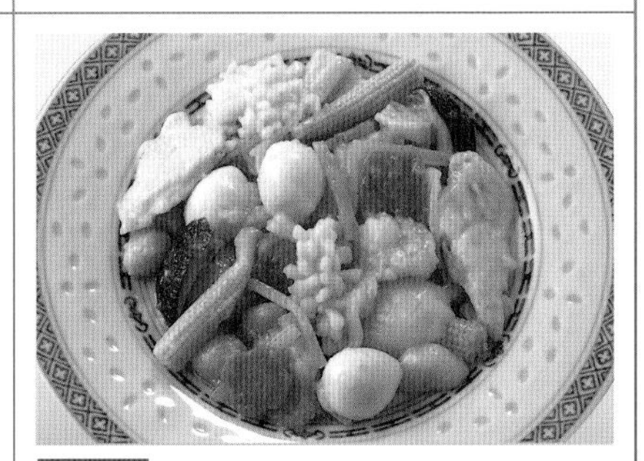

164 八宝菜

277kcal(3.5点) SV:副菜1つ+主菜2つ
たんぱく質12.2g/脂質15.5g/塩分1.8g
たくさんの上質の材料(宝)を使う。
栄養的にもバランスがよい。

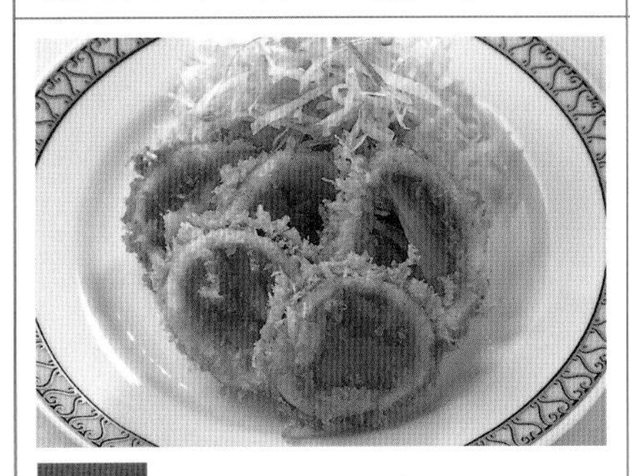

165 イカのリングフライ

195kcal(2.4点) SV:主菜1つ
たんぱく質10.6g/脂質11.2g/塩分0.7g
エビやイカは油と好相性。
新鮮なイカの揚げたては美味。

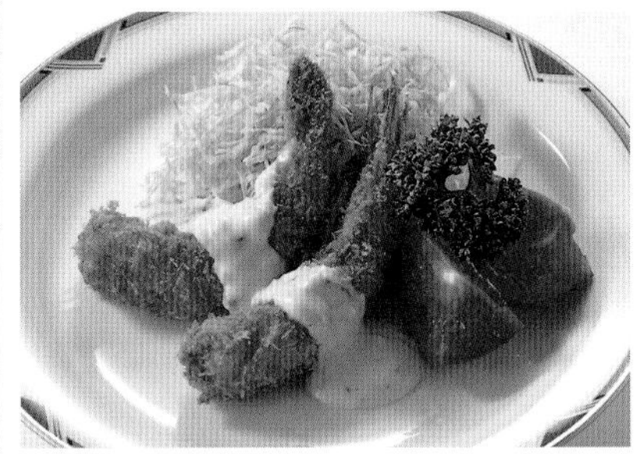

166 エビフライ

215kcal(2.7点) SV:副菜1つ+主菜1つ
たんぱく質10.8g/脂質13.5g/塩分0.5g
カリッとした揚げたてに
タルタルソースがよく合う。

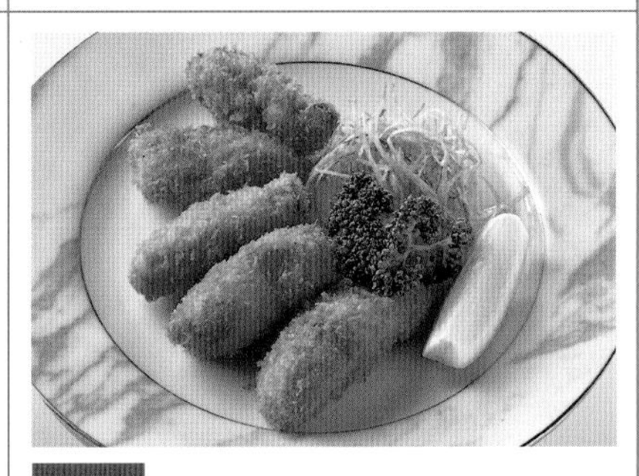

167 カキフライ

407kcal(5.1点)SV:主菜1つ
たんぱく質8.6g/脂質32.0g/塩分2.0g
中をやわらかく、衣をカラリとさせるコツは、
高温、短時間で揚げる。

 材料と作り方は82ページ

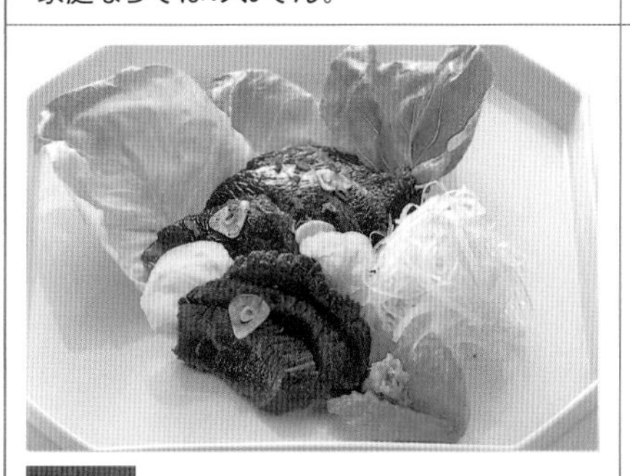

168 カニコロッケ

358kcal（4.5点）
SV：副菜1つ+主菜1つ+牛乳・乳製品1つ
たんぱく質13.3g／脂質18.4g／塩分1.8g
ホワイトソースでなめらかな味。

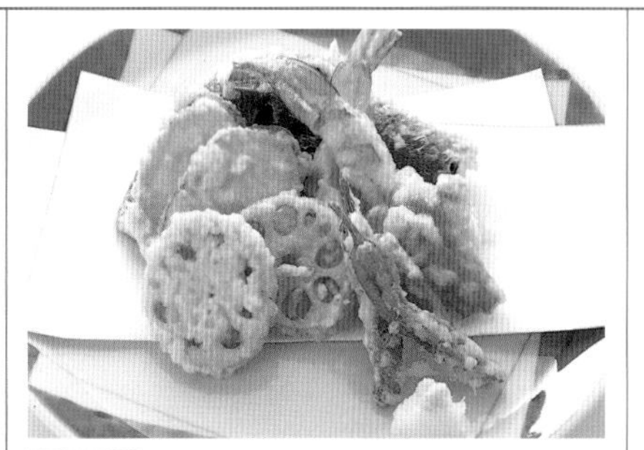

169 天ぷら

360kcal（4.5点） SV：副菜2つ+主菜1つ
たんぱく質10.4g／脂質16.3g／塩分1.5g
そば、すしなどと「江戸の三味」として
大衆に広まった天ぷら。

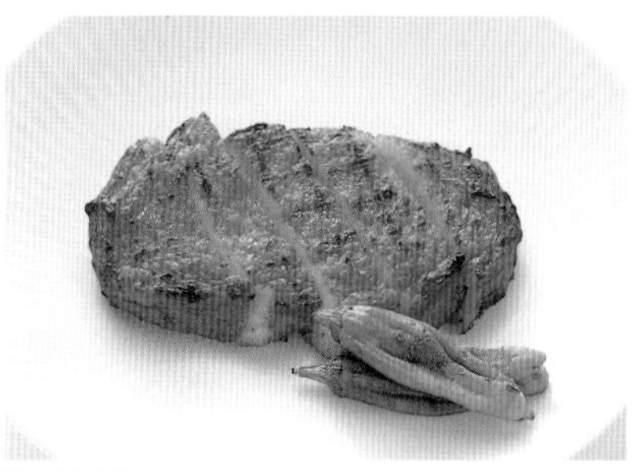

170 さつま揚げの網焼き

85kcal（1.1点） SV：主菜1つ
たんぱく質7.8g／脂質1.8g／塩分1.4g
さっと焼くだけ!
手軽にできる朝食向けの主菜。

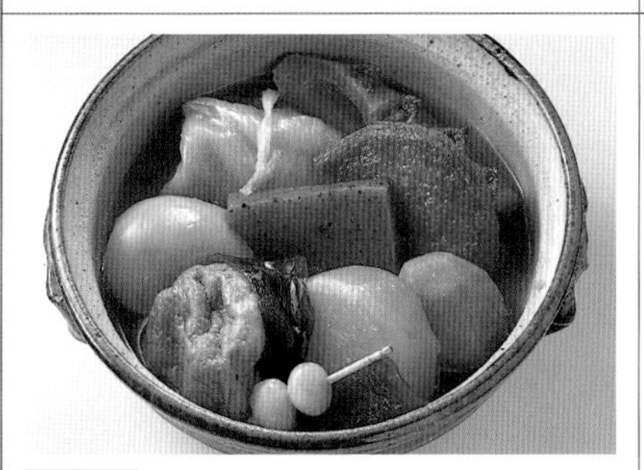

171 おでん

324kcal（4.1点） SV：副菜3つ+主菜3つ
たんぱく質23.6g／脂質11.2g／塩分3.7g
野菜の種類を多くした
家庭ならではのおでん。

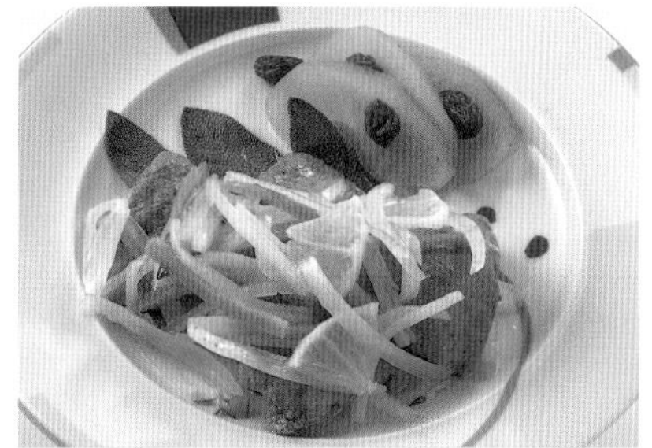

172 牛レバーのハーブ漬け

187kcal（2.3点） SV：主菜2つ
たんぱく質12.8g／脂質4.8g／塩分0.7g
玉ねぎ、セロリなどの
身近なハーブを使って保存食に。

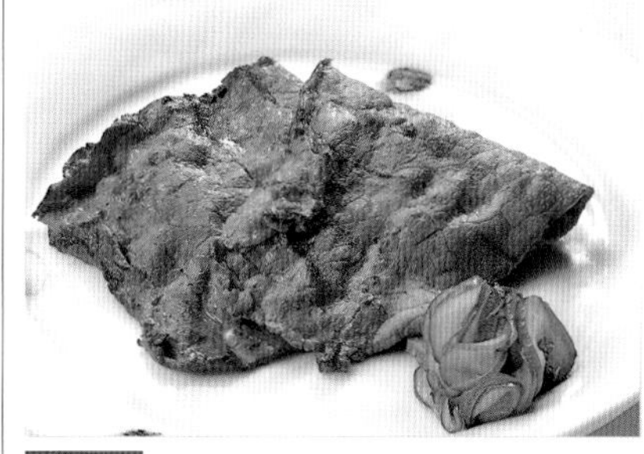

173 牛肉の網焼き

256kcal（3.2点） SV：主菜2つ
たんぱく質11.5g／脂質18.8g／塩分0.9g
網で焼くことで脂が抜け落ちて
ローエネルギーに。

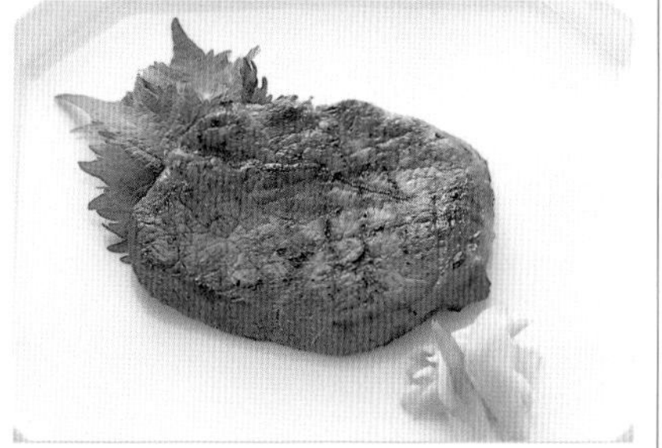

174 牛肉のたたき

170kcal（2.1点） SV：主菜2つ
たんぱく質12.5g／脂質10.2g／塩分0.8g
強火で手早く表面だけを焼き、
中は生のままに仕上げるのがコツ。

175 牛肉のみそ漬け焼き

241kcal（3.0点） SV：主菜2つ
たんぱく質10.5g／脂質18.8g／塩分0.9g
肉の身がしまり、
みその風味が加わって美味。

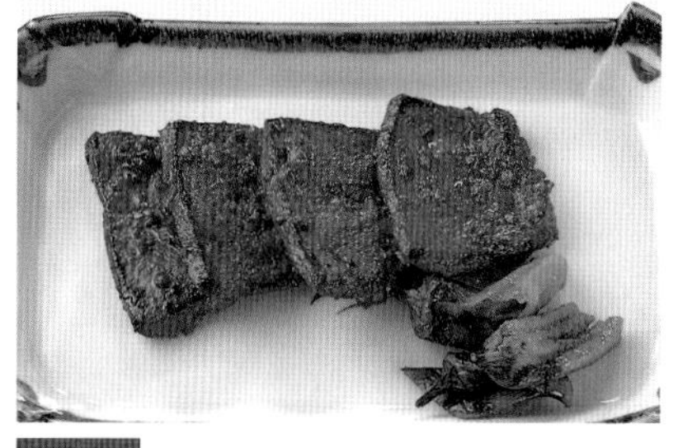

176 牛レバーの七味焼き

238kcal（3.0点） SV：主菜3つ
たんぱく質18.1g／脂質12.5g／塩分1.0g
レバーは血抜きした上に
香味野菜で臭みをカバー。

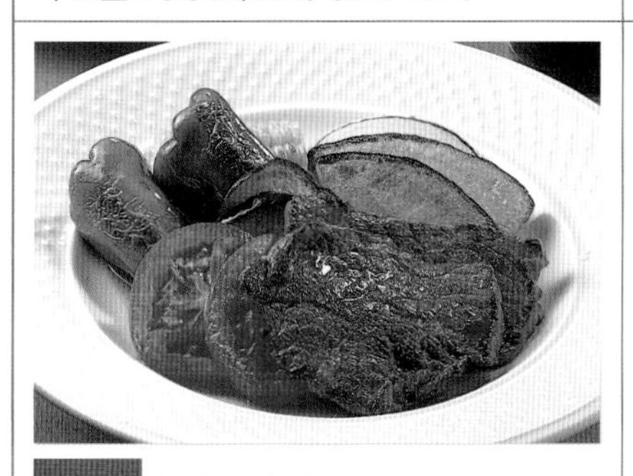

177 鉄板焼き

491kcal（6.1点） SV：副菜3つ+主菜2つ
たんぱく質14.7g／脂質33.4g／塩分2.0g
たれを2、3種作っておくと
いっそう楽しい。

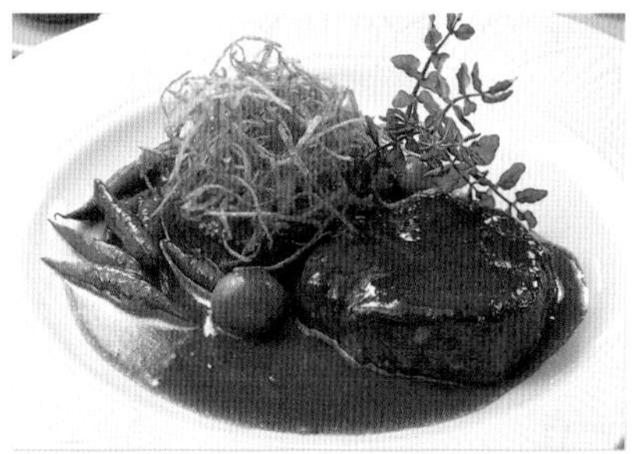

178 ビーフステーキ

329kcal（4.1点） SV：副菜1つ+主菜2つ
たんぱく質14.5g／脂質22.0g／塩分1.9g
ステーキは焼きたてが一番!
お好みの焼き加減で。

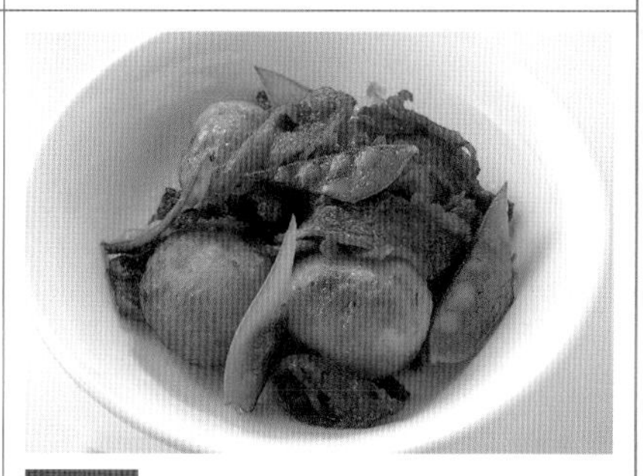

179 牛肉と新じゃがの煮物

317kcal（4.0点） SV：副菜2つ+主菜1つ
たんぱく質8.8g／脂質14.1g／塩分1.5g
今も昔もおふくろの味の定番。
お弁当にも向く。

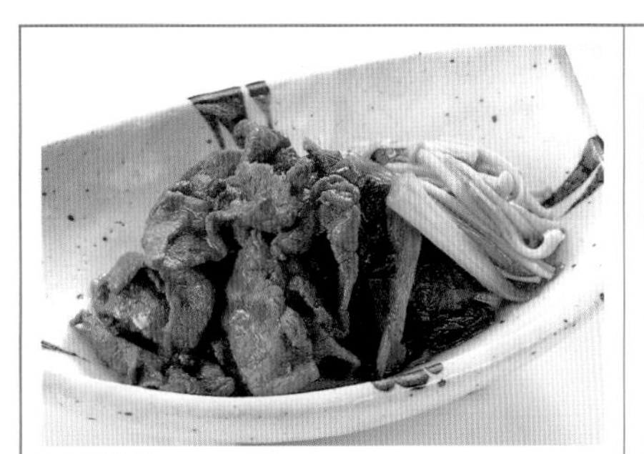

180 牛肉の有馬煮

246kcal(3.1点) SV:主菜1つ
たんぱく質9.5g／脂質16.1g／塩分1.2g

有馬特産のさんしょうの実をプラス。
甘みのきいた煮物。

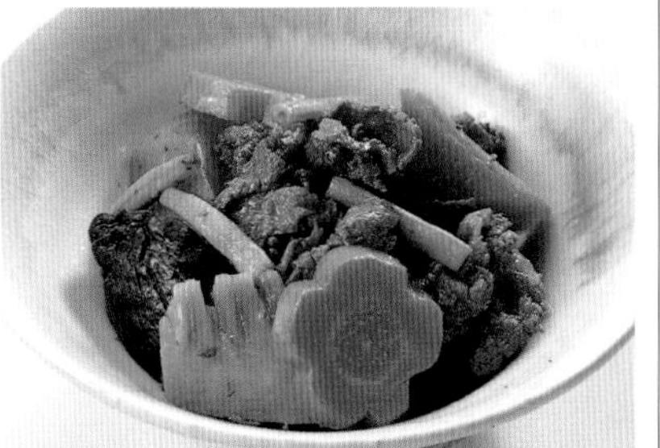

181 牛肉の筑前煮風

188kcal(2.4点) SV:副菜1つ+主菜1つ
たんぱく質9.9g／脂質11.1g／塩分1.2g

筑前煮はがめ煮とも呼ばれる
福岡県の郷土料理。

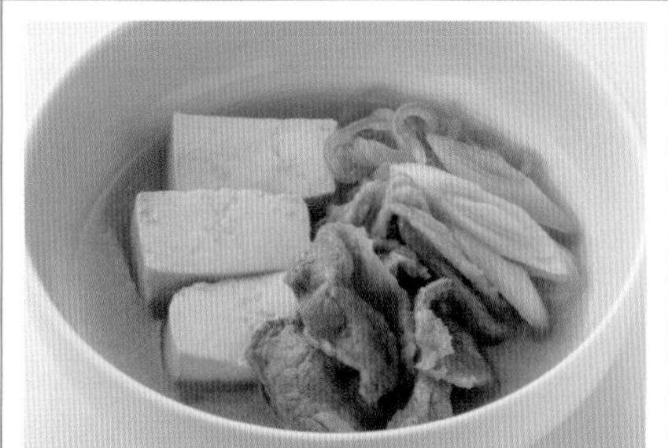

182 肉豆腐

196kcal(2.5点) SV:副菜1つ+主菜1つ
たんぱく質9.8g／脂質12.1g／塩分1.4g

牛肉と畑の肉といわれる豆腐の組み合わせ。
ご飯によく合うおかず。

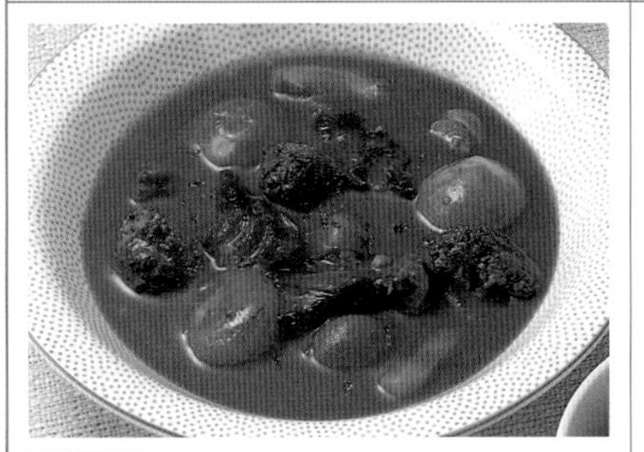

183 ビーフシチュー

297kcal(3.7点) SV:副菜2つ+主菜3つ
たんぱく質22.3g／脂質13.5g／塩分1.7g

じっくり煮込むには、
かたい肉こそ最適。

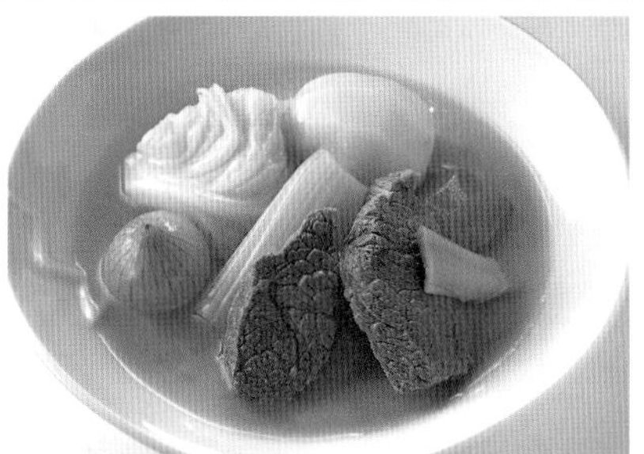

184 ポトフー

231kcal(2.9点) SV:副菜4つ+主菜4つ
たんぱく質25.0g／脂質3.6g／塩分0.8g

時間はかかるが手はかからない
スープ兼主菜。

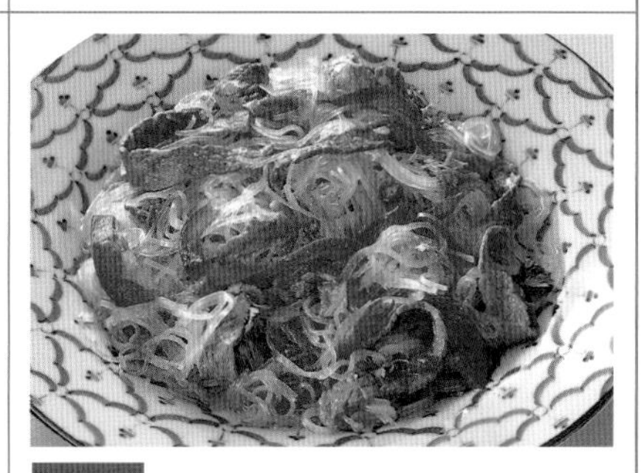

185 牛肉のエスニックサラダ

141kcal(1.8点) SV:副菜1つ+主菜1つ
たんぱく質9.0g／脂質4.4g／塩分0.9g

ドレッシングに加えたナンプラーで
エスニック風に。

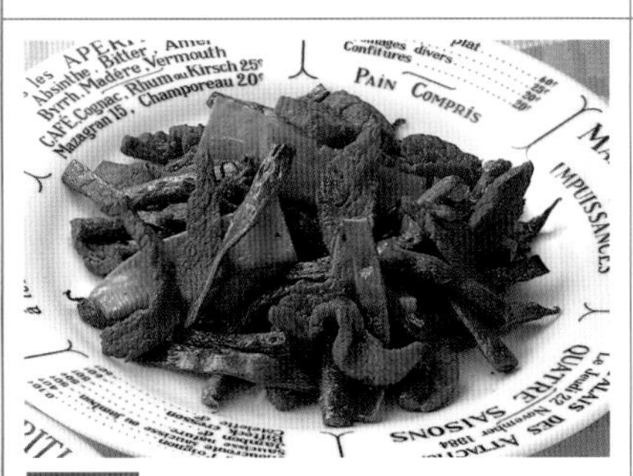

186 牛肉とさやいんげんのいため物

308kcal(3.9点) SV:副菜2つ+主菜3つ
たんぱく質17.2g／脂質21.3g／塩分1.5g

牛肉といんげん、味の相性も上々。
ご飯にもよく合う。

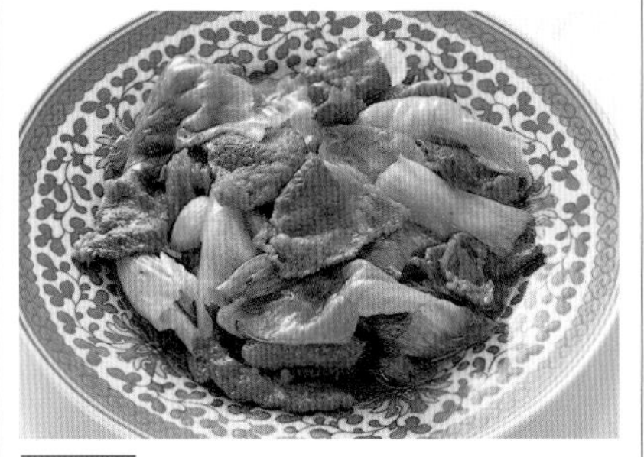

187 牛肉とレタスのいため物

393kcal(4.9点) SV:副菜1つ+主菜2つ
たんぱく質11.6g／脂質32.5g／塩分1.5g

オイスターソース(カキ油)で
味をつけた中国風料理。

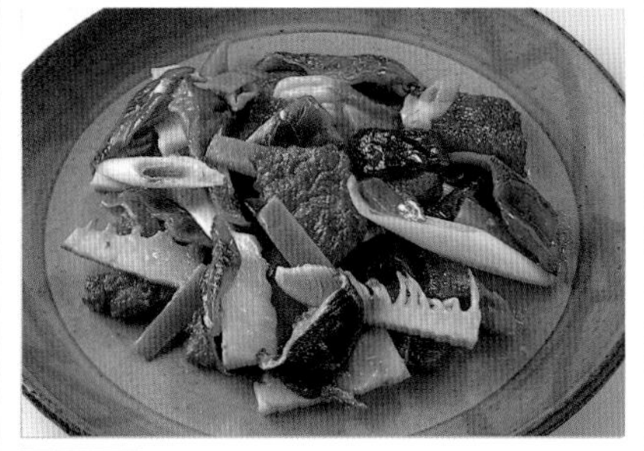

188 牛肉のザーサイいため

459kcal(5.7点) SV:副菜1つ+主菜2つ
たんぱく質12.8g／脂質41.8g／塩分1.3g

ザーサイの塩分と辛みを
調味料代わりにして。

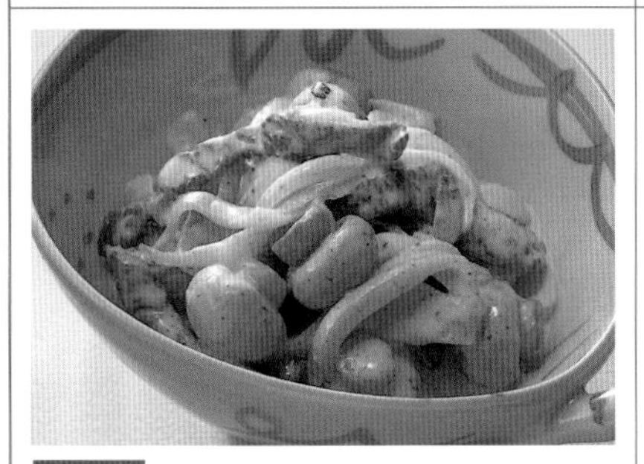

189 ビーフストロガノフ

293kcal(3.7点) SV:副菜2つ+主菜2つ
たんぱく質16.2g／脂質19.1g／塩分1.6g

代表的なロシア料理の一つ。
サワークリームを使うのが特徴。

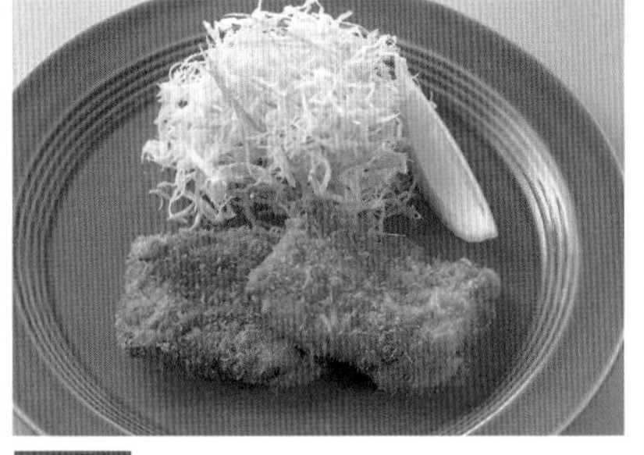

190 牛肉のカツレツワイン風味

337kcal(4.2点) SV:主菜2つ
たんぱく質15.8g／脂質21.2g／塩分0.9g

牛肉の下味にワインを。
酸味と香りがさわやか。

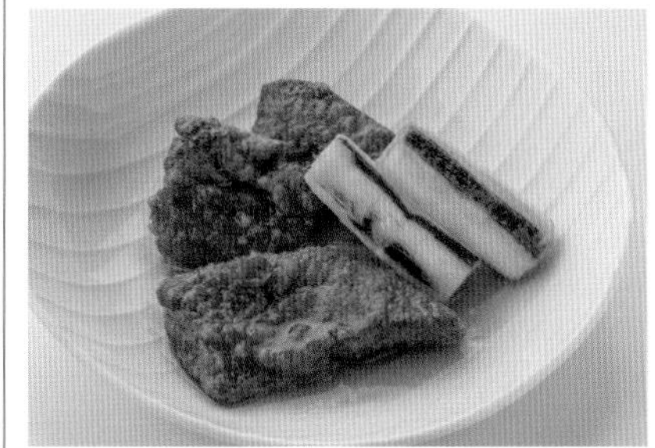

191 豚レバーの南蛮漬け

145kcal(1.8点) SV:主菜1つ
たんぱく質9.4g／脂質5.3g／塩分0.9g

豚レバーを揚げて漬けて
常備菜に。

主菜

豚肉

192—203

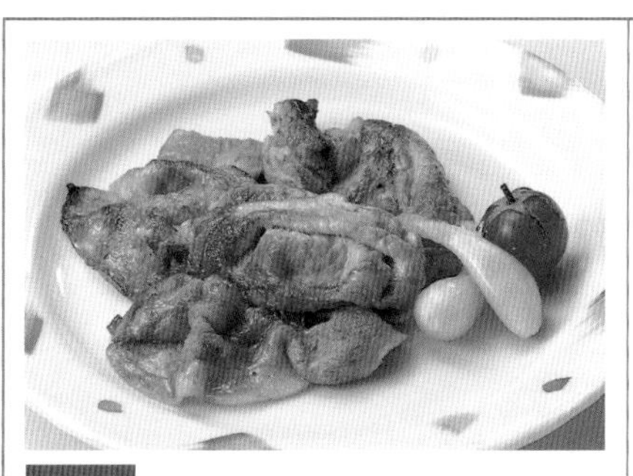

192 豚肉のしょうが焼き

201kcal(2.5点) SV:主菜1つ
たんぱく質9.3g／脂質14.5g／塩分1.0g

脂肪を適度に含む
肩ロース肉を使って。

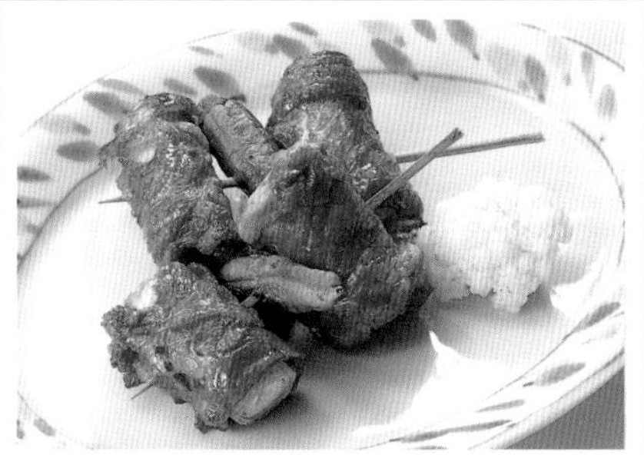

193 豚肉の南蛮焼き

279kcal(3.5点) SV:副菜1つ+主菜3つ
たんぱく質19.7g／脂質17.7g／塩分1.1g

豚肉でねぎ(南蛮)を巻いて
網焼きに。

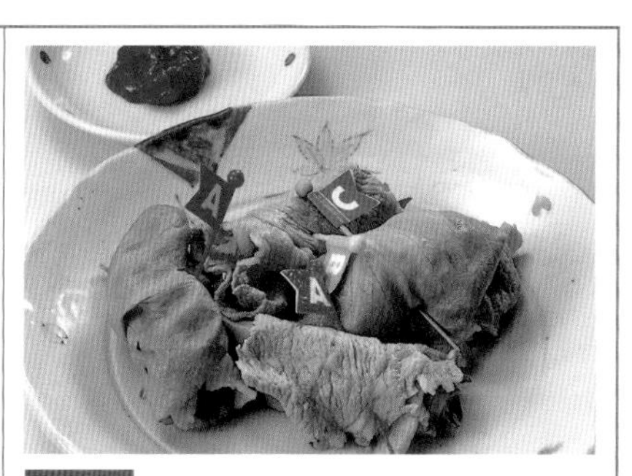

194 ゆで豚の梅肉ソース

148kcal(1.9点) SV:主菜2つ
たんぱく質10.3g／脂質10.8g／塩分0.5g

脂が抜けてあっさりとした
夏向きおかず。

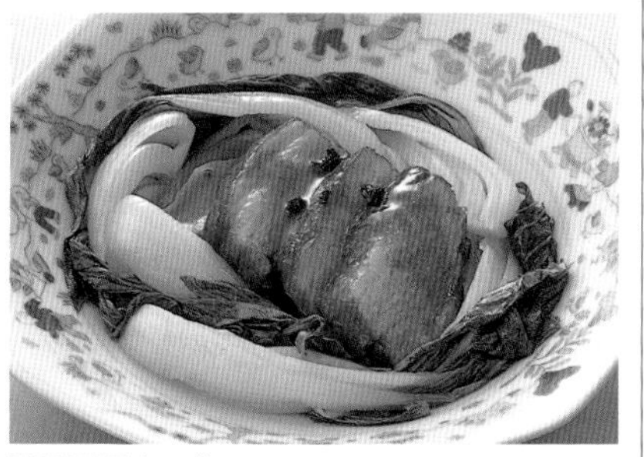

195 東坡肉（トンポーロー）

462kcal(5.8点) SV:副菜1つ+主菜2つ
たんぱく質14.3g／脂質37.9g／塩分2.9g

豚バラ肉を使う料理。
中国の詩人蘇東坡が好んだためついた名。

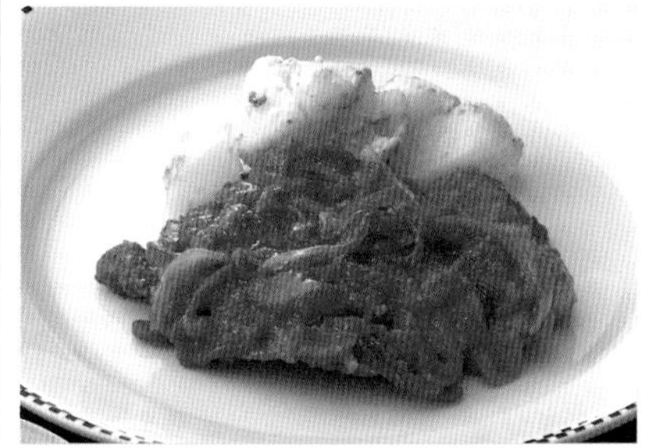

196 豚肉のロベール風

388kcal(4.9点) SV:副菜4つ+主菜2つ
たんぱく質19.4g／脂質22.1g／塩分1.7g

トマト味のソースで
本格的な味が楽しめる料理。

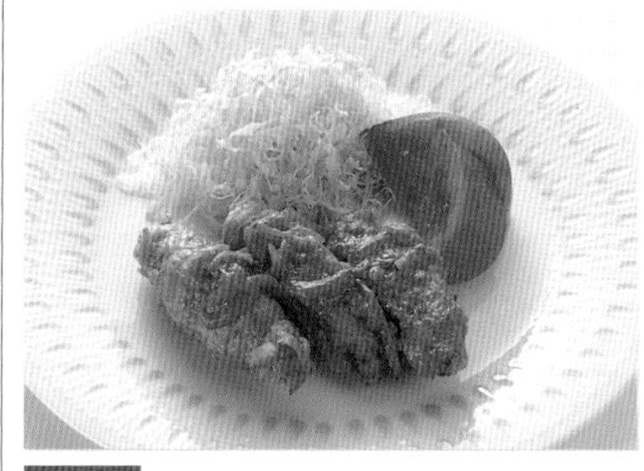

197 ロールポーク

240kcal(3.0点) SV:副菜2つ+主菜2つ
たんぱく質15.6g／脂質12.8g／塩分1.1g

野菜を巻いて煮込み、
野菜が苦手な子供にも人気。

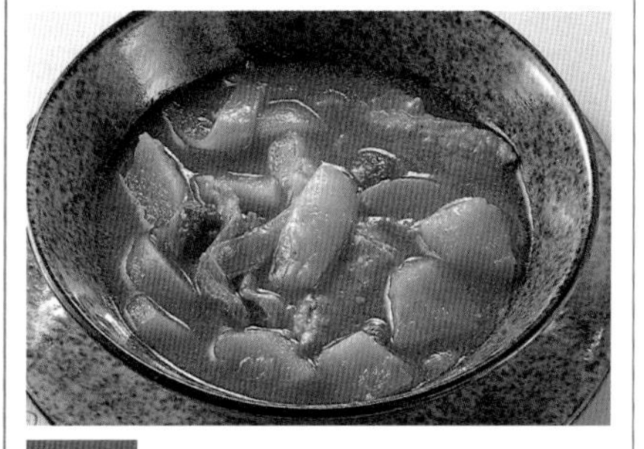

198 ポークカレー

373kcal(4.7点)
SV:副菜2つ+主菜2つ+果物1つ
たんぱく質15.4g／脂質16.3g／塩分2.4g

りんごがたっぷり入った甘みのあるカレー。

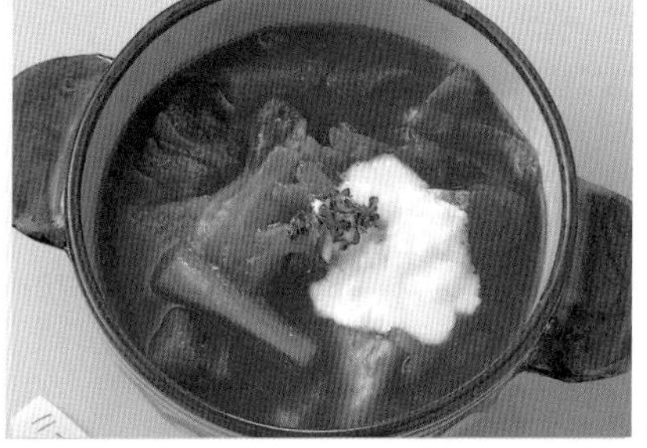

199 ボルシチ

298kcal(3.7点) SV:副菜3つ+主菜1つ
たんぱく質9.7g／脂質21.8g／塩分1.6g

トマト味に煮込んだ
ロシア風シチュー。

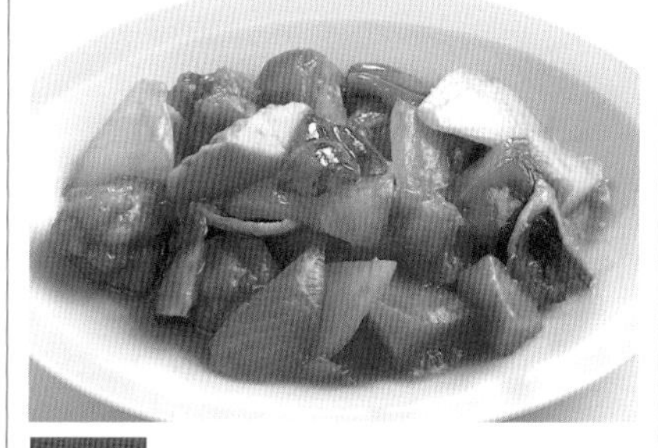

200 酢豚

615kcal(7.7点) SV:副菜2つ+主菜2つ
たんぱく質18.2g／脂質41.2g／塩分2.7g

甘酸っぱくボリュームのある
中国料理。

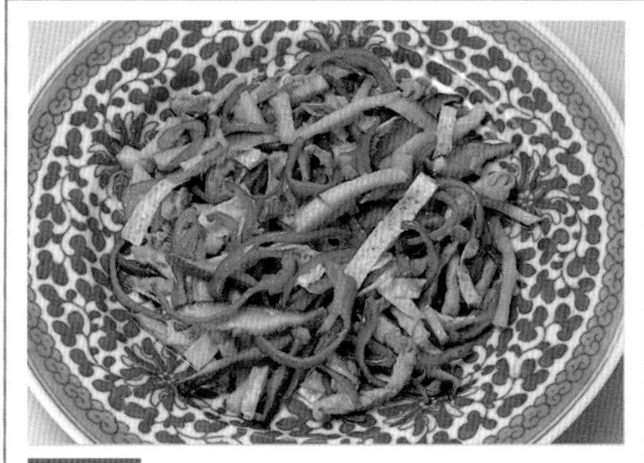

201 肉野菜いため

366kcal(4.6点) SV:副菜1つ+主菜2つ
たんぱく質13.7g／脂質28.7g／塩分1.6g

彩り鮮やかで、
栄養バランスのよいいため物。

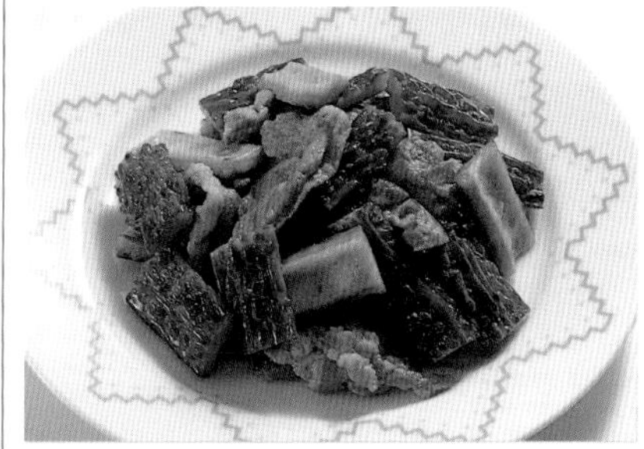

202 豚肉とにがうりのいため物

233kcal(2.9点) SV:副菜1つ+主菜1つ
たんぱく質7.9g／脂質20.3g／塩分1.0g

快い苦みが大人向き。
酒にもよく合う。

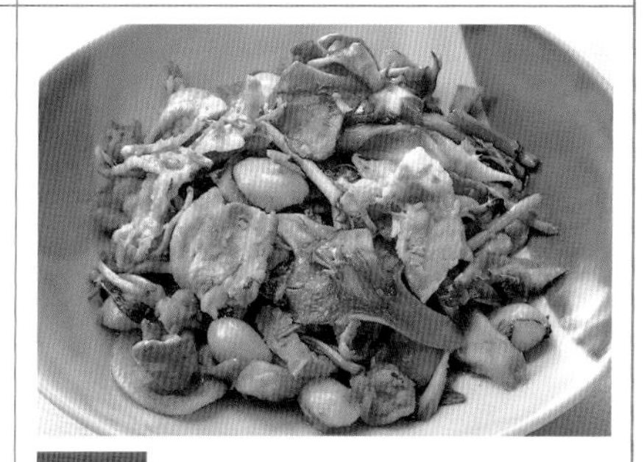

203 豚肉とまいたけのいため物

287kcal(3.6点) SV:副菜2つ+主菜1つ
たんぱく質9.1g／脂質22.8g／塩分1.0g

取り合わせる材料次第で
季節感が出る。

材料と作り方は85ページ

主菜

豚肉 204–209 鶏肉 210–215

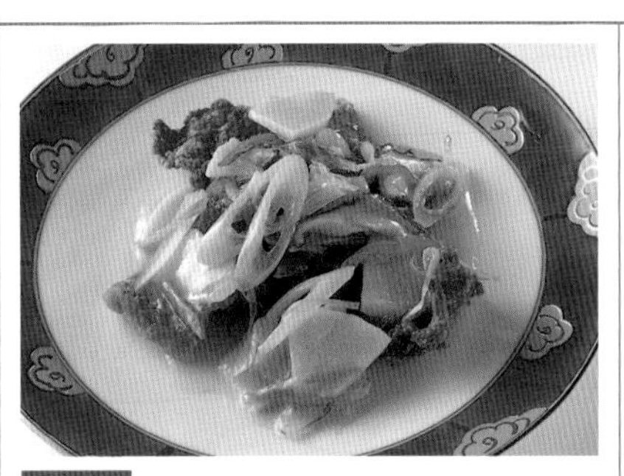

204 揚げ豚の野菜あんかけ

340kcal(4.3点) SV:主菜2つ
たんぱく質13.6g/脂質23.5g/塩分1.4g

揚げたての肉にあんをかける
タイミングがポイント。

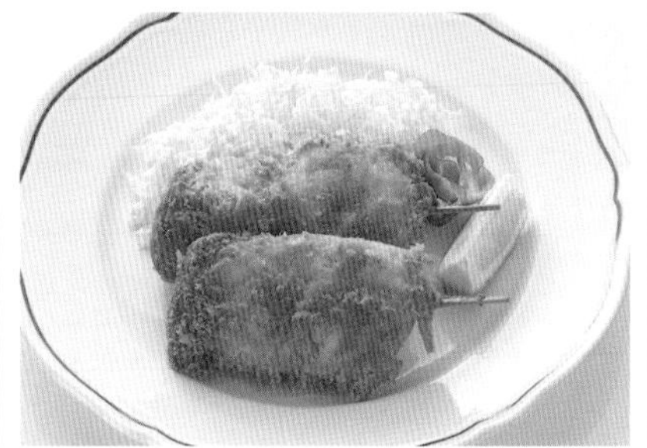

205 串カツ

368kcal(4.6点) SV:副菜2つ+主菜2つ
たんぱく質17.9g/脂質20.7g/塩分1.2g

肉と玉ねぎを交互に刺して、
味も栄養もバランスよく。

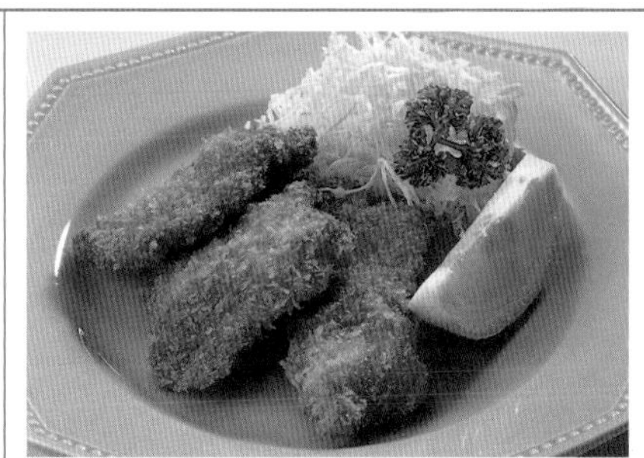

206 とんカツ

213kcal(2.7点) SV:副菜1つ+主菜1つ
たんぱく質9.4g/脂質16.0g/塩分0.2g

やわらかい肉と衣の香ばしさは
揚げ温度が決め手。

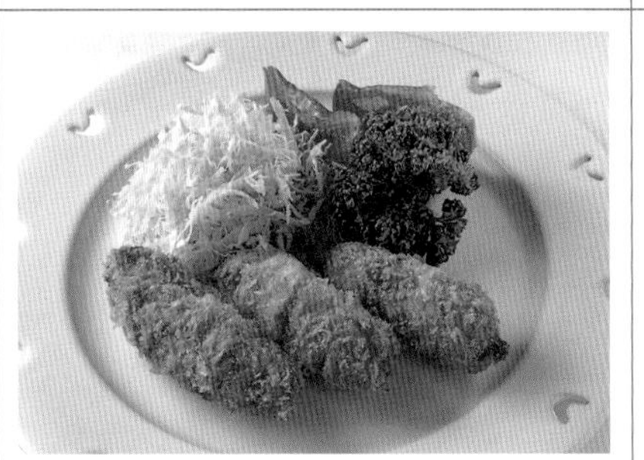

207 ねぎロールカツ

368kcal(4.6点) SV:副菜1つ+主菜3つ
たんぱく質19.8g/脂質23.7g/塩分1.3g

ねぎを芯にして巻くと、
薄切り肉でも量感が出る。

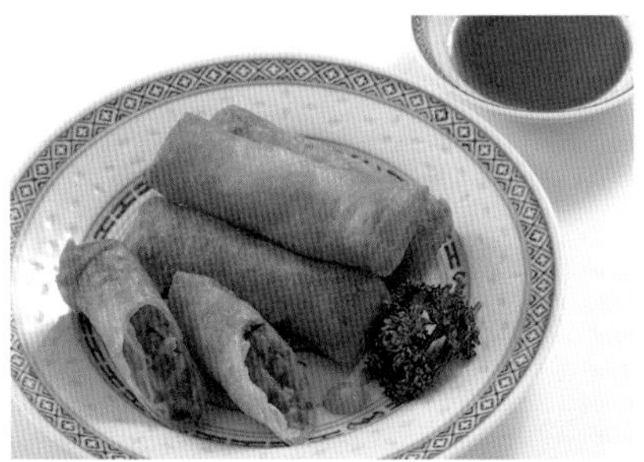

208 春巻き

418kcal(5.2点) SV:副菜1つ+主菜1つ
たんぱく質10.4g/脂質26.8g/塩分1.5g

中の具を替えると
いろいろな味が楽しめる。

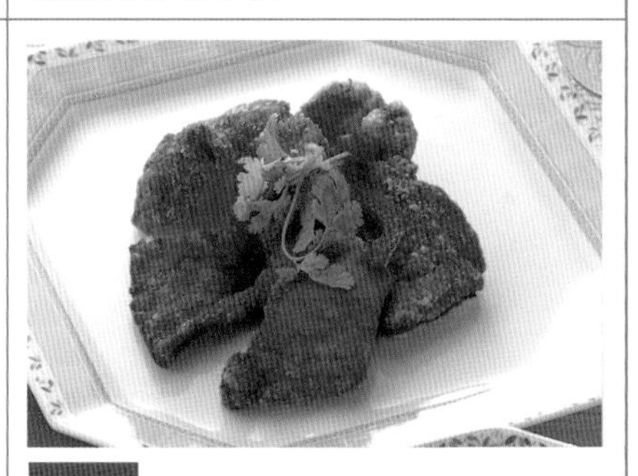

209 豚肉のから揚げ

250kcal(3.1点) SV:主菜2つ
たんぱく質11.0g/脂質18.8g/塩分1.4g

おかずやおつまみにはもちろん、
お弁当にも重宝する万能メニュー。

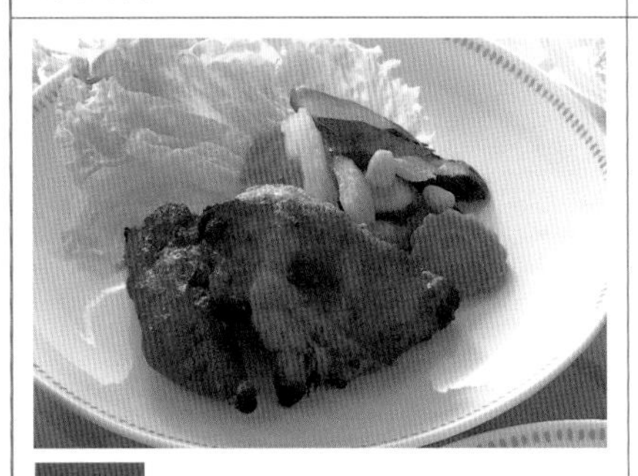

210 タンドリーチキン

601kcal(7.5点) SV:副菜1つ+主菜7つ
たんぱく質44.6g/脂質40.8g/塩分1.9g

ヨーグルトと香辛料に
漬け込んで焼いたインド料理。

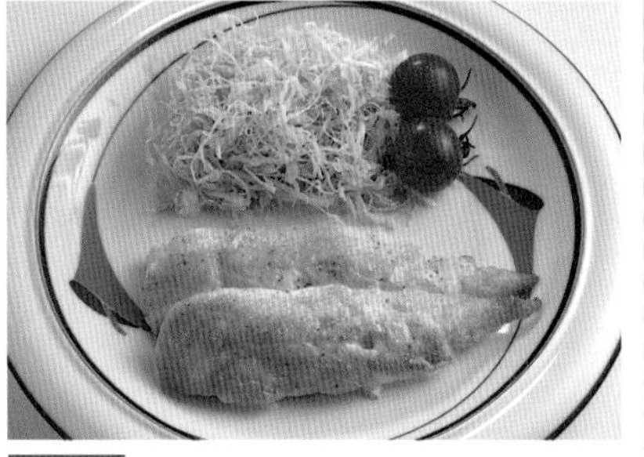

211 鶏肉のチーズはさみ焼き

184kcal(2.3点)
SV:主菜2つ+牛乳・乳製品2つ
たんぱく質17.7g/脂質9.7g/塩分0.6g

淡泊な鶏肉とチーズのコクがぴったり。

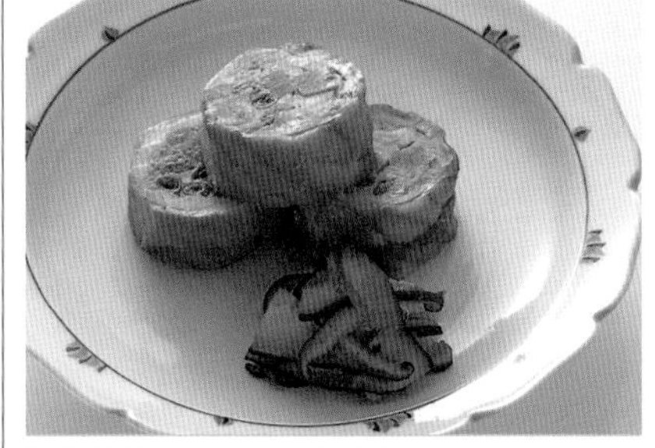

212 鶏肉の千草(ちぐさ)焼き

148kcal(1.9点) SV:主菜2つ
たんぱく質15.6g/脂質6.8g/塩分1.5g

いろいろな野菜が入っているので千草焼き。
卵焼きにも多く用いられる。

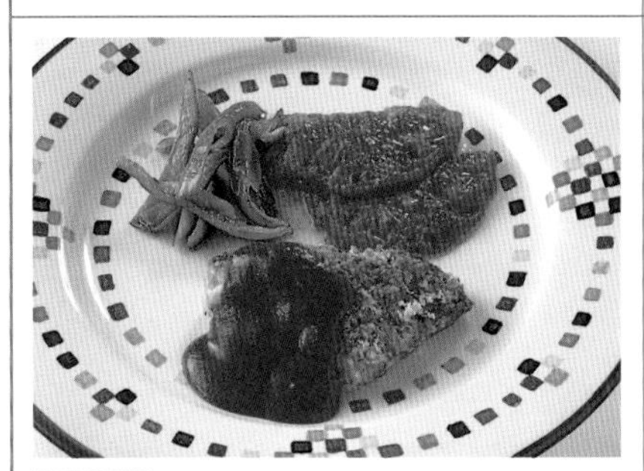

213 鶏肉のディアブル風

306kcal(3.8点) SV:副菜1つ+主菜2つ
たんぱく質16.7g/脂質19.7g/塩分1.7g

ディアブルとは、ピリッと
からしがきいた料理のこと。

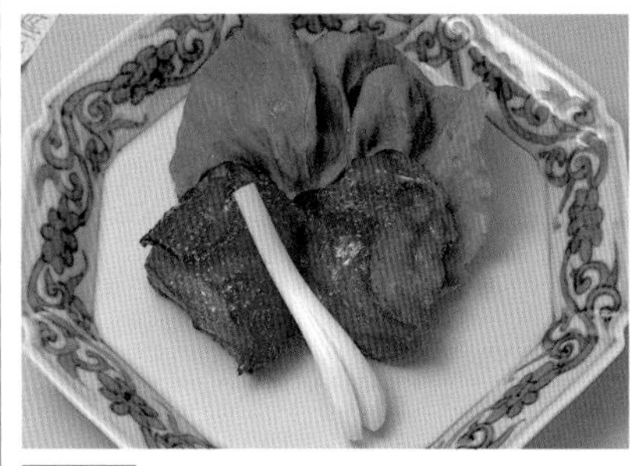

214 鶏肉のなべ照り焼き

194kcal(2.4点) SV:主菜2つ
たんぱく質12.5g/脂質13.4g/塩分1.0g

お弁当のおかずや酒の肴にも
最適の和風料理。

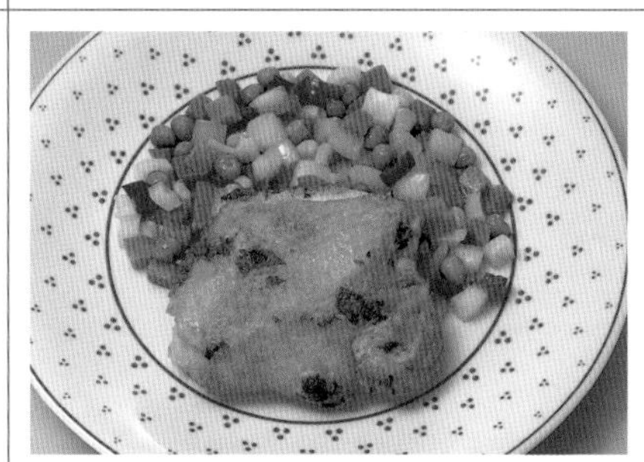

215 鶏肉のピカタ

338kcal(4.2点) SV:副菜1つ+主菜2つ
たんぱく質16.1g/脂質23.3g/塩分1.2g

溶き卵をつけて黄金色に焼く
イタリアの人気料理。

 材料と作り方は86ページ

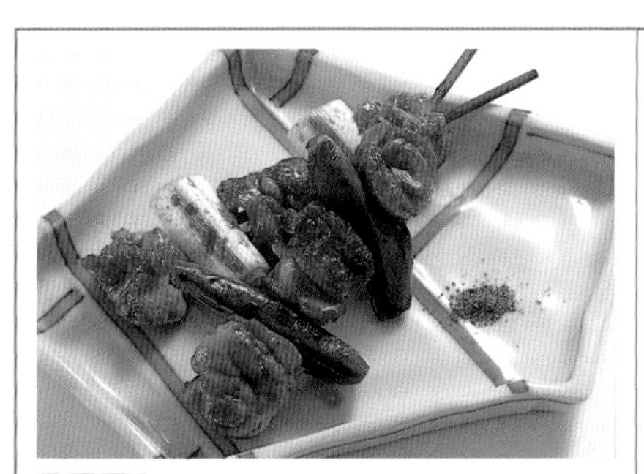

216 焼きとり

154kcal(1.9点) SV:副菜1つ+主菜2つ
たんぱく質12.5g／脂質5.4g／塩分1.4g

直火焼きの香ばしいにおいは
食欲増進にも一役。

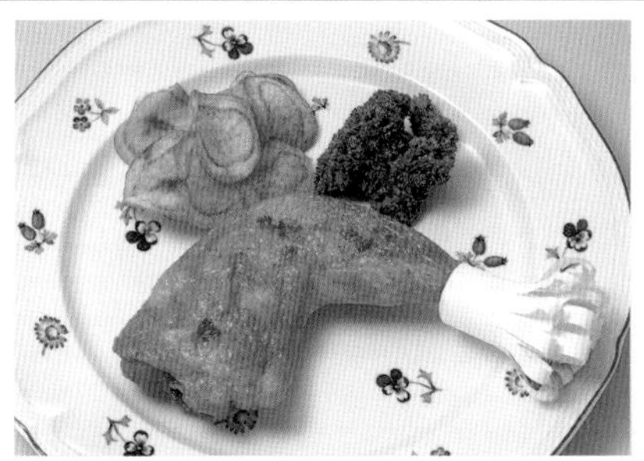

217 ローストチキン

360kcal(4.5点) SV:副菜1つ+主菜4つ
たんぱく質25.4g／脂質22.3g／塩分1.4g

パーティーやおもてなしにも最適。
意外と簡単に作れる。

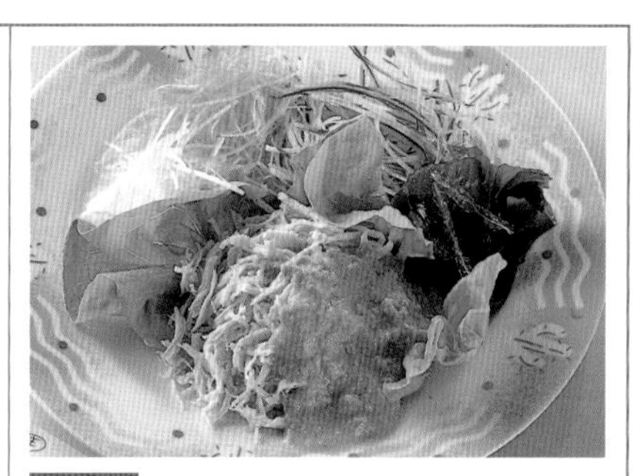

218 蒸しどり

119kcal(1.5点) SV:副菜1つ+主菜2つ
たんぱく質13.3g／脂質3.3g／塩分1.5g

蒸した鶏肉とたっぷりの生野菜で
サラダ風に。

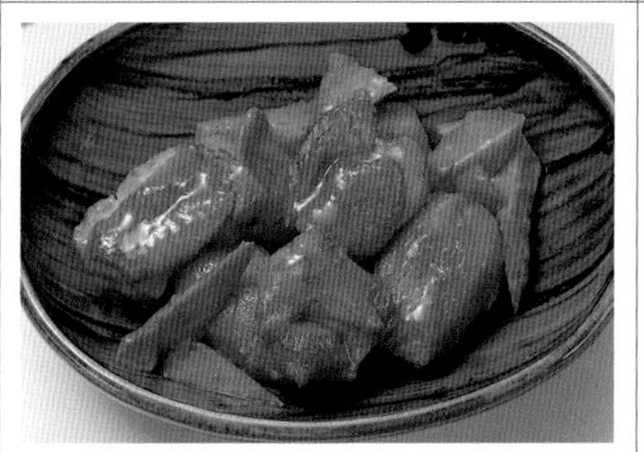

219 鶏肉と里芋の煮物

293kcal(3.7点) SV:副菜2つ+主菜2つ
たんぱく質14.7g／脂質16.6g／塩分1.7g

肉のうま味が芋にしみ込んで
こってりした味。

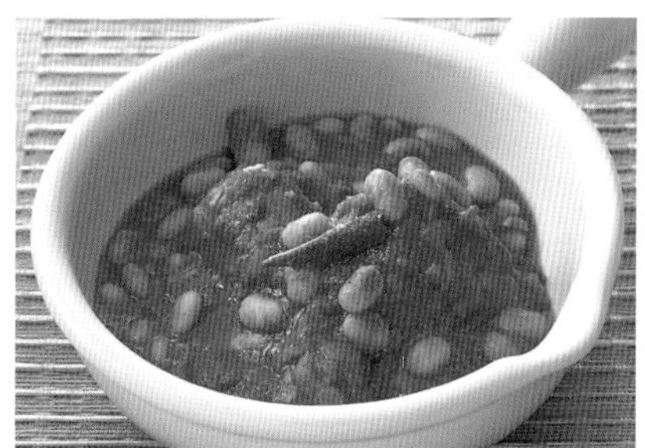

220 鶏肉と大豆のカレー

318kcal(4.0点) SV:副菜3つ+主菜4つ
たんぱく質25.6g／脂質14.4g／塩分2.1g

骨つき肉からうま味が出て、
さらに香辛料で本格的な味に。

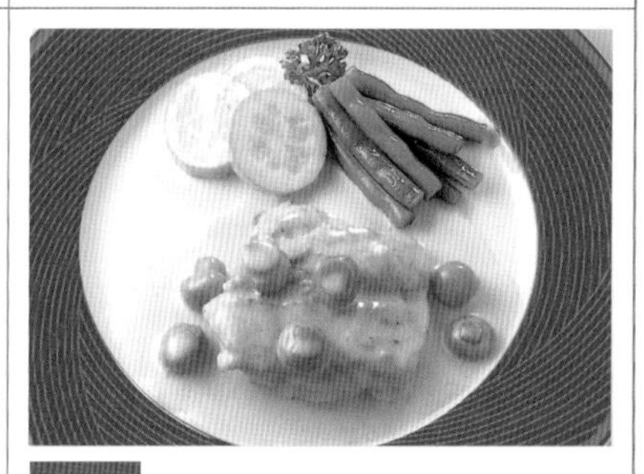

221 鶏肉のクリーム煮

295kcal(3.7点) SV:副菜1つ+主菜2つ
たんぱく質16.7g／脂質20.0g／塩分1.1g

ムニエルにすると
クリームがじょうずにからまる。

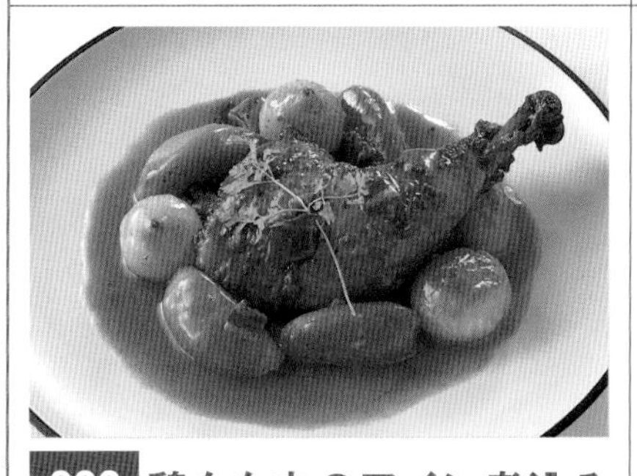

222 鶏もも肉のワイン煮込み

624kcal(7.8点) SV:副菜2つ+主菜4つ
たんぱく質26.0g／脂質42.6g／塩分2.1g

赤ワインの風味と色が
鶏肉とよくマッチして格別の味。

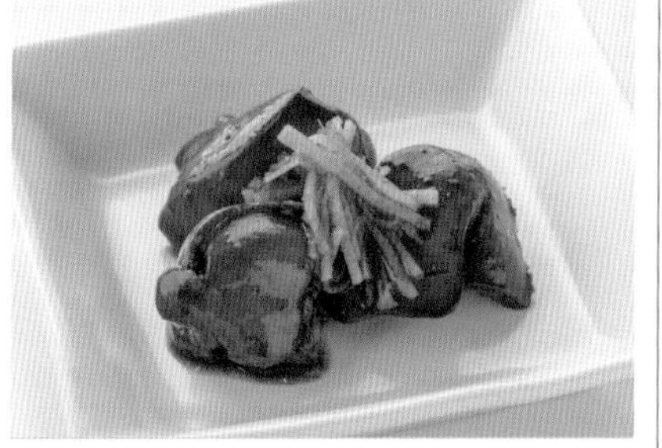

223 鶏レバーのソース煮

93kcal(1.2点) SV:主菜1つ
たんぱく質8.2g／脂質1.0g／塩分1.2g

鶏レバーとウスターソースで
手軽に鉄分補給。

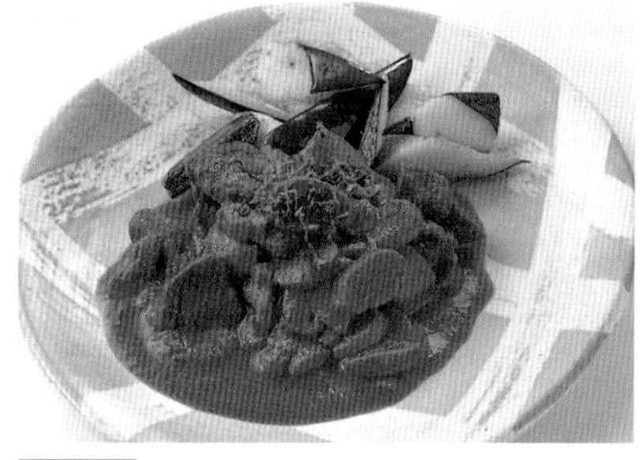

224 鶏レバーの煮込み

194kcal(2.4点) SV:副菜1つ+主菜2つ
たんぱく質11.7g／脂質9.8g／塩分1.6g

鉄分が豊富にとれるので、
貧血ぎみの人や妊産婦におすすめ。

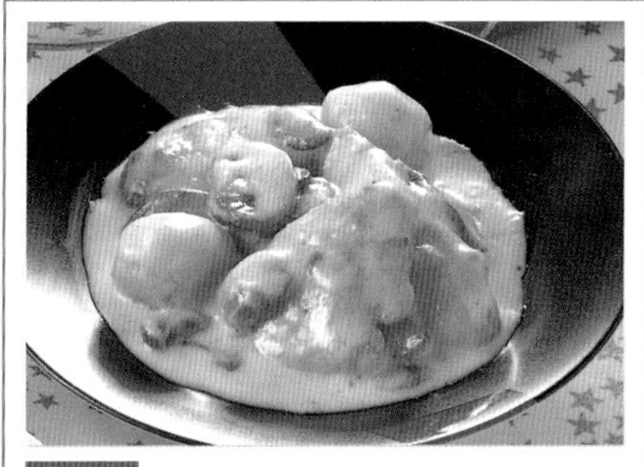

225 クリームシチュー

270kcal(3.4点)
SV:副菜2つ+主菜2つ+牛乳・乳製品1つ
たんぱく質15.8g／脂質10.3g／塩分1.7g

脂肪の少ないささ身をクリーミーな味が包む煮込み。

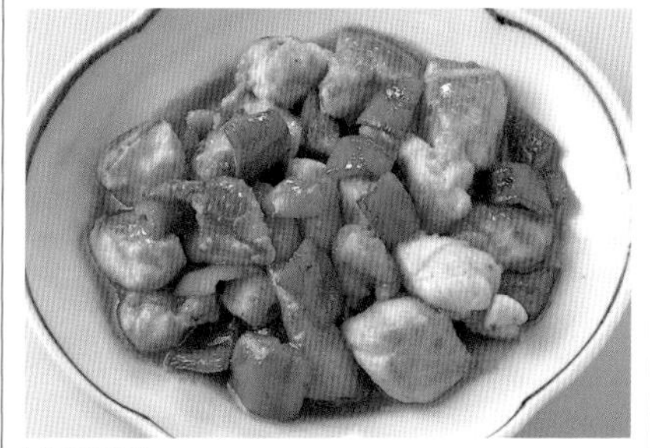

226 鶏肉とピーマンのみそいため

358kcal(4.5点) SV:副菜1つ+主菜3つ
たんぱく質17.7g／脂質25.6g／塩分1.7g

みその焼けた香ばしさが
食欲をそそってくれる。

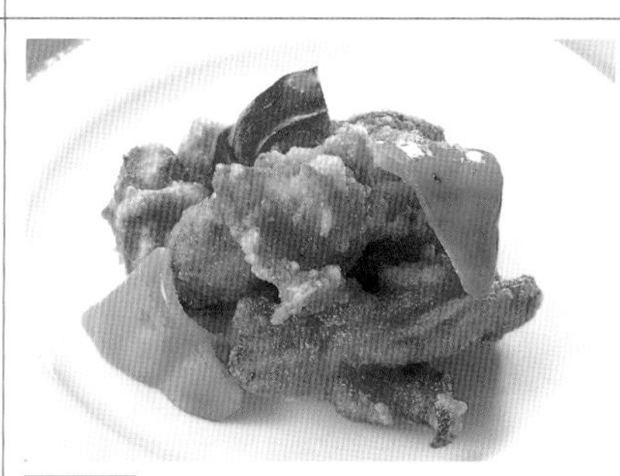

227 鶏肉のから揚げ

236kcal(3.0点) SV:主菜2つ
たんぱく質11.4g／脂質12.4g／塩分1.1g

おかずやおつまみにはもちろん、
お弁当にも重宝する万能メニュー。

材料と作り方は87ページ

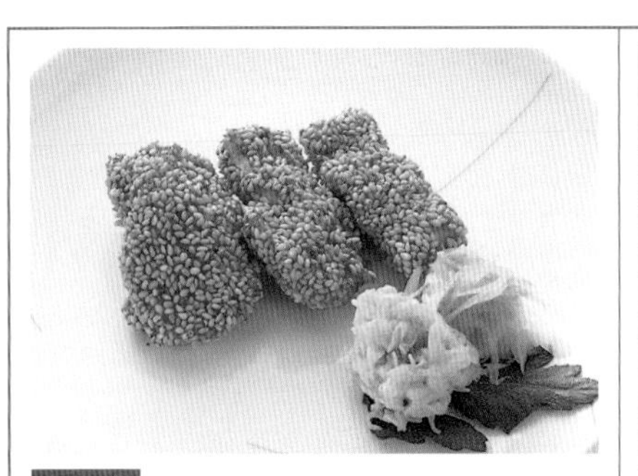

228 鶏肉の南部揚げ

284kcal(3.6点) SV:主菜2つ
たんぱく質15.9g/脂質18.1g/塩分0.6g

ごまの産地の南部(現在の岩手県と青森県にまたがる地方)が料理名についた一品。

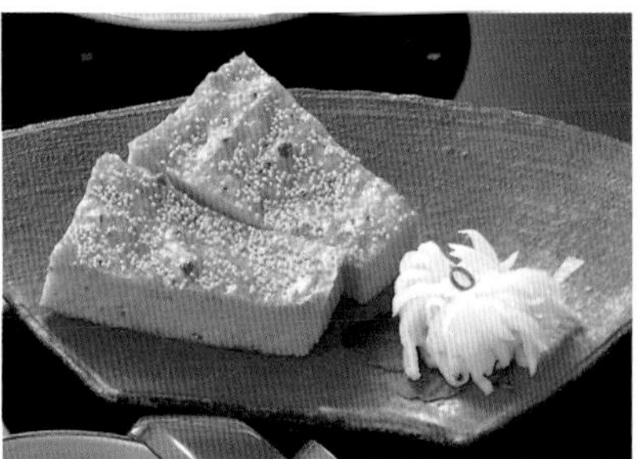

229 鶏の松風焼き

226kcal(2.8点) SV:主菜2つ
たんぱく質14.8g/脂質13.4g/塩分1.2g

和菓子の「松風」のように表面にごまなどを散らし、天火などで焼いた料理。

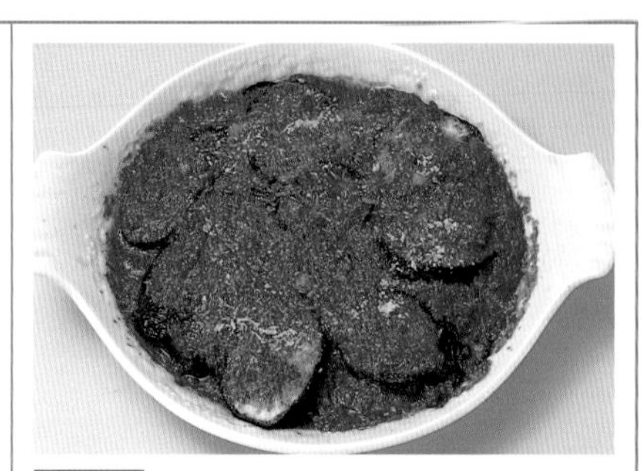

230 なすのミートソースグラタン

378kcal(4.7点) SV:副菜2つ+主菜2つ
たんぱく質13.3g/脂質25.4g/塩分1.2g

缶詰のミートソースを利用したお手軽グラタン。

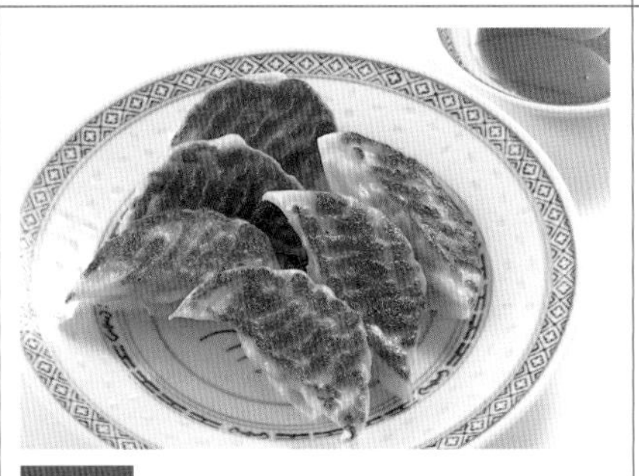

231 肉ギョーザ

383kcal(4.8点) SV:副菜2つ+主菜1つ
たんぱく質12.4g/脂質16.1g/塩分1.7g

中国料理の代表的な点心(食事代わりになる軽い食品の総称で主菜とスープ以外の料理)。

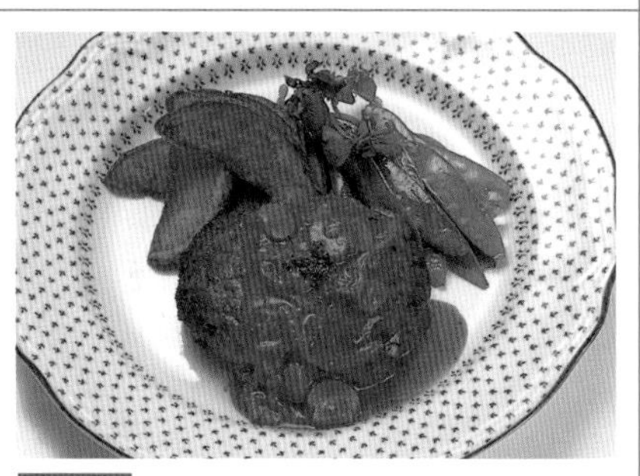

232 ハンバーグステーキ

434kcal(5.4点) SV:副菜2つ+主菜2つ
たんぱく質13.9g/脂質31.8g/塩分2.2g

焼きたてに熱いきのこソースをかけて季節感を出す。

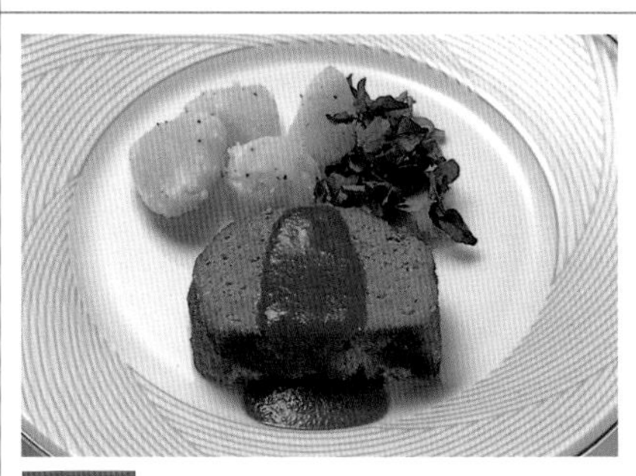

233 ミートローフ

382kcal(4.8点) SV:副菜2つ+主菜2つ
たんぱく質17.1g/脂質22.4g/塩分1.8g

平均に熱が通るように、かまぼこ形にして焼く。

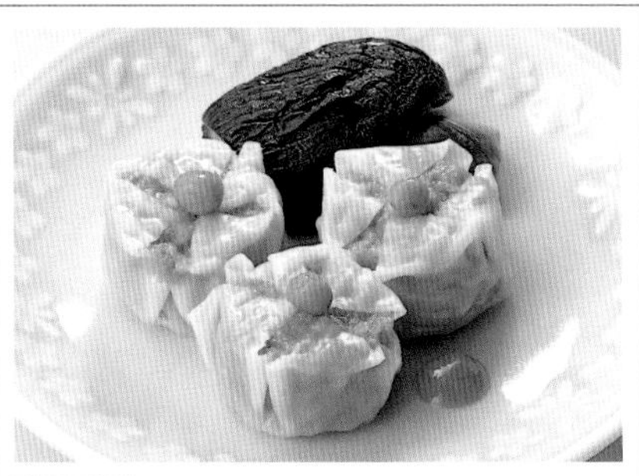

234 肉シューマイ

266kcal(3.3点) SV:副菜2つ+主菜2つ
たんぱく質14.7g/脂質13.4g/塩分1.5g

子供から大人まで人気のある手作りおかず。

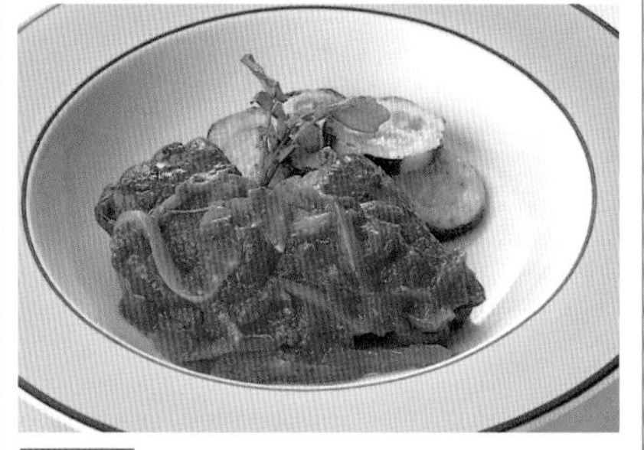

235 スタッフドピーマンのトマト煮

353kcal(4.4点) SV:副菜4つ+主菜2つ
たんぱく質18.2g/脂質21.4g/塩分0.4g

肉と相性のよいトマトで煮たごちそう風の料理。

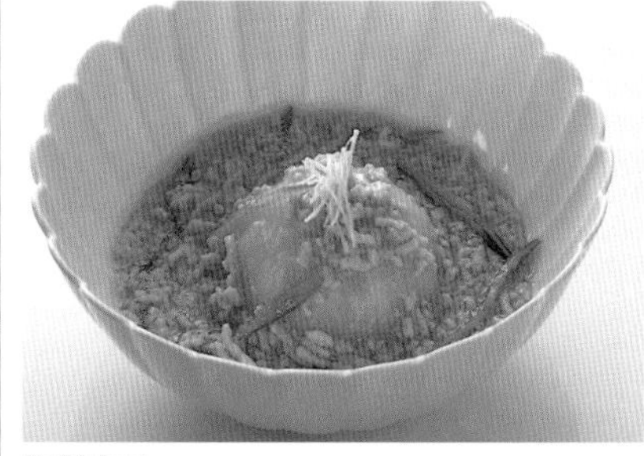

236 鶏のそぼろ煮

113kcal(1.4点) SV:副菜1つ+主菜1つ
たんぱく質6.1g/脂質4.0g/塩分1.3g

いるように混ぜ、水溶きかたくり粉でとろみをつける。

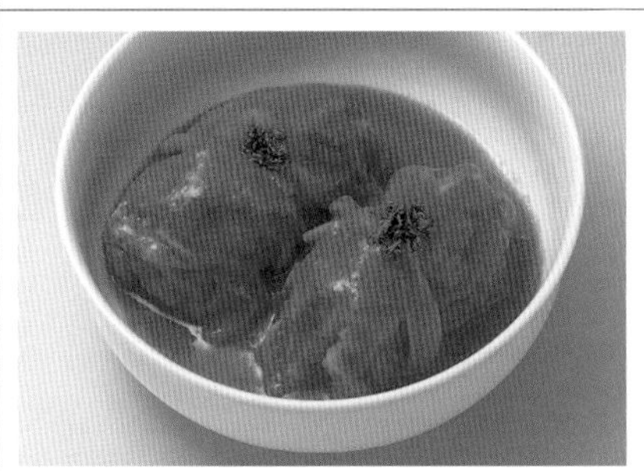

237 ロールキャベツ

196kcal(2.5点) SV:副菜2つ+主菜1つ
たんぱく質9.8g/脂質8.4g/塩分2.2g

スープで煮込んだ、ヨーロッパのお惣菜の一つ。

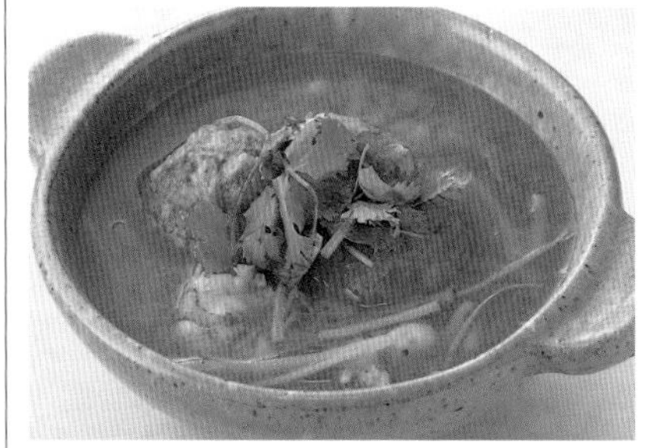

238 エスニックスープ煮

124kcal(1.6点) SV:主菜2つ
たんぱく質10.5g/脂質6.2g/塩分0.4g

若者に人気上昇中のピリ辛風味の東南アジア料理。

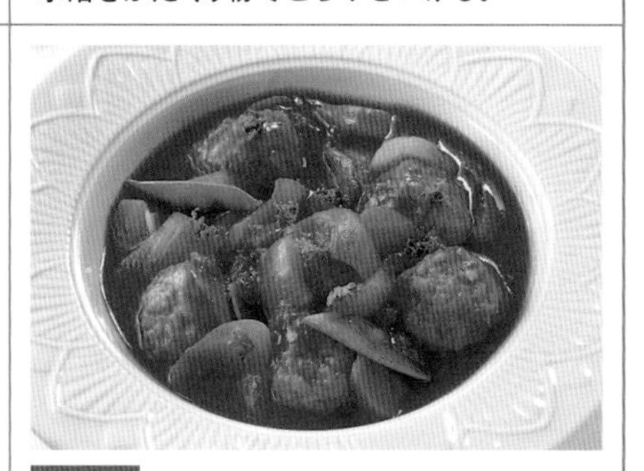

239 ミートボールシチュー

505kcal(6.3点) SV:副菜2つ+主菜2つ
たんぱく質20.1g/脂質29.6g/塩分2.2g

やわらかいミートボールならお年寄りにもOK。

 材料と作り方は88ページ

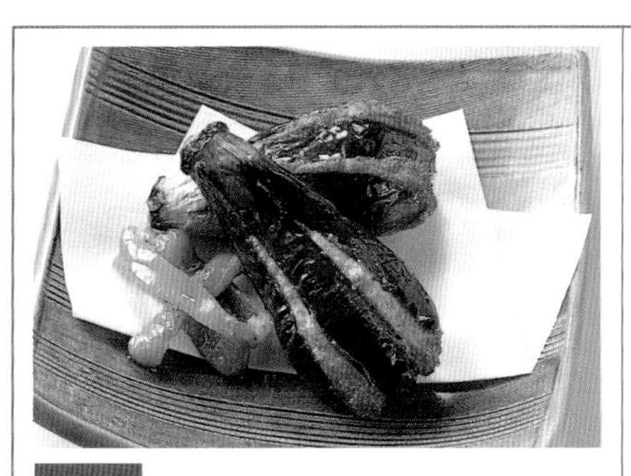

240 なすのはさみ揚げ

394kcal(4.9点) SV:副菜2つ+主菜1つ
たんぱく質12.9g／脂質27.6g／塩分1.6g

なすに肉をはさんだら
すぐに揚げるのがコツ。

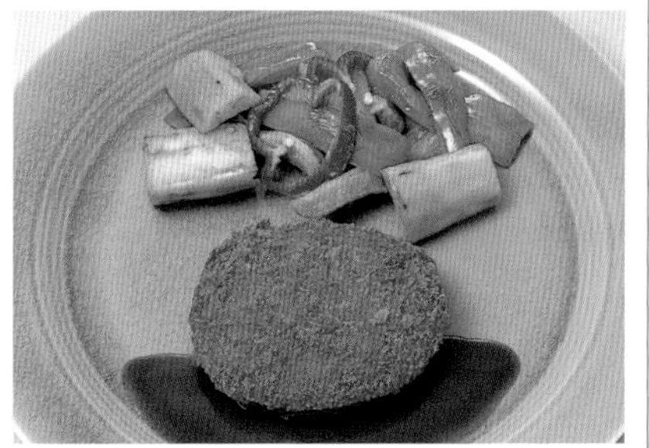

241 肉コロッケ

458kcal(5.7点) SV:副菜2つ+主菜1つ
たんぱく質10.8g／脂質32.9g／塩分1.6g

正式にはフランス語のクロケット。
歯当たりの感じから。

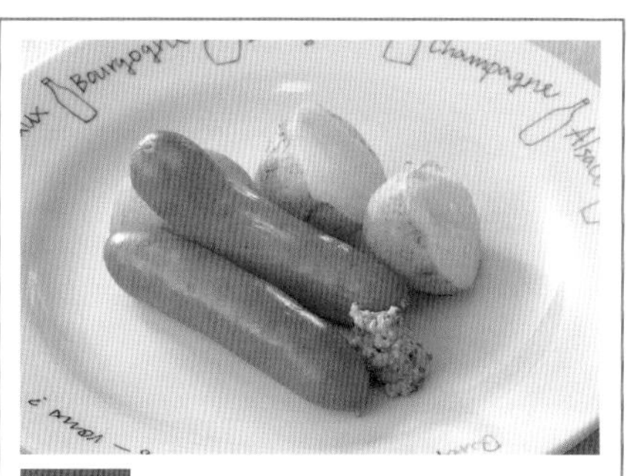

242 ソーセージゆでじゃが芋添え

170kcal(2.1点) SV:副菜1つ+主菜1つ
たんぱく質5.2g／脂質12.5g／塩分1.0g

シンプルさが身上。
粒マスタードが味を引き立てる。

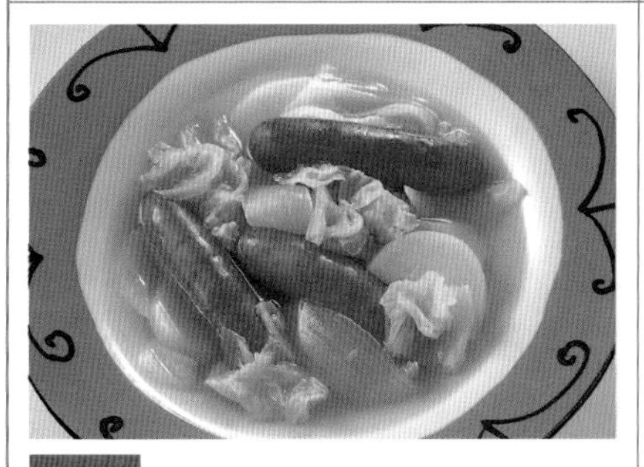

243 ウインナのスープ煮

265kcal(3.3点) SV:副菜2つ+主菜1つ
たんぱく質8.6g／脂質18.1g／塩分1.8g

酢漬けのキャベツを使うと
より本格的な味になる。

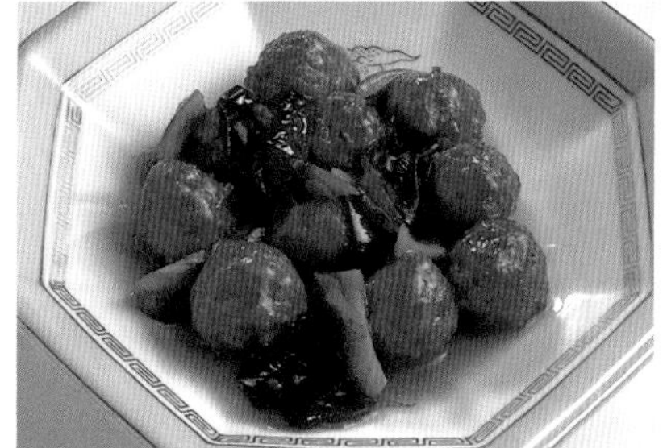

244 肉団子のあんかけ

384kcal(4.8点) SV:主菜2つ
たんぱく質10.1g／脂質23.7g／塩分2.7g

冷凍肉団子でもおいしくできる
スピードおかず。

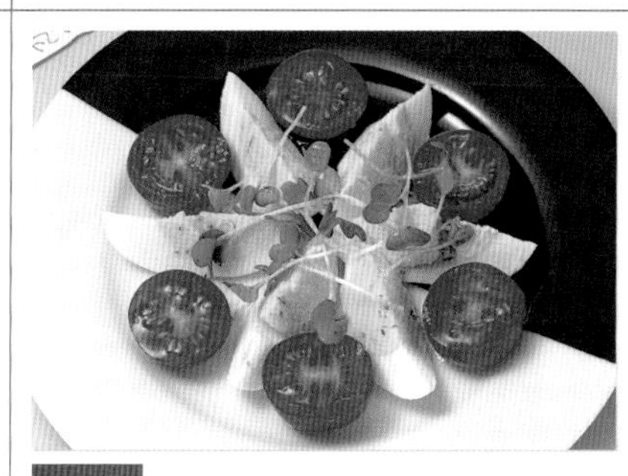

245 ゆで卵のマリネ

101kcal(1.3点) SV:副菜1つ+主菜1つ
たんぱく質6.1g／脂質6.4g／塩分0.5g

ゆで卵も切り方や盛りつけ次第で
食事のメインに。

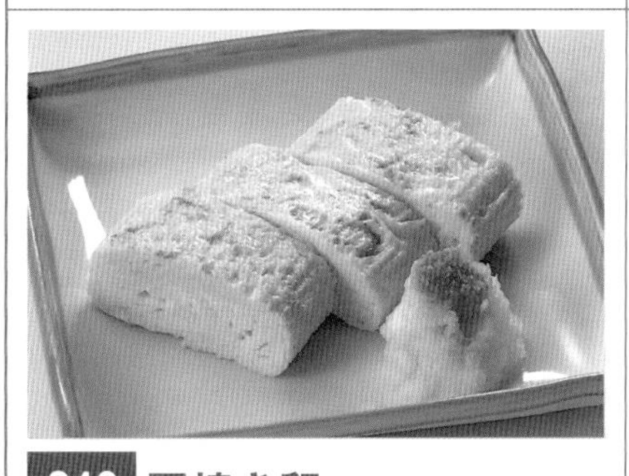

246 厚焼き卵

133kcal(1.7点) SV:主菜1つ
たんぱく質8.6g／脂質8.0g／塩分0.8g

だしを入れてうま味を出す
和風卵料理の代表格。

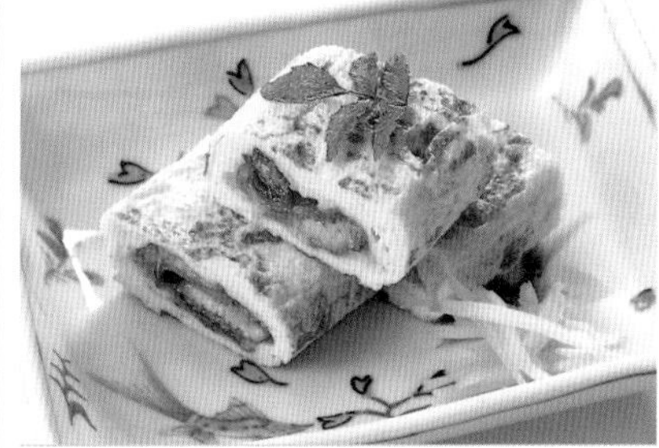

247 ウ巻き卵

139kcal(1.7点) SV:主菜2つ
たんぱく質9.6g／脂質9.0g／塩分0.9g

ウナギのかば焼きを巻いた
味の相性のよい卵焼き。

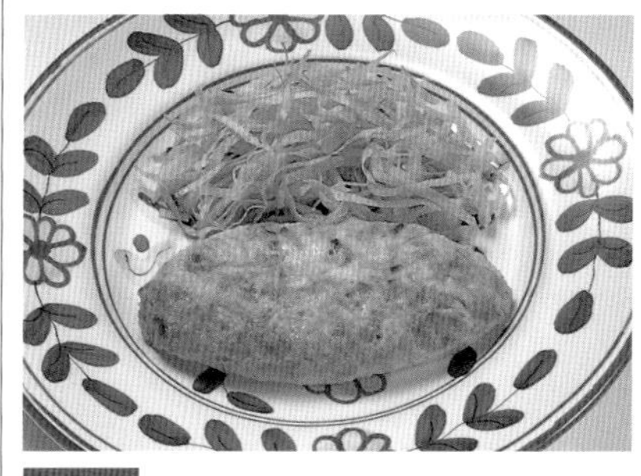

248 オムレツ

196kcal(2.5点) SV:副菜1つ+主菜2つ
たんぱく質10.8g／脂質14.2g／塩分1.2g

外はやわらかく固まり、
中は半熟状に焼いた卵料理。

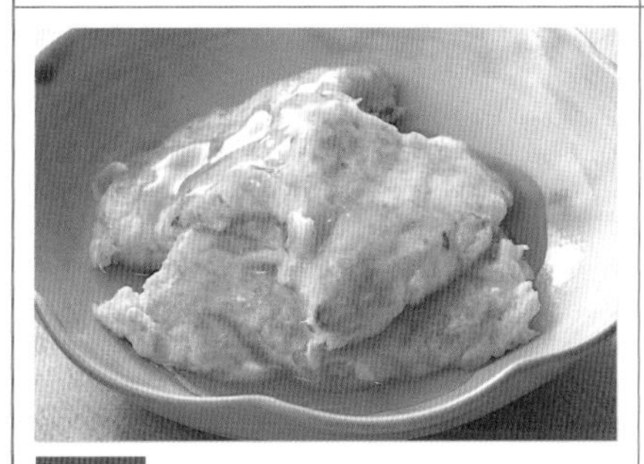

249 カニ玉

242kcal(3.0点) SV:主菜2つ
たんぱく質10.5g／脂質18.7g／塩分1.1g

カニと卵を一緒に焼き、
あんをかけたもの。

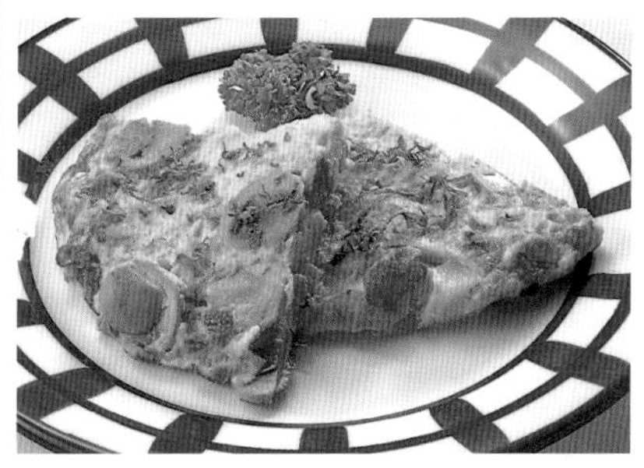

250 スパニッシュオムレツ

269kcal(3.4点) SV:副菜1つ+主菜2つ
たんぱく質11.9g／脂質21.1g／塩分1.1g

具のたくさん入った
スペイン風卵焼き。

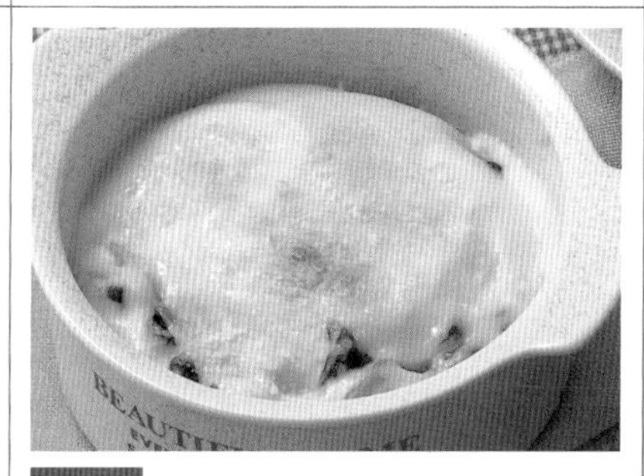

251 卵のグラタン

234kcal(2.9点)
SV:主菜1つ+牛乳・乳製品1つ
たんぱく質9.3g／脂質15.2g／塩分0.8g

イタリア生まれのほうれん草と卵のグラタン。

材料と作り方は89ページ

主菜

卵

252 ｜ 263

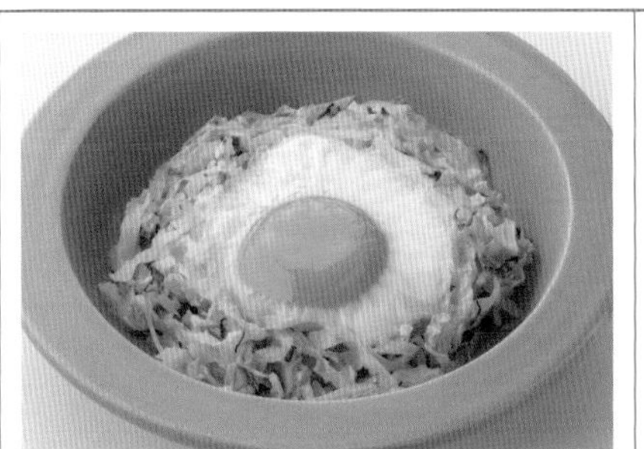

252 卵のココット焼き

104kcal(1.3点) SV:副菜1つ+主菜1つ
たんぱく質6.1g／脂質6.7g／塩分0.7g

朝食に合う手軽な一品。ココットはフランス語で鉄製、陶器製のなべや小なべのこと。

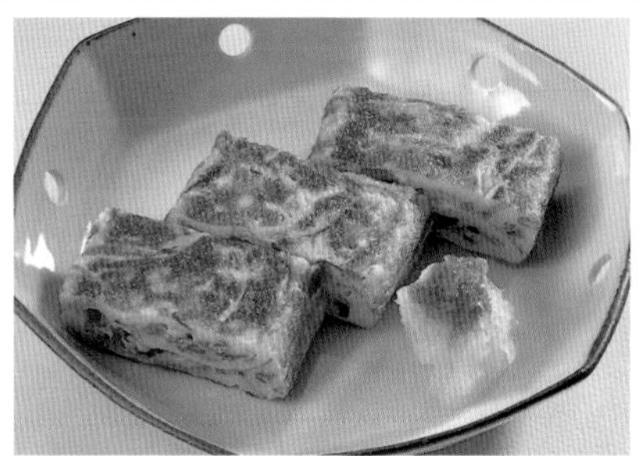

253 千草(ちぐさ)焼き

129kcal(1.6点) SV:副菜1つ+主菜1つ
たんぱく質6.5g／脂質6.7g／塩分1.3g

いろんな野菜(千草)を取り合わせたヘルシーな卵焼き。

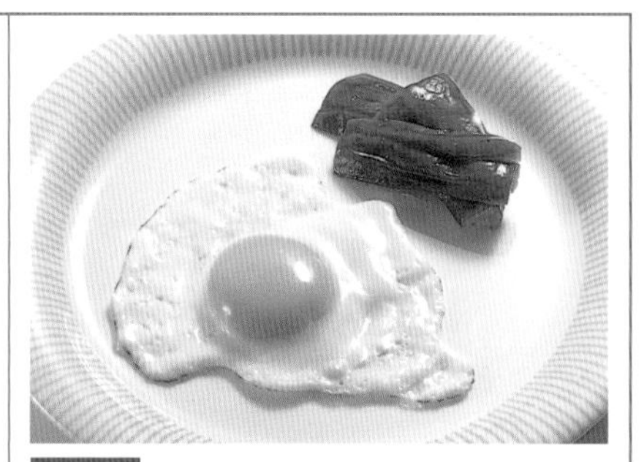

254 目玉焼き

108kcal(1.4点) SV:主菜1つ
たんぱく質5.7g／脂質8.3g／塩分0.7g

おなじみの料理だが、卵の鮮度が決め手。焼き加減はお好みで。

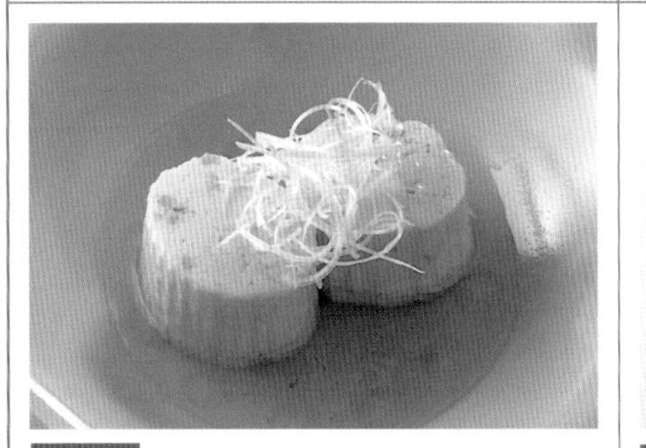

255 しめ卵

153kcal(1.9点) SV:主菜2つ
たんぱく質11.3g／脂質8.9g／塩分1.1g

湯に流し込んで熱を通した卵を巻きすでしめたもの。

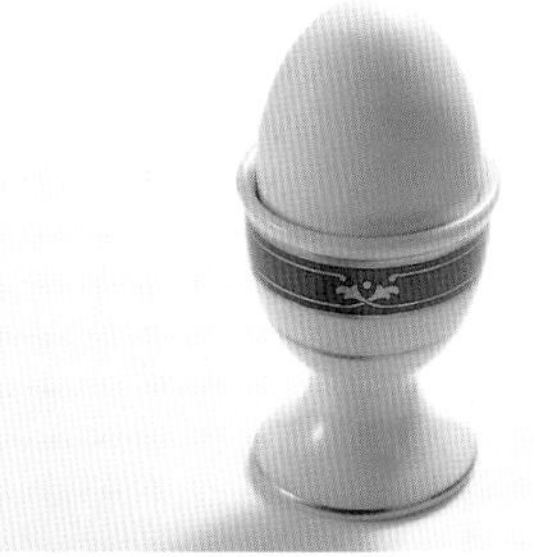

256 ゆで卵

67kcal(0.8点) SV:主菜1つ
たんぱく質5.6g／脂質4.5g／塩分0.3g

たんぱく質が主成分で、火が通りすぎるとかたくなる。

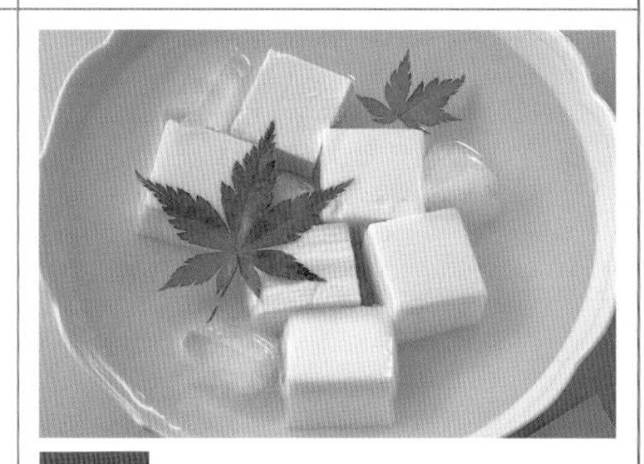

257 卵豆腐

138kcal(1.7点) SV:主菜2つ
たんぱく質11.0g／脂質8.3g／塩分1.5g

だしは卵の倍量。絹ごし豆腐と盛り合わせて金銀豆腐。

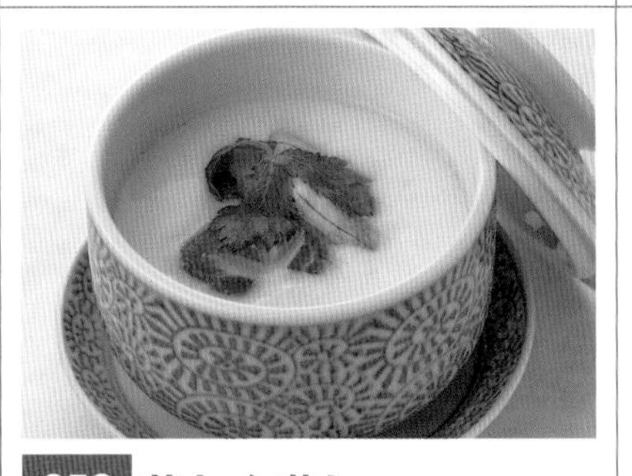

258 茶わん蒸し

47kcal(0.6点) SV:主菜1つ
たんぱく質4.7g／脂質2.4g／塩分0.6g

卵とだしのおいしい割合は1:3〜3.5が標準。

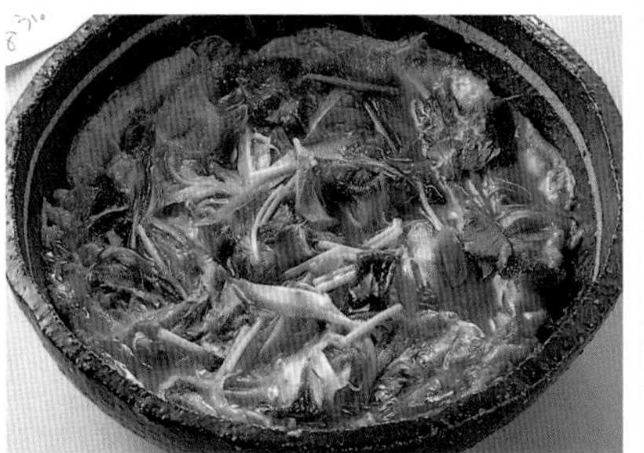

259 ウナギとごぼうの卵とじ

284kcal(3.6点) SV:副菜1つ+主菜3つ
たんぱく質15.9g／脂質14.5g／塩分1.8g

ドジョウをごぼうとともに煮て、溶き卵でとじた柳川なべをまねて。

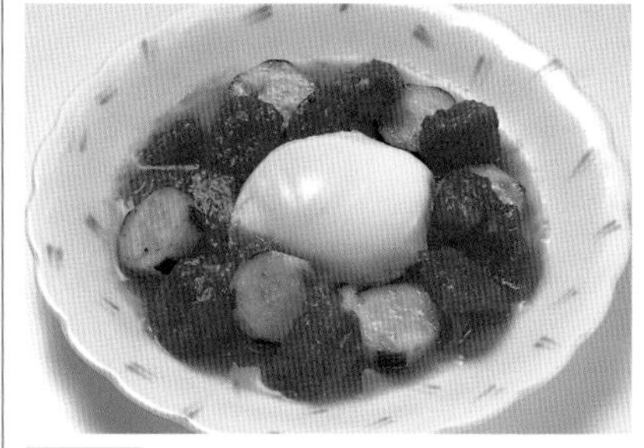

260 ポーチドエッグ

137kcal(1.7点) SV:副菜2つ+主菜1つ
たんぱく質5.8g／脂質9.6g／塩分0.7g

塩と酢入りの湯に卵を割り入れてゆでたもの。

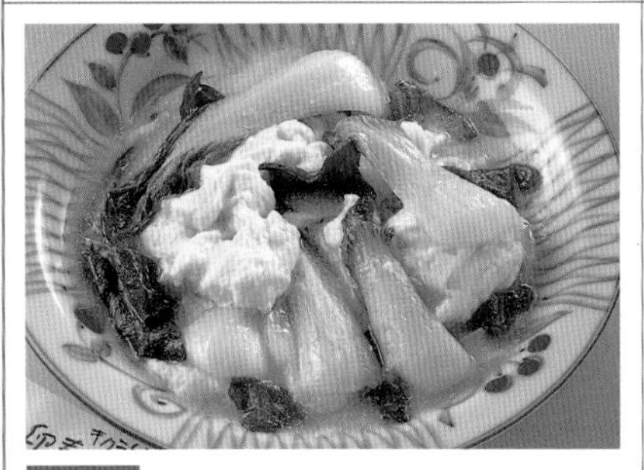

261 卵と青梗菜のいため物

244kcal(3.1点) SV:副菜1つ+主菜1つ
たんぱく質9.2g／脂質19.4g／塩分1.7g

大きく作った中国風いり卵に青菜を加えて。

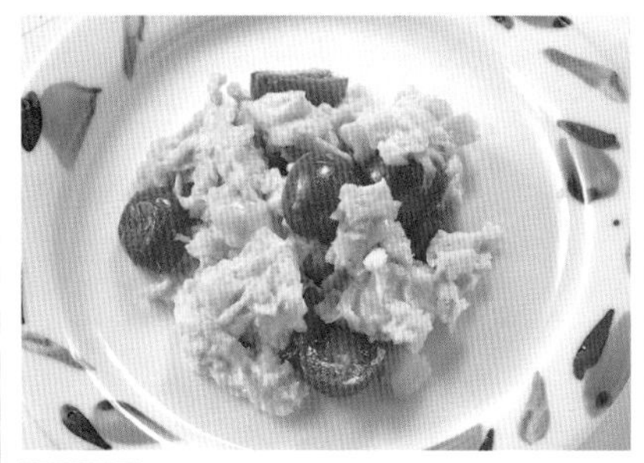

262 ミニトマトのスクランブルエッグ

134kcal(1.7点) SV:副菜1つ+主菜1つ
たんぱく質6.2g／脂質10.0g／塩分0.3g

洋風のいり卵。火の通りが早いので手早く。

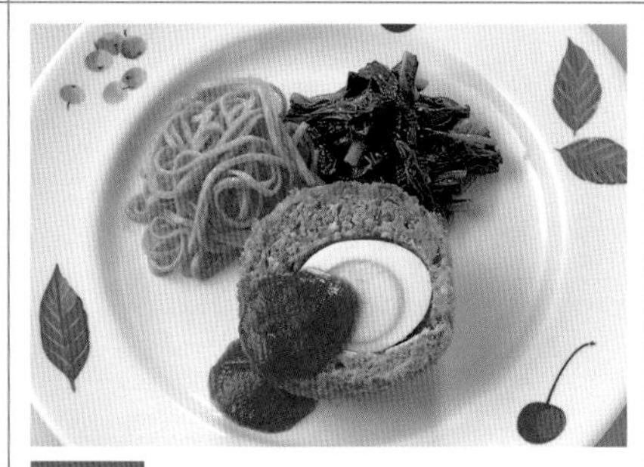

263 スコッチエッグ

479kcal(6.0点) SV:副菜1つ+主菜2つ
たんぱく質17.2g／脂質30.6g／塩分2.3g

ハンバーグのタネでゆで卵をくるみ、揚げたもの。

 材料と作り方は90ページ

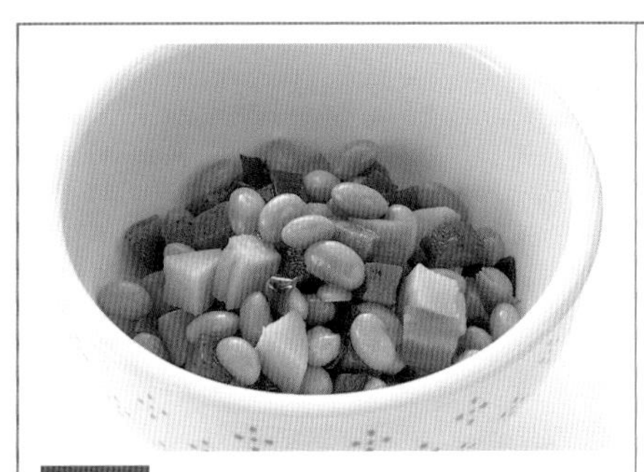

264 五目豆

142kcal(1.8点) SV:副菜1つ+主菜1つ
たんぱく質8.7g/脂質5.1g/塩分1.2g

日持ちするので
たっぷり作って常備菜に。

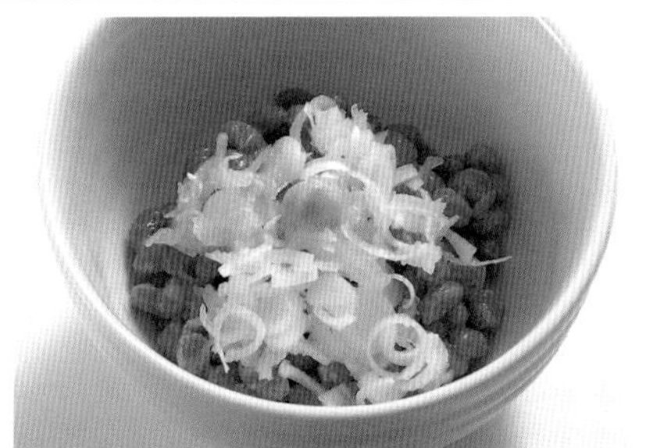

265 納豆

103kcal(1.3点) SV:主菜1つ
たんぱく質7.6g/脂質5.0g/塩分0.7g

大豆は"畑の肉"といわれるほどの
良質なたんぱく源。

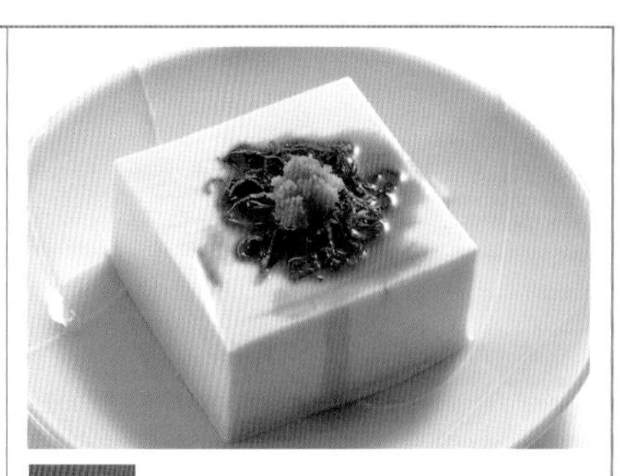

266 冷ややっこ

92kcal(1.2点) SV:主菜1つ
たんぱく質8.6g/脂質4.8g/塩分1.3g

簡単ながら飽きのこない料理。
豆の味を楽しむ冷ややっこ。

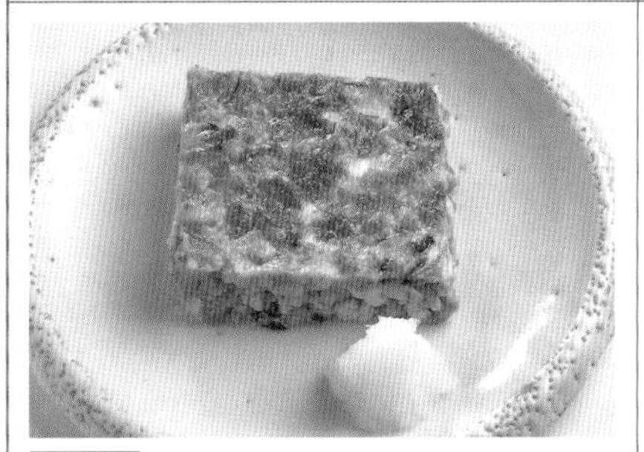

267 ぎせい豆腐

171kcal(2.1点) SV:主菜2つ
たんぱく質10.4g/脂質7.8g/塩分1.5g

豆腐に卵を加えて調味し、
野菜を加えて焼いた一品。

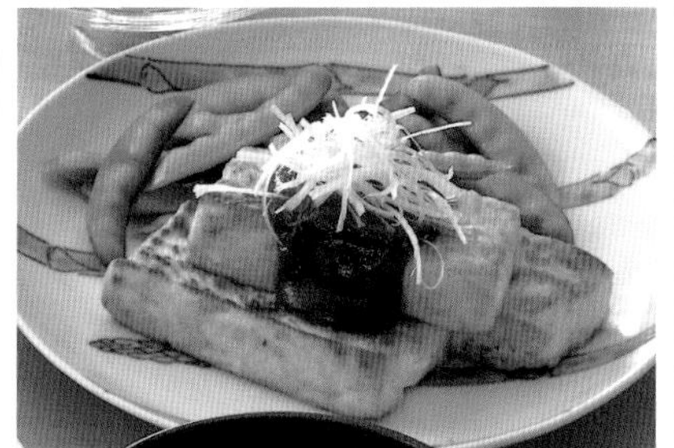

268 豆腐のステーキ

260kcal(3.3点) SV:副菜1つ+主菜2つ
たんぱく質15.6g/脂質13.5g/塩分1.2g

お年寄りにもダイエット中の人にも
喜ばれるヘルシーなステーキ。

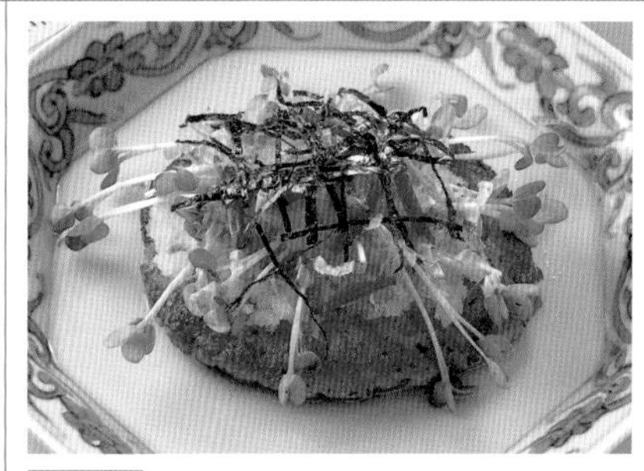

269 豆腐ハンバーグ

203kcal(2.5点) SV:副菜1つ+主菜2つ
たんぱく質16.8g/脂質8.2g/塩分1.4g

豆腐と鶏ささ身が半々の
さっぱり味のヘルシーハンバーグ。

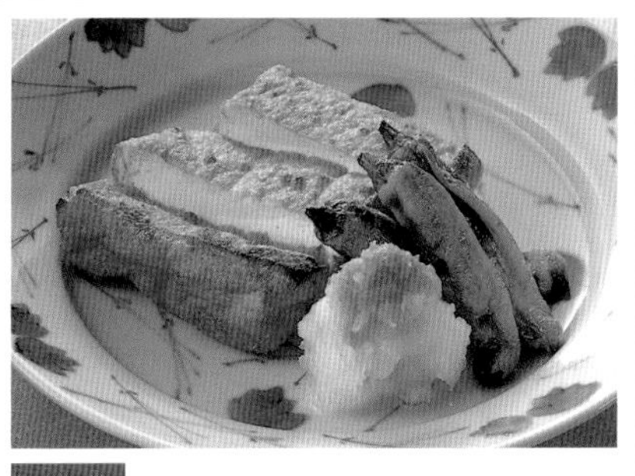

270 生揚げの素焼き

151kcal(1.9点) SV:主菜2つ
たんぱく質10.6g/脂質10.7g/塩分0.3g

手軽にできて
朝食や酒の肴にぴったり。

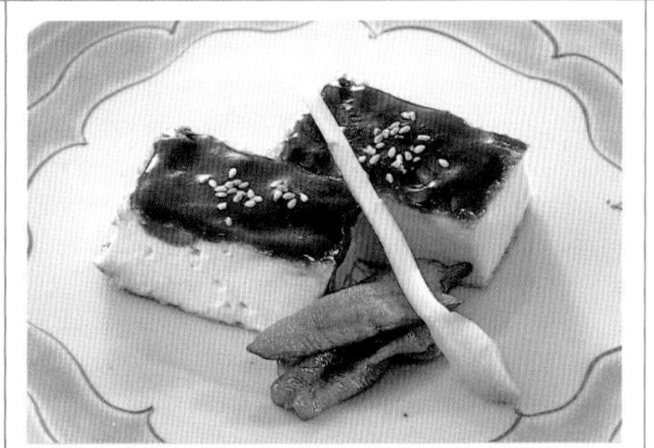

271 生揚げのみそ焼き

168kcal(2.1点) SV:主菜2つ
たんぱく質11.0g/脂質11.0g/塩分1.0g

手軽に作れる
総菜向きの一品。

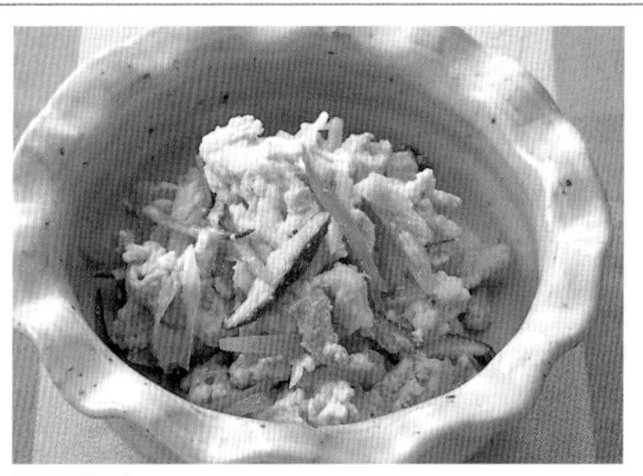

272 いり豆腐

203kcal(2.5点) SV:副菜1つ+主菜2つ
たんぱく質11.9g/脂質11.8g/塩分1.5g

豆腐のいため煮。
油いりする音から雷豆腐とも。

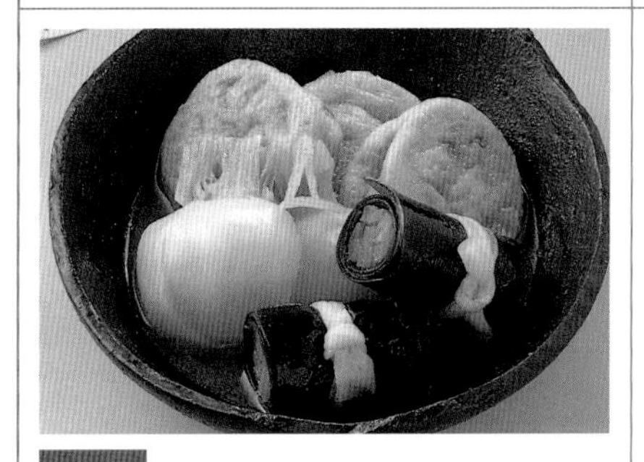

273 がんもどきの煮物

248kcal(3.1点) SV:副菜1つ+主菜2つ
たんぱく質14.6g/脂質15.2g/塩分1.8g

ふっくら煮含めたおふくろの味。
おいしくて、栄養バランスも良好。

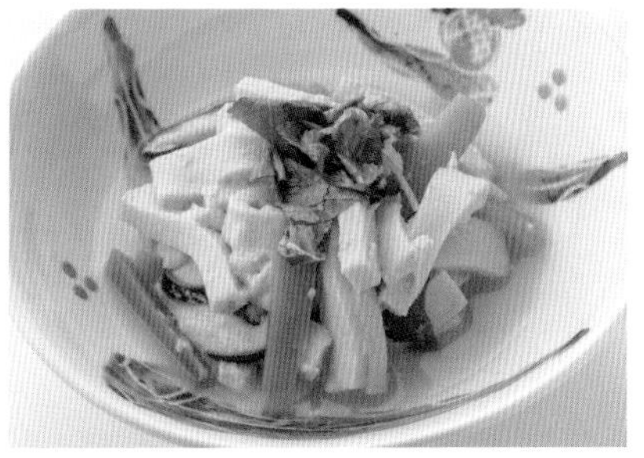

274 凍り豆腐の卵とじ

118kcal(1.5点) SV:主菜1つ
たんぱく質6.9g/脂質6.5g/塩分1.3g

凍り豆腐をふっくら煮て、
だしと野菜のうま味を味わおう。

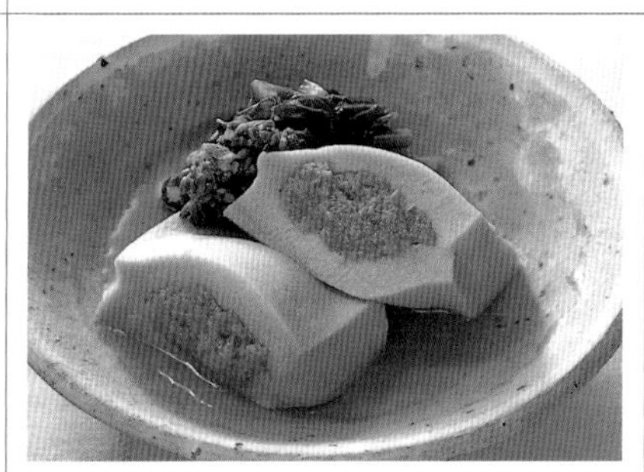

275 凍り豆腐のひき肉はさみ煮

187kcal(2.3点) SV:主菜2つ
たんぱく質14.1g/脂質8.2g/塩分1.9g

動植物性たんぱく質の組み合わせで
味も栄養も花丸。

材料と作り方は91ページ

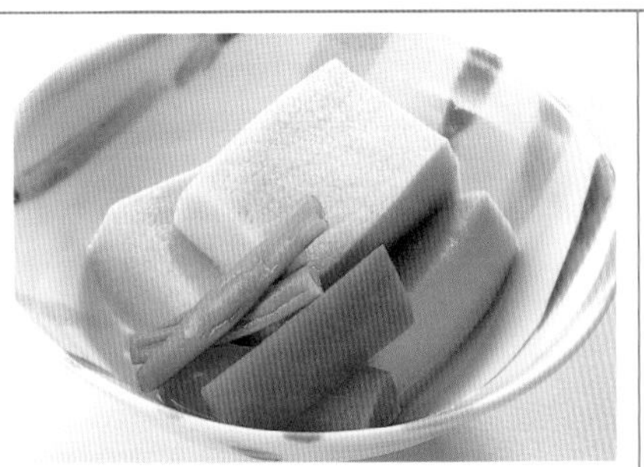

276 凍り豆腐の含め煮

111kcal(1.4点) SV:主菜1つ
たんぱく質6.0g/脂質3.5g/塩分1.8g

乾物の凍り豆腐を
たっぷりの煮汁で煮含める。

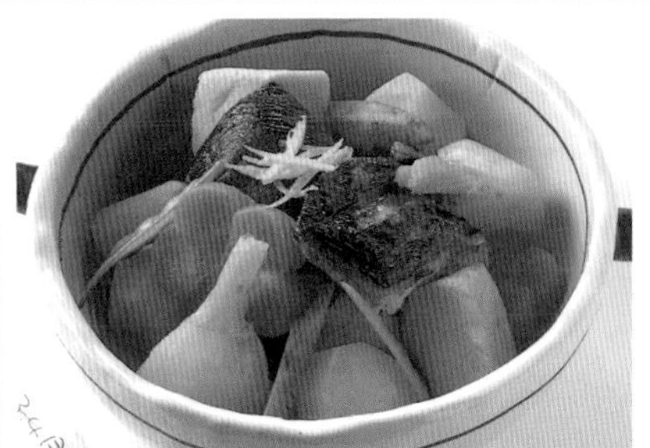

277 炊き寄せ風煮

365kcal(4.6点) SV:副菜3つ+主菜2つ
たんぱく質17.7g/脂質10.5g/塩分2.0g

風に吹き寄せられた
葉っぱのような趣で彩りも豊か。

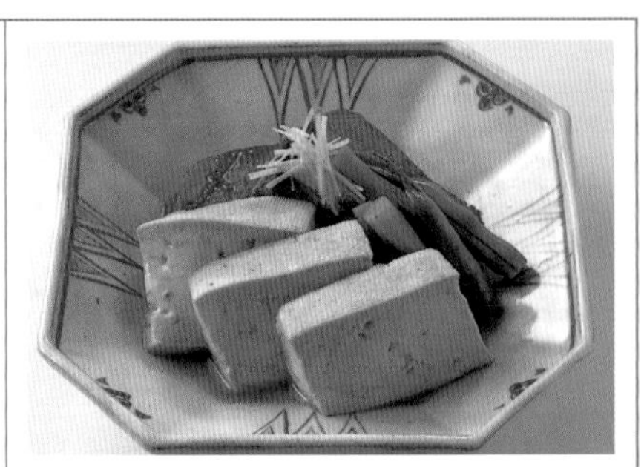

278 豆腐となまり節の炊き合わせ

213kcal(2.7点) SV:主菜4つ
たんぱく質24.6g/脂質4.1g/塩分1.2g

なまり節のうま味が
豆腐にしみて味わい深い。

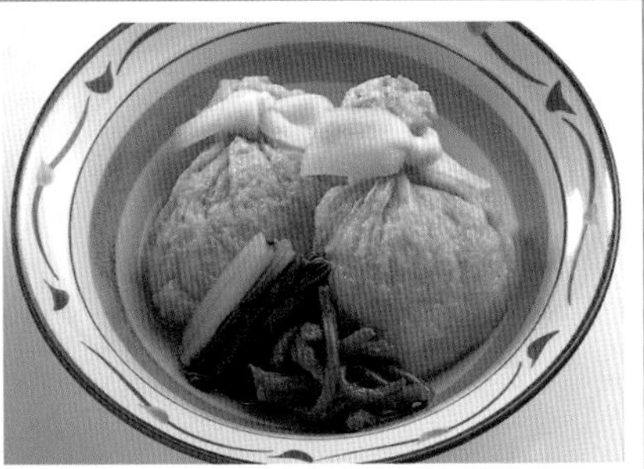

279 福袋

261kcal(3.3点) SV:副菜2つ+主菜3つ
たんぱく質20.6g/脂質9.0g/塩分1.7g

油揚げの中身は食べてみるまで
わからない楽しさ。

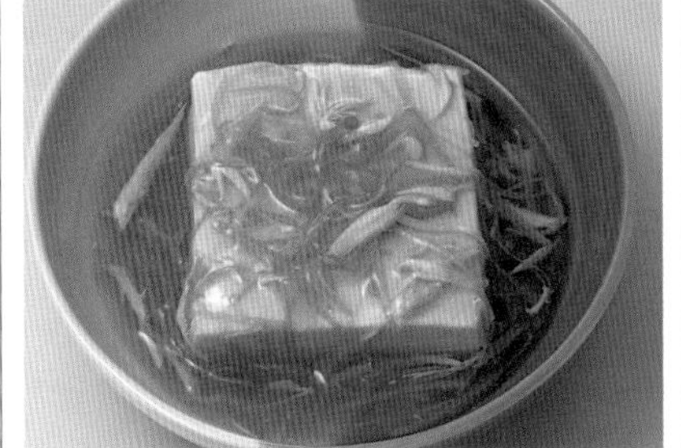

280 豆腐の野菜あんかけ

128kcal(1.6点) SV:主菜1つ
たんぱく質10.9g/脂質5.5g/塩分1.6g

あり合わせの野菜を
豆腐にプラスしてボリュームを。

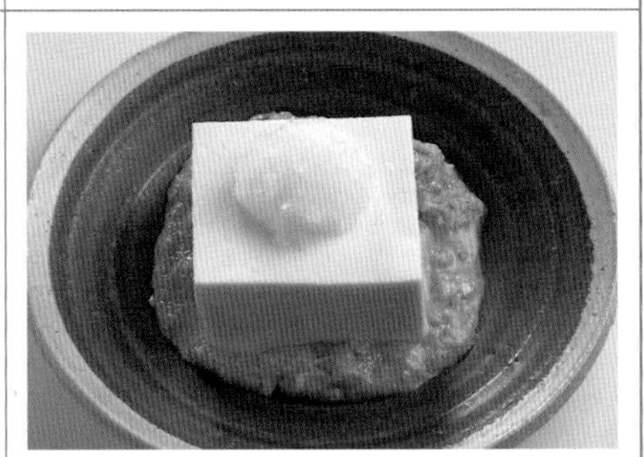

281 豆腐のごまみそだれ

227kcal(2.8点) SV:主菜1つ
たんぱく質11.6g/脂質10.5g/塩分1.1g

シンプルな冷ややっこに飽きたら
目先が変わっておいしい。

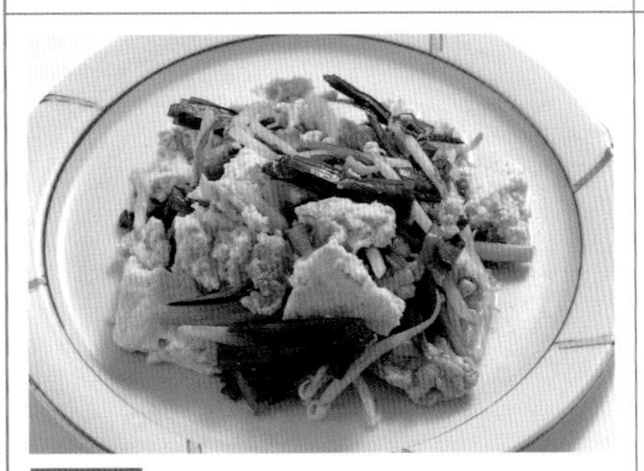

282 チャンプルー

194kcal(2.4点) SV:副菜1つ+主菜2つ
たんぱく質12.8g/脂質13.8g/塩分1.5g

沖縄の方言で「ごちゃまぜ」という意味。
豆腐といろいろな食材をいためた料理。

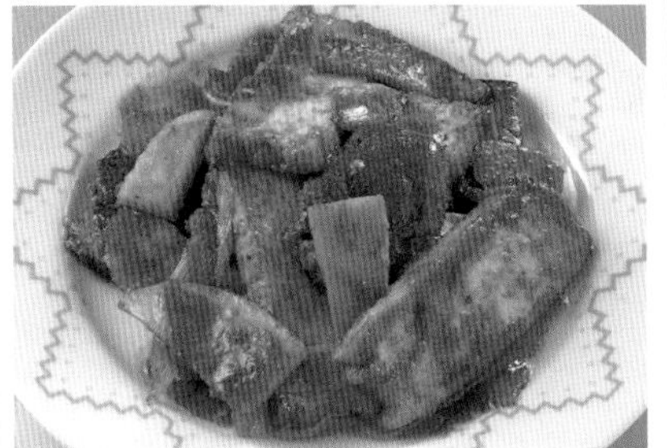

283 生揚げとレバーのみそいため

373kcal(4.7点) SV:副菜1つ+主菜3つ
たんぱく質18.0g/脂質26.7g/塩分1.6g

良質なたんぱく質やカルシウム、鉄など、
不足しがちな栄養素がたっぷり。

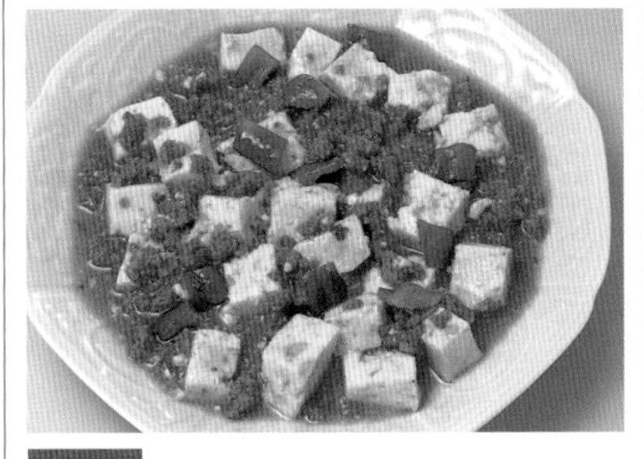

284 麻婆豆腐

283kcal(3.5点) SV:主菜2つ
たんぱく質14.2g/脂質20.8g/塩分2.2g

ピリッとした辛さがやみつきになる
日本人にもおなじみの四川料理。

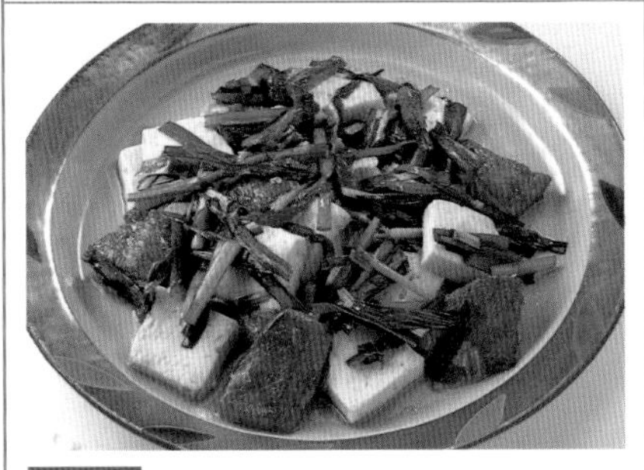

285 レバーにら豆腐

337kcal(4.2点) SV:副菜1つ+主菜3つ
たんぱく質16.7g/脂質24.4g/塩分2.0g

素材のにおいが気にならない
調理テクニックを使って。

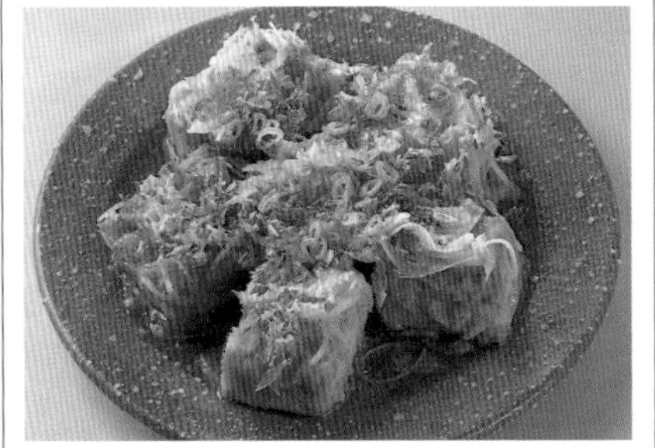

286 揚げ出し豆腐

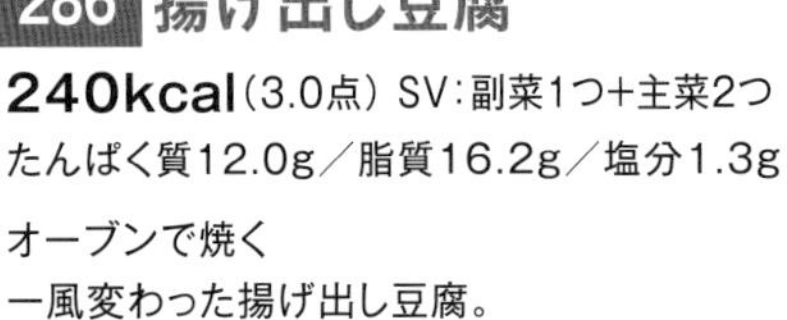

240kcal(3.0点) SV:副菜1つ+主菜2つ
たんぱく質12.0g/脂質16.2g/塩分1.3g

オーブンで焼く
一風変わった揚げ出し豆腐。

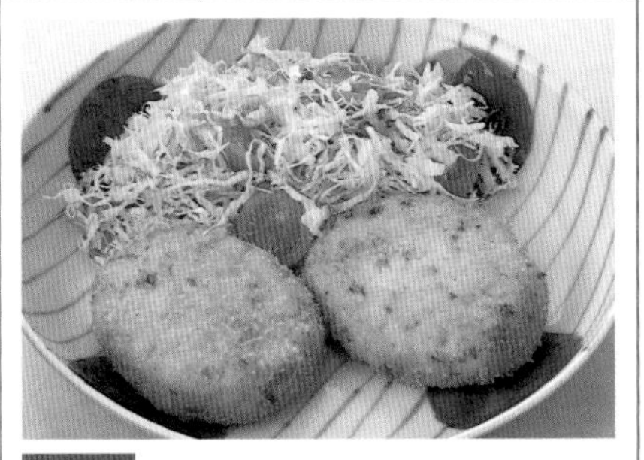

287 豆腐のコロッケ

324kcal(4.1点) SV:副菜1つ+主菜2つ
たんぱく質17.0g/脂質21.0g/塩分1.5g

豆腐をベースにしたローエネルギーで
ヘルシーなコロッケ。

 材料と作り方は92ページ

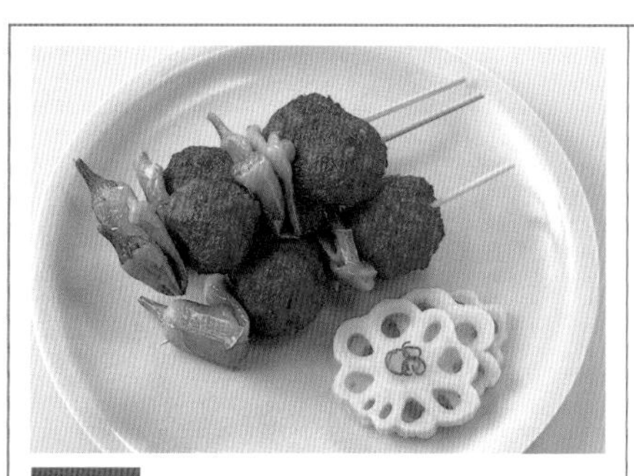

288 豆腐のつくね揚げ
324kcal(4.1点) SV:副菜1つ+主菜2つ
たんぱく質15.4g／脂質23.5g／塩分1.7g
淡泊な豆腐と揚げ物のコクと
風味の取り合わせが魅力。

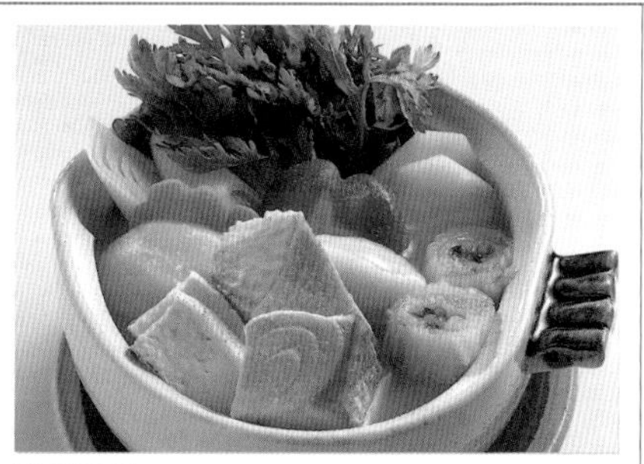

289 石狩なべ
309kcal(3.9点) SV:副菜4つ+主菜2つ
たんぱく質19.7g／脂質14.7g／塩分3.1g
新鮮なサケで作るとよりおいしい
北海道の郷土料理。

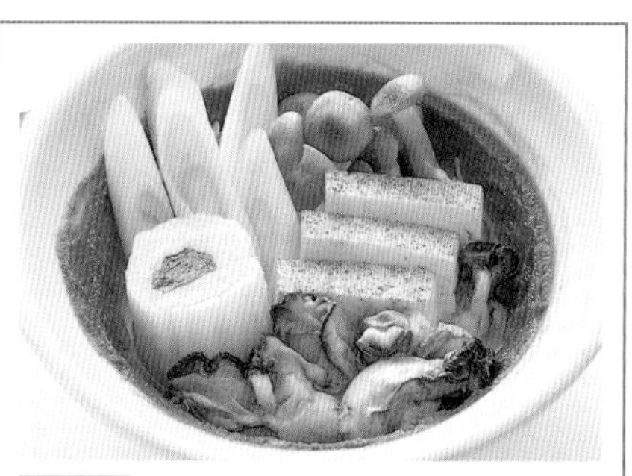

290 カキの土手なべ
266kcal(3.3点) SV:副菜2つ+主菜2つ
たんぱく質13.9g／脂質5.4g／塩分4.6g
カキの持ち味とみその風味が
相性ぴったりのなべ物。

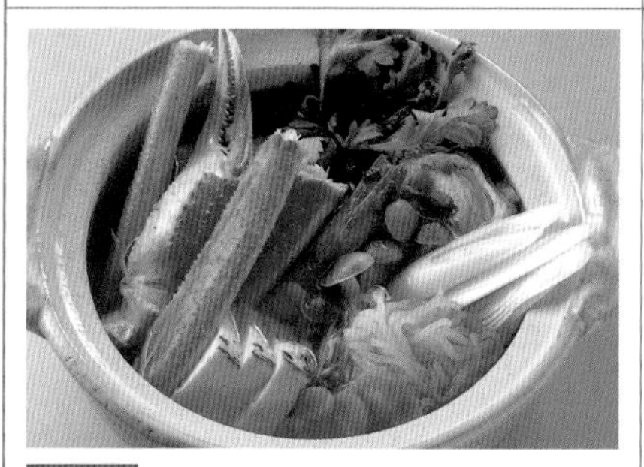

291 カニちりなべ
153kcal(1.9点) SV:副菜2つ+主菜3つ
たんぱく質18.1g／脂質2.8g／塩分3.1g
カニのうま味がだし。
合わせる材料と味のバランスを。

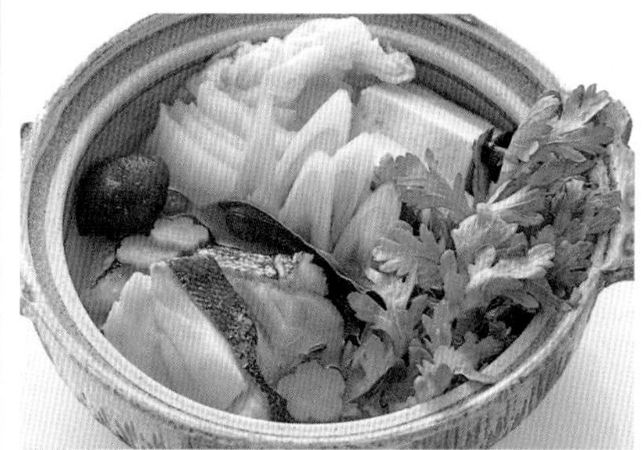

292 タラちりなべ
126kcal(1.6点) SV:副菜2つ+主菜2つ
たんぱく質15.9g／脂質1.6g／塩分2.9g
煮ると魚の身が“ちりちり”と
縮むところからついた名。

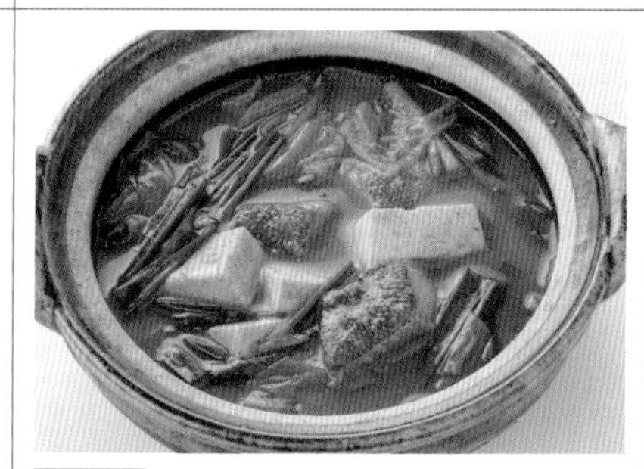

293 タラのチゲ
233kcal(2.9点) SV:副菜3つ+主菜3つ
たんぱく質21.2g／脂質8.1g／塩分4.4g
魚介と野菜がたくさん入った
韓国のスープ。

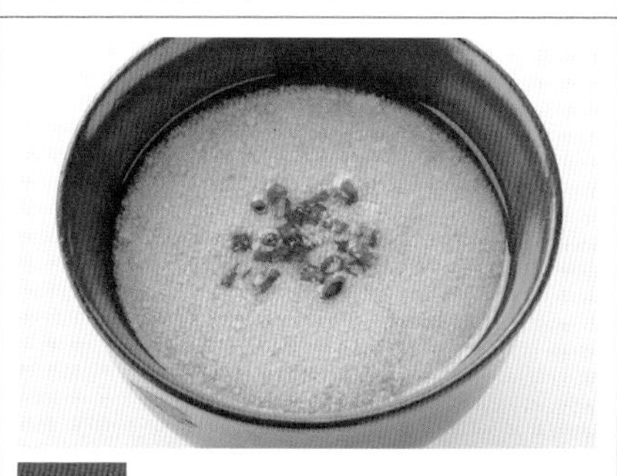

294 すり流し汁
40kcal(0.5点) SV:主菜1つ
たんぱく質5.3g／脂質0.6g／塩分1.3g
材料をすりつぶし、
だしでのばした伝統的な一品。

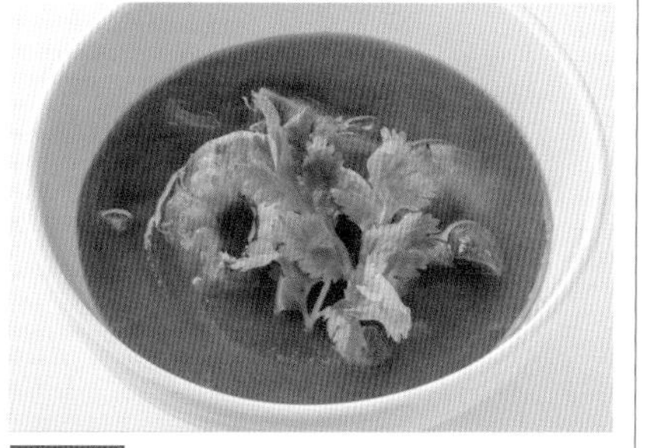

295 トムヤムクン
90kcal(1.1点) SV:副菜2つ+主菜1つ
たんぱく質7.3g／脂質3.4g／塩分1.3g
エビが入ったピリッと辛いタイのスープ。
トムは煮る、ヤムは混ぜる、クンはエビの意味。

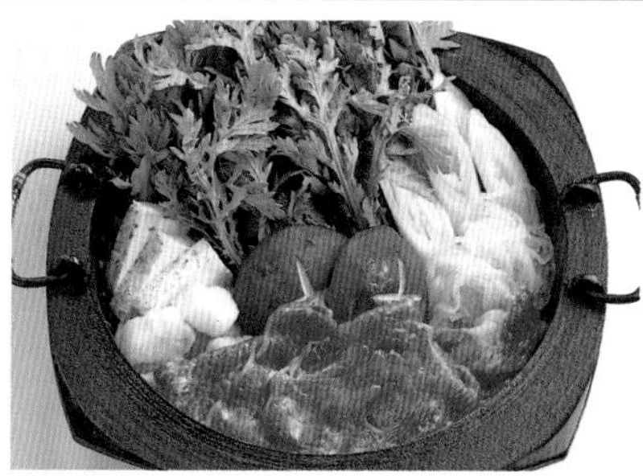

296 すき焼き
544kcal(6.8点) SV:副菜2つ+主菜3つ
たんぱく質21.2g／脂質33.3g／塩分3.8g
農具のすきで肉を焼いたことから
この名がついた。

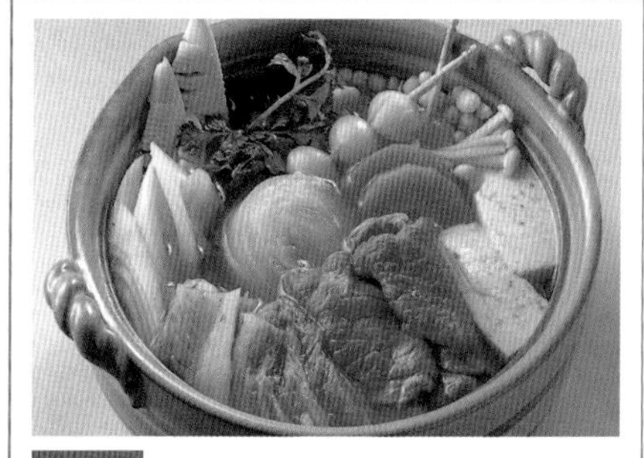

297 牛肉のチゲ
332kcal(4.2点) SV:副菜4つ+主菜2つ
たんぱく質17.3g／脂質21.2g／塩分3.1g
キムチ味を生かした韓国風なべ。
チゲとはなべの意味。

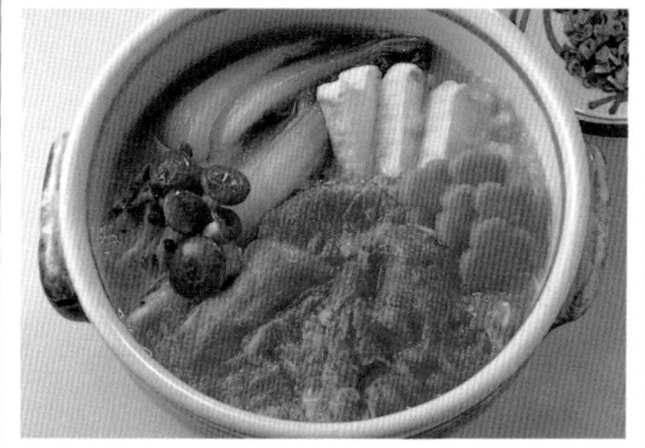

298 牛肉のみぞれなべ
313kcal(3.9点) SV:副菜3つ+主菜2つ
たんぱく質16.4g／脂質22.2g／塩分2.3g
みぞれに見立てたおろし入り。
大根の味が決め手。

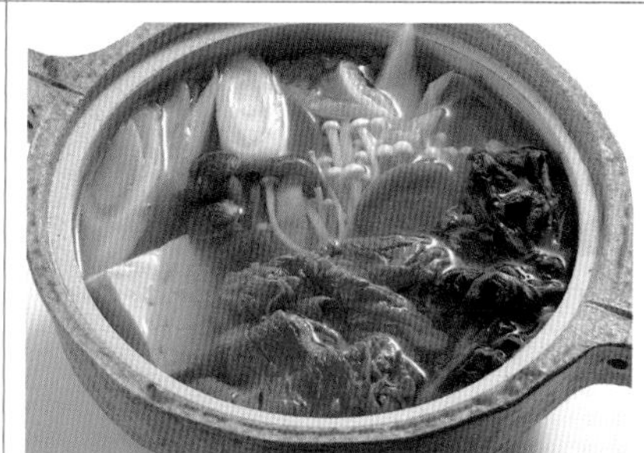

299 しゃぶしゃぶ
584kcal(7.3点) SV:副菜2つ+主菜2つ
たんぱく質15.9g／脂質53.5g／塩分3.1g
湯の中で牛肉をさっと揺する音が
料理名のいわれ。

材料と作り方は93ページ

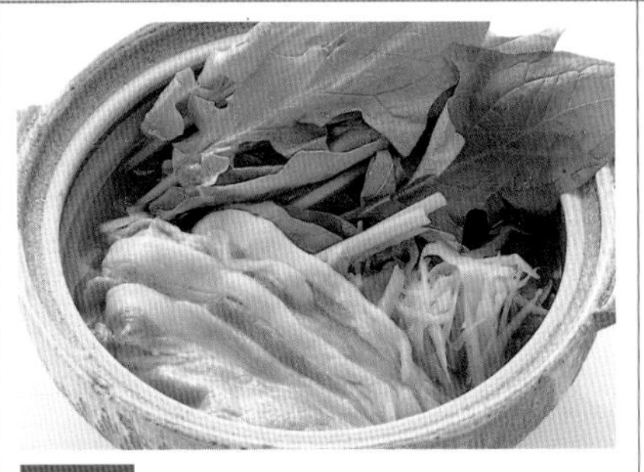

300 常夜なべ

409kcal(5.1点)
SV:主食1つ+副菜2つ+主菜3つ
たんぱく質21.1g／脂質18.5g／塩分2.7g
とんちり、宵夜なべとも。脂っぽさが気にならない。

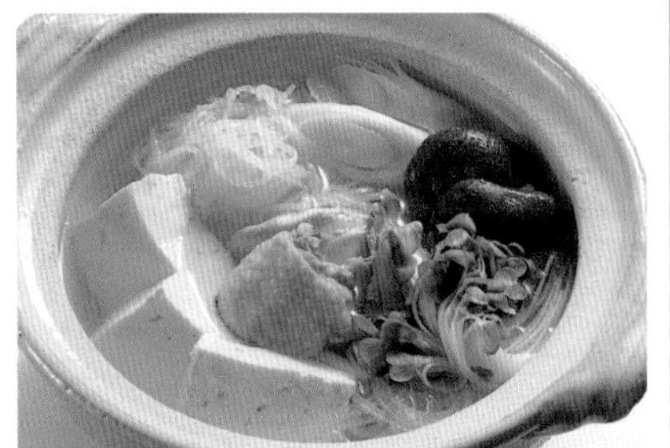

301 鶏肉の水炊き

311kcal(3.9点) SV:副菜3つ+主菜4つ
たんぱく質26.2g／脂質15.6g／塩分2.3g
骨つき鶏を白濁するまで煮る
長崎生まれのなべ物。

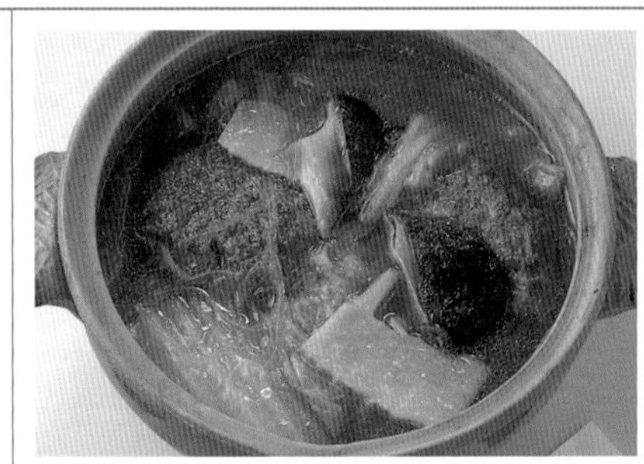

302 肉団子の土なべ煮

456kcal(5.7点) SV:副菜2つ+主菜3つ
たんぱく質19.9g／脂質33.4g／塩分2.5g
大きな肉団子入りの中国風なべ物。
白菜もおいしい。

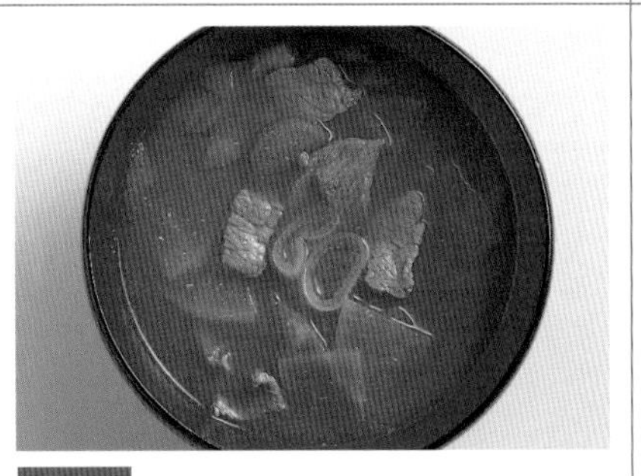

303 豚汁

126kcal(1.6点) SV:副菜2つ+主菜1つ
たんぱく質10.1g／脂質4.9g／塩分1.5g
ボリュームある汁物を
メインとして使いこなせる一品。

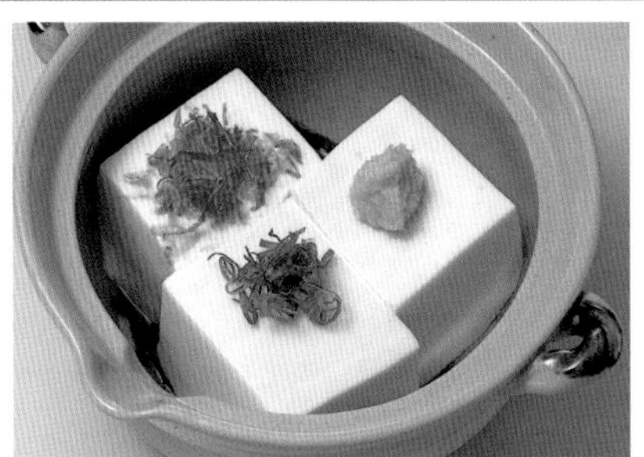

304 湯豆腐

102kcal(1.3点) SV:主菜1つ
たんぱく質9.8g／脂質4.8g／塩分1.2g
なべ料理の定番の一つ。
こんぶのうま味がおいしさのポイント。

My料理メモ

 材料と作り方は94ページ

副菜

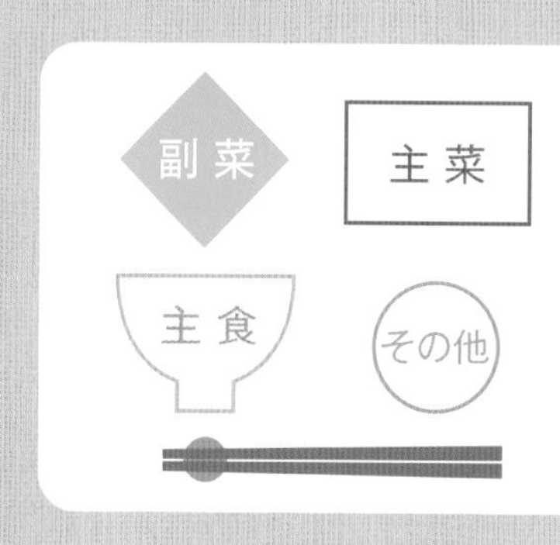

主食や主菜と組み合って食事全体の質を高める料理で、主材料は緑黄色野菜・その他の野菜、いも類、きのこ類、海藻類などです。ビタミン、ミネラルや食物繊維などを多く含みます。色、形や食感もさまざまで、食事全体を豊かにします。

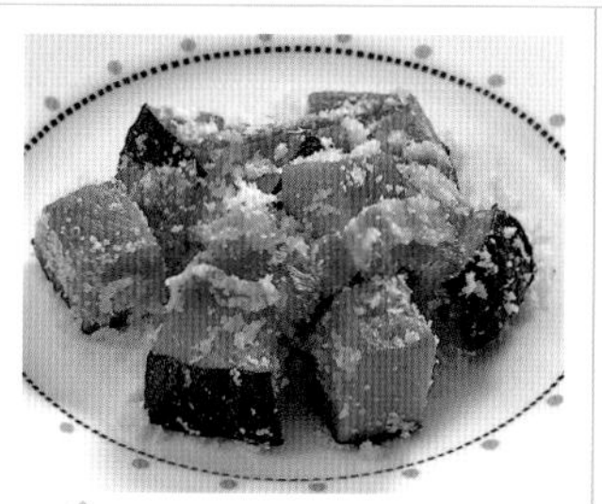

305 かぼちゃのチーズ焼き

127kcal(1.6点) SV:副菜1つ
たんぱく質3.7g／脂質5.0g／塩分0.4g

かぼちゃの甘みとチーズがよく合う。

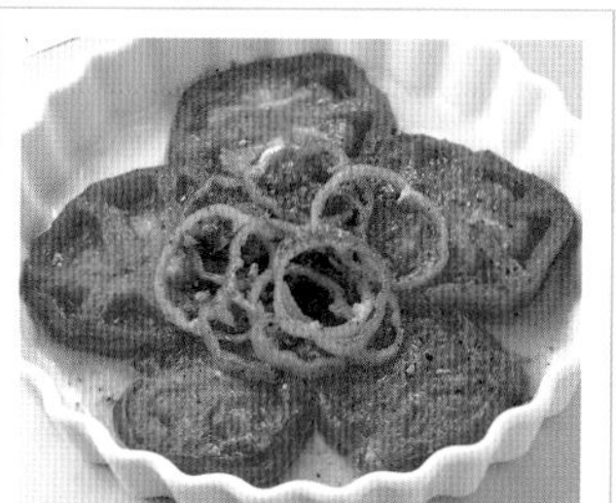

306 トマトのバター焼き

135kcal(1.7点) SV:副菜2つ
たんぱく質0.8g／脂質11.5g／塩分0.6g

一味違うバターの風味。色が変わるまで焼く。

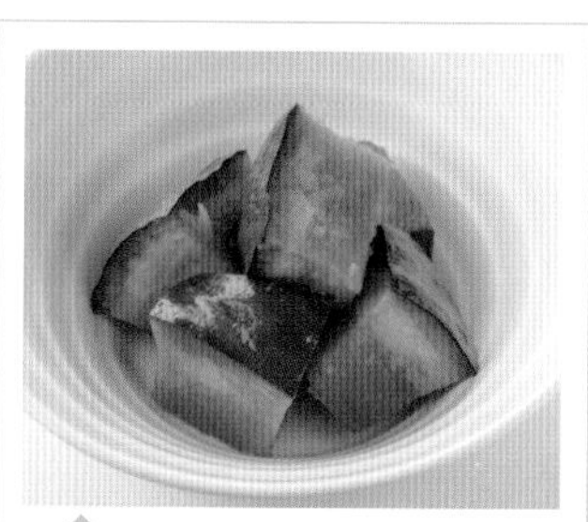

307 かぼちゃのレンジ蒸し

76kcal(1.0点) SV:副菜1つ
たんぱく質1.6g／脂質1.6g／塩分0.9g

電子レンジで簡単に作れるほくほくの煮物を。

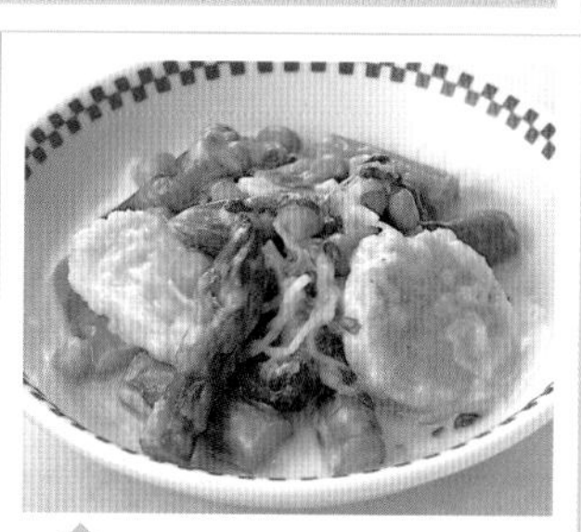

308 アスパラと帆立貝柱のクリーム煮

268kcal(3.4点) SV:副菜1つ
たんぱく質6.5g／脂質22.0g／塩分1.1g

生クリームでコクをつけた濃厚な一品。

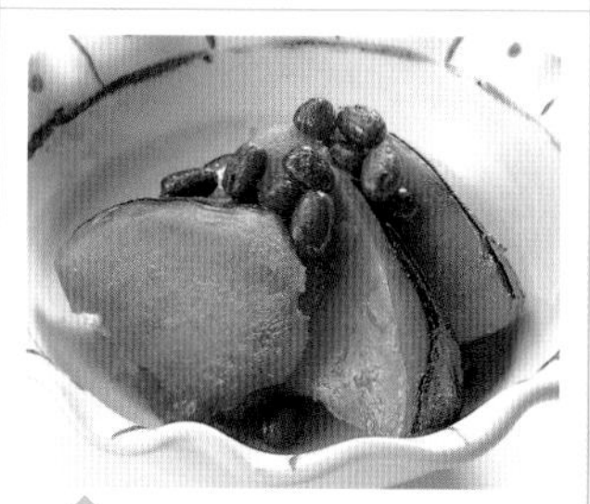

309 かぼちゃのいとこ煮

167kcal(2.1点) SV:副菜1つ
たんぱく質2.0g／脂質0.2g／塩分1.1g

おいしい取り合わせ。あずきを用いた料理は小倉(おぐら)煮ともいう。

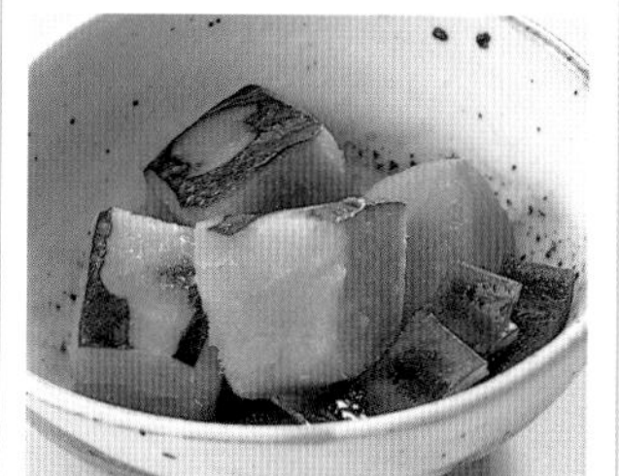

310 かぼちゃの含め煮

84kcal(1.1点) SV:副菜1つ
たんぱく質1.0g／脂質0.2g／塩分0.9g

甘みをきかせてたっぷりの煮汁で煮る。

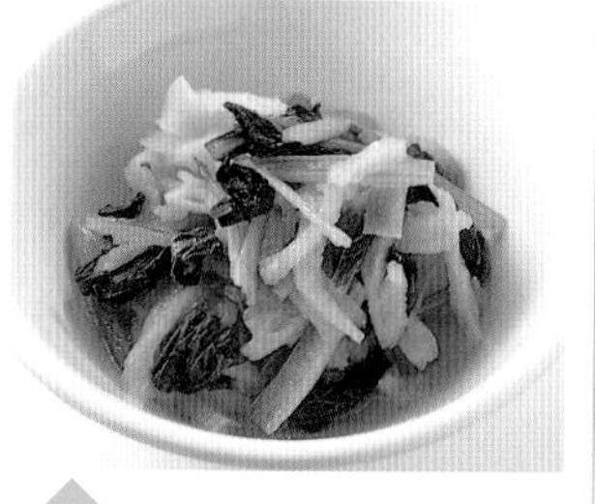

311 小松菜のいため煮

92kcal(1.2点) SV:副菜2つ
たんぱく質1.5g／脂質6.5g／塩分0.9g

うま味の少ない野菜に油のコクを。

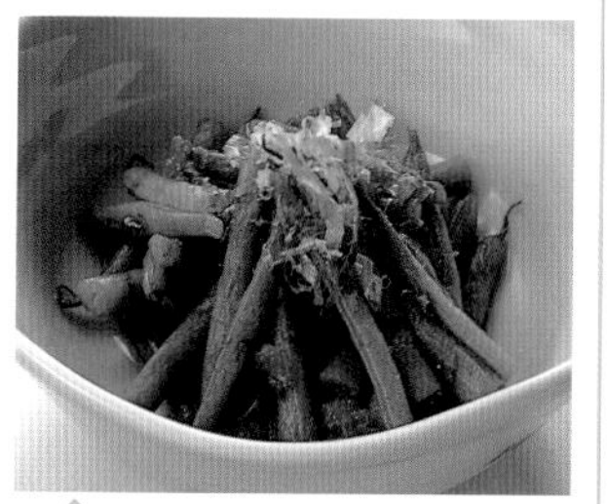

312 さやいんげんの当座煮

46kcal(0.6点) SV:副菜1つ
たんぱく質3.0g／脂質0.2g／塩分0.8g

2〜3日もつように工夫した煮物が当座煮。

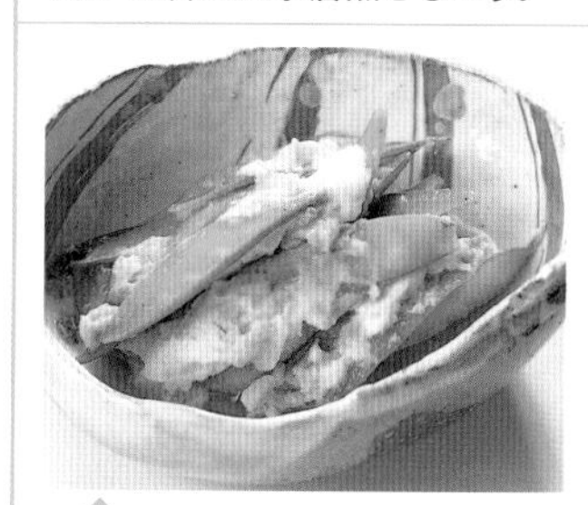

313 さやえんどうの卵とじ

89kcal(1.1点) SV:副菜1つ
たんぱく質4.8g／脂質2.9g／塩分0.7g

消化がよく、簡単に作れる朝食向きの料理。

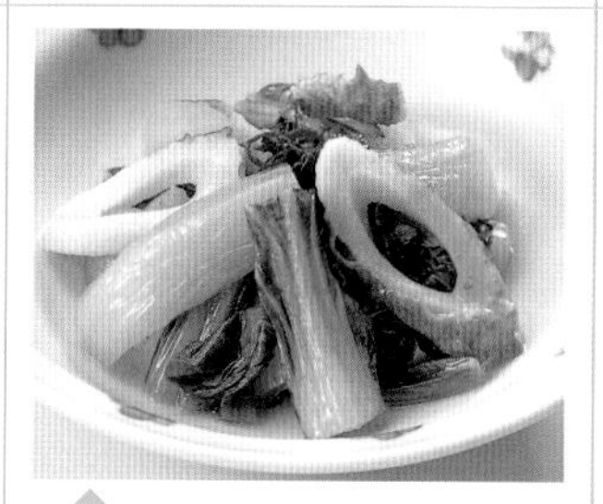

314 青梗菜のいため煮

54kcal(0.7点) SV:副菜1つ
たんぱく質2.3g／脂質3.1g／塩分1.2g

青梗菜は直接いため、味出しにちくわを加えて。

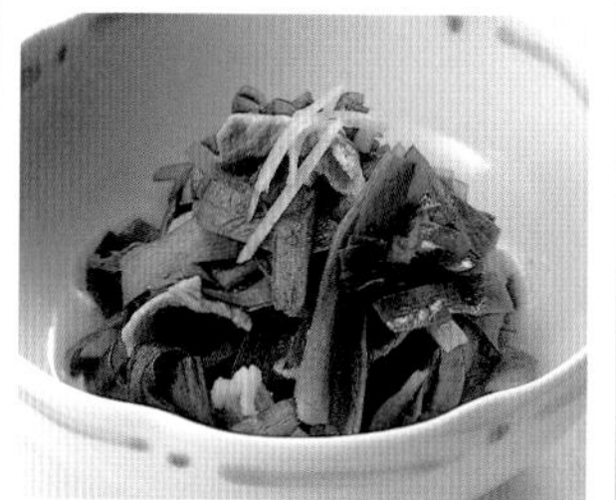

315 にらの煮浸し

58kcal(0.7点) SV:副菜1つ
たんぱく質5.1g／脂質1.1g／塩分1.0g

寒い時期に。にらは熱の通りが早い。

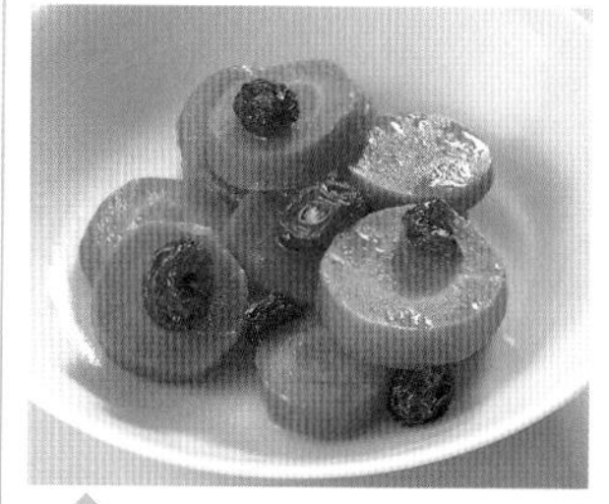

316 にんじんのグラッセ

62kcal(0.8点) SV:副菜1つ
たんぱく質0.4g／脂質3.1g／塩分0.5g

レーズンがアクセントのバター煮。

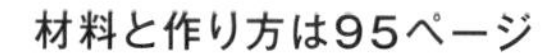

材料と作り方は95ページ

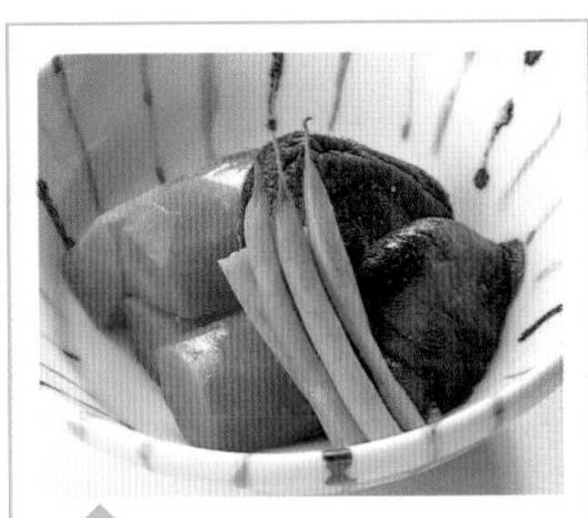

317 にんじんの含め煮

32kcal(0.4点) SV:副菜1つ
たんぱく質0.9g／脂質0.1g／
塩分0.9g

にんじんの自然の甘みが
味わえるシンプルな煮物。

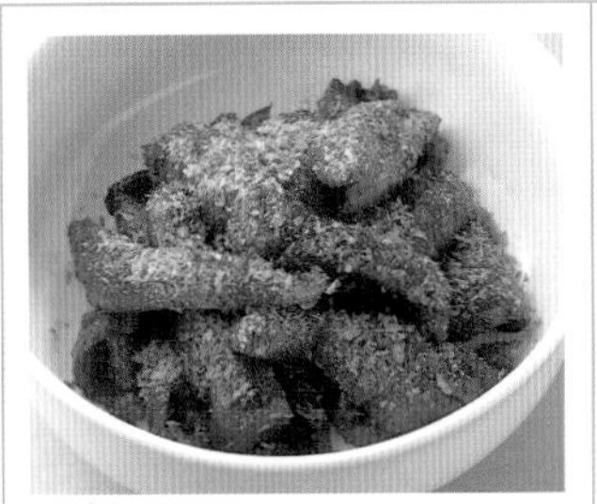

318 ピーマンの土佐煮

48kcal(0.6点) SV:副菜1つ
たんぱく質2.9g／脂質0.1g／
塩分0.9g

削りガツオをじかに加えるなど
うま味をきかせた煮物。

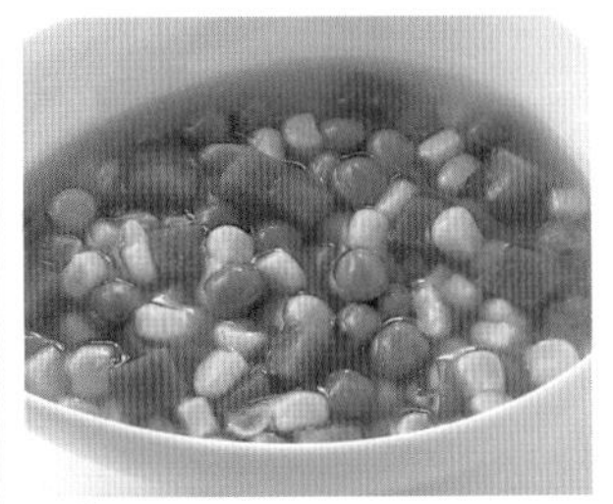

319 ミックスベジタブルのくず煮

119kcal(1.5点) SV:副菜2つ
たんぱく質3.9g／脂質0.8g／
塩分1.1g

加工品利用で手軽。
かたくり粉でとじて。

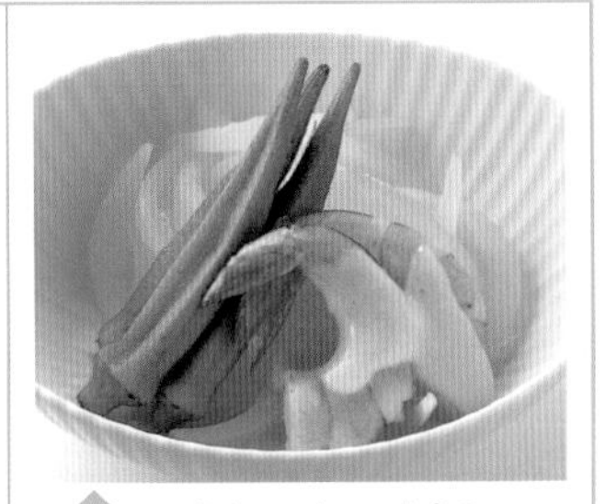

320 オクラとエビの黄身酢かけ

92kcal(1.2点)
SV:副菜1つ＋主菜1つ
たんぱく質6.8g／脂質2.4g／
塩分1.1g

淡泊な味の素材によく合う黄身酢で。

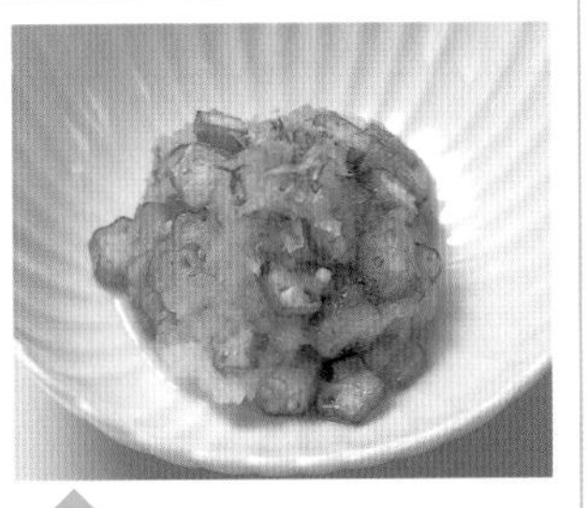

321 オクラのおろしあえ

19kcal(0.2点) SV:副菜1つ
たんぱく質1.2g／脂質0.1g／
塩分0.8g

オクラ特有の粘りと
美しい小口切り。

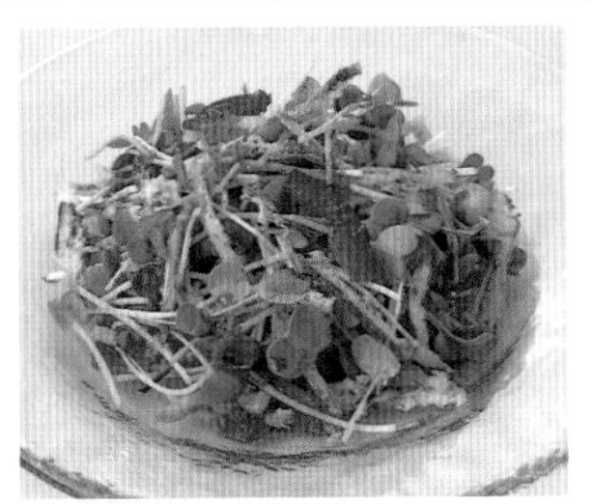

322 貝割れ菜のサラダ

64kcal(0.8点)
たんぱく質2.0g／脂質5.4g／
塩分0.7g

本来は大根の双葉だが
多種類出回るようになった。

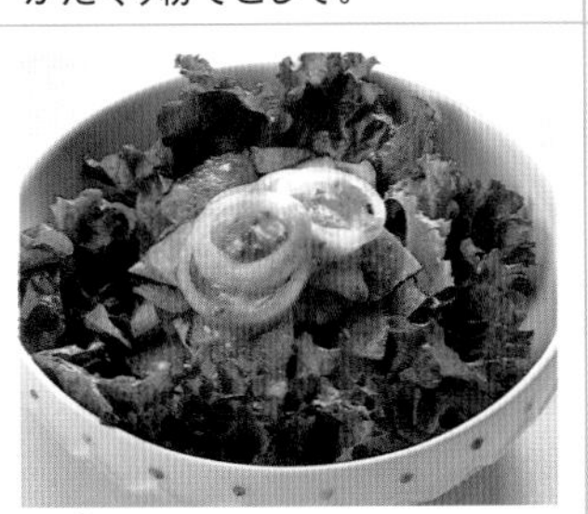

323 かぼちゃの素揚げサラダ

93kcal(1.2点) SV:副菜1つ
たんぱく質0.9g／脂質5.5g／
塩分0.5g

主食、主菜が淡泊で
低エネルギーのときに。

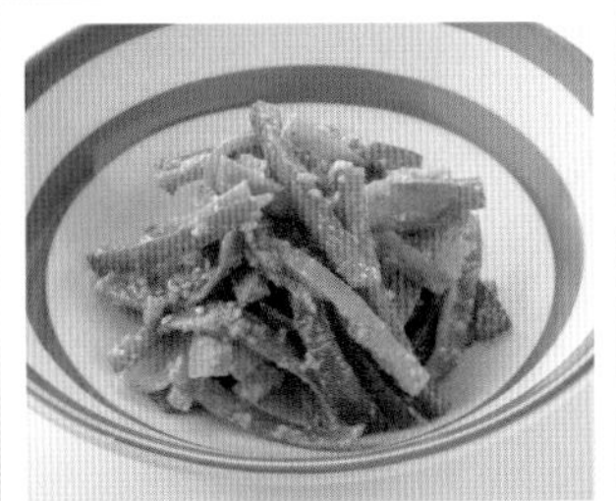

324 カラーピーマンのナムル

55kcal(0.7点) SV:副菜1つ
たんぱく質1.3g／脂質2.4g／
塩分0.7g

彩りの鮮やかな
いため物。

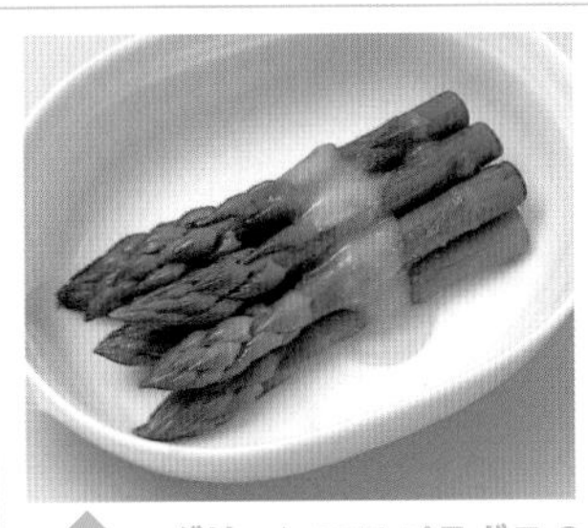

325 グリーンアスパラガスの黄身酢かけ

72kcal(0.9点) SV:副菜1つ
たんぱく質2.8g／脂質2.9g／
塩分0.8g

黄身酢は和風マヨネーズ
といったところ。

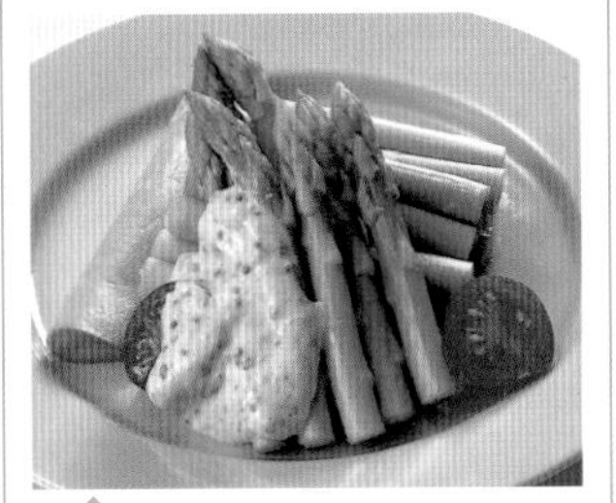

326 グリーンアスパラガスのマスタードサラダ

62kcal(0.8点) SV:副菜1つ
たんぱく質2.7g／脂質4.0g／
塩分0.3g

粒入りマスタードが
たっぷり。

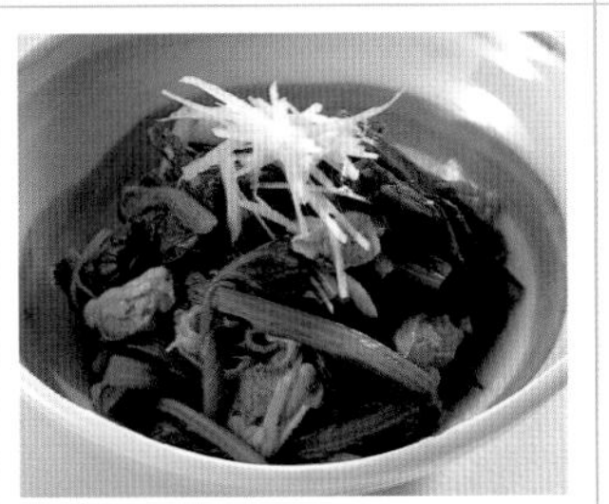

327 小松菜とアサリのからしじょうゆあえ

24kcal(0.3点) SV:副菜1つ
たんぱく質1.8g／脂質0.2g／
塩分1.1g

アサリのうまみが加わり
コクのあるあえ物に。

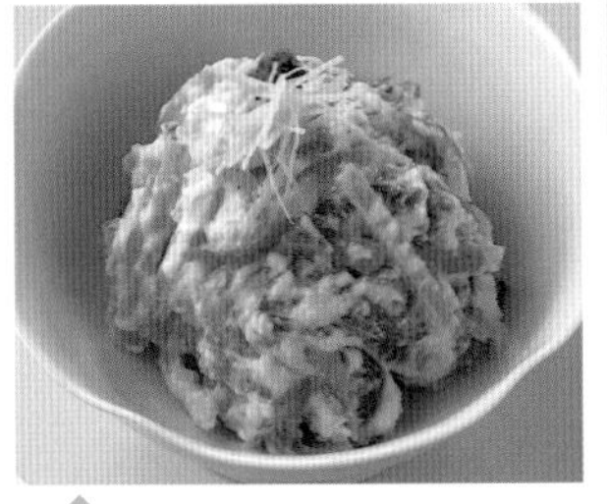

328 小松菜とにんじんの白あえ

111kcal(1.4点)
SV:副菜1つ＋主菜1つ
たんぱく質6.0g／脂質6.4g／
塩分0.9g

豆腐の衣であえたヘルシーなあえ物。

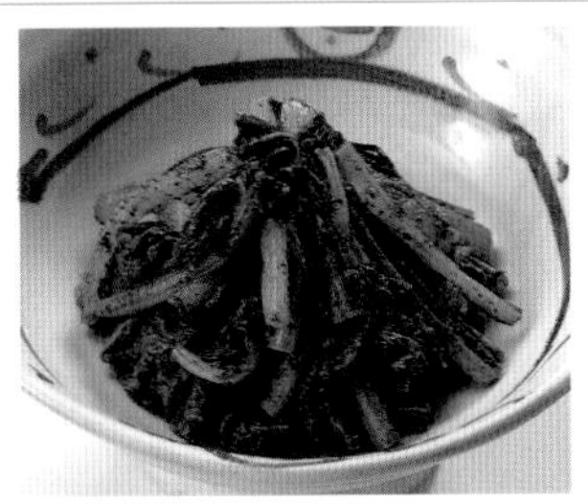
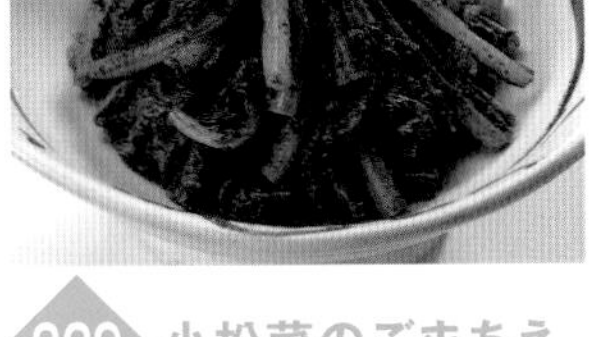

329 小松菜のごまあえ

74kcal(0.9点) SV:副菜1つ
たんぱく質2.9g／脂質4.3g／
塩分0.9g

ごまはカロテンの吸収を
高める効果もある。

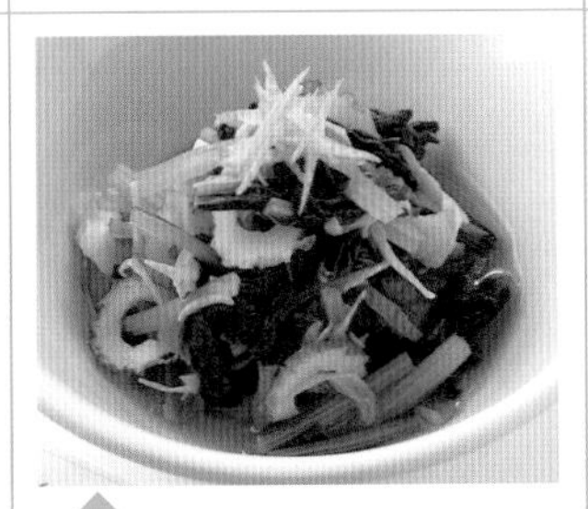

330 小松菜のゆずあえ

37kcal(0.5点) SV:副菜1つ
たんぱく質3.3g／脂質0.4g／
塩分1.2g

黄菊も加えれば
季節感あふれる。

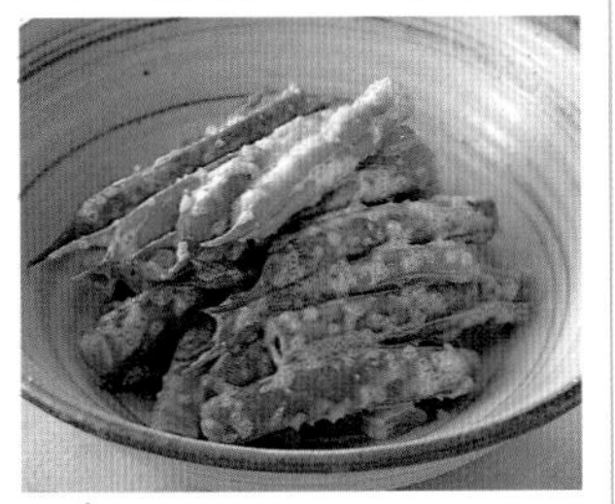

331 さやいんげんのサラダ

111kcal(1.4点) SV:副菜1つ
たんぱく質3.2g／脂質9.2g／
塩分0.7g

タラコを加えて
味にひとひねり。

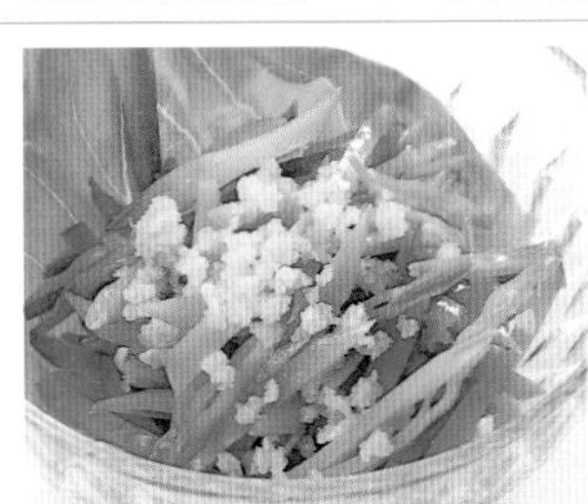

332 さやえんどうのサラダ

48kcal(0.6点) SV:副菜1つ
たんぱく質2.2g／脂質2.3g／
塩分0.5g

細く切ってたっぷりいただく
サラダ。

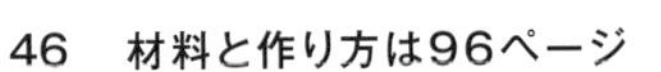
 材料と作り方は96ページ

333 春菊ともやしのナムル
66kcal（0.8点） SV：副菜1つ
たんぱく質2.4g／脂質4.6g／塩分1.0g
ごまなどの風味がよい韓国風のあえ物。

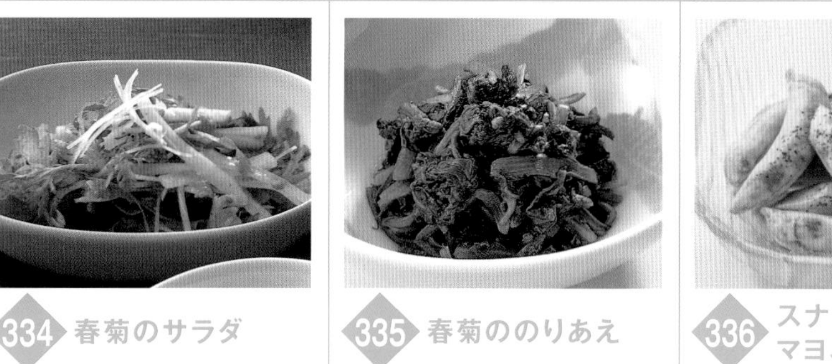

334 春菊のサラダ
69kcal（0.9点） SV：副菜1つ
たんぱく質1.6g／脂質2.4g／塩分1.2g
レモンと豆板醤の韓国風ドレッシングで。

335 春菊ののりあえ
23kcal（0.3点） SV：副菜1つ
たんぱく質2.0g／脂質0.2g／塩分0.8g
春菊の香り、のりのうまみの相乗効果でおいしい。

336 スナップえんどうのマヨネーズあえ
67kcal（0.8点） SV：副菜1つ
たんぱく質1.0g／脂質4.6g／塩分0.3g
色合いと歯応えのあるサラダ。

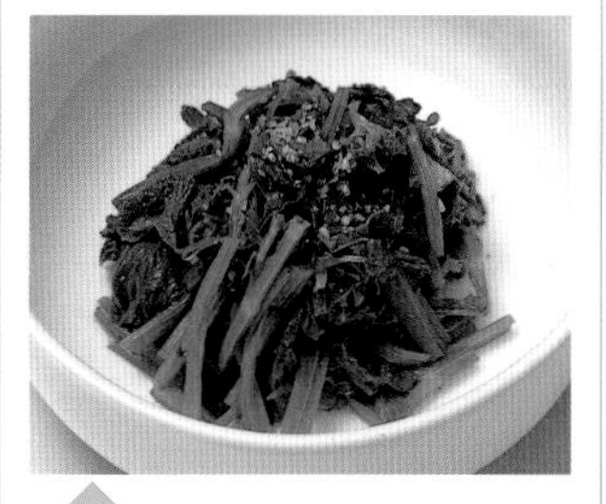

337 せりのお浸し
29kcal（0.4点） SV：副菜1つ
たんぱく質1.7g／脂質1.6g／塩分0.6g
さっとゆでるのがコツ。香り、歯応えを残す。

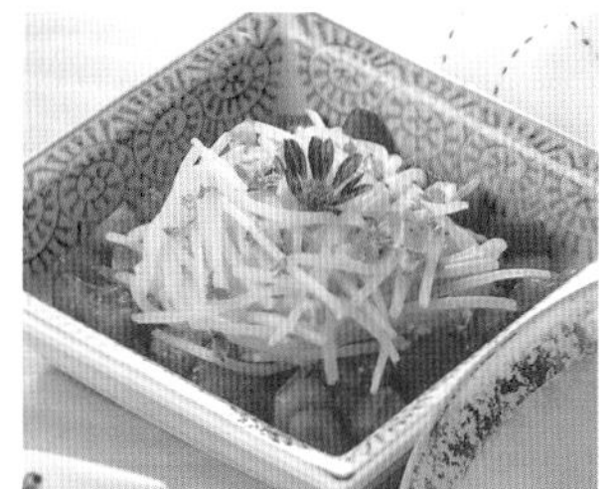

338 トマトともやしの酢じょうゆ
41kcal（0.5点） SV：副菜2つ
たんぱく質1.8／脂質1.2g／塩分0.9g
栄養価の高いトマト。夏は味のよい露地物で。

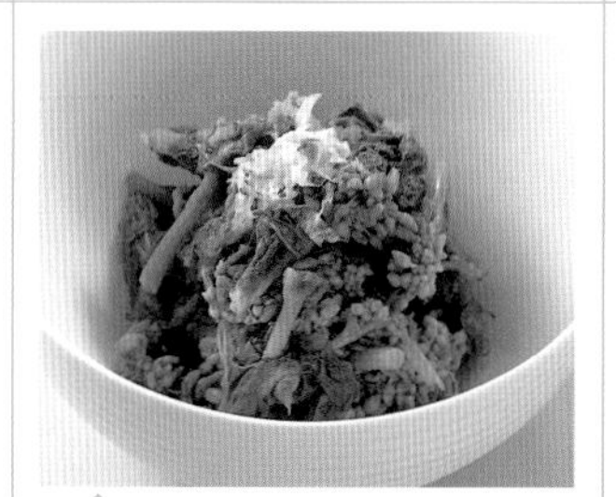

339 菜の花のからしあえ
29kcal（0.4点） SV：副菜1つ
たんぱく質2.9g／脂質0.2g／塩分0.7g
ビタミンA・C、カルシウムがいっぱいの菜の花で。

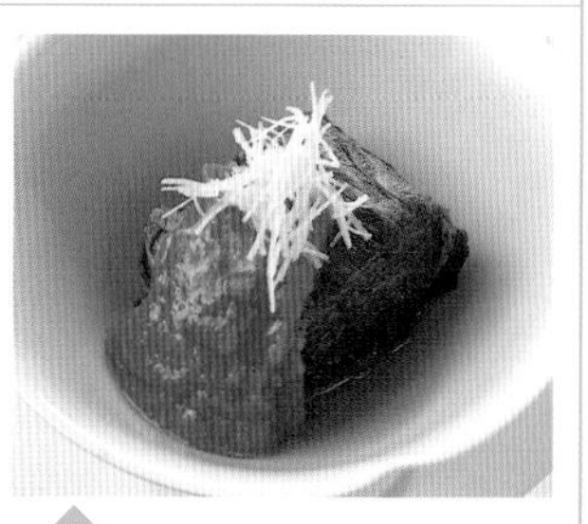

340 にらの酢みそあえ
39kcal（0.5点） SV：副菜1つ
たんぱく質1.8g／脂質0.5g／塩分1.0g
酢みそは混ぜるだけの略式で野趣豊かに。

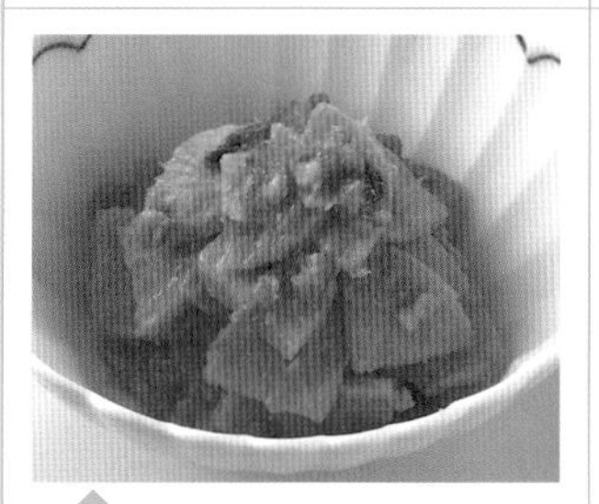

341 にんじんのピーナッツあえ
86kcal（1.1点） SV：副菜1つ
たんぱく質3.0g／脂質4.7g／塩分0.8g
ピーナッツバターを使えば手軽にできる。

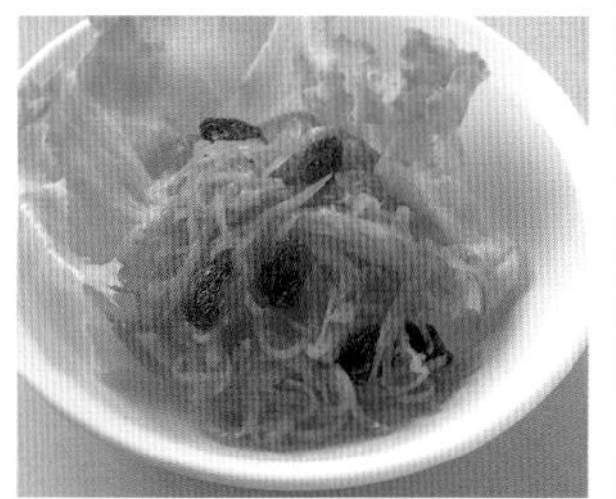

342 にんじんのラペ
59kcal（0.7点） SV：副菜1つ
たんぱく質0.5g／脂質2.5g／塩分0.6g
にんじんの細切り・せん切りの意味。2～3日はおいしい。

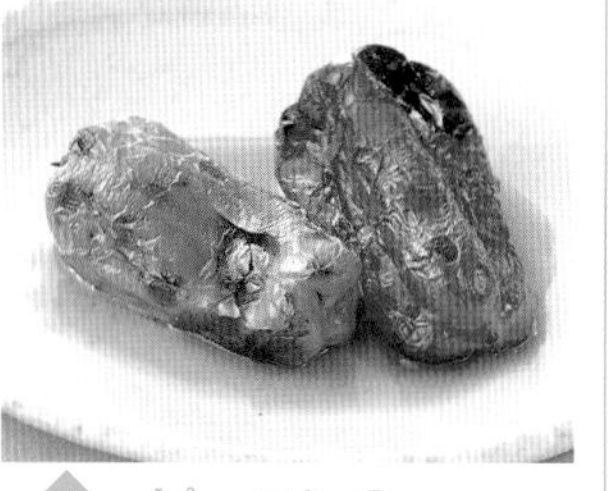

343 ピーマンの焼き浸し
24kcal（0.3点） SV：副菜1つ
たんぱく質1.0g／脂質0.1g／塩分0.9g
2色のピーマンでカラフルに。

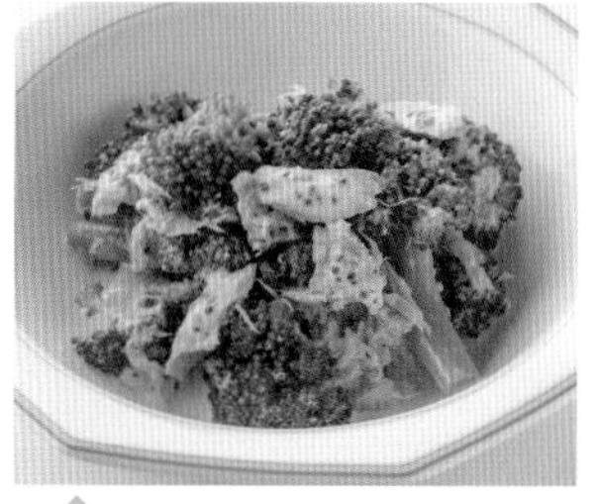

344 ブロッコリーとツナのサラダ
114kcal（1.4点） SV：副菜1つ
たんぱく質5.4g／脂質8.3g／塩分0.5g
マヨネーズ系のソースがよく合う。

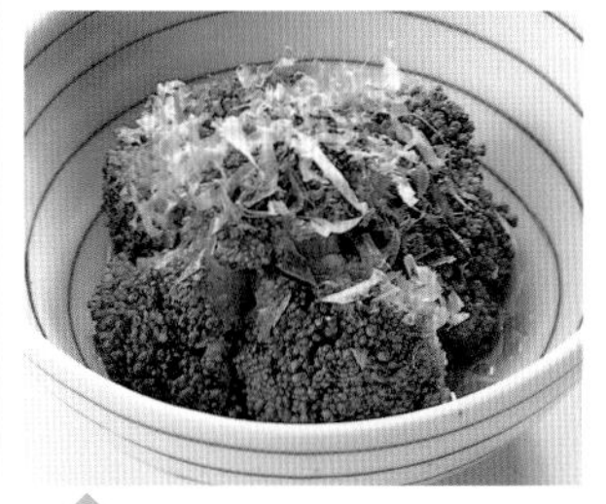

345 ブロッコリーのお浸し
34kcal（0.4点） SV：副菜1つ
たんぱく質3.4g／脂質0.2g／塩分0.9g
しょうゆ味も合う洋野菜のお浸し。

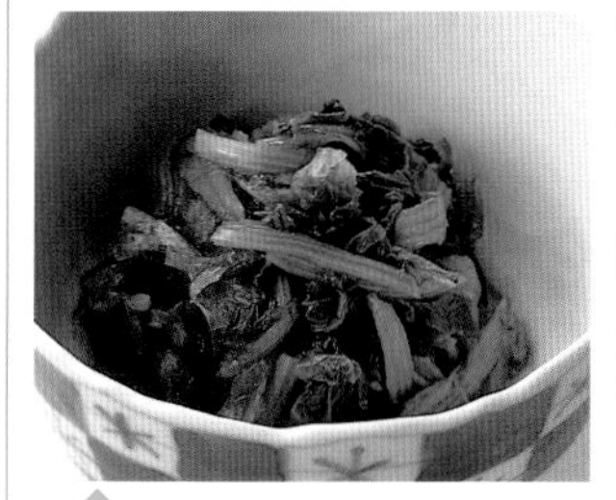

346 ほうれん草のお浸し
22kcal（0.3点） SV：副菜1つ
たんぱく質1.7g／脂質0.2g／塩分0.9g
だしでのばした"割りじょうゆ"で。

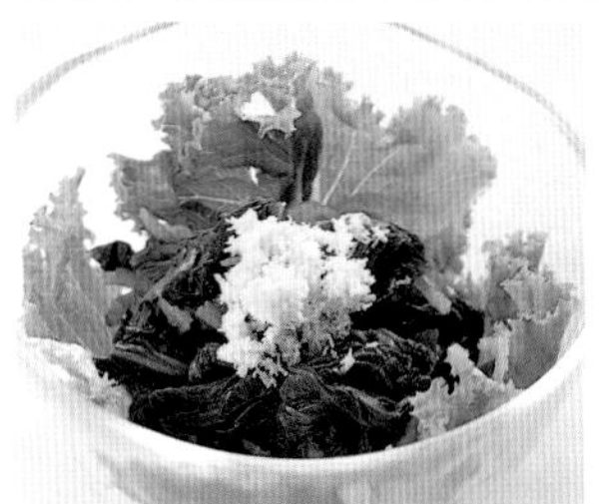

347 ほうれん草のサラダ
123kcal（1.5点） SV：副菜1つ
たんぱく質2.7g／脂質11.1g／塩分0.5g
フレンチドレッシングは食べる直前にかける。

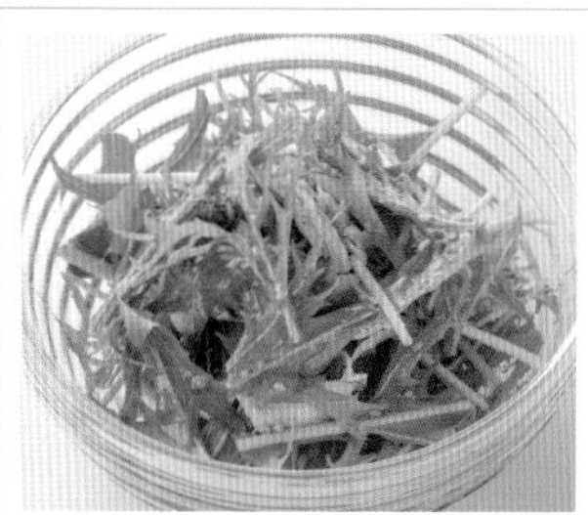
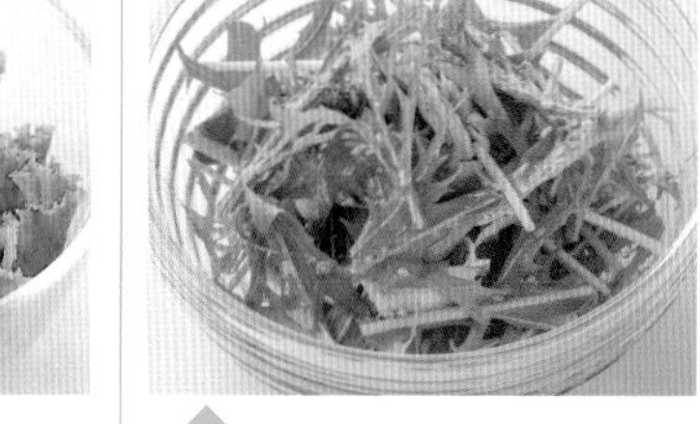

348 水菜のサラダ
109kcal（1.4点）
SV：副菜1つ＋主菜1つ
たんぱく質6.6g／脂質6.8g／塩分0.8g
シャキシャキの水菜に鶏の旨味をプラス。

材料と作り方は97ページ

副菜

緑黄色野菜 349—363

淡色野菜 364

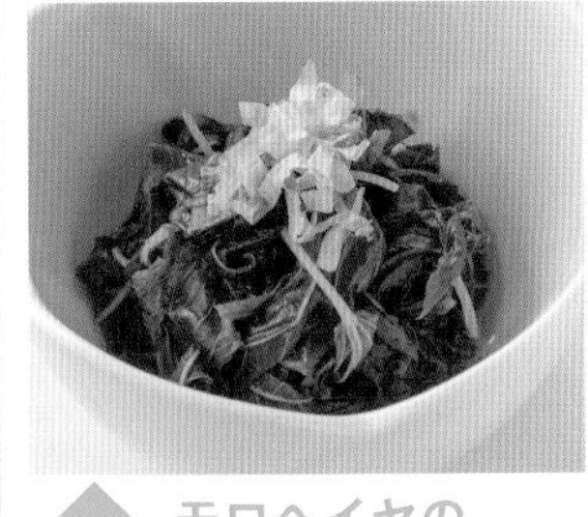

349 モロヘイヤのお浸し

34kcal(0.4点) SV:副菜1つ
たんぱく質3.6g/脂質0.4g/塩分0.6g

栄養満点、夏バテ防止に人気の食材。

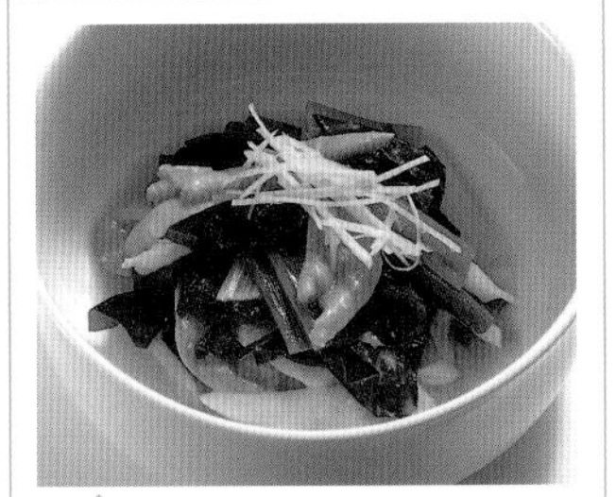

350 わけぎのぬた

75kcal(0.9点) SV:副菜1つ
たんぱく質3.7g/脂質0.7g/塩分1.5g

ゆでたわけぎと貝、わかめを酢みそであえた春の一品。

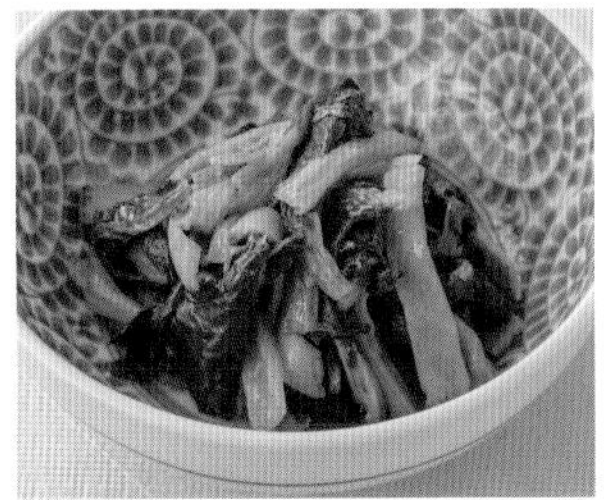

351 青菜のいため物

65kcal(0.8点) SV:副菜1つ
たんぱく質2.7g/脂質5.1g/塩分0.6g

油でいためてうま味とコクをプラス。

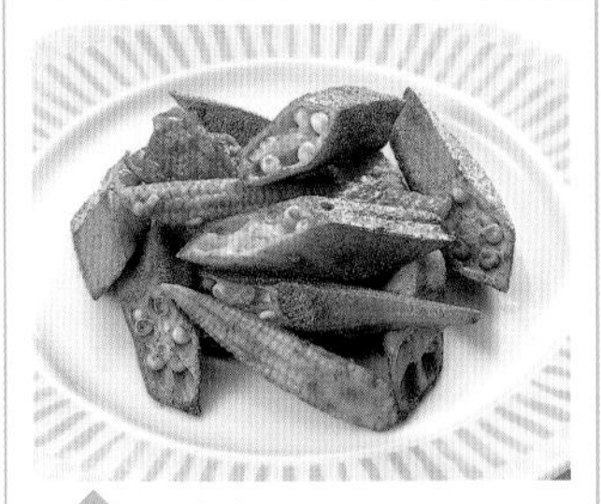

352 オクラのソテーカレー風味

54kcal(0.7点) SV:副菜1つ
たんぱく質0.9g/脂質4.0g/塩分0.5g

洋風の料理にもよく合うオクラを使って。

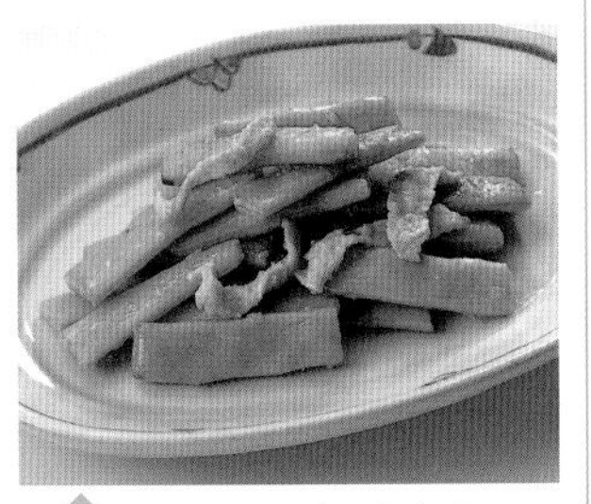

353 さやいんげんと豚肉のみそいため

119kcal(1.5点) SV:副菜1つ
たんぱく質4.6g/脂質7.1g/塩分0.8g

みその風味でご飯にぴったりの一品。

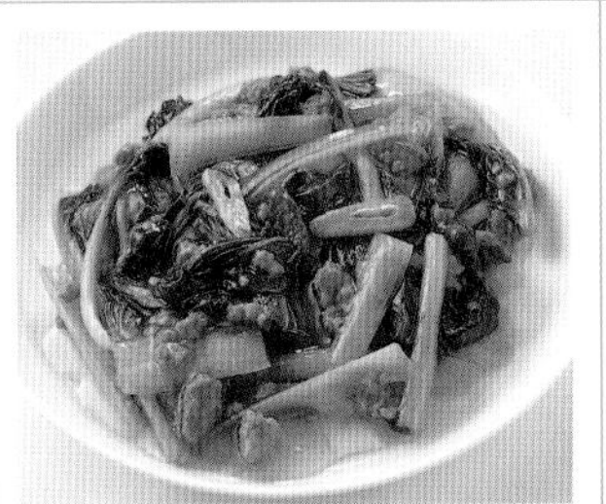

354 塌菜(タアツァイ)と豚肉のいため物

187kcal(2.3点)
SV:副菜1つ+主菜1つ
たんぱく質6.9g/脂質13.7g/塩分1.5g

いため物が似合う中国野菜で。

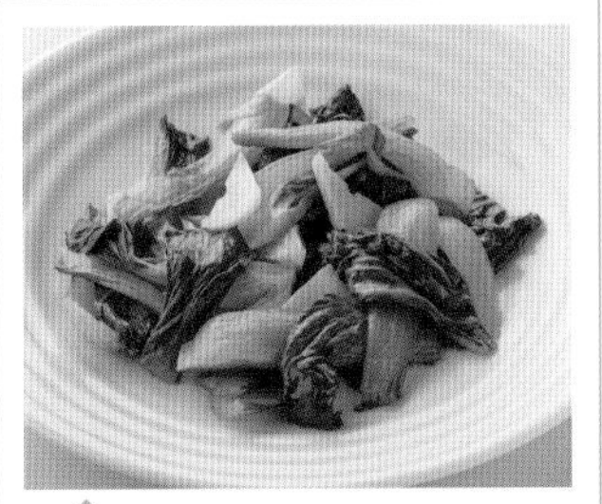

355 青梗菜のいため物

53kcal(0.7点) SV:副菜1つ
たんぱく質0.6g/脂質4.2g/塩分0.8g

短時間で簡単にできるいため物。

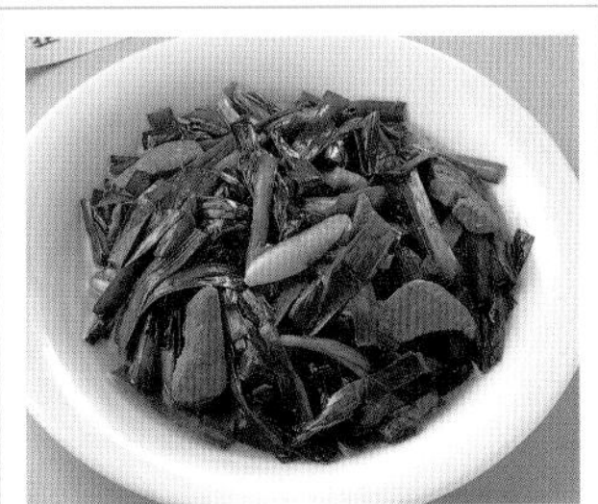

356 にらとレバーのいため物

135kcal(1.7点)
SV:副菜1つ+主菜1つ
たんぱく質6.9g/脂質9.0g/塩分1.2g

鉄分たっぷりのレバーと組み合わせて。

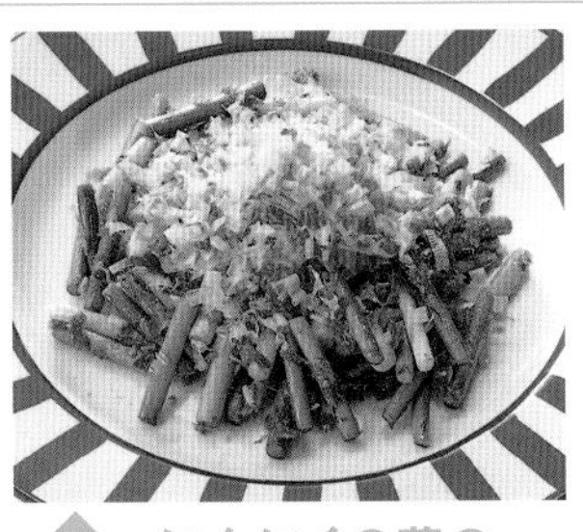

357 にんにくの茎のいため物

108kcal(1.4点) SV:副菜1つ
たんぱく質5.8g/脂質5.3g/塩分0.9g

にんにくの茎は強壮、殺菌作用もある。

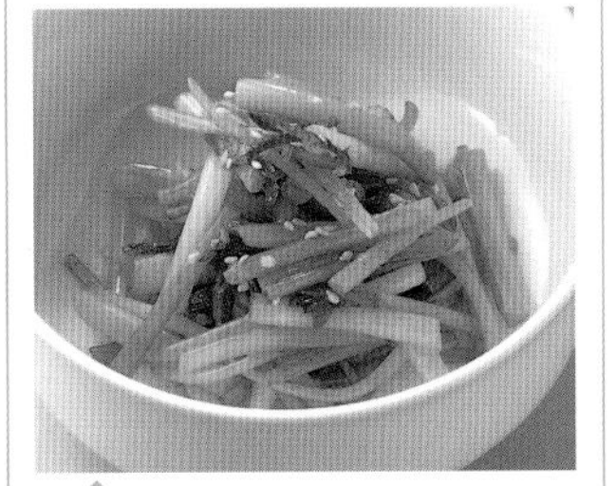

358 根三つ葉のきんぴら

57kcal(0.7点) SV:副菜1つ
たんぱく質1.7g/脂質4.5g/塩分0.9g

シャキッとして香りのよいスピード料理。

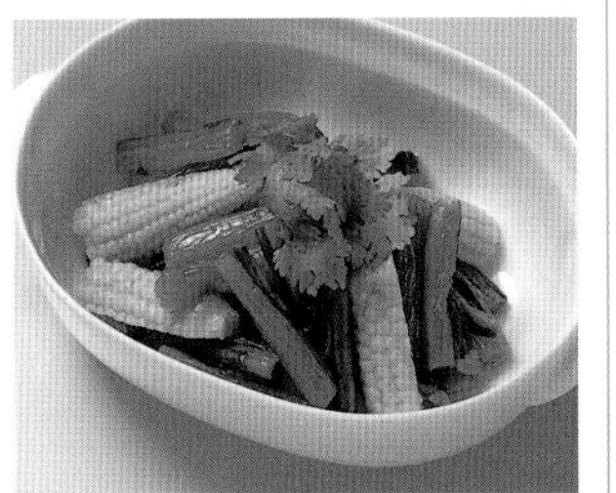

359 野沢菜漬けのいため物

112kcal(1.4点) SV:副菜2つ
たんぱく質1.5g/脂質9.7g/塩分1.2g

漬物にひと手間かけて目先を変える。

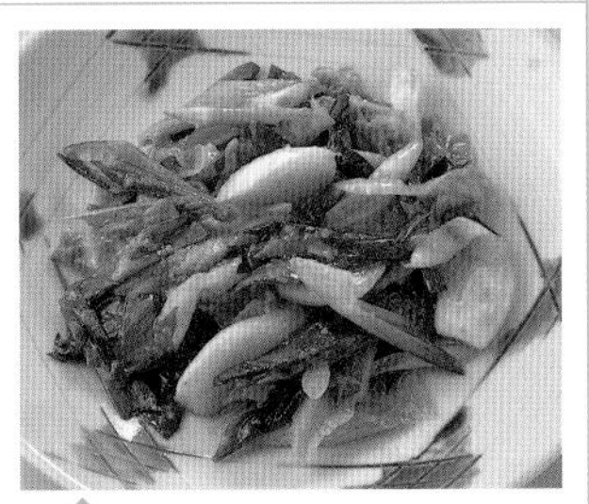

360 葉玉ねぎのみそいため

176kcal(2.2点) SV:副菜1つ
たんぱく質5.7g/脂質10.7g/塩分0.9g

出回る期間が短い春の野菜。

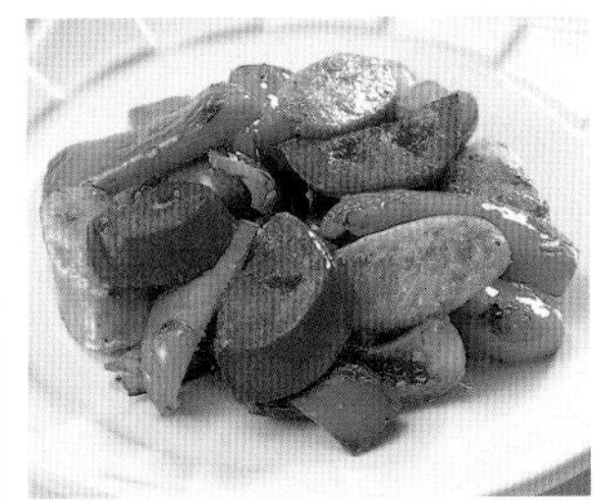
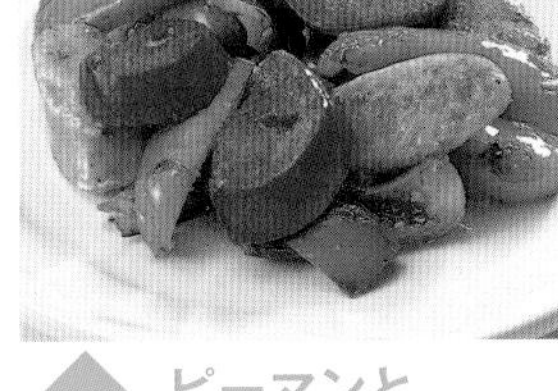

361 ピーマンとウインナのソテー

119kcal(1.5点) SV:副菜1つ
たんぱく質2.6g/脂質10.1g/塩分0.9g

ピーマンに含まれるビタミンCは熱に強い。

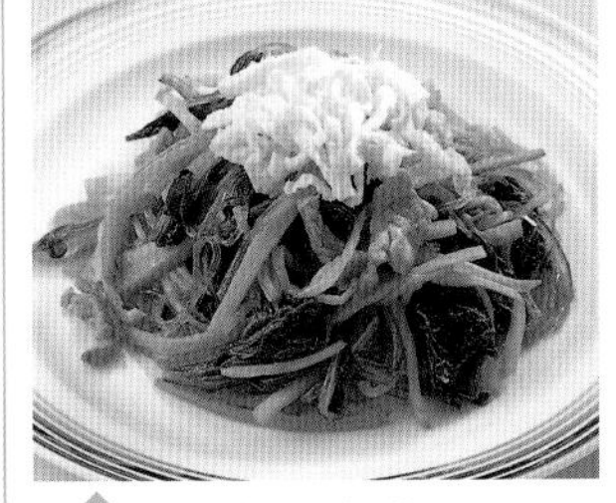

362 ほうれん草のいため物

201kcal(2.5点)
SV:副菜2つ+主菜1つ
たんぱく質6.7g/脂質15.5g/塩分1.1g

はるさめに野菜の汁を吸わせる中国式。

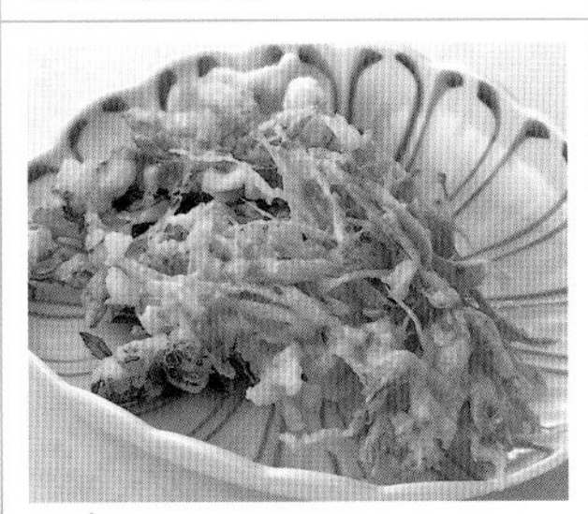

363 かき揚げ

201kcal(2.5点) SV:副菜1つ
たんぱく質4.6g/脂質13.2g/塩分0.7g

サクサク、カリカリのおいしいかき揚げの材料はお好みで。

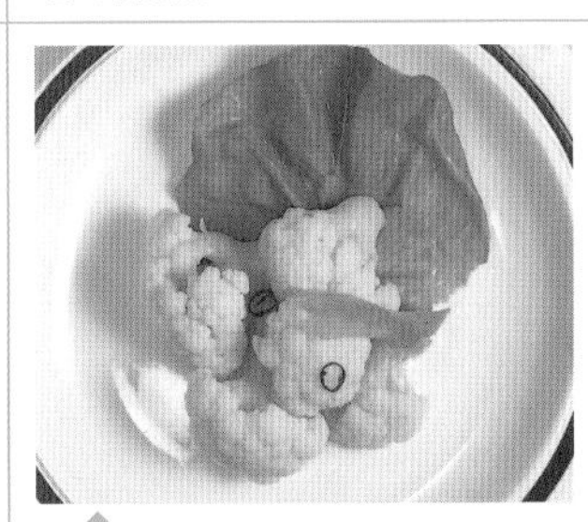

364 カリフラワーの甘酢漬け

43kcal(0.5点) SV:副菜1つ
たんぱく質1.5g/脂質0.1g/塩分0.6g

保存がきく低塩のサラダ風漬物。

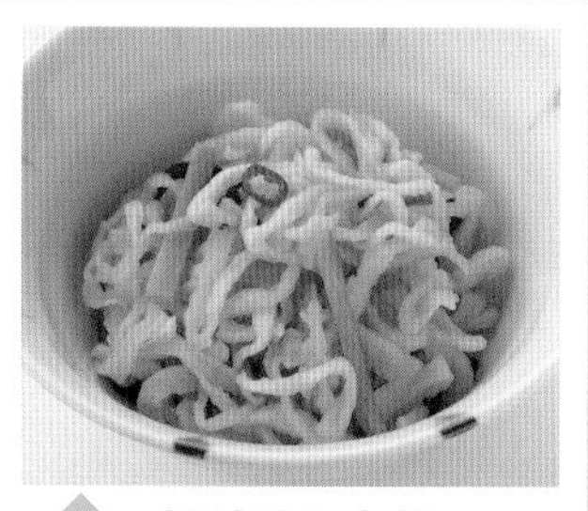

365 切り干し大根のあちゃら漬け風
105kcal(1.3点) SV:副菜1つ
たんぱく質1.8g／脂質0.1g／塩分1.4g
作り置きができ、はし休めにも最適。

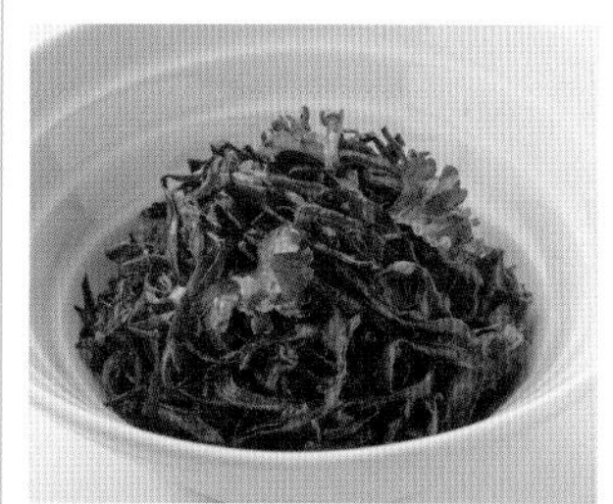

366 紫キャベツのドレッシング漬け
138kcal(1.7点) SV:副菜1つ
たんぱく質1.0g／脂質11.9g／塩分0.7g
彩りがよく、1~2日おいしく作り置きできるのが最高。

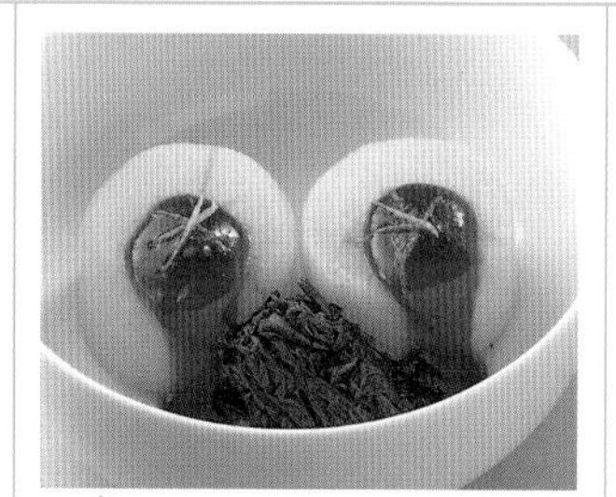

367 ふろふき大根
96kcal(1.2点) SV:副菜3つ
たんぱく質2.6g／脂質0.7g／塩分1.9g
大根は米とこんぶ入りの湯でゆでて。

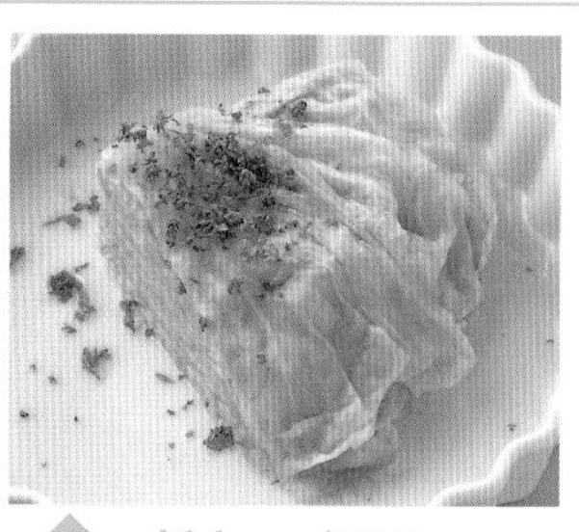

368 新キャベツのひき肉包み蒸し
116kcal(1.5点)
SV:副菜2つ+主菜1つ
たんぱく質7.9g／脂質4.5g／塩分1.4g
蒸すので旨味が逃げないのが特徴。

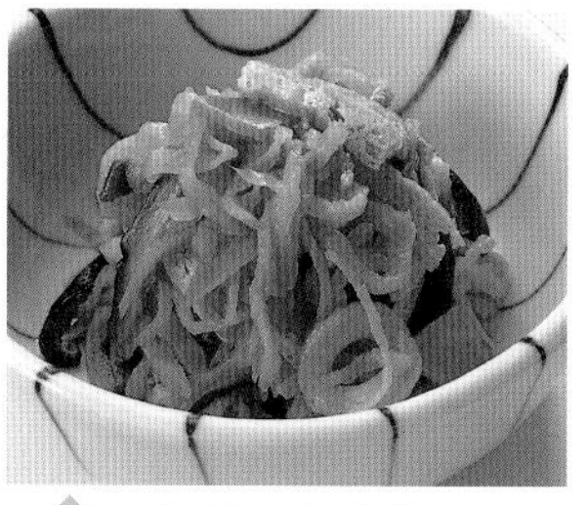

369 切り干し大根の煮物
75kcal(0.9点) SV:副菜1つ
たんぱく質3.1g／脂質1.4g／塩分1.3g
食物繊維、鉄分がたっぷりのおふくろの味。

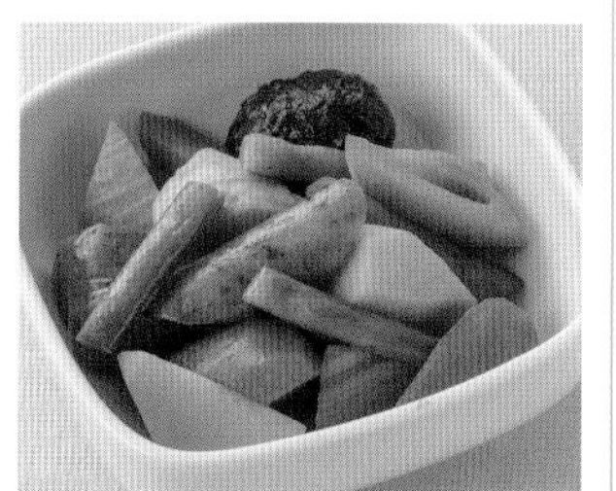

370 根菜の煮物
51kcal(0.6点) SV:副菜2つ
たんぱく質1.5g／脂質0.1g／塩分0.7g
多種類の素材のおいしさが楽しめる定番料理。

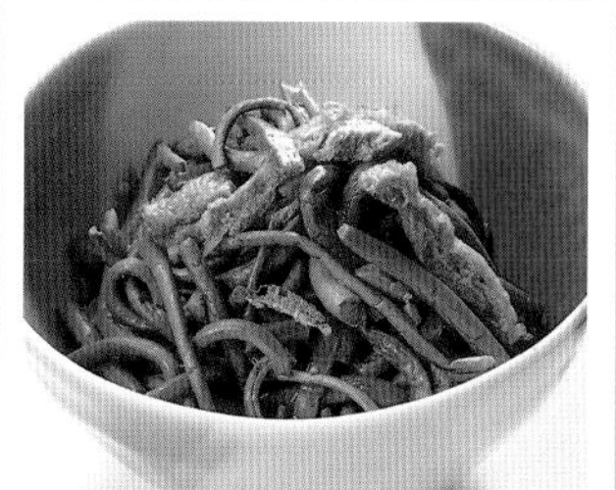

371 ぜんまいの煮物
99kcal(1.2点) SV:副菜1つ
たんぱく質3.6g／脂質5.9g／塩分0.9g
油でいためてコクを出した甘辛味。

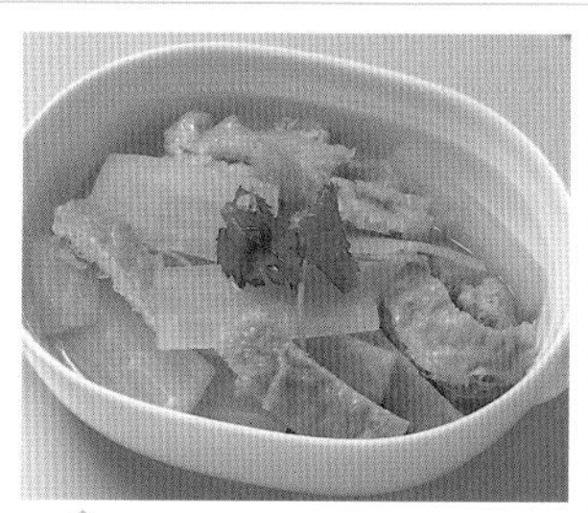

372 大根と油揚げのいため煮
152kcal(1.9点)
SV:副菜1つ+主菜1つ
たんぱく質5.9g／脂質11.1g／塩分1.4g
いためてから煮て味に深みとコクを。

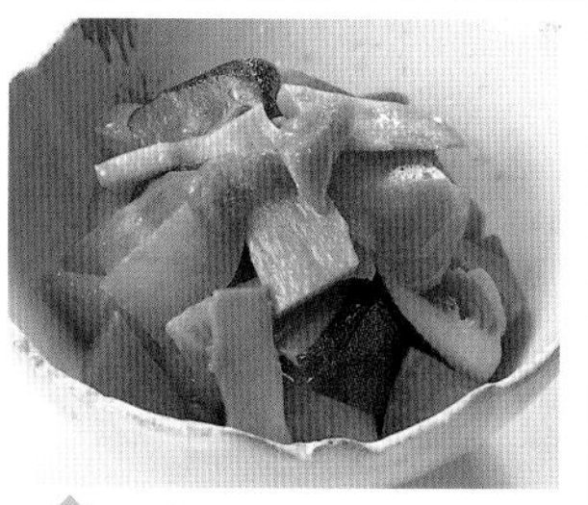

373 大根の中国風いため煮
74kcal(0.9点) SV:副菜2つ
たんぱく質1.6g／脂質3.5g／塩分0.9g
こはく色になるまで煮つめたしょうゆ味の煮物。

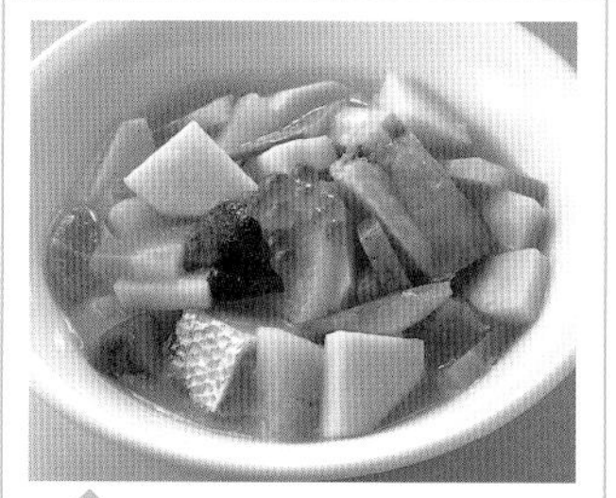

374 大根の北海煮
93kcal(1.2点)
SV:副菜2つ+主菜1つ
たんぱく質8.1g／脂質1.7g／塩分1.7g
サケの旨味で淡泊な野菜をおいしく。

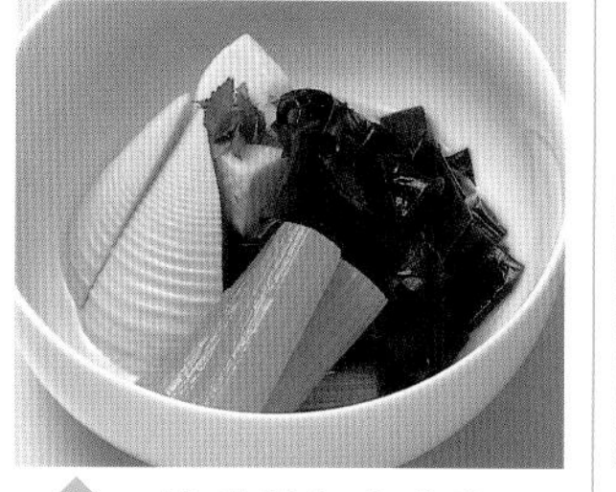

375 竹の子とふきの炊き合わせ
60kcal(0.8点) SV:副菜2つ
たんぱく質2.8g／脂質0.1g／塩分1.5g
春の野の仲間同士。季節感あふれる煮物。

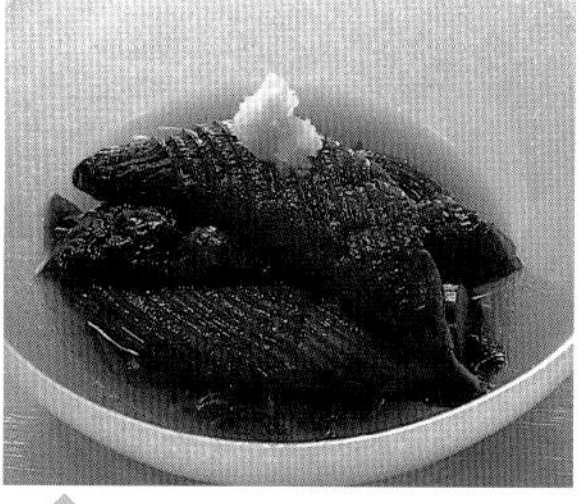

376 なすの煮物
50kcal(0.6点) SV:副菜1つ
たんぱく質2.1g／脂質0g／塩分1.5g
しっかり味がしみたところが美味。

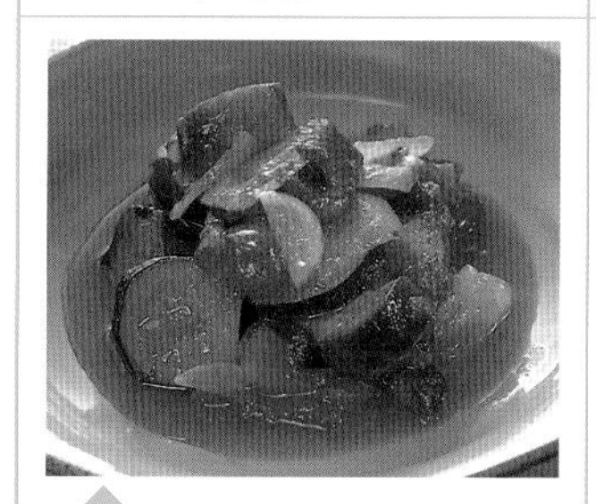

377 夏野菜のいため煮
155kcal(1.9点) SV:副菜5つ
たんぱく質2.5g／脂質4.5g／塩分1.5g
ラタトゥイユやカポナータともいう。

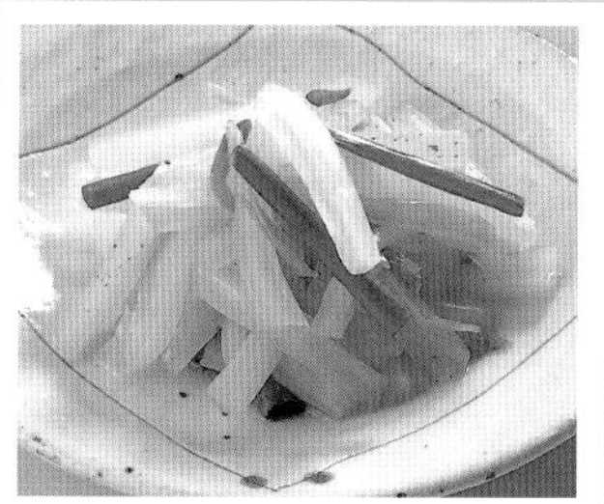

378 白菜のいため煮
60kcal(0.8点) SV:副菜1つ
たんぱく質0.8g／脂質4.8g／塩分2.4g
ザーサイを加えて味のアクセントに。

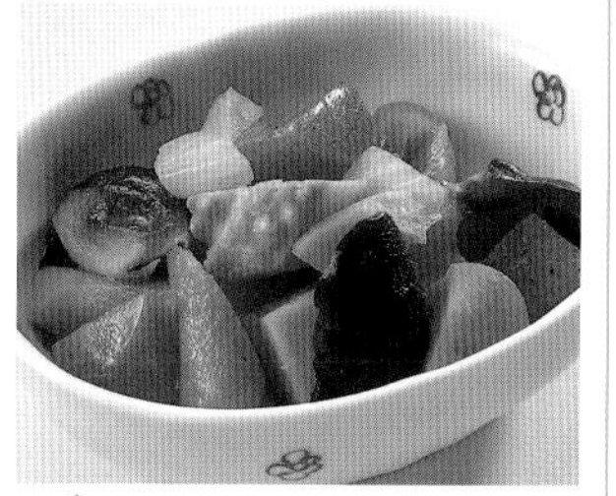

379 春の根菜の煮物
57kcal(0.7点) SV:副菜1つ
たんぱく質1.0g／脂質0.1g／塩分0.9g
材料の組み合わせによって主菜にもなるうす味の煮物。

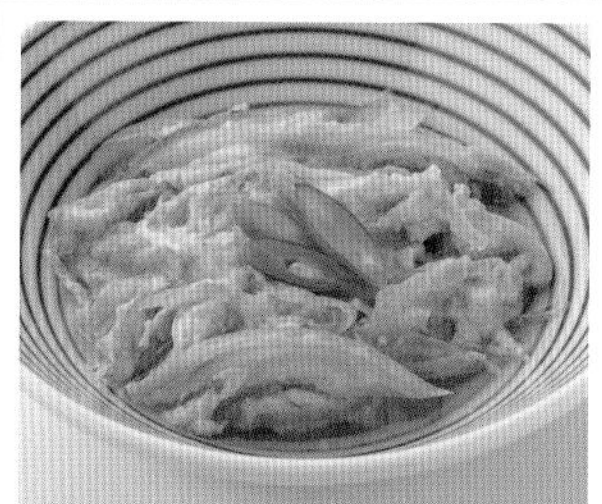

380 みょうがの卵とじ
88kcal(1.1点) SV:副菜1つ
たんぱく質4.6g／脂質2.9g／塩分1.5g
初夏を満喫、旬を味わう一品。

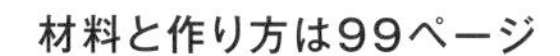
材料と作り方は99ページ

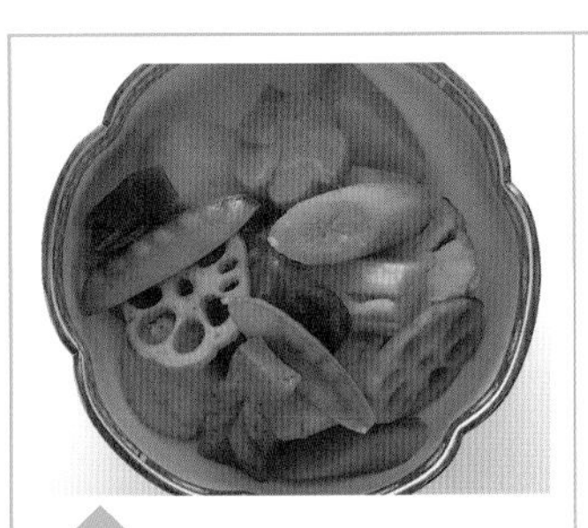

381 野菜の煮しめ

154kcal(1.9点) SV:副菜3つ
たんぱく質7.2g/脂質2.8g/
塩分1.8g

煮汁をほぼ煮つめるので
お弁当にも向く。

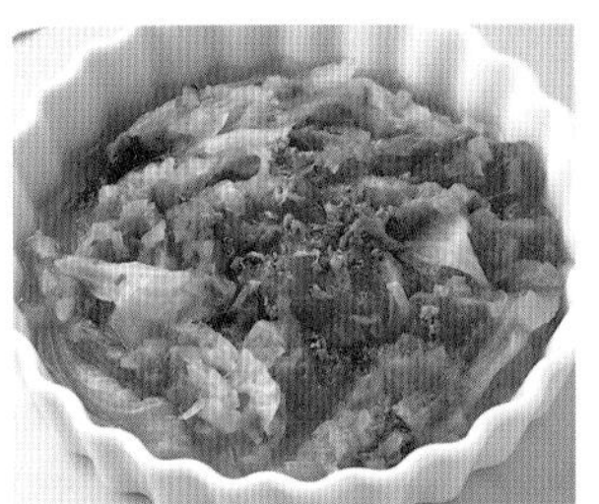

382 レタスのイタリア風蒸し煮

98kcal(1.2点) SV:副菜3つ
たんぱく質3.3g/脂質5.4g/
塩分1.6g

野菜の水分と白ワインだけで
蒸し煮に。

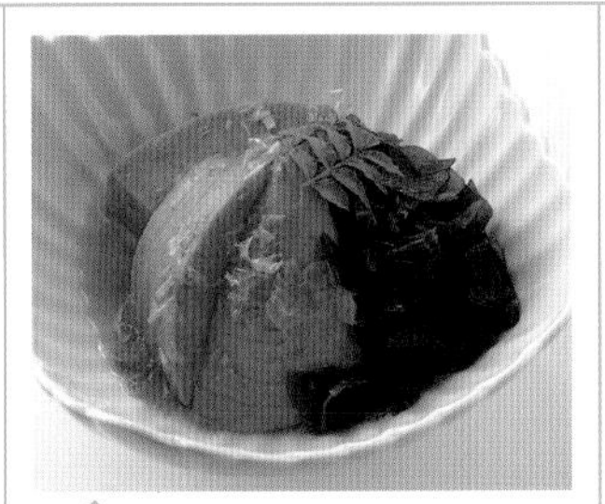

383 若竹煮

99kcal(1.2点) SV:副菜3つ
たんぱく質6.4g/脂質0.2g/
塩分1.6g

新わかめと新竹の子で
春の野と海の味。

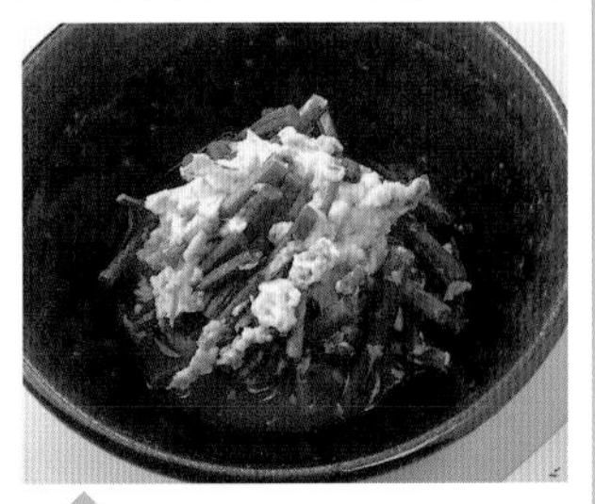

384 わらびの卵とじ

70kcal(0.9点) SV:副菜1つ
たんぱく質4.3g/脂質2.9g/
塩分1.0g

“早春の使者”わらびには
食物繊維が多く含まれる。

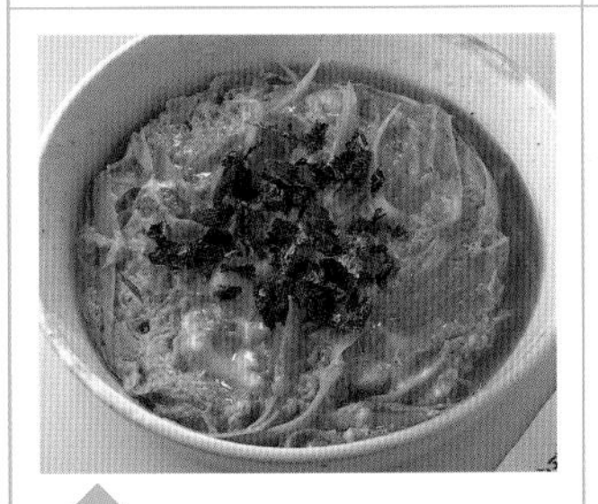

385 ごぼうの柳川

98kcal(1.2点) SV:副菜1つ
たんぱく質4.0g/脂質2.5g/
塩分1.1g

ごぼうをドジョウに見立てた
庶民の知恵。

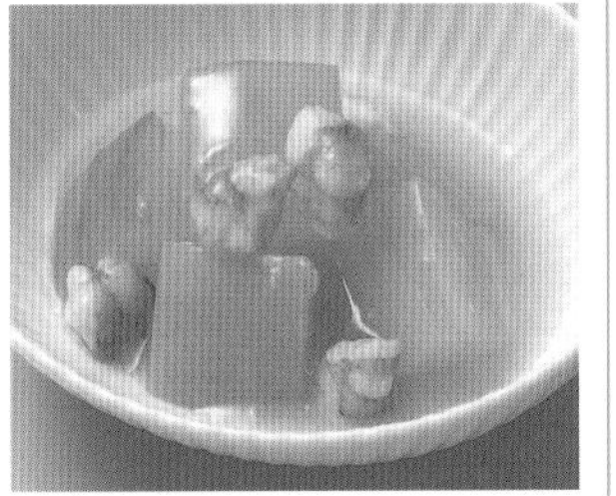

386 とうがんのエビあんかけ

64kcal(0.8点) SV:副菜2つ
たんぱく質3.2g/脂質0.2g/
塩分1.2g

ひすい色した
涼感あふれる煮物。

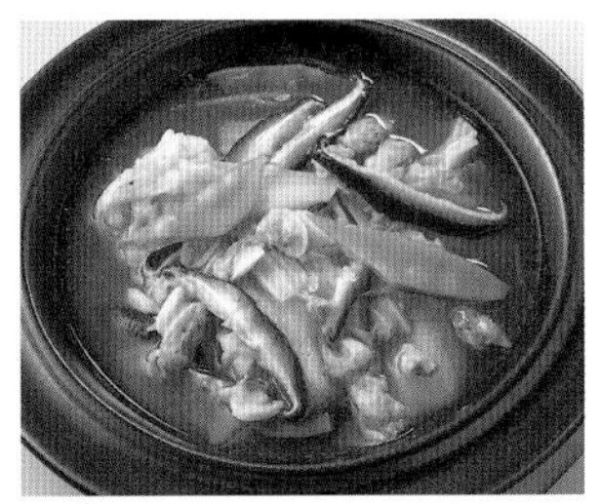

387 白菜とアサリの煮浸し

36kcal(0.5点) SV:副菜2つ
たんぱく質2.1g/脂質0.1g/
塩分1.3g

寒い日には特に喜ばれる。
汁代わりにも。

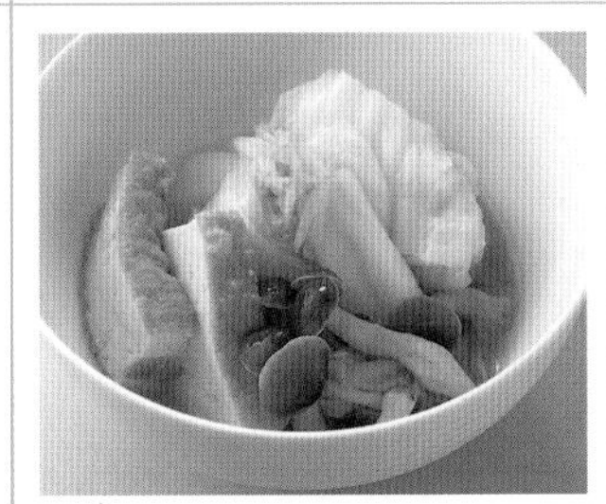

388 白菜と生揚げの煮物

97kcal(1.2点)
SV:副菜2つ+主菜1つ
たんぱく質5.4g/脂質4.3g/
塩分1.2g

淡泊な白菜はコクやうま味の出る材料と。

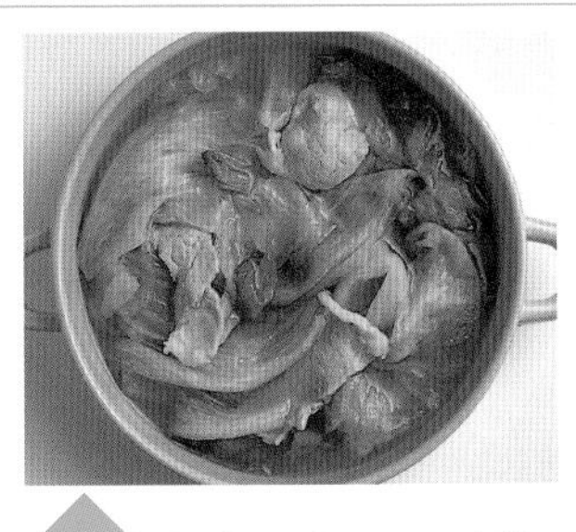

389 レタスのスープ煮

63kcal(0.8点)
SV:副菜1つ+主菜1つ
たんぱく質5.6g/脂質2.4g/
塩分1.4g

100gのレタスも楽に食べられる。

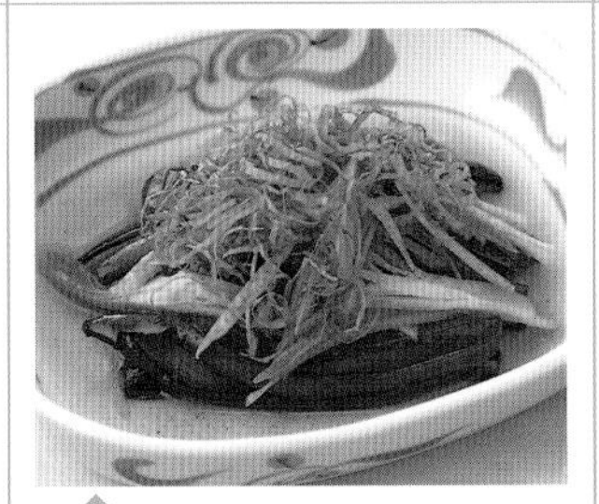

390 揚げなすのたたき

148kcal(1.9点) SV:副菜2つ
たんぱく質1.1g/脂質13.7g/
塩分0.4g

レモンがアクセントになる
揚げ浸し。

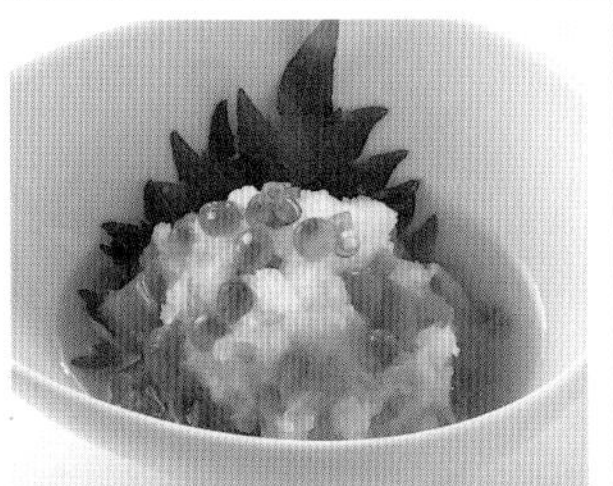

391 イクラのみぞれ酢

62kcal(0.8点)
SV:副菜2つ+主菜1つ
たんぱく質4.8g/脂質1.8g/
塩分0.9g

おろした大根に甘酢を混ぜて。

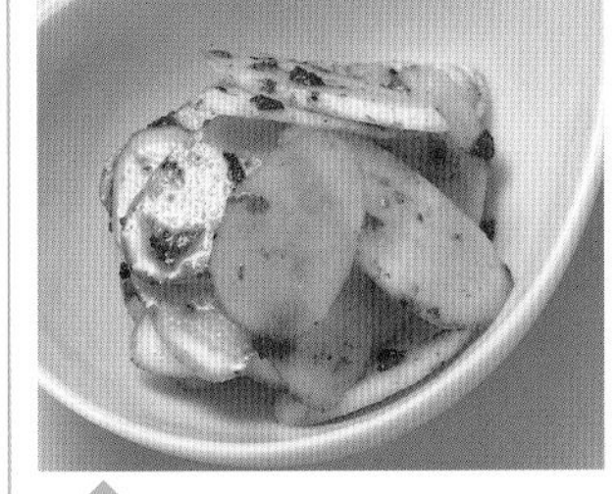

392 うどの梅肉あえ

25kcal(0.3点) SV:副菜1つ
たんぱく質0.4g/脂質0.1g/
塩分0.4g

うどを梅肉であえた
さわやかな風味のあえ物。

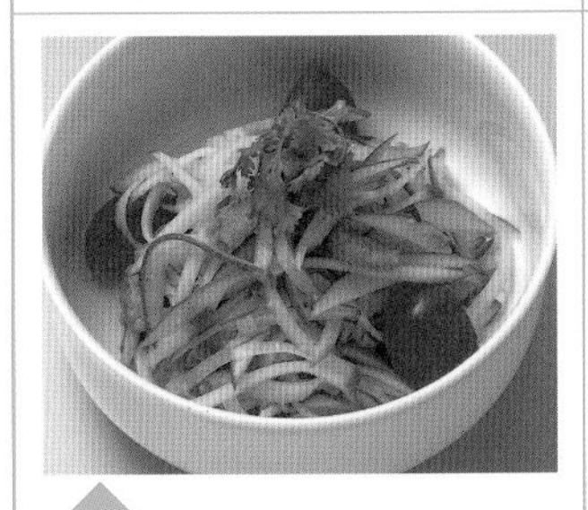

393 エスニックサラダ

153kcal(1.9点)SV:副菜1つ
たんぱく質7.0g/脂質8.6g/
塩分1.1g

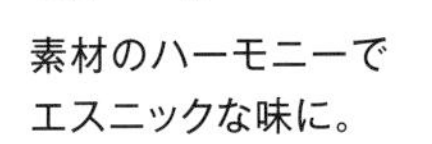

素材のハーモニーで
エスニックな味に。

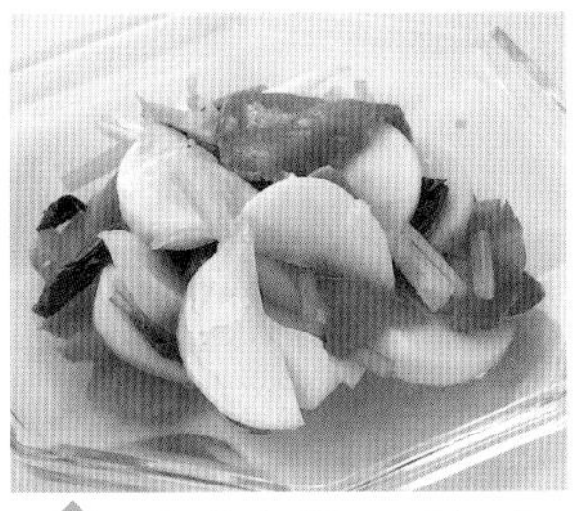

394 かぶとサーモンのサラダ

144kcal(1.8点) SV:副菜1つ
たんぱく質4.2g/脂質12.4g/
塩分1.3g

酸味がよく合う
スモークサーモンで。

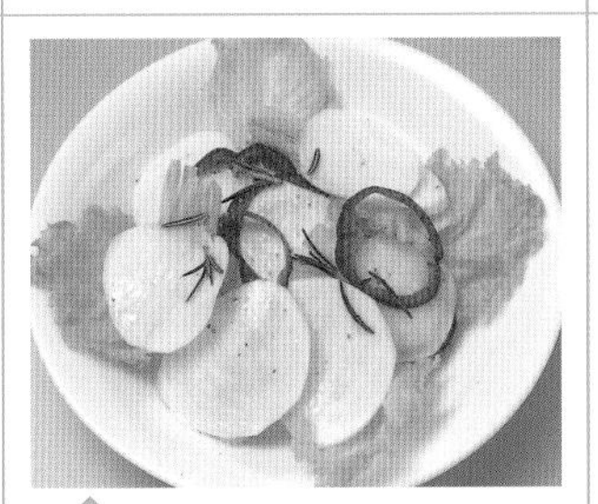

395 かぶのサラダ

54kcal(0.7点) SV:副菜1つ
たんぱく質0.4g/脂質3.7g/
塩分0.8g

かぶの甘みを味わう
生サラダ。

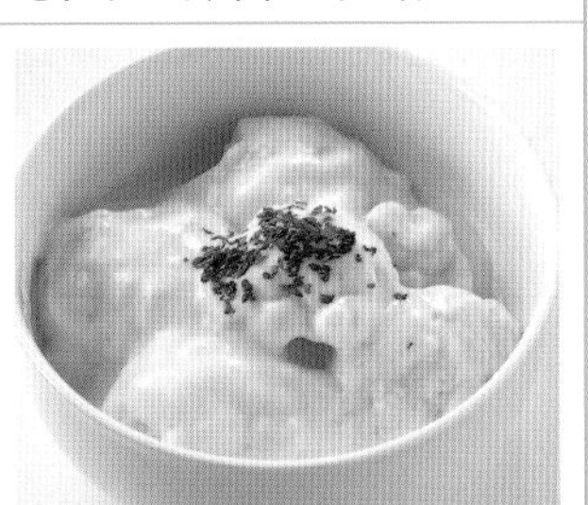

396 カリフラワーのクリームソース

132kcal(1.7点)
SV:副菜2つ+牛乳・乳製品1つ
たんぱく質5.1g/脂質6.7g/
塩分0.8g

リッチな味とコクのあるホワイトソースあえ。

 材料と作り方は100ページ

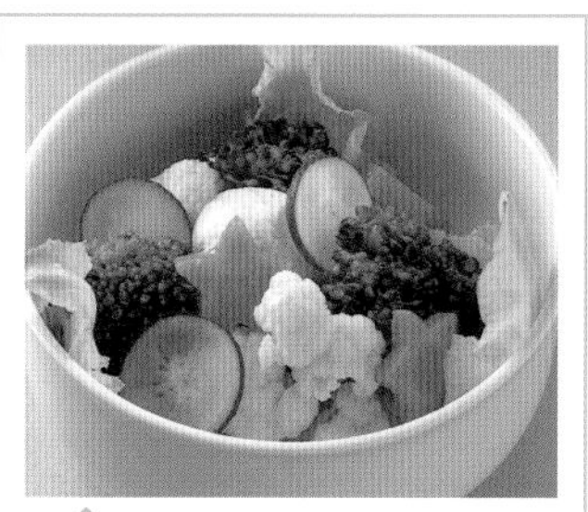

397 カリフラワーのサラダ

71kcal(0.9点) SV:副菜1つ
たんぱく質1.6g/脂質4.7g/塩分1.0g

2色の花野菜はビタミンCが豊富。

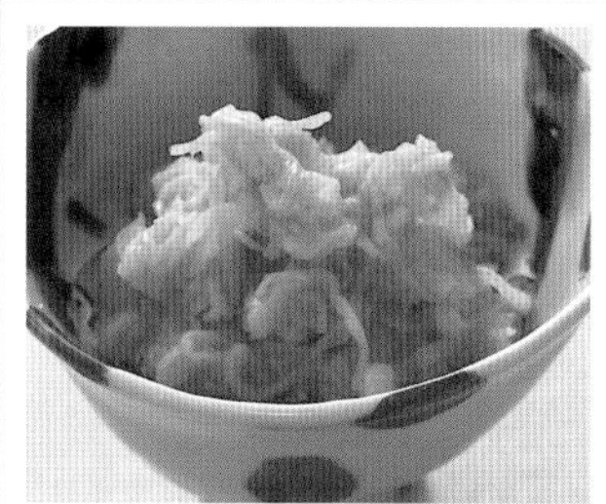

398 黄菊の酢の物

12kcal(0.2点)
たんぱく質0.2g/脂質0g/塩分0.3g

黄菊のほろ苦さと香りが大人の味。

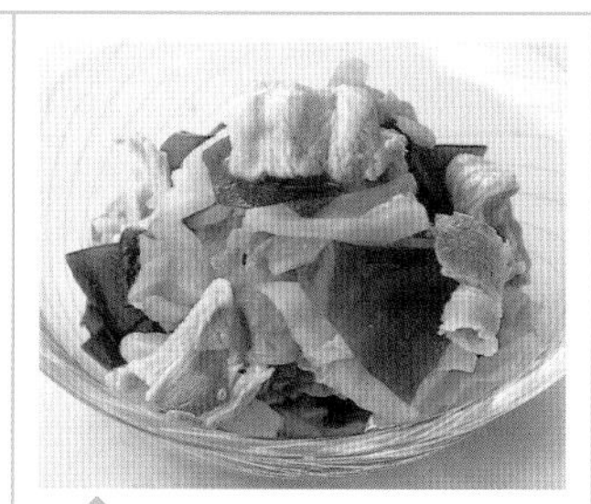

399 キャベツのからしあえ

50kcal(0.6点) SV:副菜1つ
たんぱく質3.1g/脂質2.4g/塩分0.9g

しゃぶしゃぶ用の豚肉を使って旨味をプラス。

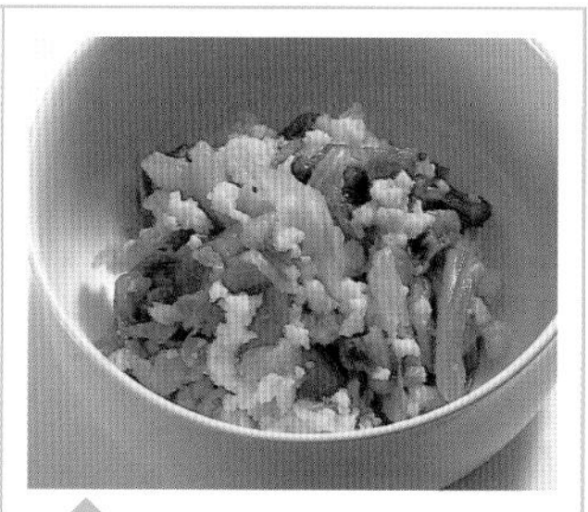

400 キャベツの菜種あえ

59kcal(0.7点) SV:副菜1つ
たんぱく質2.9g/脂質1.9g/塩分1.1g

卵黄を菜の花に見立てた春のあえ物。

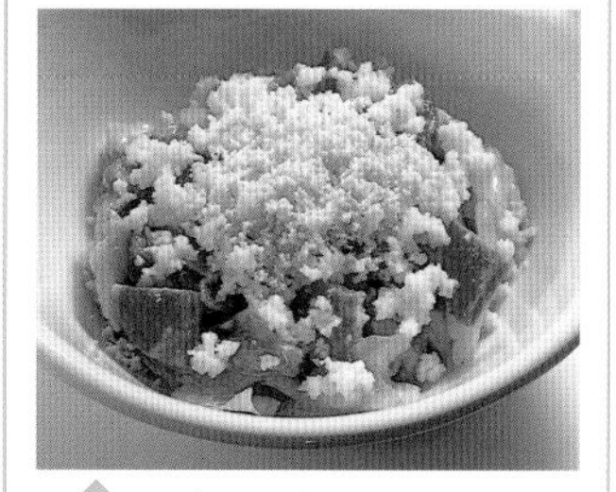

401 キャベツのミモザサラダ

101kcal(1.3点) SV:副菜1つ
たんぱく質3.0g/脂質7.7g/塩分1.1g

黄身をミモザの花に見立てたもの。

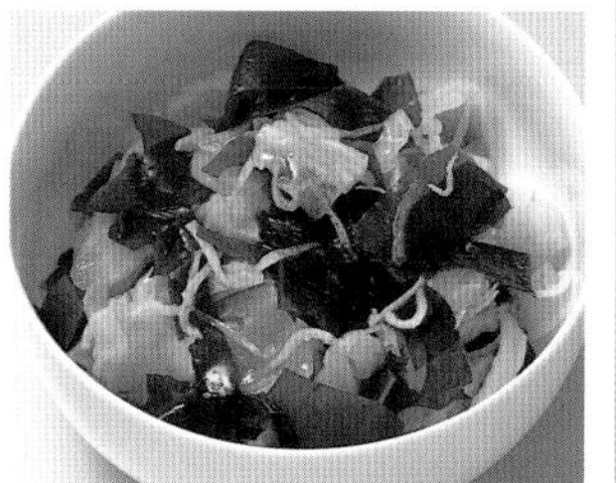

402 キャベツのレモンドレッシング

85kcal(1.1点) SV:副菜2つ
たんぱく質2.2g/脂質4.8g/塩分1.5g

和洋いずれにも合うお浸し風サラダ。

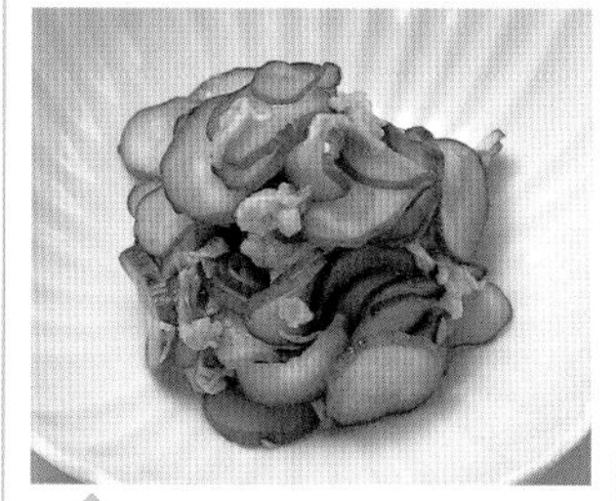

403 きゅうりと黄菊の酢の物

26kcal(0.3点) SV:副菜2つ
たんぱく質0.9g/脂質0g/塩分0.6g

黄菊の香りと彩りがさわやかさをプラス。

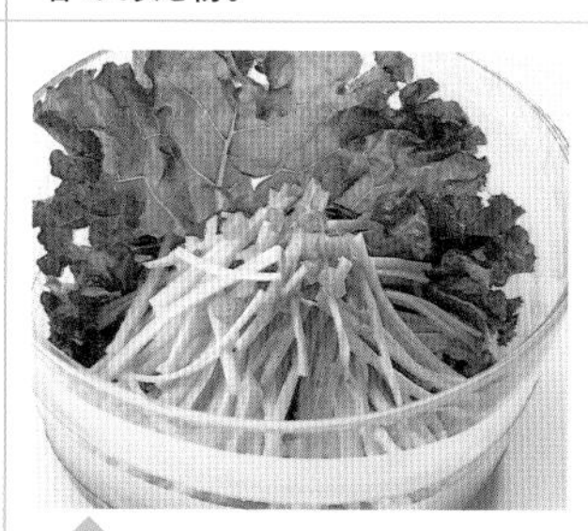

404 ごぼうのサラダ

73kcal(0.9点) SV:副菜1つ
たんぱく質1.0g/脂質5.0g/塩分0.4g

ごま入りマヨネーズの味が絶妙。

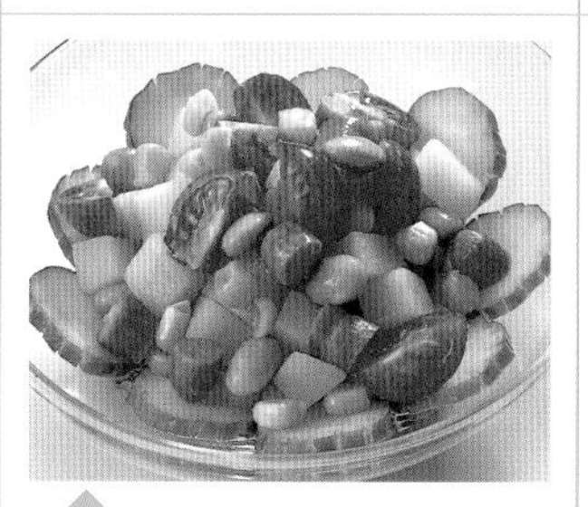

405 コロコロサラダ

119kcal(1.5点) SV:副菜2つ
たんぱく質4.2g/脂質4.2g/塩分1.3g

材料をダイス(さいころ状)にしてたっぷりのソースで。

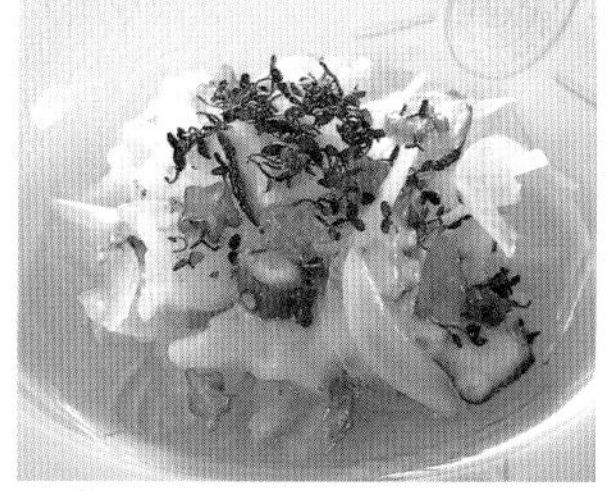

406 新玉ねぎとタコのサラダ

80kcal(1.0点) SV:副菜2つ
たんぱく質4.4g/脂質3.3g/塩分1.1g

甘みが強い旬の素材を味わう一品。

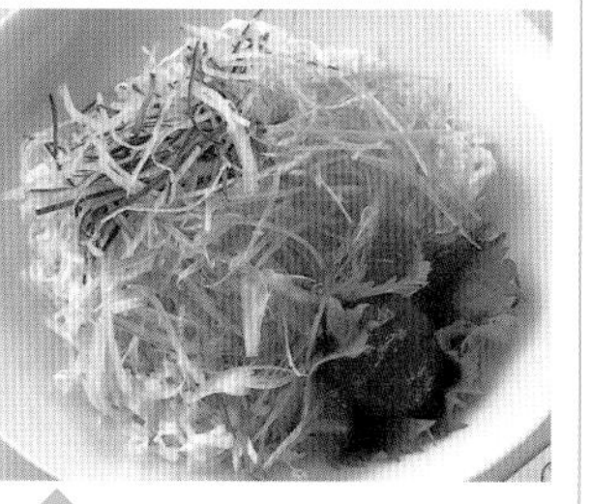

407 せん切り野菜の梅肉あえ

41kcal(0.5点) SV:副菜1つ
たんぱく質0.8g/脂質0.1g/塩分0.9g

食欲を刺激し、疲労回復効果のある梅肉で。

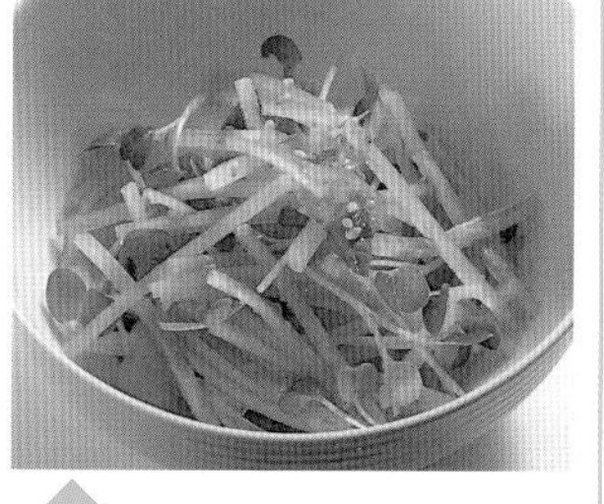

408 大根のサラダ

62kcal(0.8点) SV:副菜1つ
たんぱく質0.7g/脂質4.5g/塩分0.4g

大根の辛みが和風のドレッシングとよく合う。

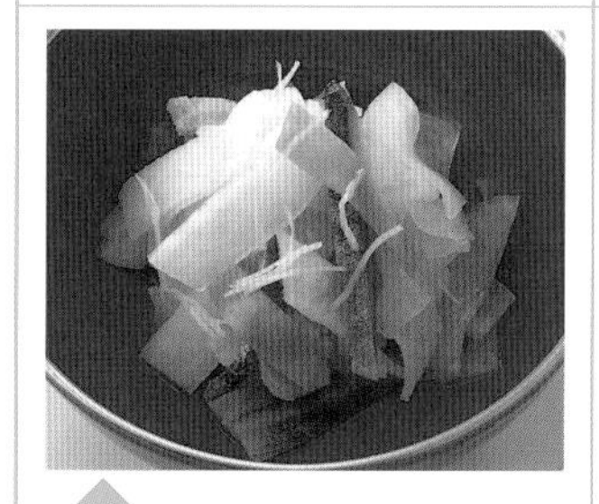

409 大根のなます

109kcal(1.4点)
SV:副菜1つ+主菜1つ
たんぱく質5.6g/脂質6.2g/塩分1.2g

塩もみした大根にしめサバを合わせた酢の物。

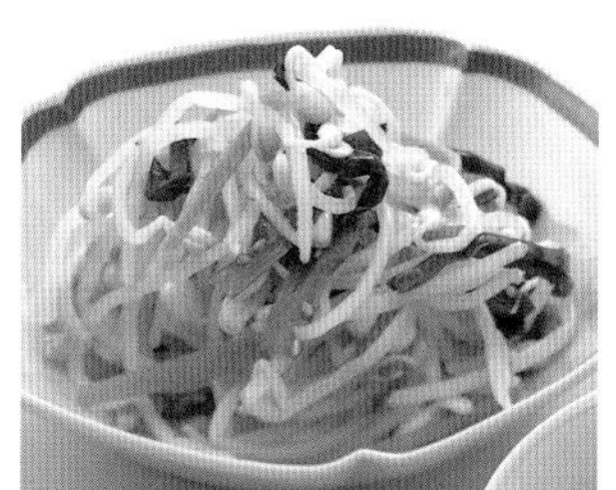

410 大豆もやしの韓国風あえ物

50kcal(0.6点) SV:副菜2つ
たんぱく質2.2g/脂質3.1g/塩分1.5g

韓国風のあえ物は別名ナムルという。

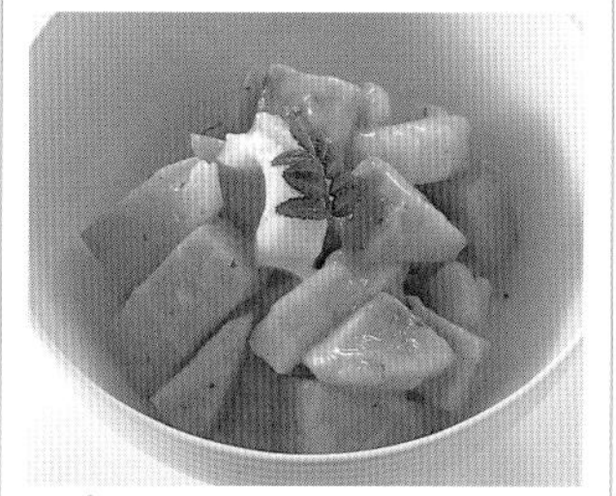

411 竹の子の木の芽あえ

112kcal(1.4点) SV:副菜1つ
たんぱく質6.2g/脂質3.1g/塩分1.3g

山の幸竹の子と海の幸イカの組み合わせ。

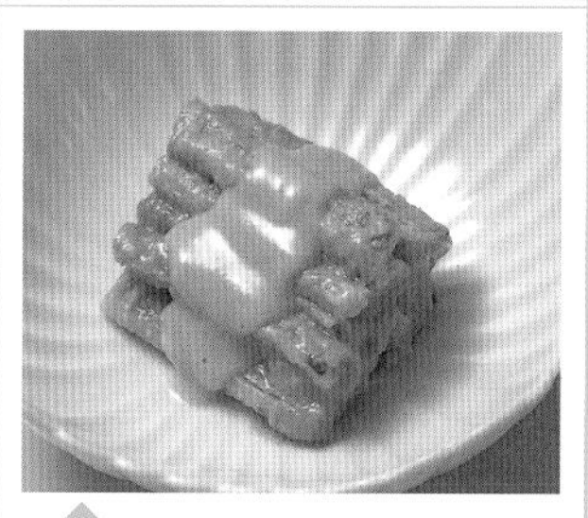

412 たたきごぼう

104kcal(1.3点) SV:副菜1つ
たんぱく質2.0g/脂質4.1g/塩分1.3g

ゆでごぼうをひび割れさせてごま酢をしみ込ませる。

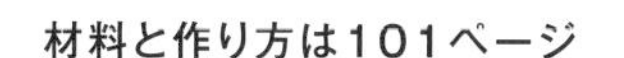
材料と作り方は101ページ

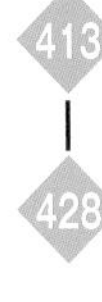

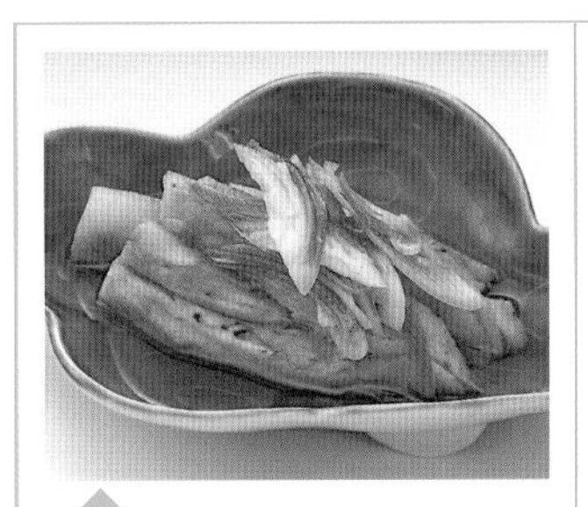

413 なすの焼き浸し

26kcal(0.3点) SV:副菜2つ
たんぱく質1.3g/脂質0g/
塩分0.9g

丸ごと焼いておいしさを
封じ込めて。

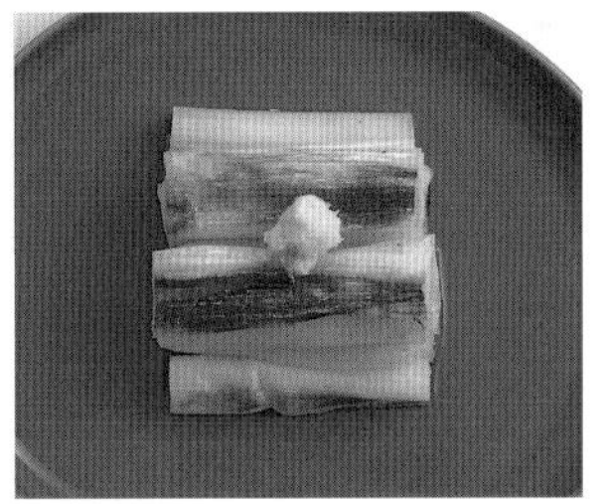

414 ねぎの焼き浸し

29kcal(0.4点) SV:副菜1つ
たんぱく質1.0g/脂質0g/
塩分0.7g

甘みが増しておいしい
冬ねぎを使いたい。

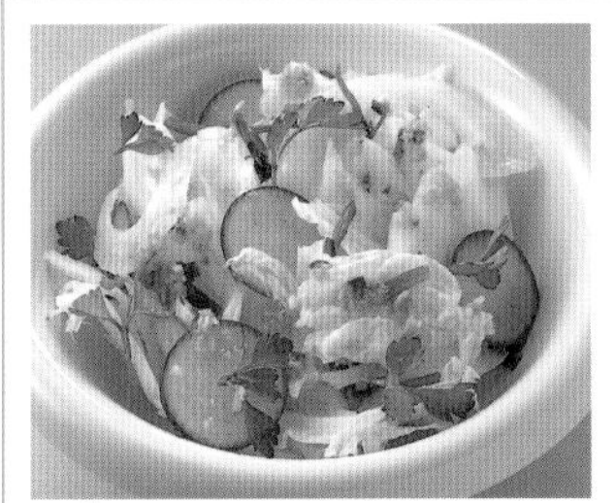

415 白菜の韓国風サラダ

45kcal(0.6点) SV:副菜2つ
たんぱく質1.1g/脂質2.1g/
塩分0.9g

生の白菜をソースの変化で
サラダに。

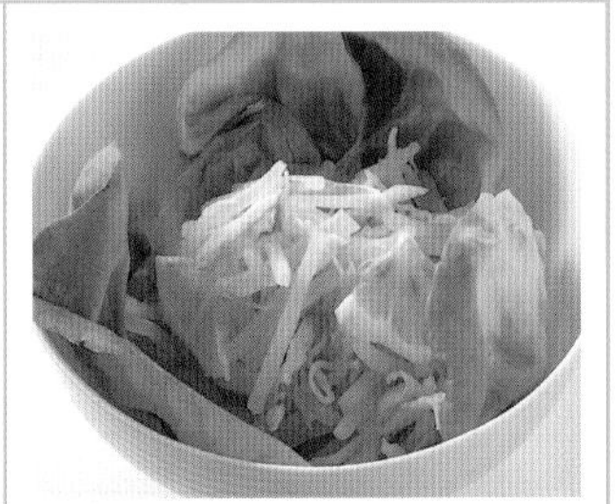

416 もやしの中国風サラダ

72kcal(0.9点) SV:副菜2つ
たんぱく質5.3g/脂質3.1g/
塩分0.9g

もやしは蒸し煮にすると
水っぽさを防げる。

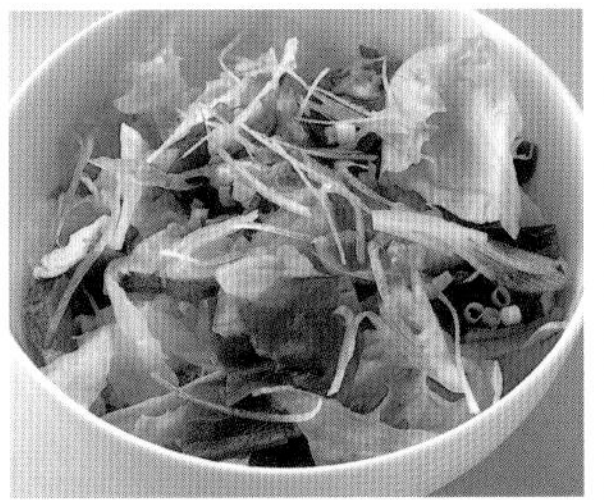

417 レタスとわかめ、アジの酢の物

65kcal(0.8点)
SV:副菜2つ+主菜1つ
たんぱく質6.8g/脂質1.1g/
塩分1.1g

塩水でもんだレタスの和風サラダ。

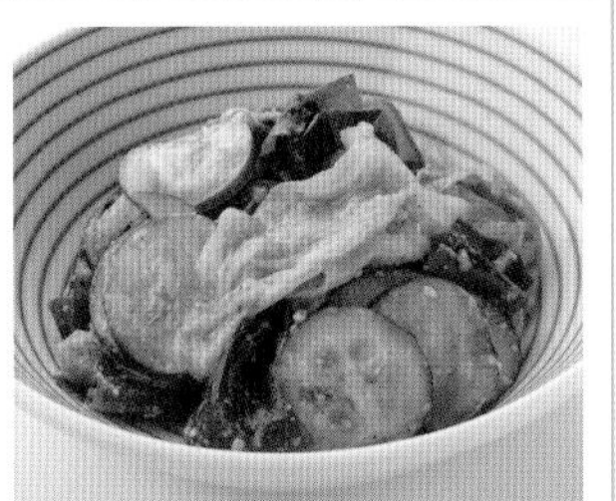

418 レタスとわかめのごまみそあえ

84kcal(1.1点) SV:副菜1つ
たんぱく質3.0g/脂質4.2g/
塩分0.9g

乾燥わかめがレタスから出た
水分を吸ったころが食べごろ。

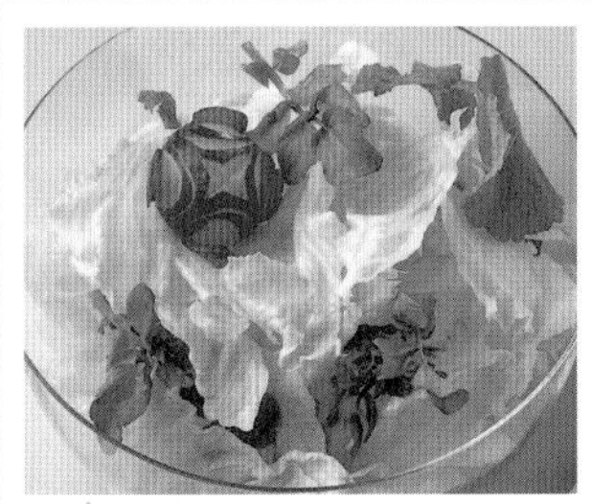

419 レタスのサラダ

41kcal(0.5点) SV:副菜1つ
たんぱく質0.5g/脂質3.1g/
塩分0.6g

"金(かな)け"を嫌うレタスは
手でちぎるとおいしい。

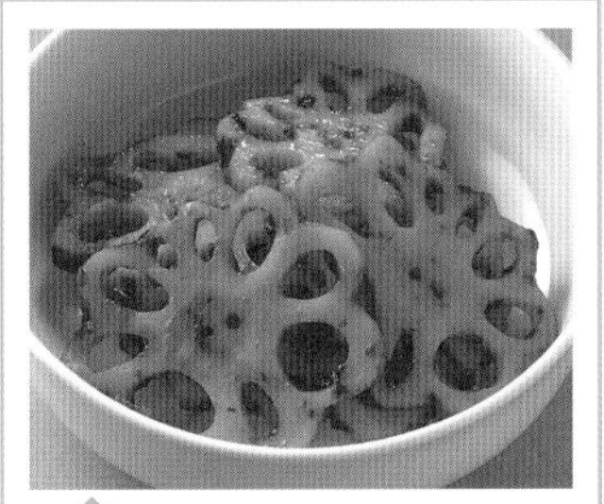

420 れんこんの梅肉あえ

51kcal(0.6点) SV:副菜1つ
たんぱく質0.4g/脂質0g/
塩分0.9g

シャキッとゆでて
ぬめりを洗って。

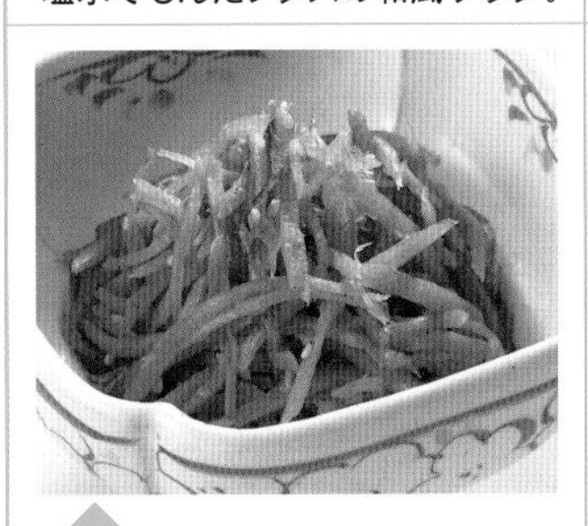

421 きんぴらごぼう

97kcal(1.2点) SV:副菜1つ
たんぱく質1.2g/脂質4.4g/
塩分0.7g

ルーツは元禄時代の
おふくろの味。

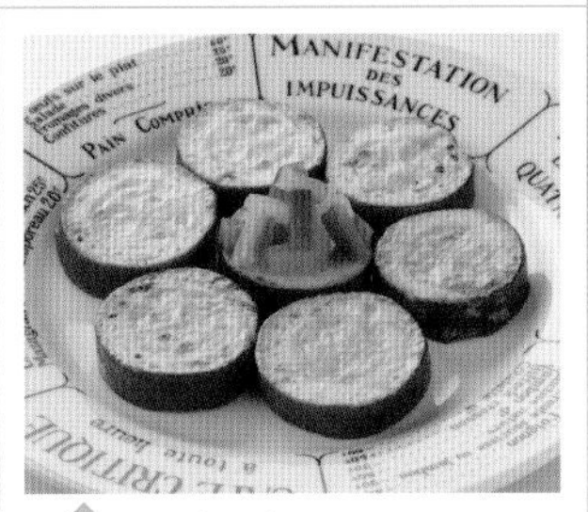

422 ズッキーニのソテー

101kcal(1.3点) SV:副菜2つ
たんぱく質1.2g/脂質8.9g/
塩分0.4g

簡単、お手軽で
カラフルなお料理。

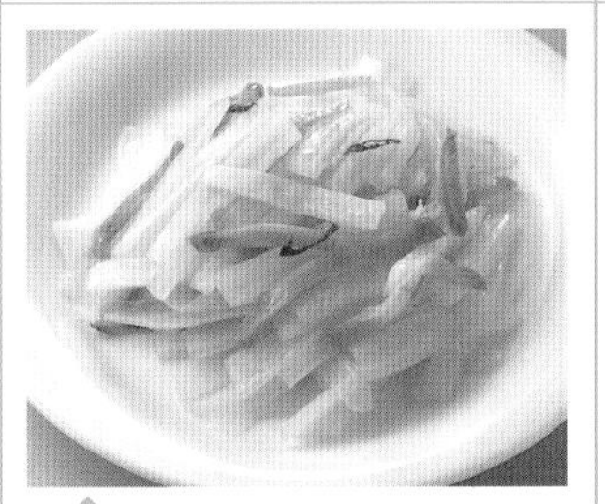

423 セロリとザーサイのいため物

55kcal(0.7点) SV:副菜1つ
たんぱく質0.8g/脂質4.0g/
塩分3.0g

ザーサイを調味料に使った
簡単料理。

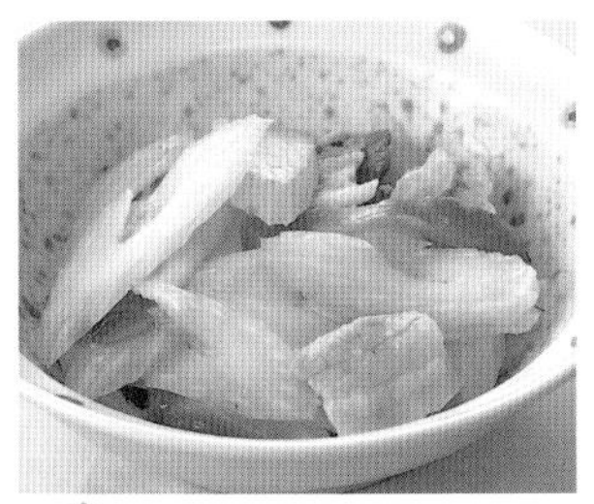

424 セロリの中国風いため

139kcal(1.7点) SV:副菜1つ
たんぱく質3.0g/脂質13.4g/
塩分1.4g

清涼感のあるセロリは
いためてもおいしい。

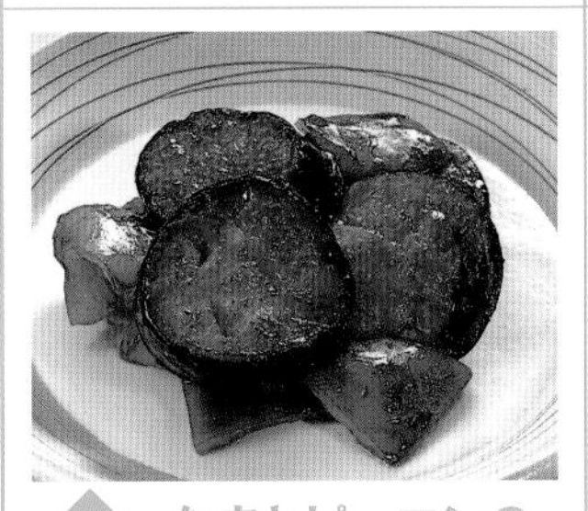

425 なすとピーマンのなべしぎ

132kcal(1.7点) SV:副菜1つ
たんぱく質2.7g/脂質8.8g/
塩分1.3g

しぎの羽色のように焼くと
水が出ず、おいしく仕上がる。

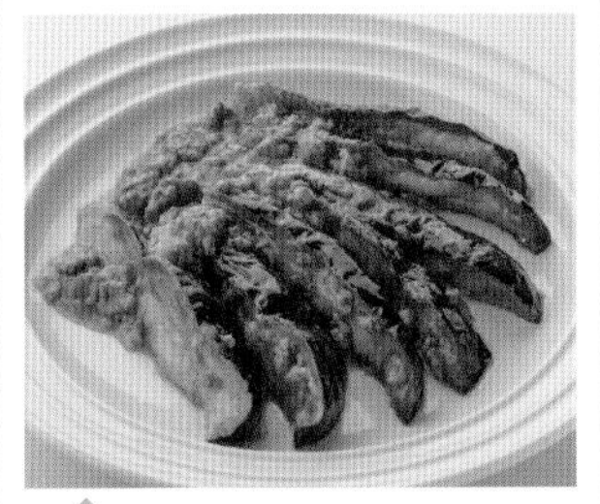

426 麻婆なす

198kcal(2.5点)
SV:副菜2つ+主菜1つ
たんぱく質6.6g/脂質14.5g/
塩分1.3g

なすは皮つきで縦長に切ると煮崩れしない。

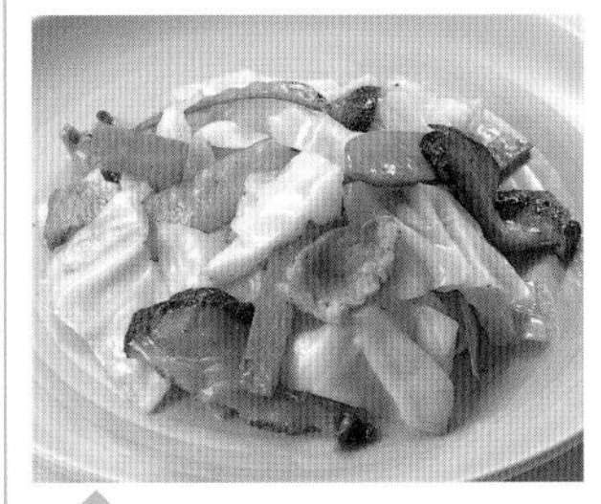

427 野菜いため

130kcal(1.6点) SV:副菜1つ
たんぱく質2.7g/脂質10.3g/
塩分1.3g

野菜がたっぷりの
スピード料理。

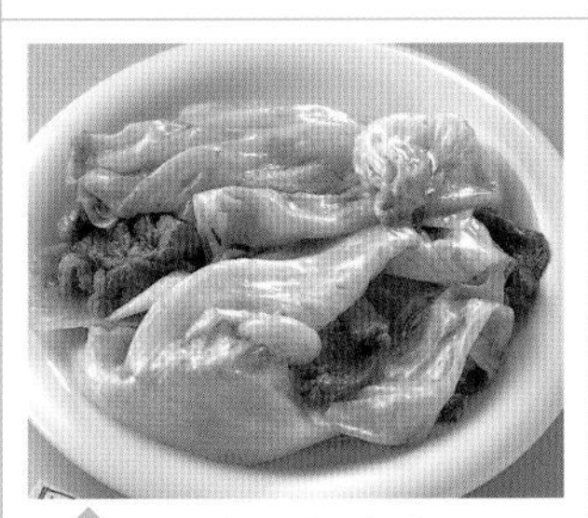

428 レタスと牛肉のカキ油いため

234kcal(2.9点)
SV:副菜1つ+主菜1つ
たんぱく質5.4g/脂質20.7g/
塩分1.3g

レタスの歯ざわりが残るように高温、短時間で。

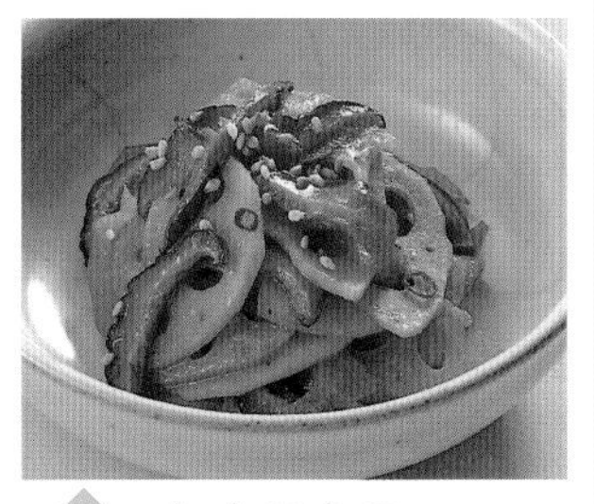

429 れんこんのきんぴら

103kcal(1.3点) SV:副菜1つ
たんぱく質1.7g／脂質4.2g／塩分0.9g

シャキッとした歯ざわりが魅力。

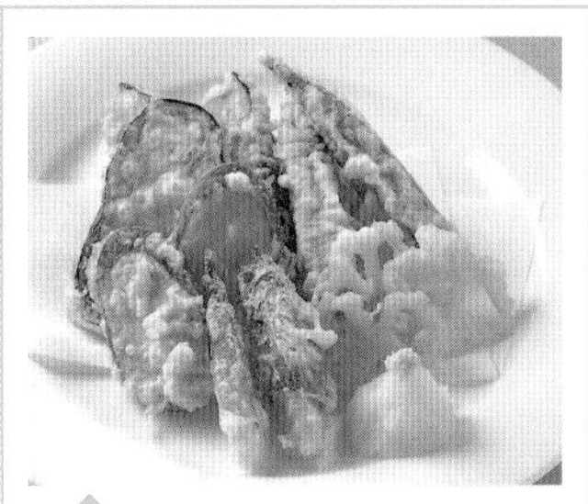

430 精進揚げ

221kcal(2.8点) SV:副菜1つ
たんぱく質3.5g／脂質10.9g／塩分0.9g

野菜は揚げると味がグレードアップ。

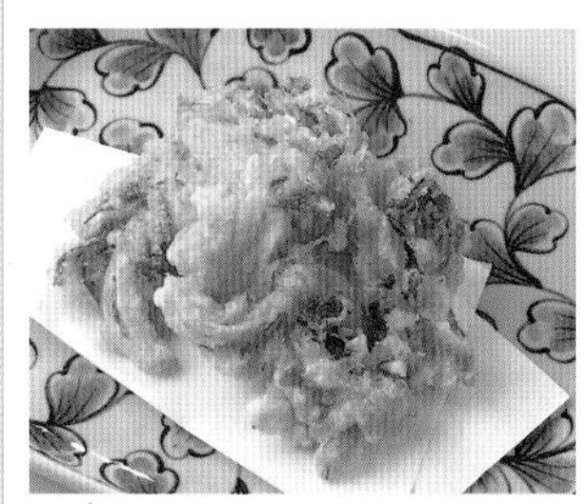

431 玉ねぎとエビのかき揚げ

305kcal(3.8点)
SV:副菜1つ＋主菜1つ
たんぱく質7.7g／脂質24.0g／塩分0.7g

玉ねぎの辛みが熱によって甘みに変わる。

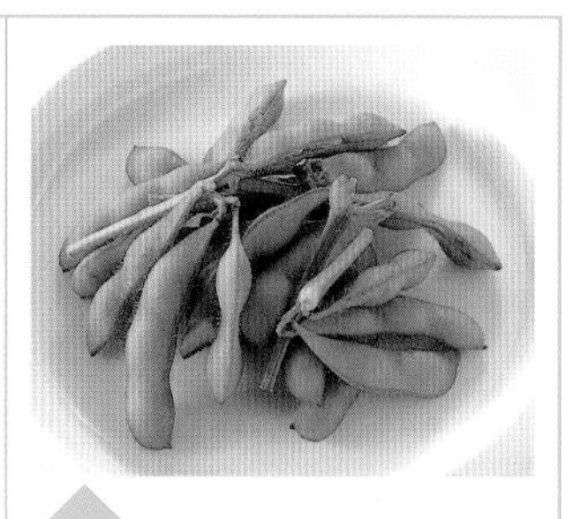

432 枝豆

59kcal(0.7点) SV:副菜1つ
たんぱく質4.9g／脂質2.9g／塩分0.3g

大豆との違いはビタミンCが多い点。

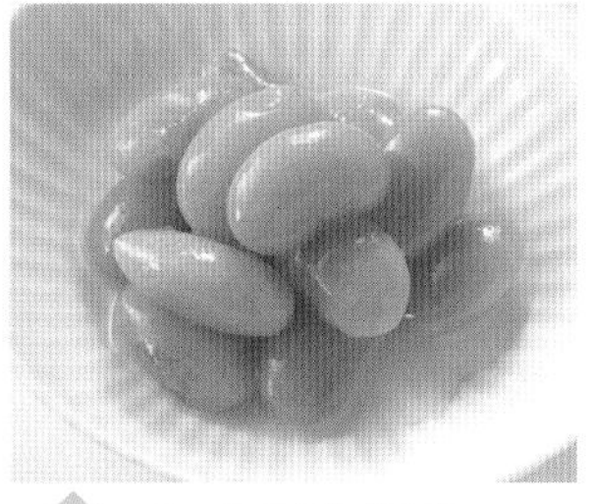

433 いんげん豆の含め煮

171kcal(2.1点) SV:副菜1つ
たんぱく質4.2g／脂質0.4g／塩分0.1g

時間をおくほど味がなじむ。

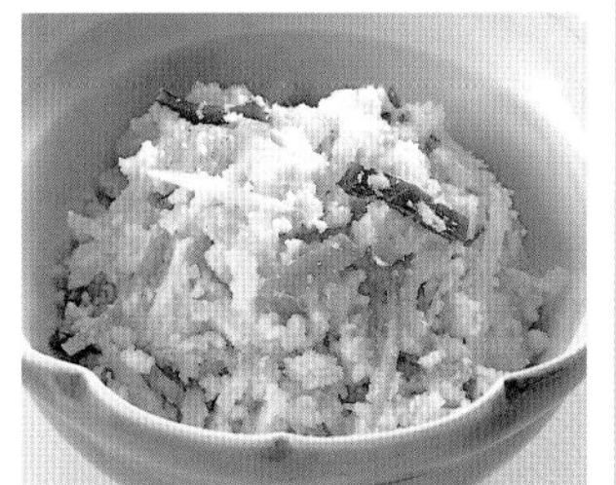

434 うの花のいり煮

174kcal(2.2点)
SV:副菜1つ＋主菜1つ
たんぱく質7.0g／脂質9.1g／塩分1.1g

おから、きらず、うの花…名前に地域性あり。

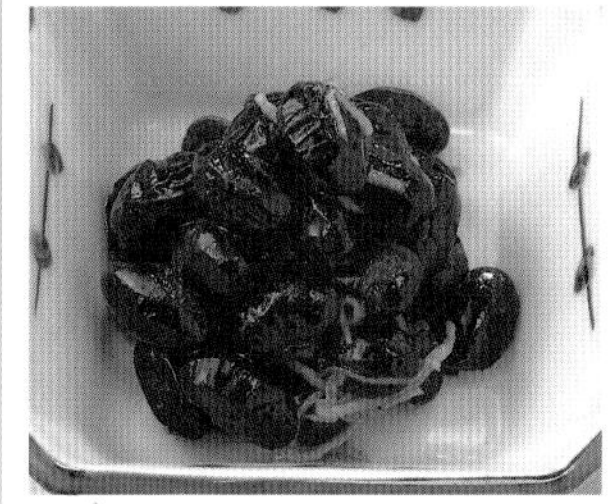

435 黒豆のしょうが煮

66kcal(0.8点)
たんぱく質3.6g／脂質2.2g／塩分0.4g

しょうがの香りが甘みをいっそうひき立たせる。

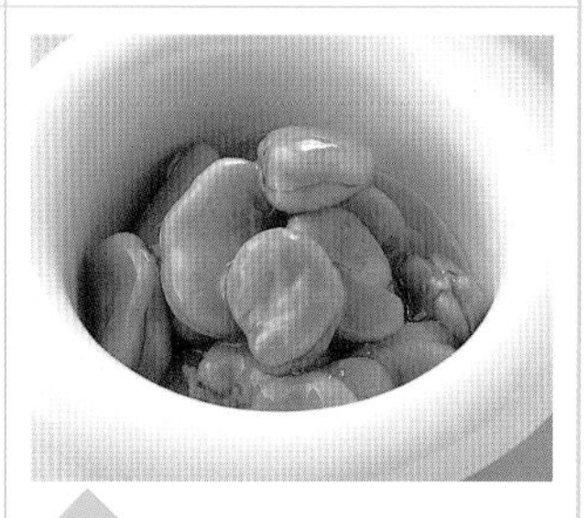

436 そら豆の甘煮

105kcal(1.3点) SV:副菜1つ
たんぱく質5.5g／脂質0.1g／塩分0.5g

さやが空に向かってつくので天豆。

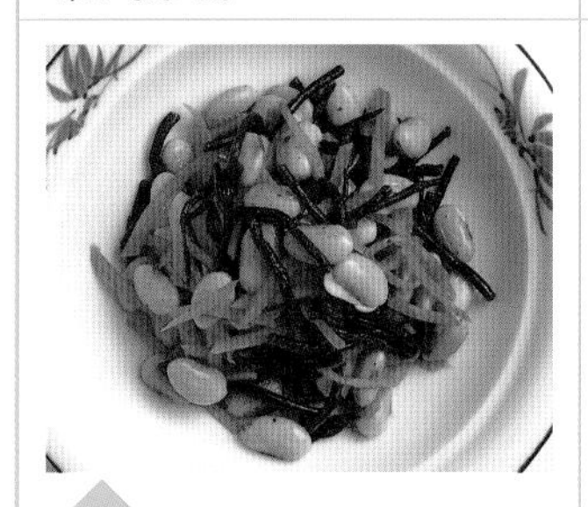

437 浸し豆の煮物

74kcal(0.9点)
SV:副菜1つ＋主菜1つ
たんぱく質5.2g／脂質2.6g／塩分0.9g

青大豆を浸し豆という。さっと煮て緑を生かす。

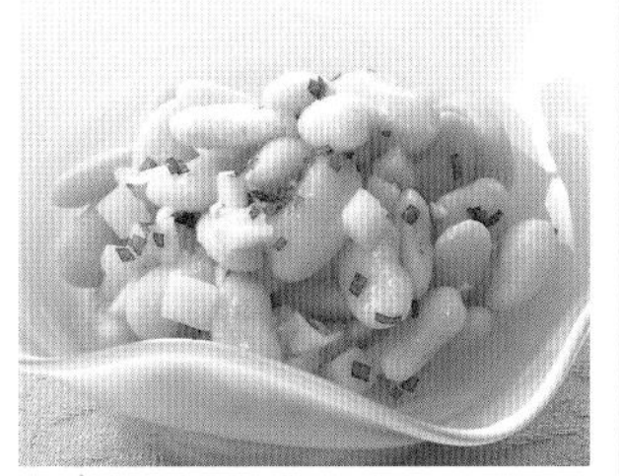

438 いんげん豆のサラダ

205kcal(2.6点) SV:副菜2つ
たんぱく質8.5g／脂質6.8g／塩分1.5g

シンプルな味つけで豆の風味が楽しめる。

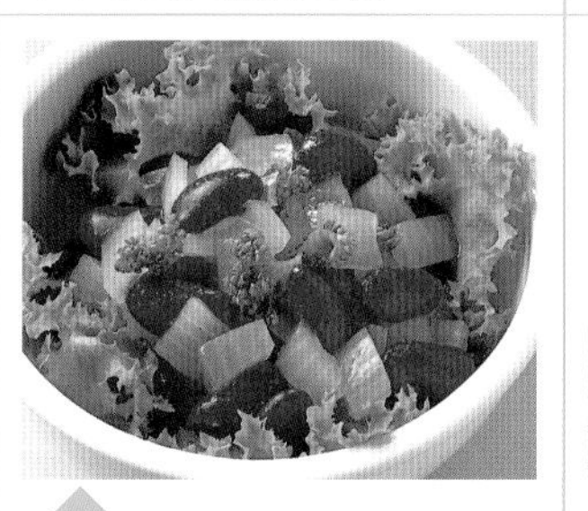

439 うずら豆のサラダ

197kcal(2.5点) SV:副菜2つ
たんぱく質4.1g／脂質5.3g／塩分1.2g

あっさりしたドレッシングで。

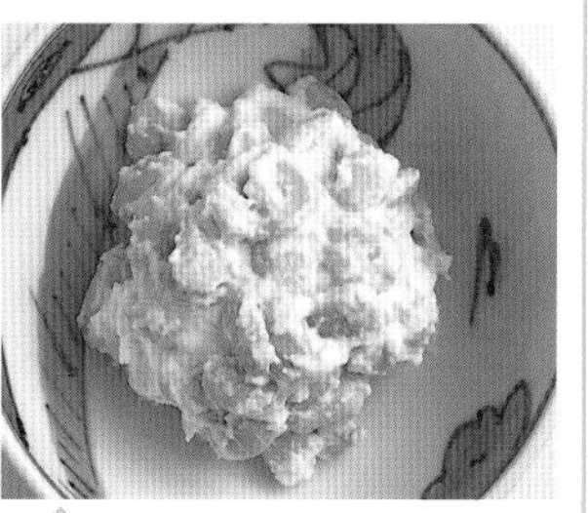

440 枝豆の白あえ

145kcal(1.8点)
たんぱく質8.3g／脂質9.2g／塩分0.6g

たんぱく質が豊富な大豆同士。

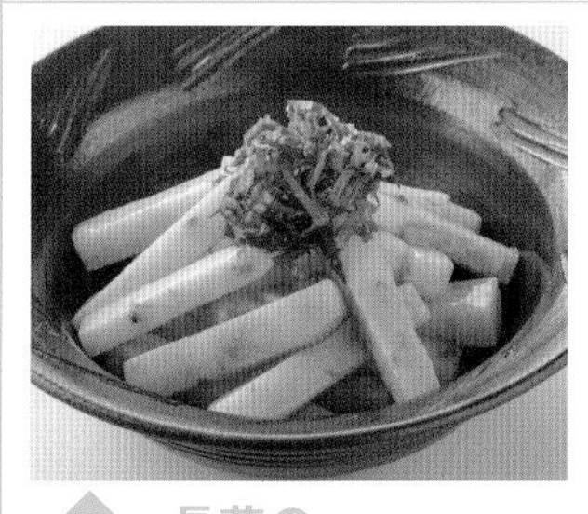

441 長芋の梅ソースかけ

72kcal(0.9点) SV:副菜1つ
たんぱく質1.5g／脂質0.1g／塩分1.0g

長芋のサクサクっとした食感に梅肉ソースがピッタリ。

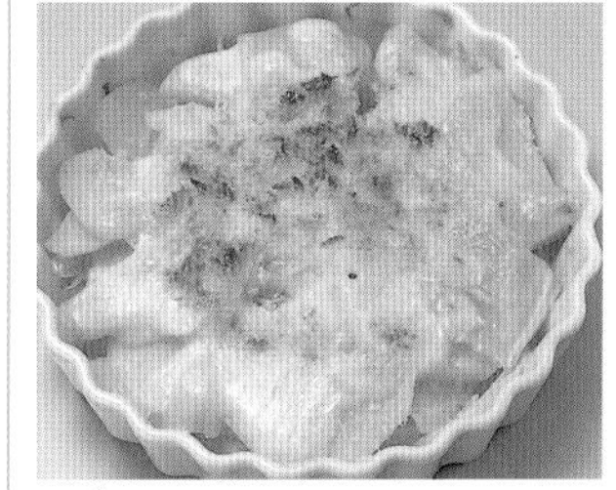

442 ポテトのチーズ焼き

445kcal(5.6点)
SV:副菜3つ＋牛乳・乳製品4つ
たんぱく質15.1g／脂質28.3g／塩分2.0g

じゃが芋とチーズの味の相性が抜群。

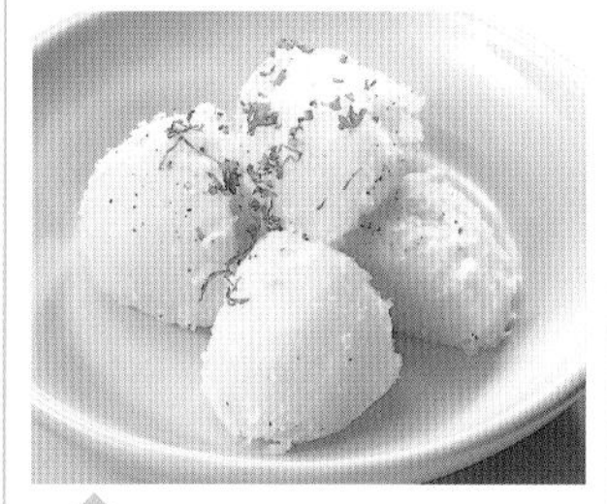

443 粉吹き芋

69kcal(0.9点) SV:副菜1つ
たんぱく質1.4g／脂質0g／塩分0.5g

つけ合わせ、サラダ…使い方はいろいろ。

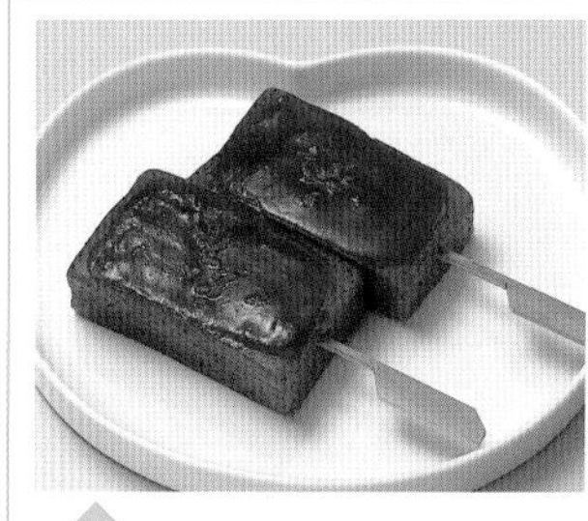

444 こんにゃく田楽

71kcal(0.9点) SV:副菜2つ
たんぱく質2.0g／脂質1.1g／塩分2.0g

芸能の田楽に由来。本来は豆腐料理。

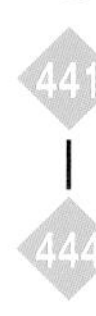

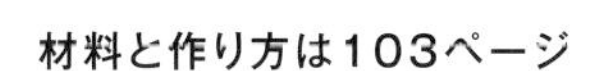

材料と作り方は103ページ

副菜

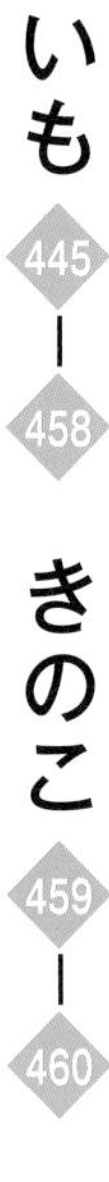

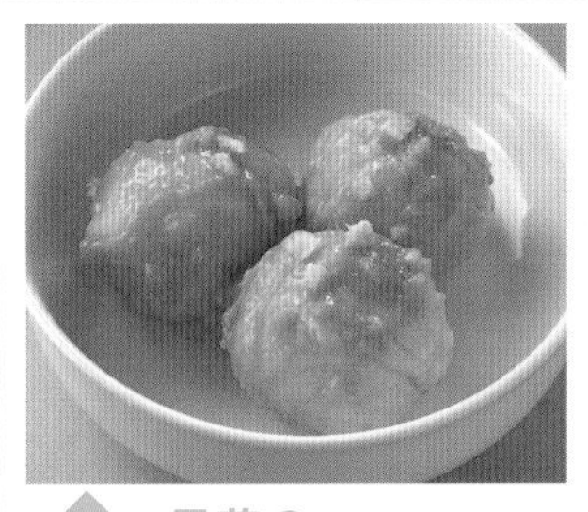

445 里芋のゆずみそかけ

125kcal(1.6点) SV:副菜2つ
たんぱく質2.8g/脂質0.8g/塩分1.5g

ほっくり炊いたあつあつは秋のごちそう。

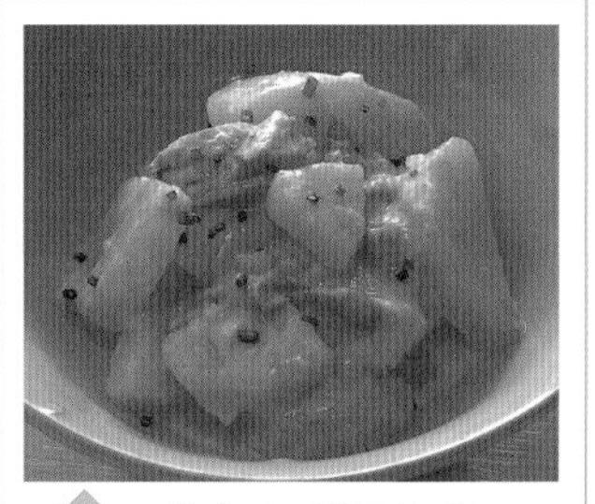

446 サケとポテトのクリーム煮

219kcal(2.7点)
SV:副菜2つ+主菜1つ
たんぱく質9.8g/脂質9.1g/塩分0.5g

ミルク味が合う材料の取り合わせ。

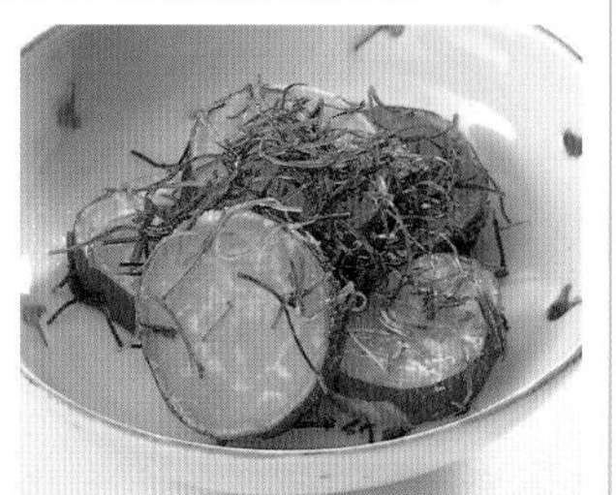

447 さつま芋と切りこんぶの煮物

126kcal(1.6点) SV:副菜1つ
たんぱく質0.8g/脂質0.1g/塩分1.1g

ビタミン、ミネラルが多いおふくろの味。

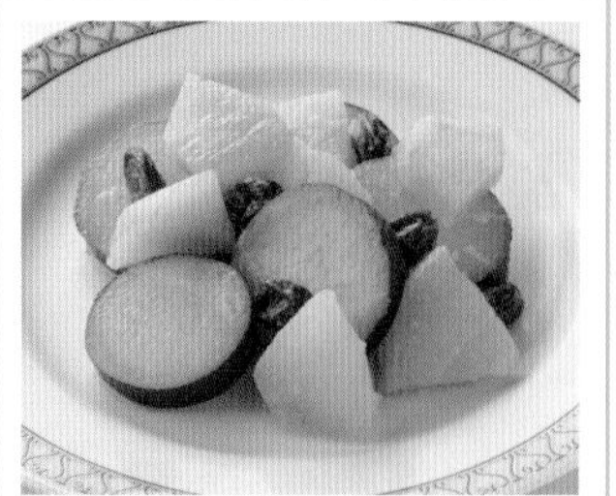

448 さつま芋とりんごの重ね煮

157kcal(2.0点) SV:副菜1つ
たんぱく質0.6g/脂質2.3g/塩分0.5g

さつま芋の甘さとりんごの酸味、絶妙の味のバランス。

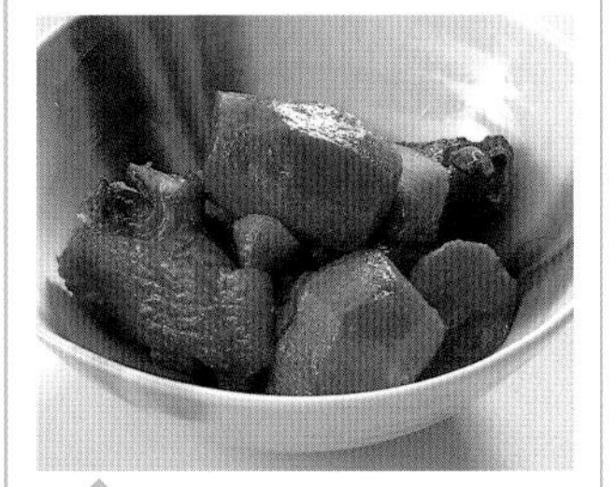

449 里芋の中国風煮

152kcal(1.9点) SV:副菜2つ
たんぱく質5.2g/脂質7.2g/塩分1.3g

鶏肉のコクで旨味たっぷり。

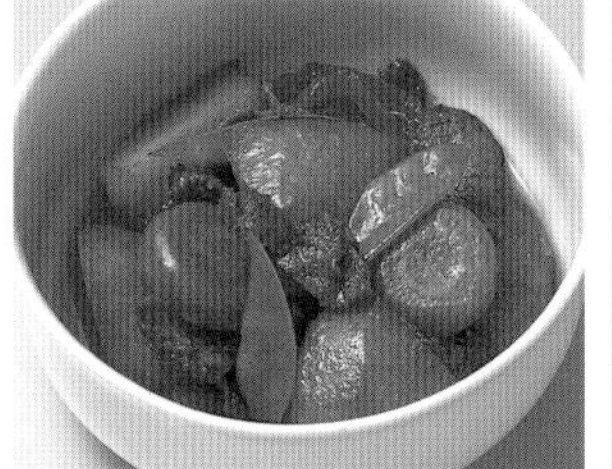

450 じゃが芋の煮物

216kcal(2.7点)
SV:副菜3つ+主菜1つ
たんぱく質8.2g/脂質4.6g/塩分1.6g

いつの時代も人気は変わらない定番おかず。

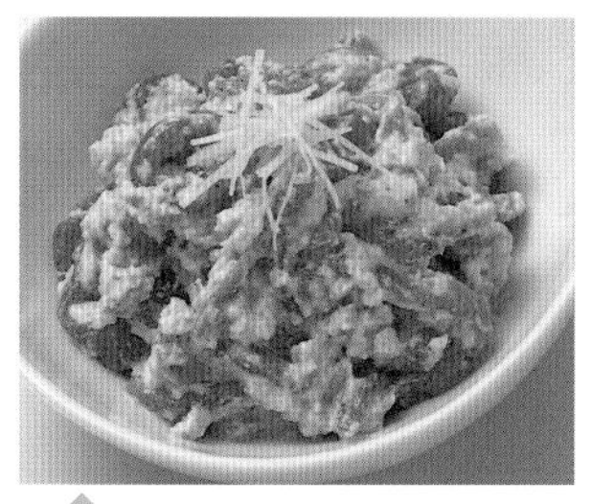

451 こんにゃくの白あえ

100kcal(1.3点) SV:副菜1つ
たんぱく質4.5g/脂質5.5g/塩分1.2g

具に野菜など精進物を使った白あえの定番。

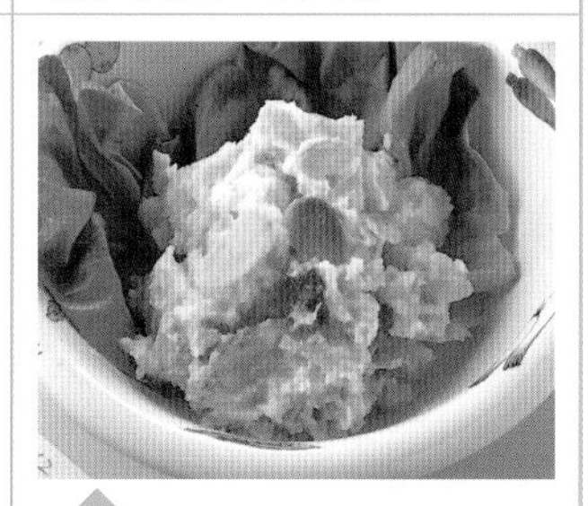

452 さつま芋のサラダ

328kcal(4.1点) SV:副菜2つ
たんぱく質2.7g/脂質18.8g/塩分0.3g

さつま芋の甘みを生かしたサラダ。

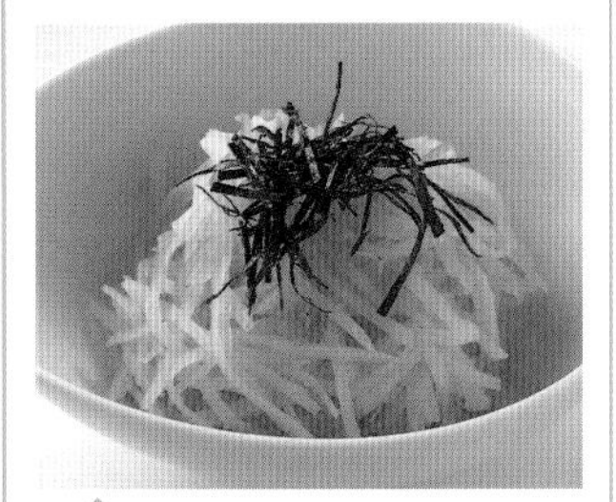

453 じゃが芋のめんたいこあえ

75kcal(0.9点) SV:副菜1つ
たんぱく質3.7g/脂質0.3g/塩分0.8g

じゃが芋をつぶせばタラモサラダに。

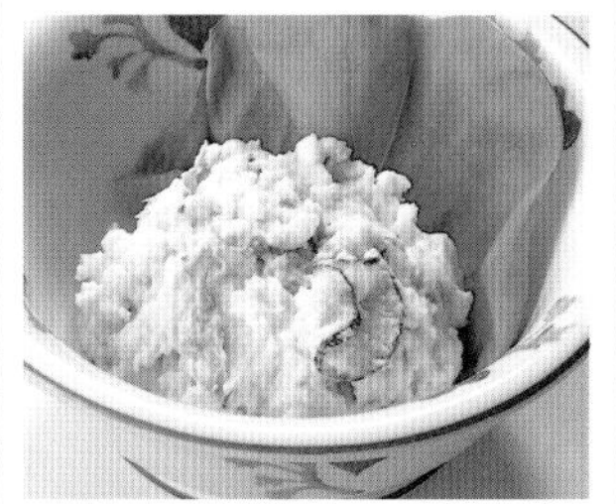

454 ポテトサラダ

149kcal(1.9点) SV:副菜2つ
たんぱく質1.6g/脂質11.0g/塩分0.8g

具次第で変化を楽しめる定番サラダ。

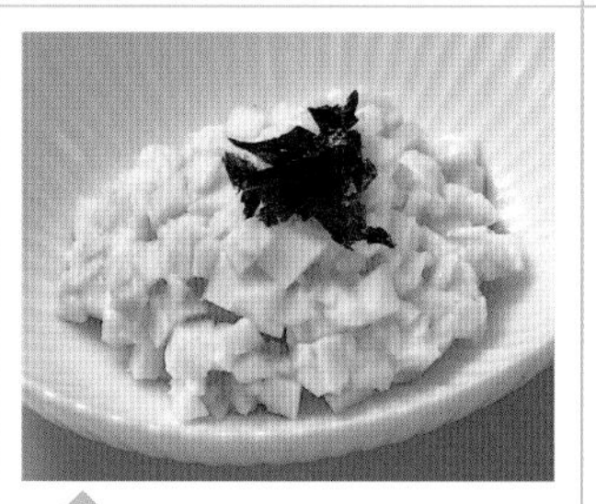

455 山芋の三杯酢

54kcal(0.7点) SV:副菜1つ
たんぱく質1.5g/脂質0.1g/塩分0.6g

さっぱりとした酸味で食べやすい。

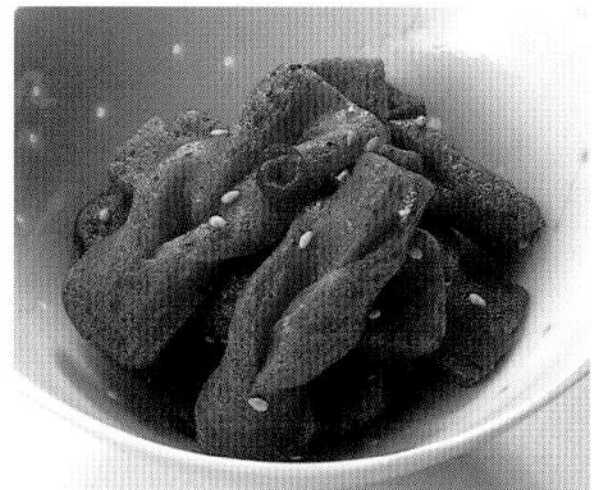

456 こんにゃくのきんぴら

65kcal(0.8点) SV:副菜1つ
たんぱく質0.7g/脂質4.4g/塩分0.9g

ピリッとした辛みがご飯によく合う。

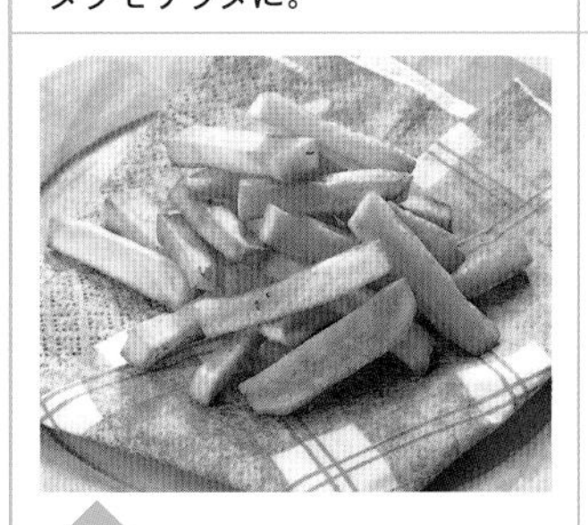

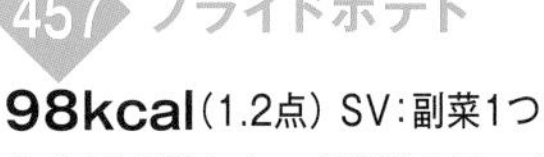

457 フライドポテト

98kcal(1.2点) SV:副菜1つ
たんぱく質1.1g/脂質4.7g/塩分0.6g

市販の冷凍物が主流だが、たまには手作りを。

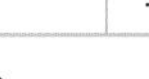

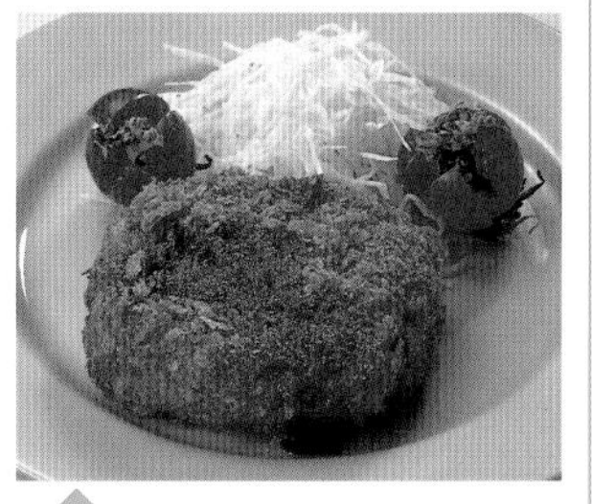

458 ポテトコロッケ

241kcal(3.0点) SV:副菜2つ
たんぱく質5.5g/脂質14.7g/塩分0.8g

具の肉を増やせば主菜にもなる。

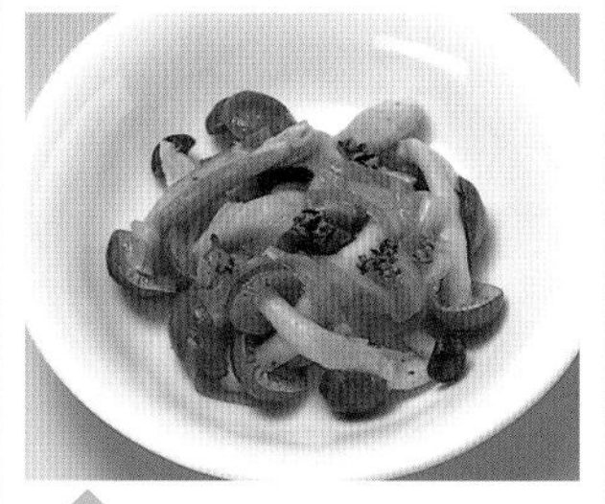

459 きのこのマリネ

53kcal(0.7点) SV:副菜1つ
たんぱく質1.6g/脂質3.4g/塩分1.2g

日持ちがするので常備菜としても活躍。

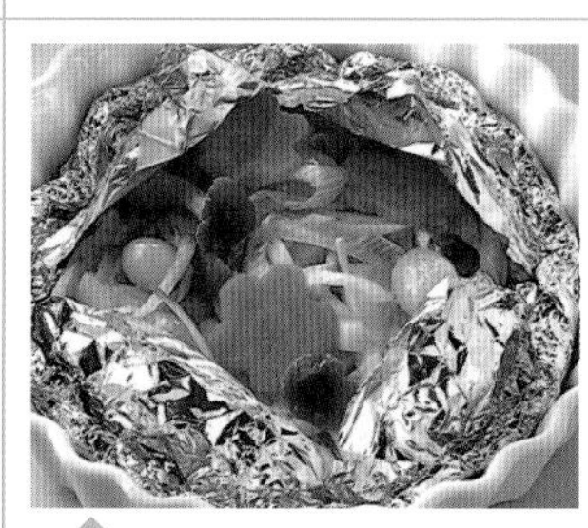

460 きのこのホイル焼き

64kcal(0.8点) SV:副菜1つ
たんぱく質4.2g/脂質0.3g/塩分1.2g

作るのも片づけも簡単!忙しいときにおすすめ。

 材料と作り方は104ページ

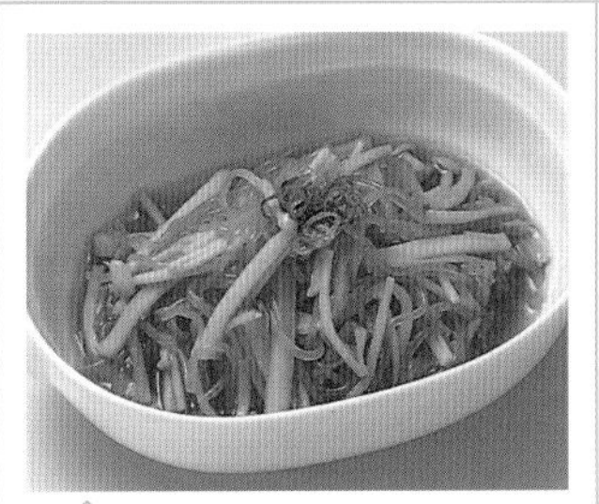

461 えのきたけの煮浸し

54kcal（0.7点） SV：副菜1つ
たんぱく質3.2g／脂質0.1g／
塩分1.1g

うす味で煮汁を多めに
仕上げたい。

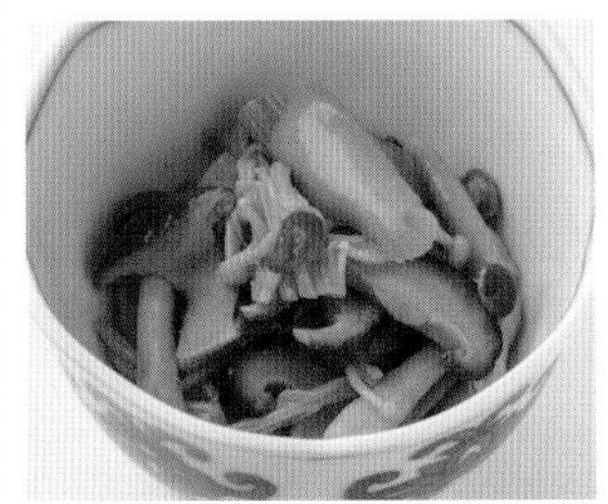

462 きのこの当座煮

29kcal（0.4点） SV：副菜1つ
たんぱく質1.0g／脂質0.1g／
塩分0.4g

簡単に手早く作る当座煮。
きのこのうま味を生かして。

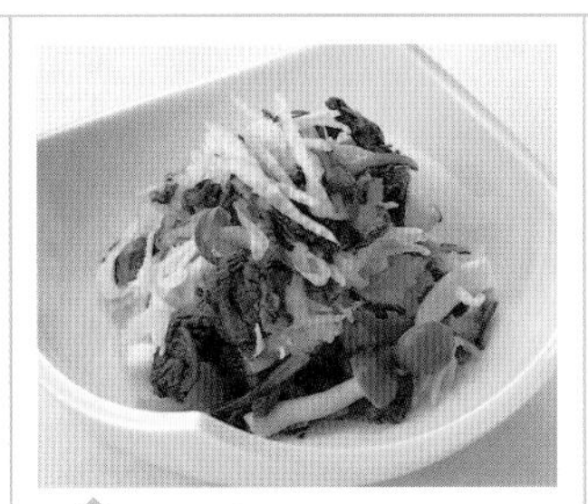

463 しめじのおろしあえ

29kcal（0.4点） SV：副菜2つ
たんぱく質1.2g／脂質0.2g／
塩分1.1g

大根おろしの衣が
しめじをくるんで味がなじむ。

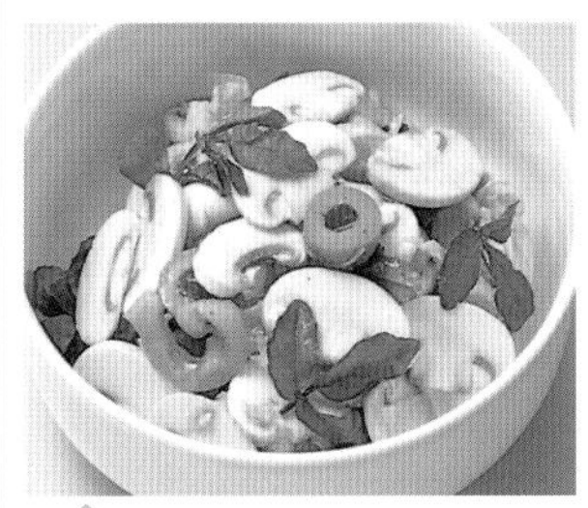

464 マッシュルームサラダ

83kcal（1.0点） SV：副菜2つ
たんぱく質1.4g／脂質6.4g／
塩分1.5g

新鮮なマッシュルームを
入手したら、ぜひ生食を。

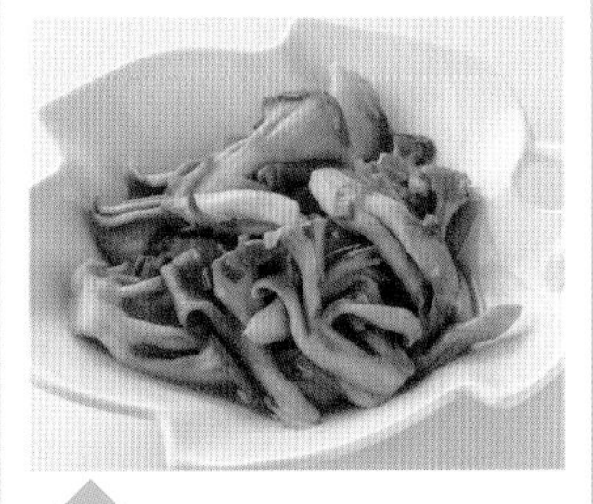

465 まいたけのソテー

49kcal（0.6点） SV：副菜1つ
たんぱく質0.8g／脂質3.9g／
塩分0.6g

シンプルで簡単!
まいたけのうま味が満開。

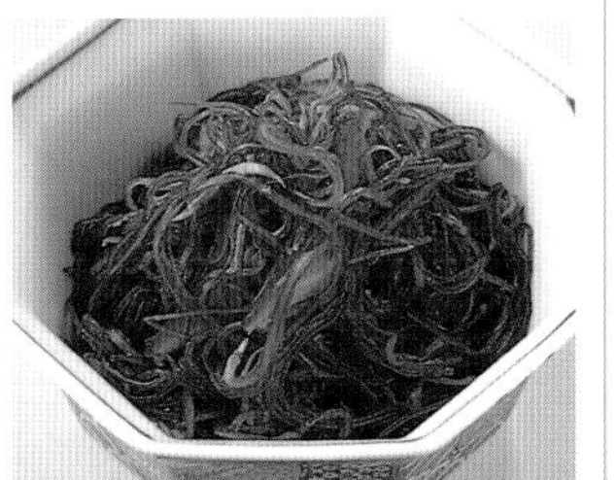

466 切りこんぶの煮物

28kcal（0.4点）
たんぱく質1.4g／脂質0.1g／
塩分1.7g

乾燥切りこんぶは約3倍に戻る。
乾物は常備でき便利。

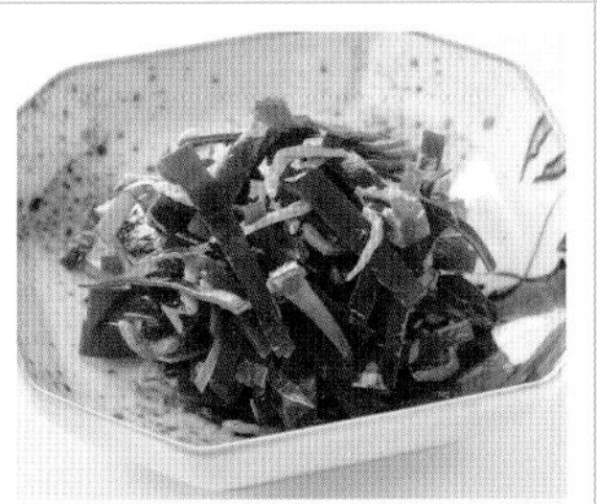

467 こんぶとじゃこの当座煮

49kcal（0.6点）
たんぱく質1.3g／脂質0.1g／
塩分1.0g

少し味を濃くし、
当座（しばらくの間）日持ちできる。

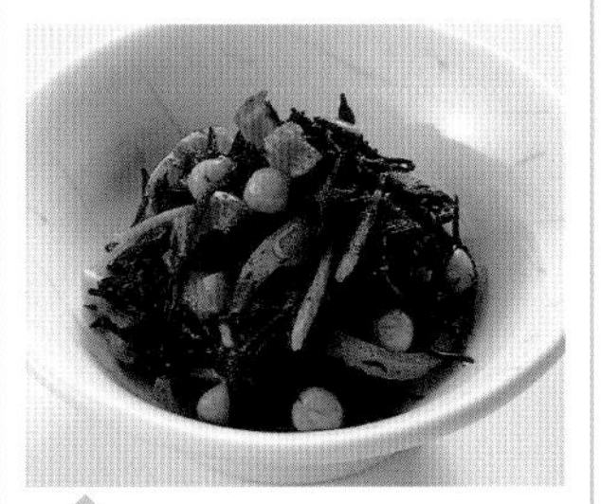

468 ひじきの煮物

95kcal（1.2点） SV：副菜1つ
たんぱく質2.5g／脂質5.6g／
塩分1.1g

さめてもおいしい定番の
家庭料理。保存もきく。

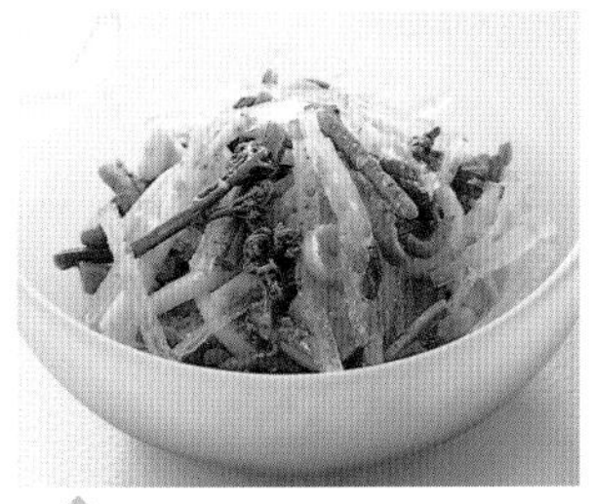

469 糸かんてんの酢の物

40kcal（0.5点）
たんぱく質2.9g／脂質0.7g／
塩分0.9g

食物繊維がたっぷりの
さっぱりとした味。

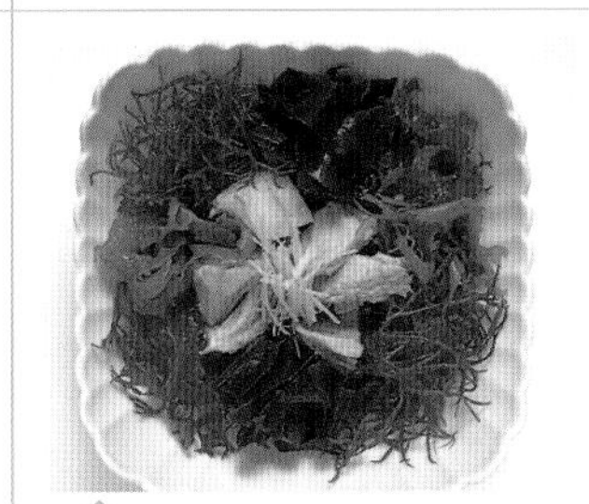

470 海藻とツナのサラダ

100kcal（1.3点）
SV：副菜1つ＋主菜1つ
たんぱく質5.7g／脂質6.5g／
塩分1.4g

わかめ、とさかのり、まつもなど。

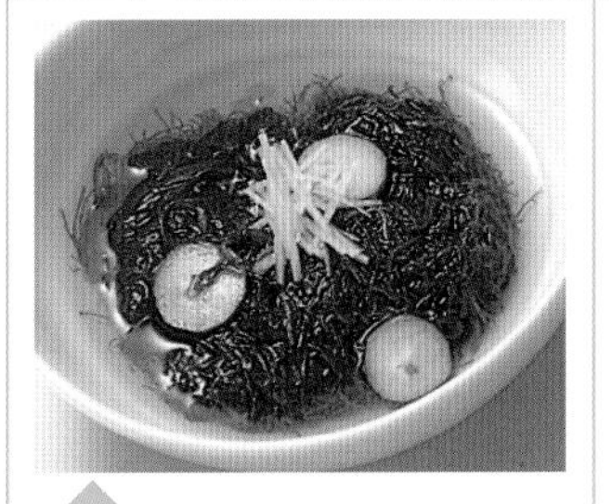

471 もずく酢

12kcal（0.2点） SV：副菜1つ
たんぱく質0.3g／脂質0.1g／
塩分0.4g

他の海藻に巻き付いて
生息するので「藻付く」との名に。

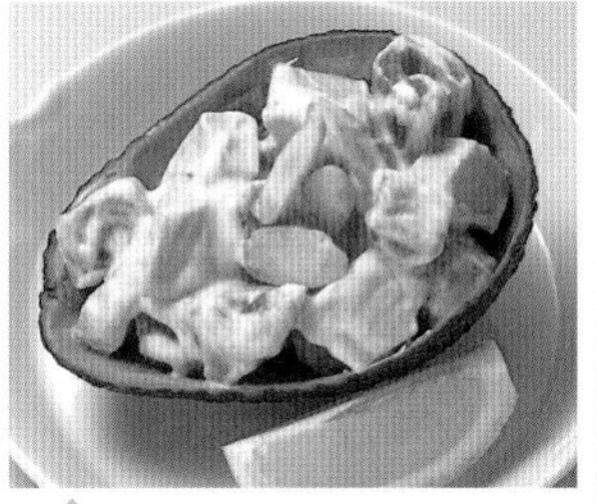

472 アボカドのサラダ

173kcal（2.2点） SV：副菜1つ
たんぱく質1.5g／脂質14.3g／
塩分0.3g

どんな味にもなじむ
アボカドをサラダに。

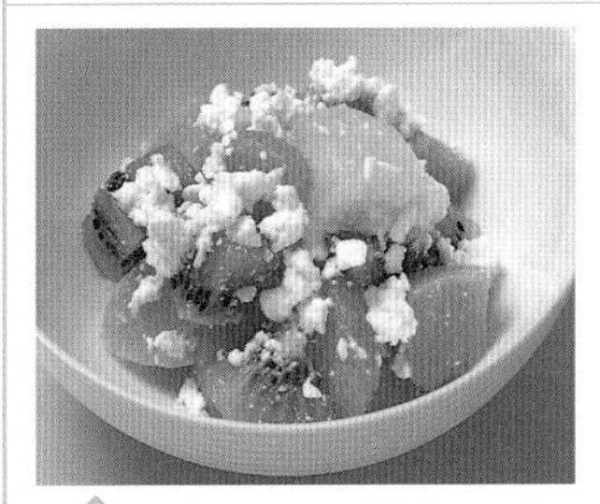

473 カッテージチーズのフルーツサラダ

97kcal（1.2点） SV：果物1つ
たんぱく質4.4g／脂質1.3g／
塩分0.3g

低脂肪のチーズとあえる
簡単サラダ。

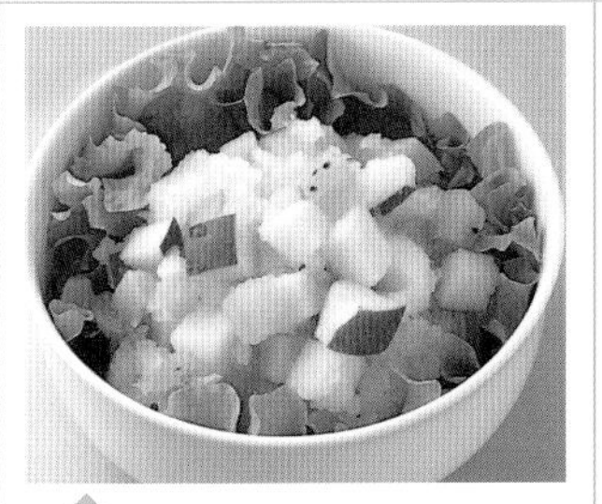

474 菜果なます

89kcal（1.1点）
SV：副菜1つ＋果物1つ
たんぱく質0.5g／脂質0.1g／
塩分1.0g

なますあえは、日本最古の調理法の一つ。

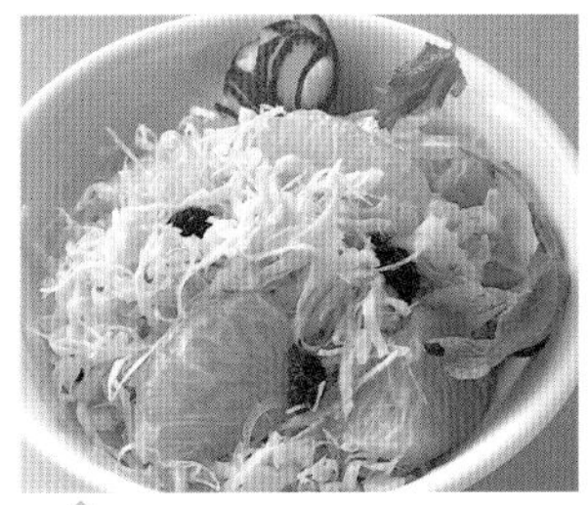

475 フルーツサラダ

79kcal（1.0点）
たんぱく質0.5g／脂質4.7g／
塩分0.9g

春から初夏にかけてが旬の
夏みかんを使って。

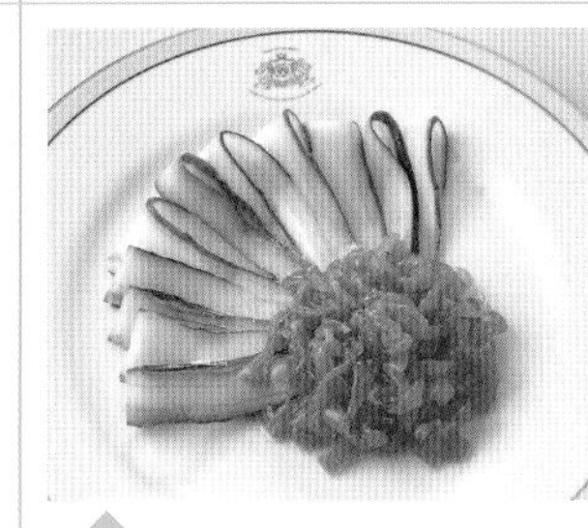

476 クラゲのサラダ

48kcal（0.6点） SV：副菜2つ
たんぱく質3.5g／脂質2.0g／
塩分1.0g

コリコリした歯ごたえが
たまらない。

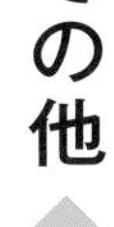

材料と作り方は105ページ

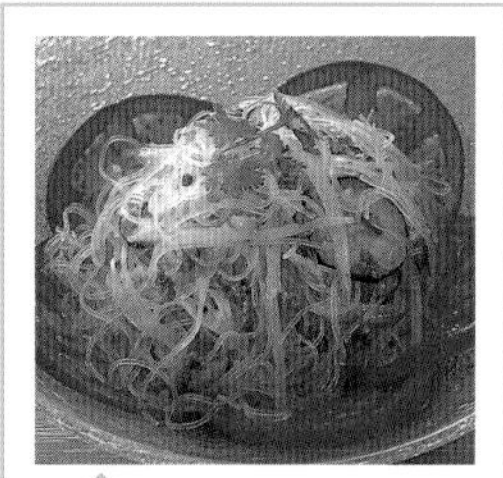

477 タイ風はるさめサラダ
217kcal(2.1点)
SV:副菜3つ
たんぱく質7.4g／
脂質9.8g／塩分1.1g
東南アジアでも
はるさめはおなじみ食材。

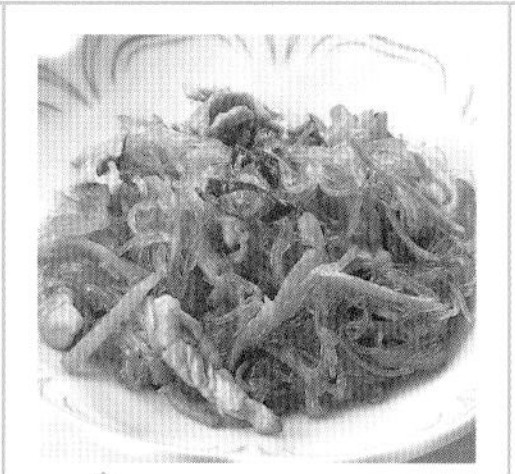

478 はるさめの辛みいため
166kcal(1.9点)
SV:副菜2つ
たんぱく質3.5g／
脂質7.0g／塩分0.8g
多めに作って
常備菜にしても。

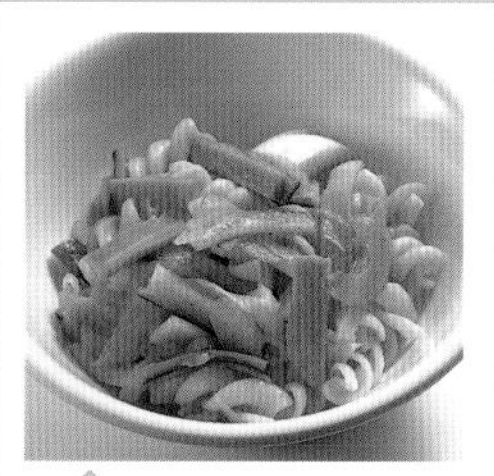

479 マカロニサラダ
310kcal(3.9点)
SV:副菜1つ+主菜1つ
たんぱく質8.3g／
脂質20.7g／塩分2.0g
マカロニの形を変えれば
気分も変わって楽しい。

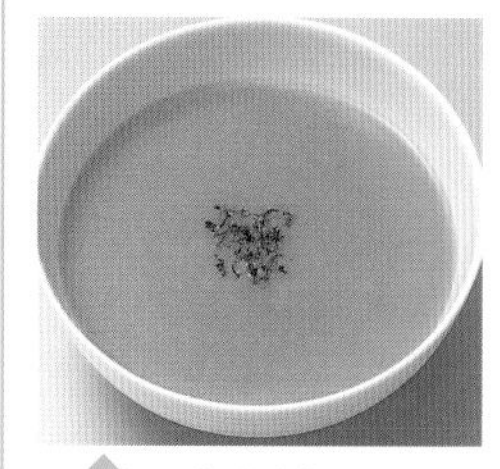

480 かぼちゃのポタージュ
207kcal(2.6点)
SV:副菜2つ
たんぱく質3.7g／
脂質9.4g／塩分1.3g
裏ごしの手間を省くなら
ミキサーで。

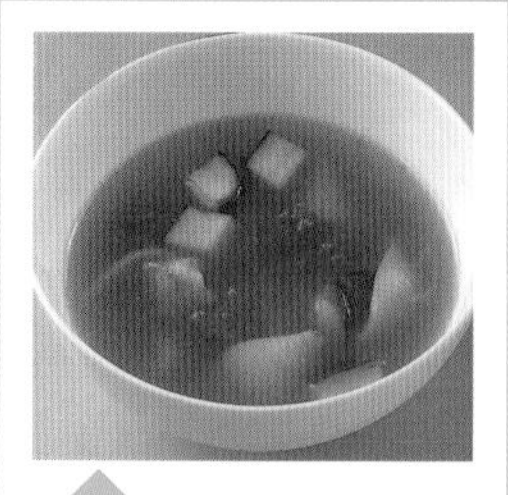

481 トマトスープ
64kcal(0.8点)
SV:副菜1つ
たんぱく質5.5g／
脂質1.2g／塩分1.4g
熟したトマトなら
いっそう味よし色よし。

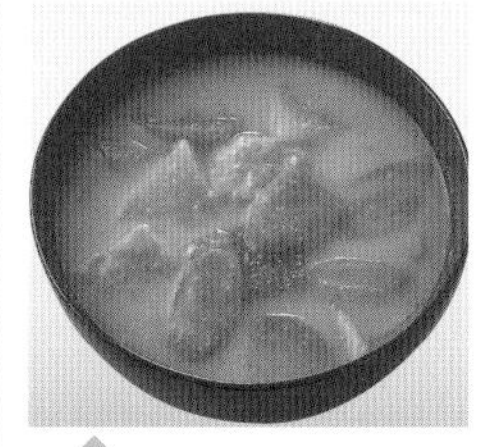

482 粕汁
95kcal(1.2点)
SV:副菜1つ
たんぱく質5.8g／
脂質2.2g／塩分1.4g
酒粕の入った
実だくさんでコクのある汁。

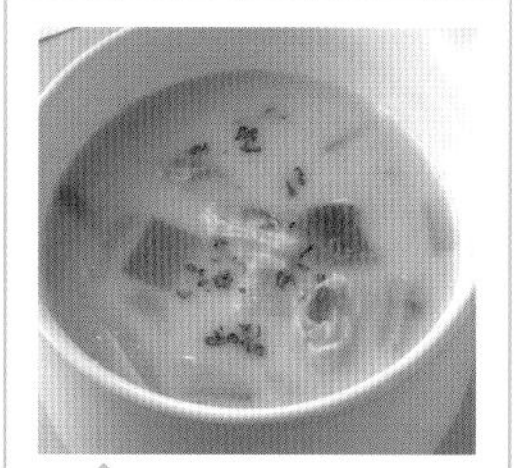

483 クラムチャウダー
116kcal(1.5点)
SV:副菜1つ
たんぱく質4.4g／
脂質6.3g／塩分1.4g
チャウダーはアメリカの
手軽なスープ料理。

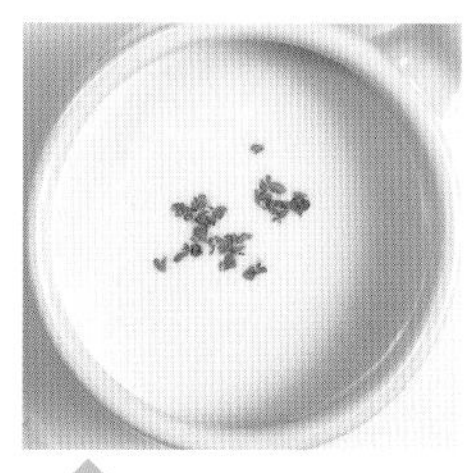

484 コーンスープ
177kcal(2.2点)
SV:副菜1つ
たんぱく質3.7g／
脂質9.6g／塩分1.3g
とうもろこしの甘みが
ひき立つ定番スープ。

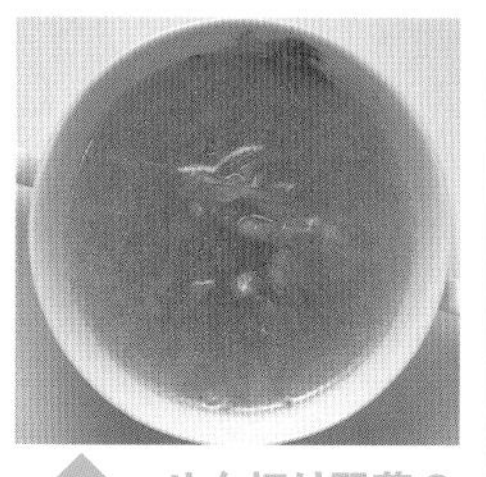

485 せん切り野菜のスープ
60kcal(0.8点)
SV:副菜1つ
たんぱく質1.6g／
脂質3.3g／塩分1.4g
別名スープ・ジュリエンヌ
(せん切りスープ)。

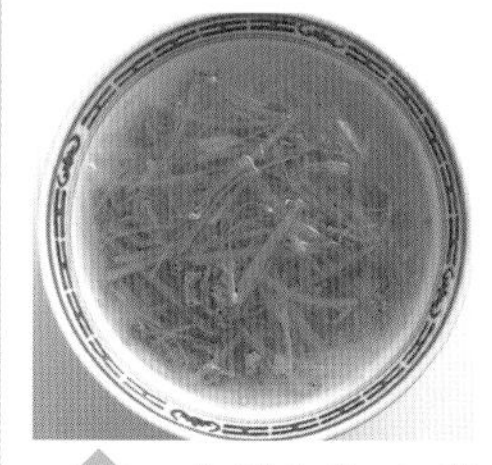

486 大根と牛肉のスープ
66kcal(0.8点)
SV:副菜1つ+主菜1つ
たんぱく質5.5g／
脂質2.1g／塩分1.3g
牛肉がかたくならいよう
煮すぎない。

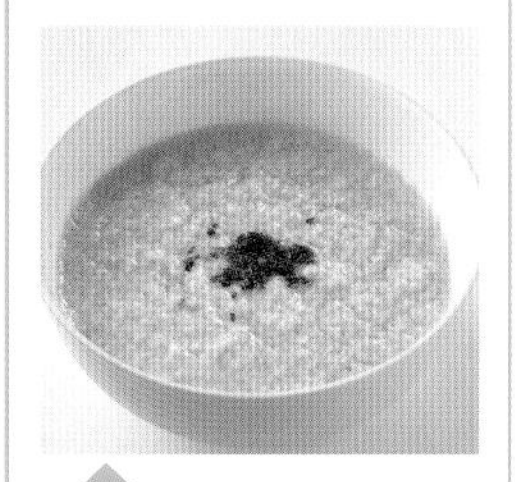

487 中華スープ
78kcal(1.0点)
SV:副菜1つ+主菜1つ
たんぱく質6.3g／
脂質0.4g／塩分1.4g
本格的な中国風
コーンスープ。

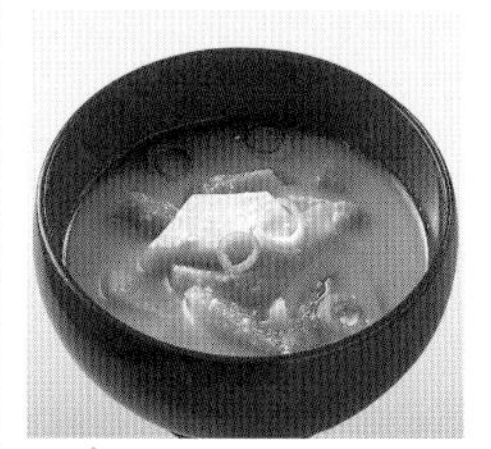

488 ピーナッツ汁
176kcal(2.2点)
SV:副菜2つ
たんぱく質7.0g／
脂質9.9g／塩分1.3g
ピーナッツの香ばしさが
食欲を呼ぶ。

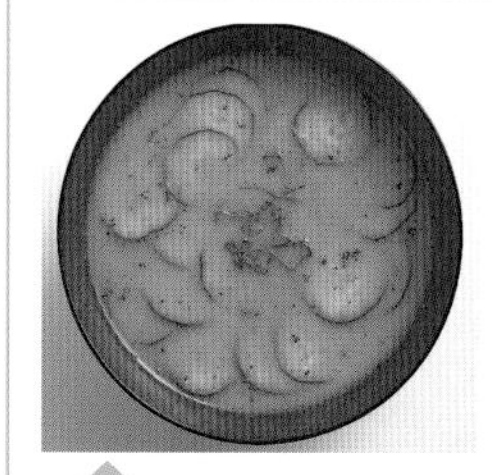

489 冷や汁
128kcal(1.6点)
SV:副菜1つ
たんぱく質4.3g／
脂質6.7g／塩分1.3g
みそは前もって焼くと
風味がよい。

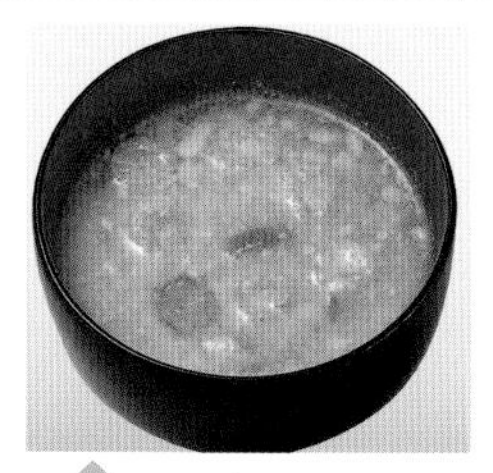

490 呉汁(ごじる)
112kcal(1.4点)
SV:副菜2つ+主菜1つ
たんぱく質6.9g／
脂質3.7g／塩分1.4g
つぶした大豆とみそを
使った豆づくしの汁。

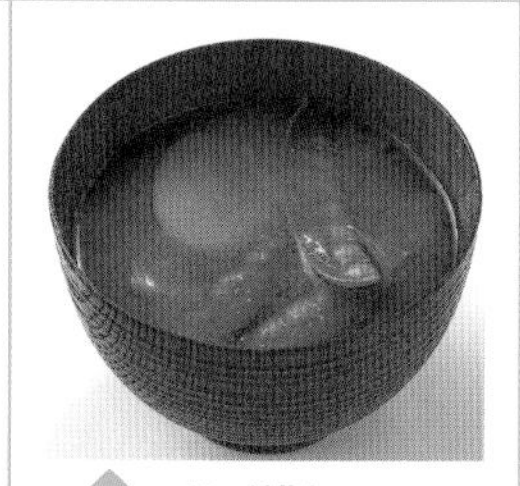

491 じゃが芋とさやえんどうのみそ汁
58kcal(0.7点)
SV:副菜1つ
たんぱく質2.1g／
脂質0.8g／塩分1.4g
新じゃがを使って
春の季節感を楽しむ汁物。

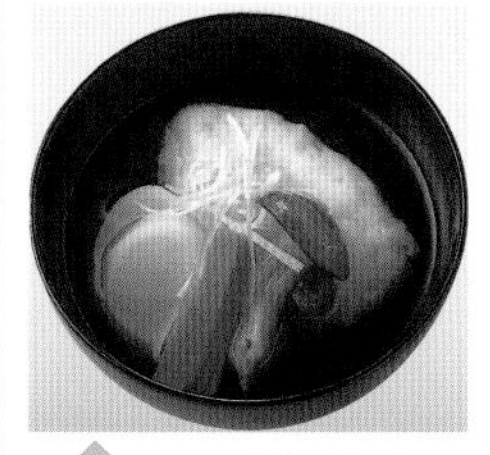

492 つくね芋の吸い物
50kcal(0.6点)
SV:副菜1つ
たんぱく質2.5g／
脂質0.1g／塩分1.1g
つくねとは、手でこねて
丸める意味。

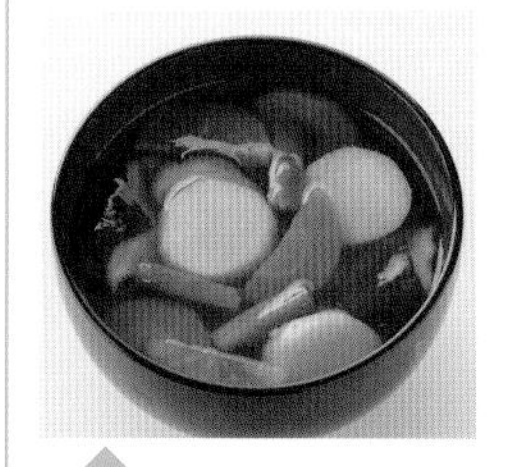

493 のっぺい汁
35kcal(0.4点)
SV:副菜1つ
たんぱく質1.2g／
脂質0.1g／塩分1.2g
季節の食材を煮込んで
具だくさんの汁。

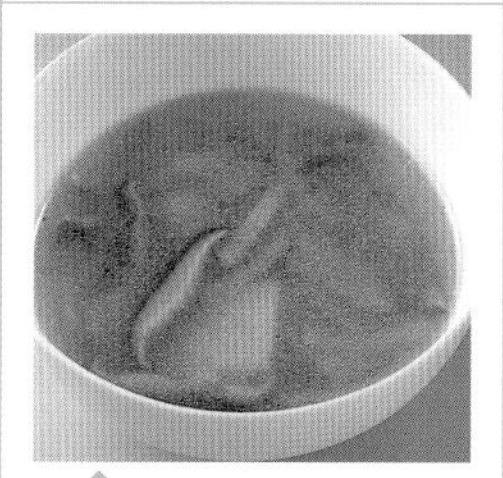

494 ロシア風きのことじゃが芋のスープ
75kcal(0.9点)
SV:副菜1つ
たんぱく質1.8g／
脂質4.2g／塩分1.3g
材料をいためて煮る
簡単スープ。

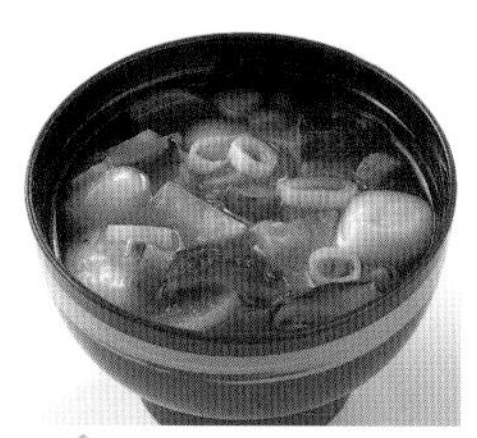
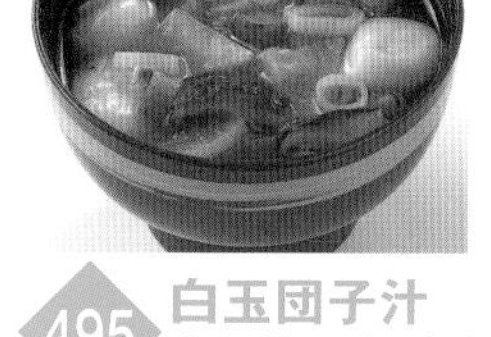

495 白玉団子汁(八代風雑煮)
114kcal(1.4点)
SV:副菜1つ
たんぱく質2.2g／
脂質0.3g／塩分1.3g
もち代わりの白玉は
手軽な素材で重宝。

その他

主食・主菜・副菜には入らないが、食事全体にゆとりやうるおいを与える、汁物、飲み物、牛乳・乳製品、果物などです。「もう1品」や「プラスハート」と呼ぶこともあります。1日全体のバランスを考えて組み合わせます。

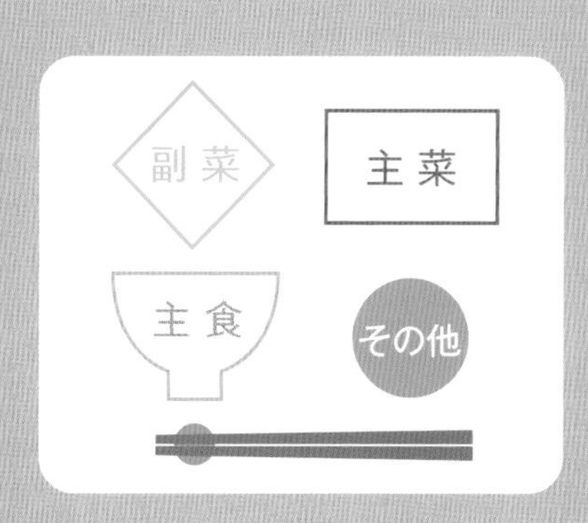

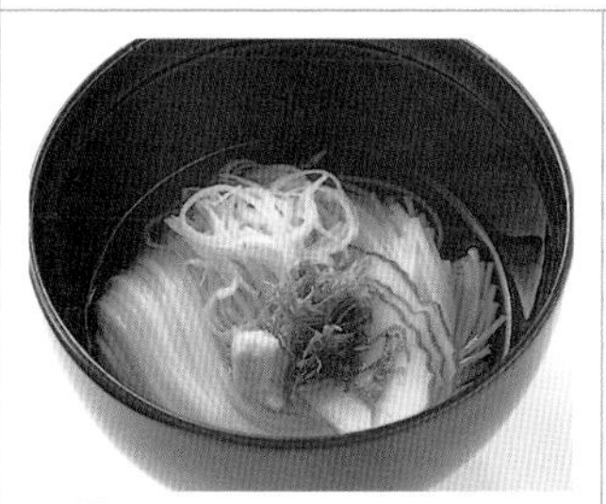

496 そうめんのすまし汁
85kcal(1.1点)
たんぱく質4.3g／脂質1.1g／塩分1.3g
夏は冷たく、冷や汁にしてもおいしい。

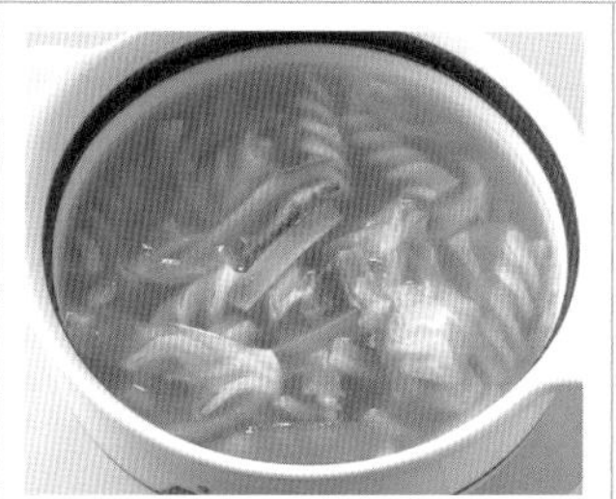

497 パスタのスープ
133kcal(1.7点)
たんぱく質4.7g／脂質5.1g／塩分1.8g
パスタをスープで煮て、ひと手間で作る。

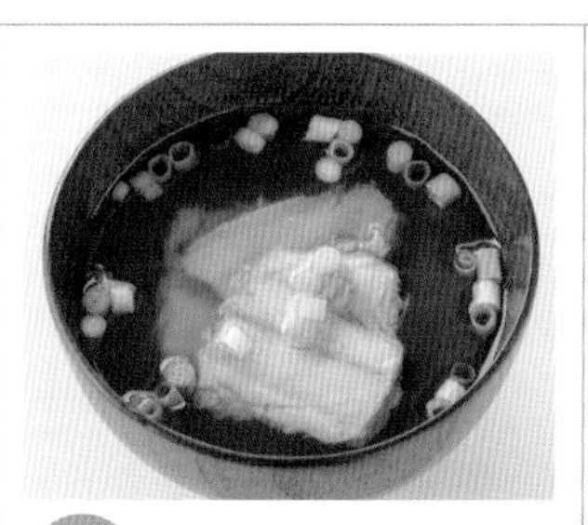

498 あら汁
27kcal(0.3点)
たんぱく質2.6g／脂質1.2g／塩分1.1g
アジ、スズキ、イサキ、ヒラメ、サバ、カツオでもよい。

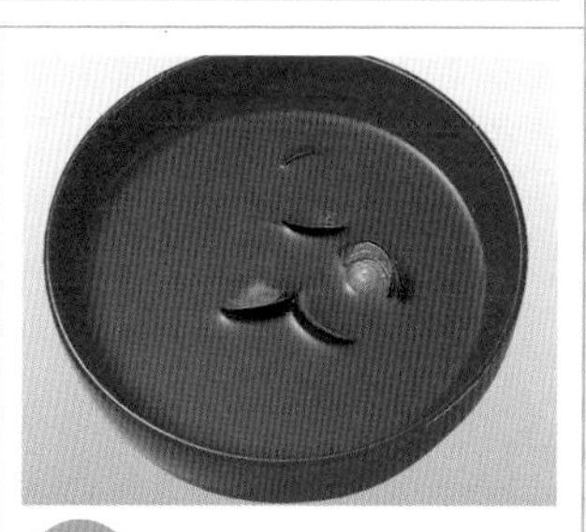

499 シジミのみそ汁
25kcal(0.3点)
たんぱく質2.1g／脂質0.6g／塩分1.3g
さんしょうでピリリと味をしめて。

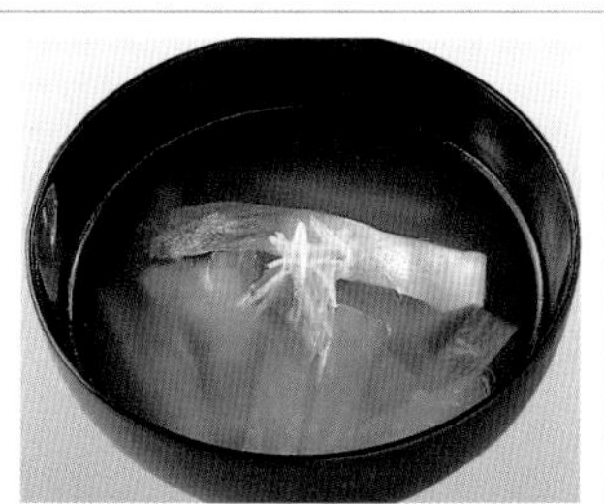

500 船場(せんば)汁
52kcal(0.7点)
たんぱく質3.4g／脂質2.9g／塩分0.8g
大阪の船場で生まれた汁。船場煮ともいう。

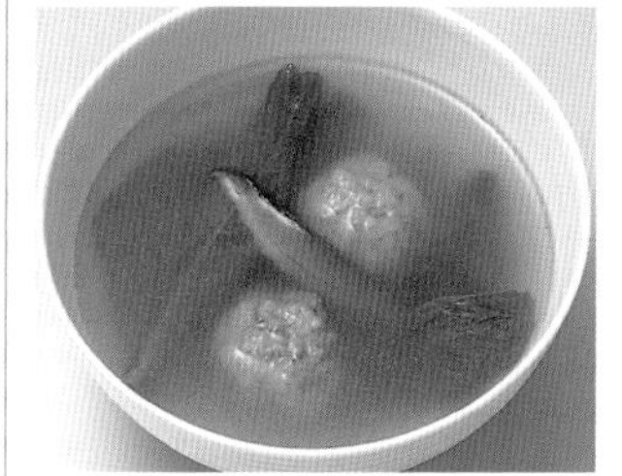

501 肉団子のスープ
90kcal(1.1点)
たんぱく質4.7g／脂質4.5g／塩分1.5g
市販の肉団子なら大幅に時間短縮。

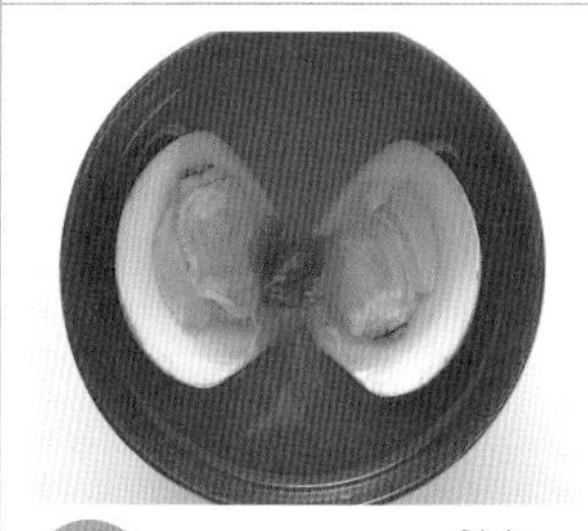

502 ハマグリの潮(うしお)汁
14kcal(0.2点)
たんぱく質0.8g／脂質0g／塩分1.2g
桃の節句(3月3日)には欠かせない一品。

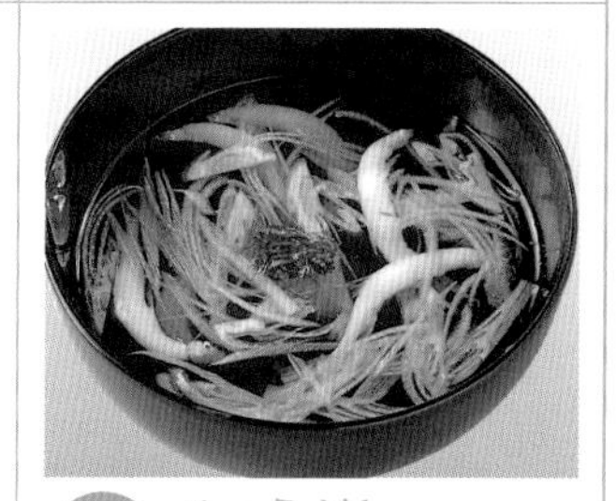

503 みょうがとシラウオのすまし汁
12kcal(0.2点)
たんぱく質1.6g／脂質0.1g／塩分0.9g
みょうがとシラウオの旨味がマッチ。

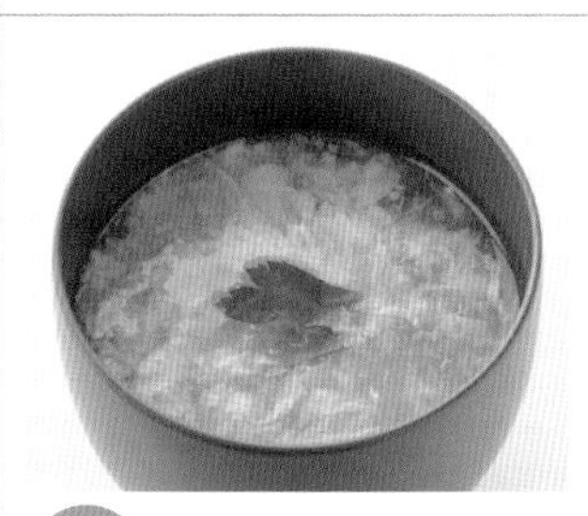

504 かきたま汁
45kcal(0.6点)
たんぱく質3.3g／脂質2.3g／塩分1.1g
かたくり粉でとろみをつけ、滑らかにふんわりと。

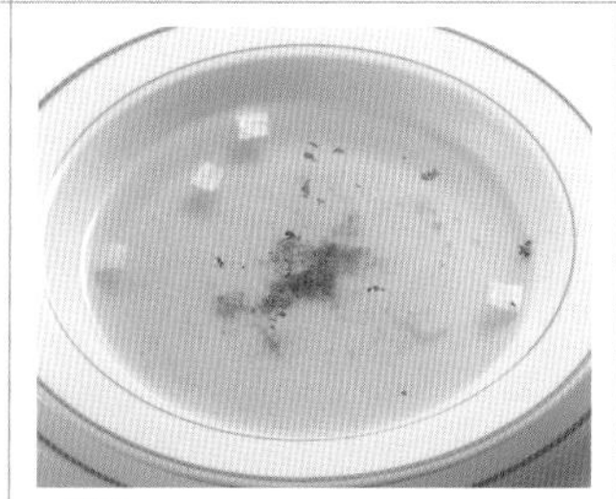

505 コンソメスープ
10kcal(0.1点)
たんぱく質0.7g／脂質0.5g／塩分0.9g
透き通ったスープでポタージュ・クレールともいう。

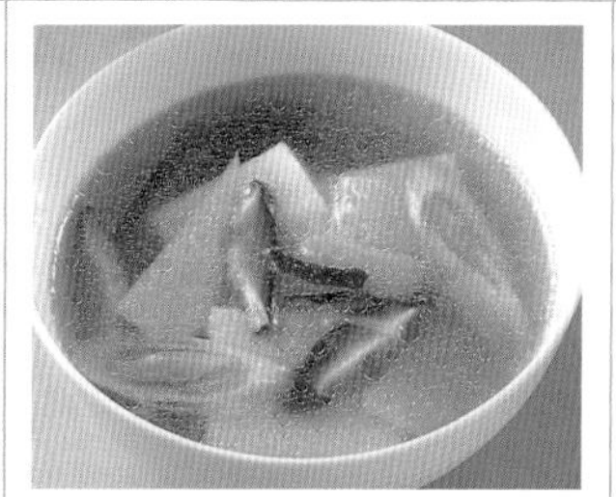

506 豆腐と生しいたけのスープ
67kcal(0.8点)
たんぱく質5.1g／脂質2.9g／塩分1.1g
こってりした中国料理に合うさっぱり味。

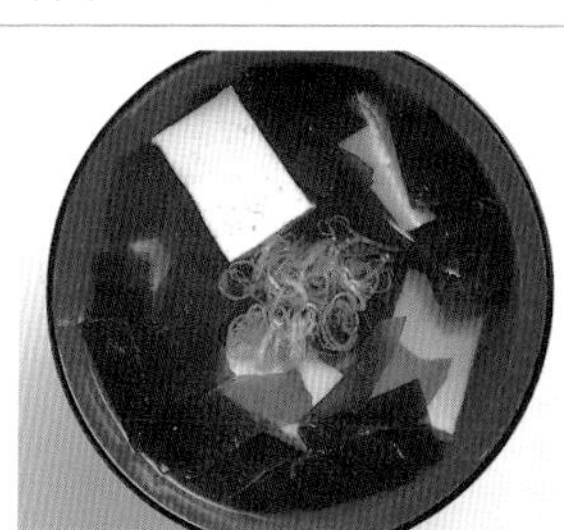

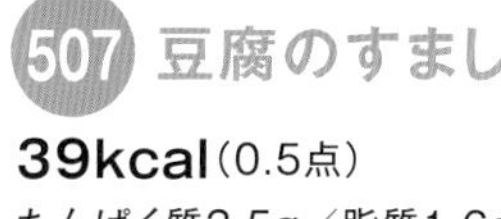

507 豆腐のすまし汁
39kcal(0.5点)
たんぱく質3.5g／脂質1.6g／塩分1.0g
本格的なだしの旨味を生かすシンプルな汁物。

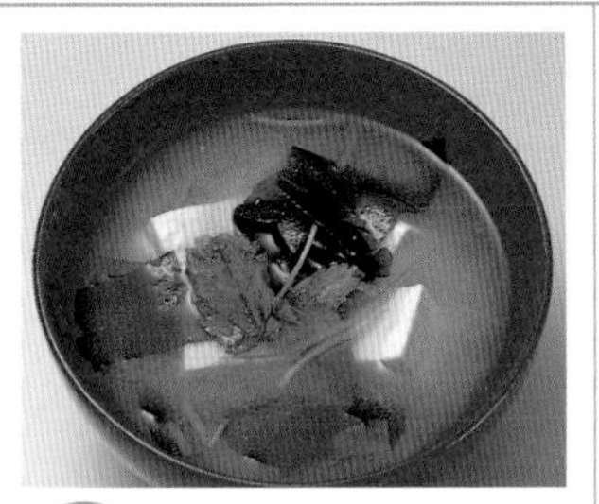

508 豆腐のみそ汁

60kcal(0.8点)
たんぱく質4.9g/脂質2.9g/塩分1.5g

味噌汁で好きな具の
ナンバーワン!

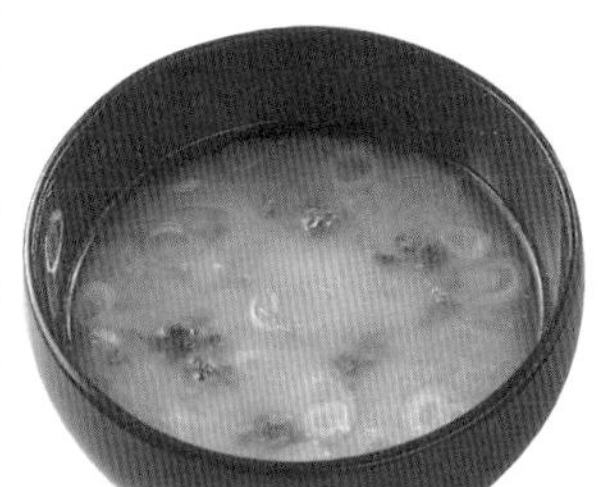

509 納豆汁

68kcal(0.9点)
たんぱく質5.0g/脂質3.0g/塩分1.3g

オツな豆同士。
体が温まり、寒い季節に。

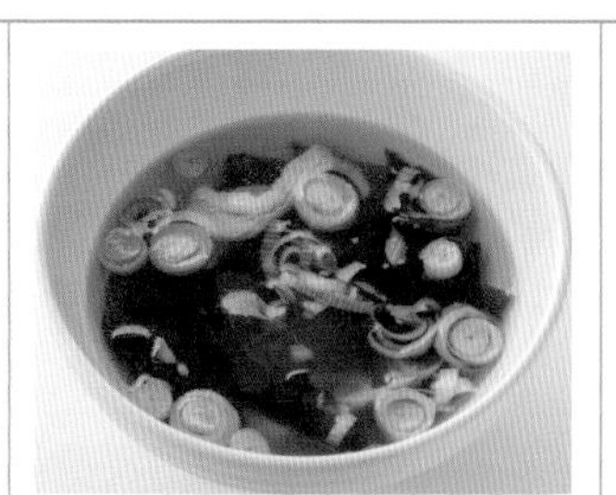

510 韓国風わかめスープ

60kcal(0.8点) SV:主菜1つ
たんぱく質6.3g/脂質2.5g/塩分0.9g

ごま油でいためて
韓国風に。

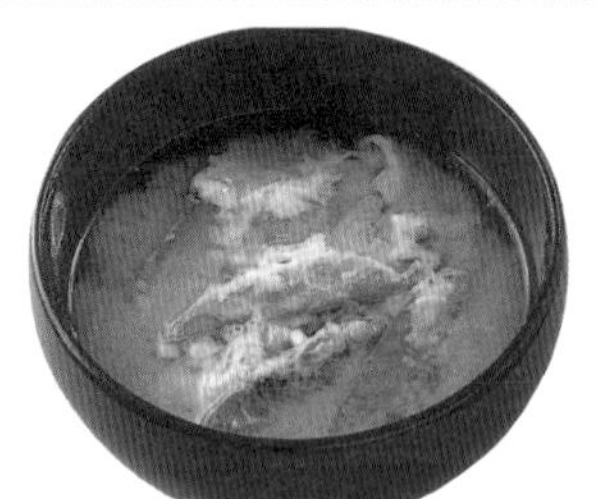

511 さやえんどうの卵とじ汁

48kcal(0.6点)
たんぱく質3.4g/脂質2.0g/塩分1.3g

えんどうの緑と卵の黄…
春の野の色合い。

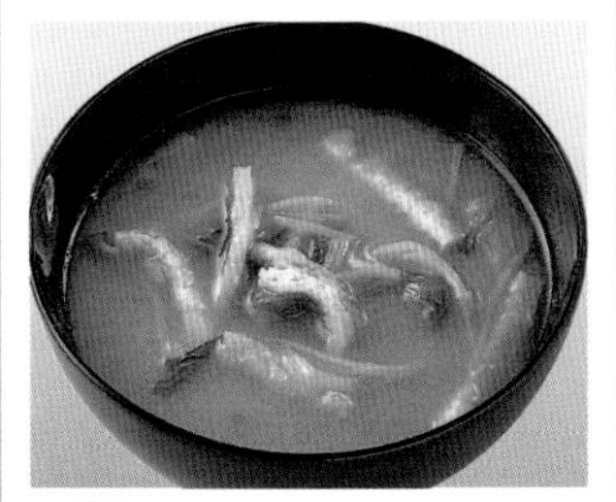

512 つまみ菜のみそ汁

51kcal(0.6点)
たんぱく質3.7g/脂質2.5g/塩分1.3g

端境期に出回ることが多い
青もので。

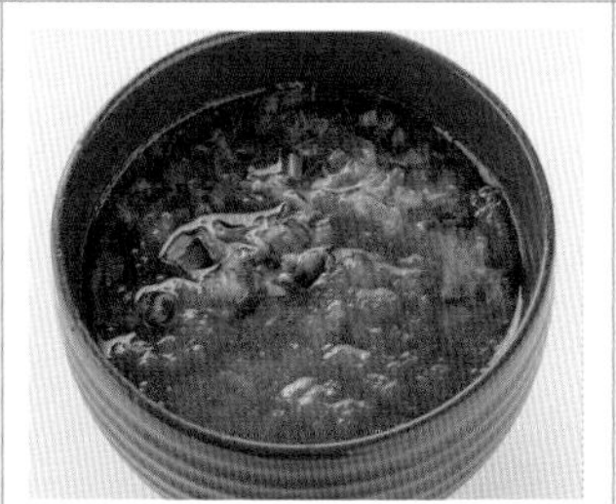

513 とろろこんぶ即席汁

21kcal(0.3点)
たんぱく質1.9g/脂質0.1g/塩分1.0g

具を入れた汁わんに熱湯を
注ぐだけ。超簡単な即席汁。

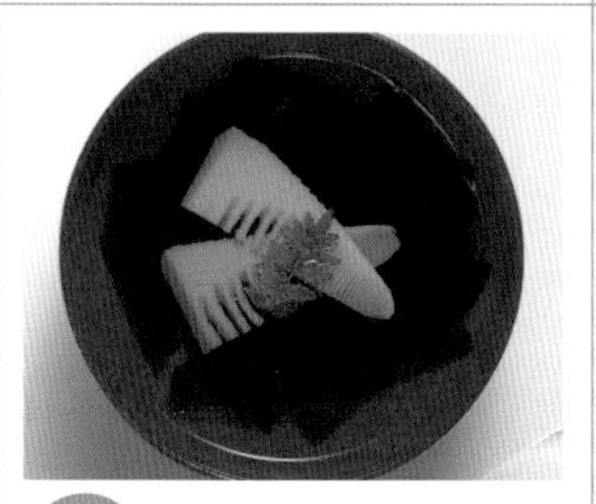

514 若竹汁

12kcal(0.2点)
たんぱく質1.0g/脂質0g/塩分1.3g

新竹の子と新わかめの
春ならではの一品。

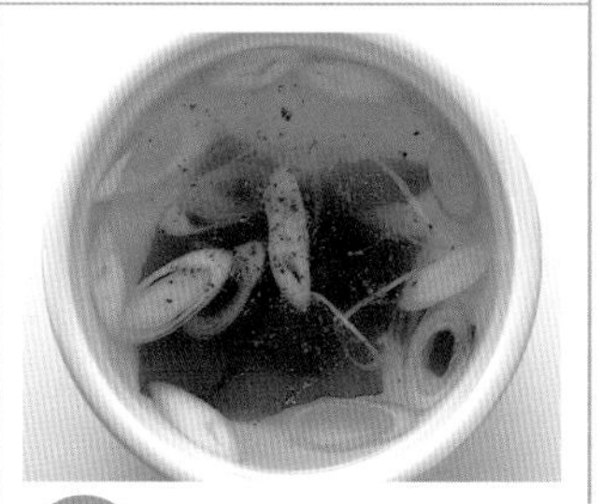

515 わかめのスープ

9kcal(0.1点)
たんぱく質0.6g/脂質0g/塩分1.1g

ローエネルギーで
ミネラルたっぷり。

漬物・つくだ煮

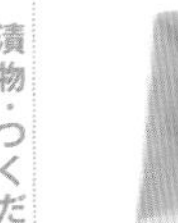

516 数の子(25g)

29kcal(0.4点) SV:主菜1つ
たんぱく質4.2g/脂質0.4g/塩分0.6g

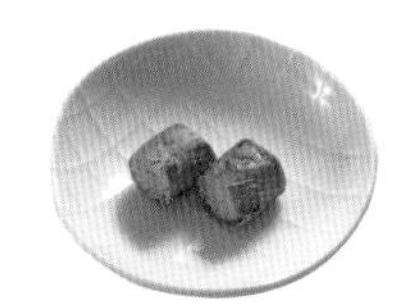

517 焼きタラコ(20g)

32kcal(0.4点) SV:主菜1つ
たんぱく質5.0g/脂質0.7g/塩分1.1g

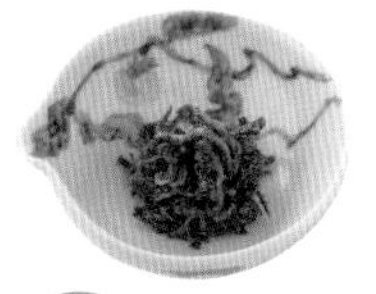

518 コウナゴのくぎ煮(15g)

41kcal(0.5点)
たんぱく質3.6g/脂質0.4g/塩分0.8g

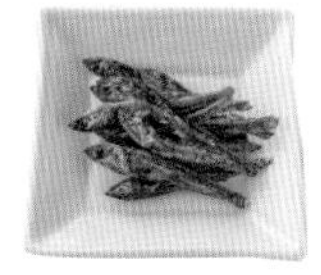

519 ごまめの田作り(10g)

49kcal(0.6点)
たんぱく質4.0g/脂質0.7g/塩分0.3g

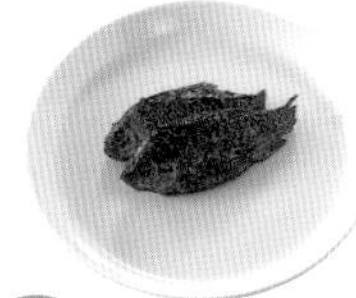

520 フナの甘露煮(30g)

80kcal(1.0点)
たんぱく質3.9g/脂質0.7g/塩分1.0g

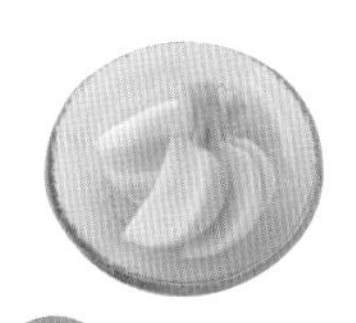

521 かぶの漬物(35g)

6kcal(0.1点)
たんぱく質0.3g/脂質0g/塩分0.8g

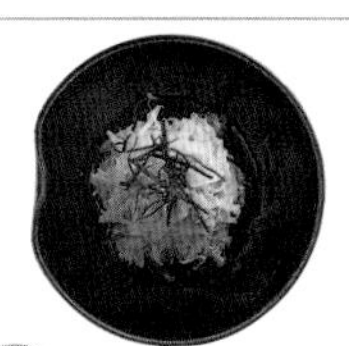

522 菊の甘酢漬け(40g)

19kcal(0.2点)
たんぱく質0.2g/脂質0g/塩分0.3g

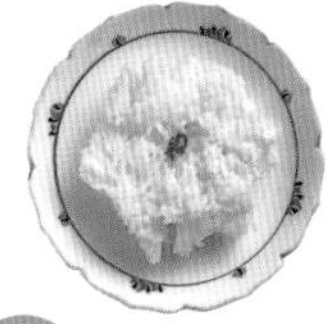

523 菊花かぶの甘酢漬け(40g)

30kcal(0.4点)
たんぱく質0.2g/脂質0g/塩分1.0g

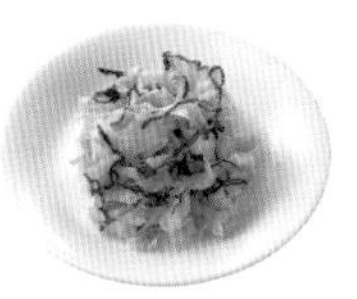

524 キャベツのもみ漬け(40g)

9kcal(0.1点)
たんぱく質0.4g/脂質0g/塩分0.8g

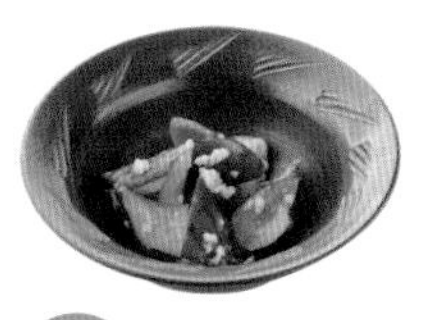

525 きゅうりの塩麹漬け(40g)

14kcal(0.2点)
たんぱく質0.4g/脂質0.1g/塩分0.6g

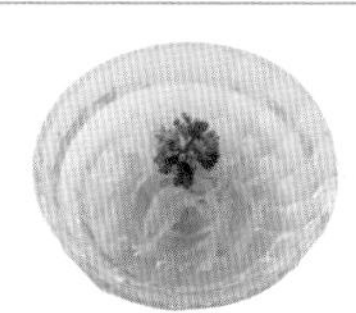

526 ザワークラウト(30g)

9kcal(0.1点)
たんぱく質0.3g/脂質0g/塩分0.4g

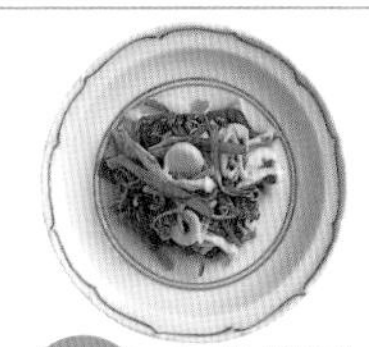

527 山菜漬け(30g)

6kcal(0.1点)
たんぱく質0.5g/脂質0g/塩分1.0g

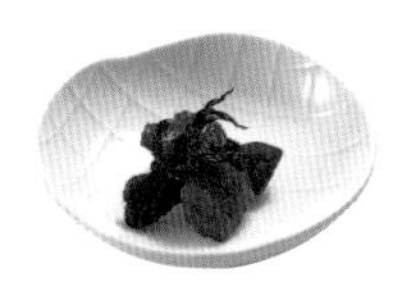

528 しば漬け(10g)

3kcal(+点)
たんぱく質0.1g/脂質0g/塩分0.4g

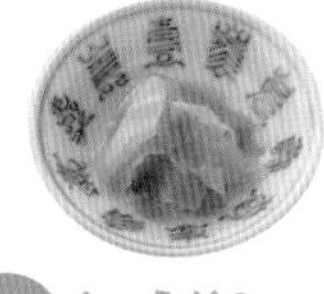

529 しょうがの甘酢漬け(15g)

7kcal(0.1点)
たんぱく質0g/脂質0g/塩分0.3g

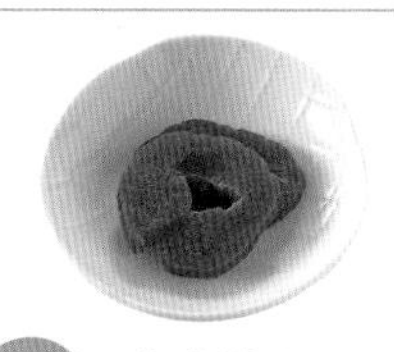

530 白うりの奈良漬け(20g)

43kcal(0.5点)
たんぱく質0.9g/脂質0g/塩分1.0g

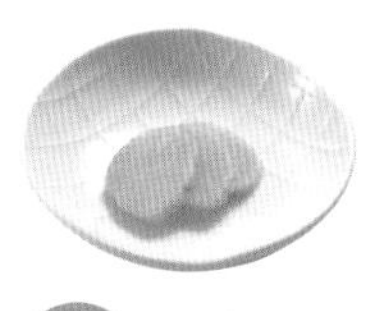

531 たくあん(10g)

4kcal(0.1点)
たんぱく質0.1g/脂質0g/塩分0.3g

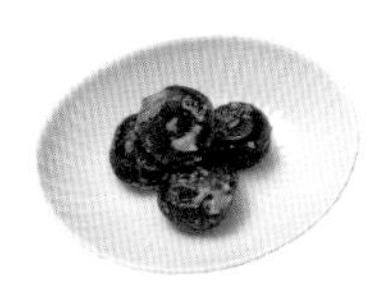

532 なすのからし漬け(40g)

16kcal(0.2点)
たんぱく質0.9g/脂質0.3g/塩分1.0g

 材料と作り方は108ページ(No.516~532はありません)

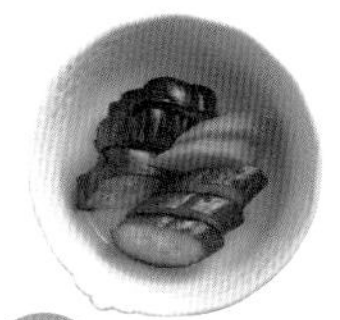

533 ぬかみそ漬け(35g)
10kcal(0.1点)
たんぱく質0.5g／脂質0g／塩分1.2g

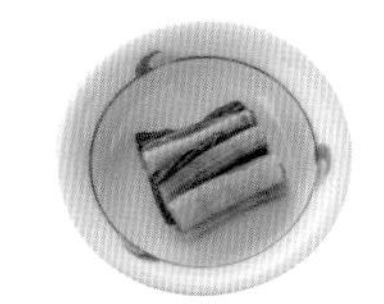

534 野沢菜の漬物(20g)
3kcal(+点)
たんぱく質0.2g／脂質0g／塩分0.3g

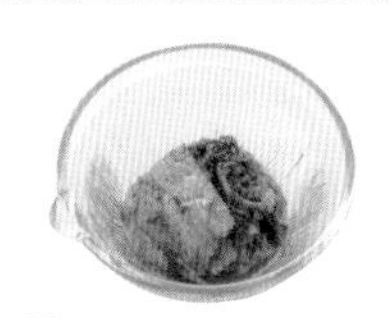

535 白菜キムチ(40g)
11kcal(0.1点)
たんぱく質0.9g／脂質0g／塩分1.2g

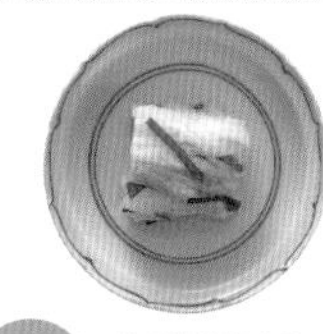

536 白菜漬け(30g)
4kcal(0.1点)
たんぱく質0.2g／脂質0g／塩分0.5g

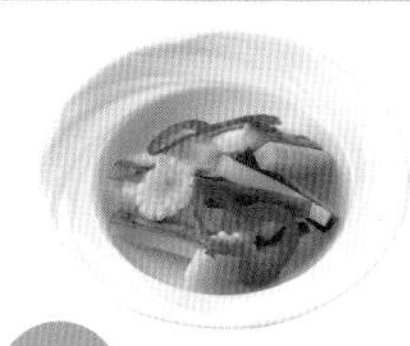

537 ピクルス(40g)
26kcal(0.3点)
たんぱく質0.3g／脂質0g／塩分0.6g

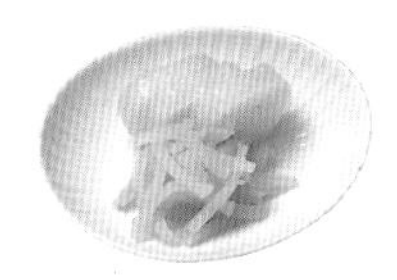

538 べったら漬け(30g)
15kcal(0.2点)
たんぱく質0.1g／脂質0.1g／塩分0.9g

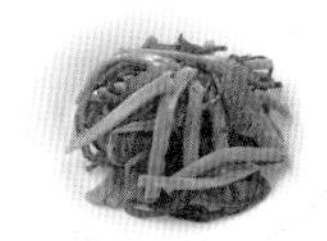

539 松前漬け(30g)
37kcal(0.5点)
たんぱく質3.2g／脂質0.1g／塩分0.8g

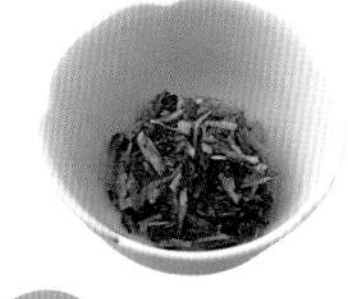

540 水菜の漬物(30g)
7kcal(0.1点)
たんぱく質0.4g／脂質0g／塩分0.6g

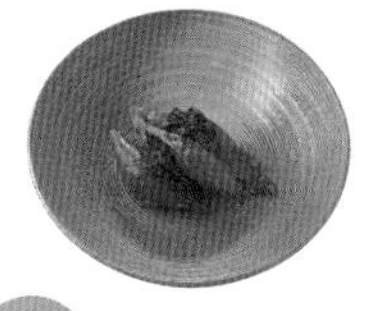

541 みょうがの漬物(25g)
4kcal(0.1点)
たんぱく質0.3g／脂質0g／塩分0.4g

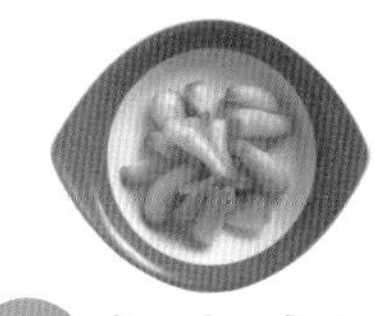

542 らっきょうの梅酢漬け(20g)
21kcal(0.3点)
たんぱく質0.2g／脂質0g／塩分0.4g

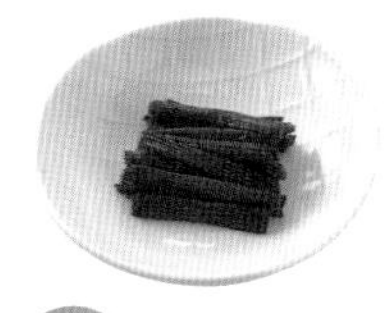

543 きゃらぶき(30g)
37kcal(0.5点)
たんぱく質0.7g／脂質0g／塩分1.5g

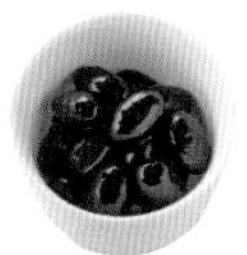

544 黒豆(30g)
124kcal(1.6点) SV:主菜1つ
たんぱく質7.4g／脂質4.6g／塩分0.3g

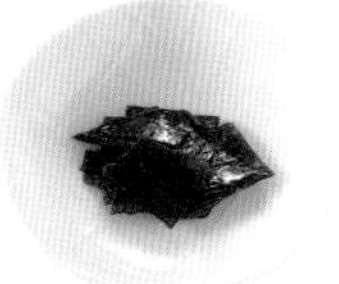

545 こんぶのつくだ煮(10g)
15kcal(0.2点)
たんぱく質0.2g／脂質0.1g／塩分0.7g

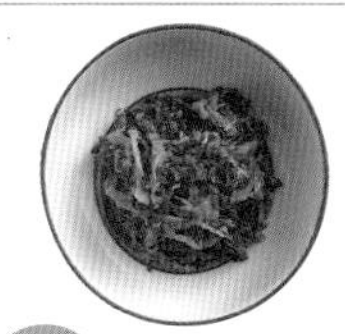

546 古漬けのいり煮(35g)
63kcal(0.8点)
たんぱく質3.5g／脂質3.2g／塩分1.7g

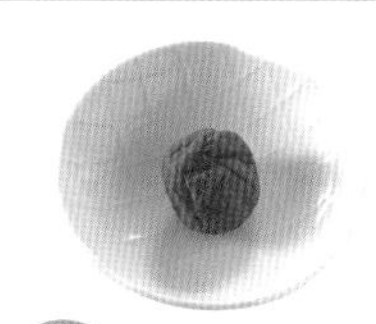

547 梅干し(10g)
3kcal(+点)
たんぱく質0.1g／脂質0.1g／塩分1.8g

果物

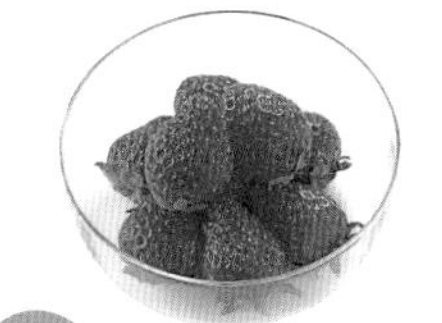

548 いちご(110g)
34kcal(0.4点) SV:果物1つ
たんぱく質0.8g／脂質0.1g／塩分0g

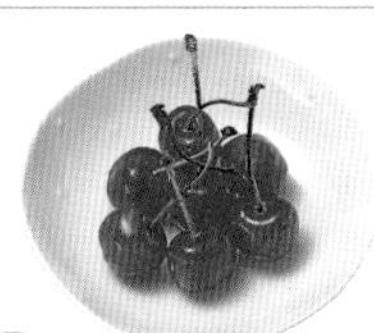

549 さくらんぼ(50g)
32kcal(0.4点)
たんぱく質0.4g／脂質0.1g／塩分0g

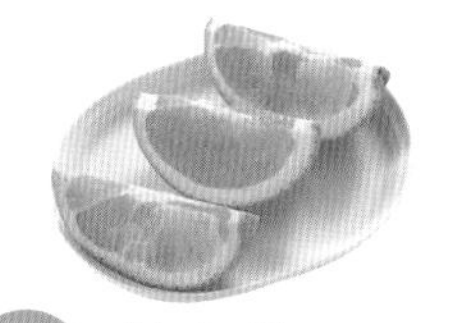

550 オレンジ・ネーブル(180g)
86kcal(1.1点) SV:果物2つ
たんぱく質0.9g／脂質0.2g／塩分0g

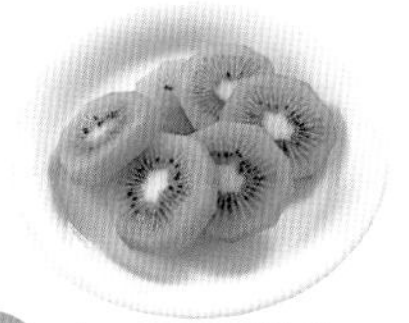

551 キーウィフルーツ(70g)
36kcal(0.5点) SV:果物1つ
たんぱく質0.6g／脂質0.1g／塩分0g

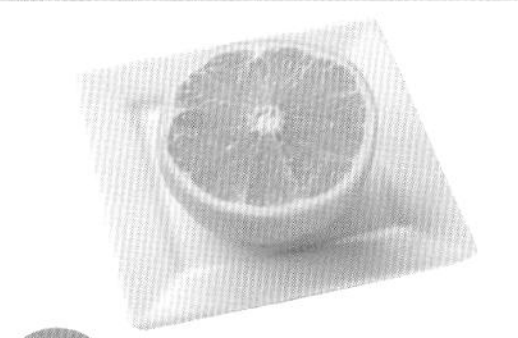

552 グレープフルーツ(100g)
40kcal(0.5点) SV:果物1つ
たんぱく質0.5g／脂質0.1g／塩分0g

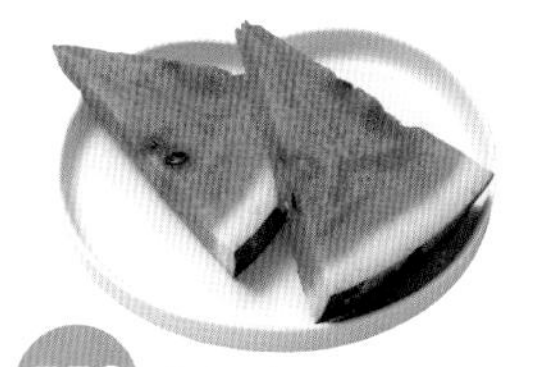

553 すいか(100g)
41kcal(0.5点) SV:果物1つ
たんぱく質0.3g／脂質0.1g／塩分0g

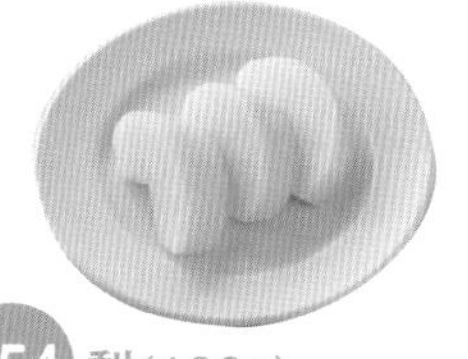

554 梨(100g)
38kcal(0.5点) SV:果物1つ
たんぱく質0.2g／脂質0.1g／塩分0g

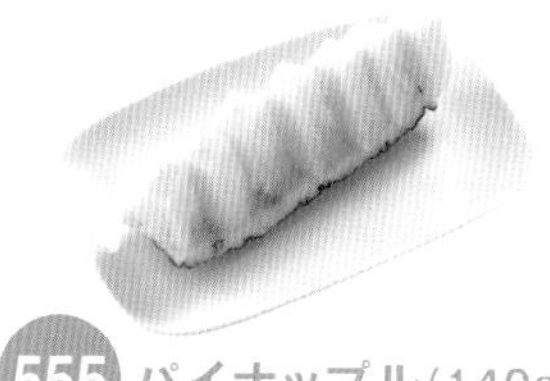

555 パイナップル(140g)
76kcal(1.0点) SV:果物1つ
たんぱく質0.6g／脂質0.1g／塩分0g

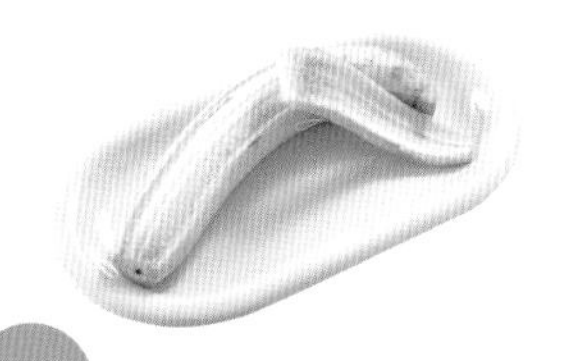

556 バナナ(95g)
88kcal(1.1点) SV:果物1つ
たんぱく質0.7g／脂質0.1g／塩分0g

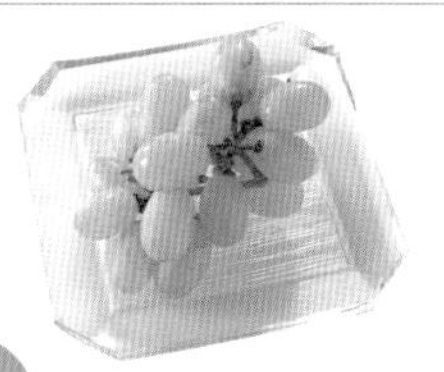

557 ぶどう(100g)
58kcal(0.7点) SV:果物1つ
たんぱく質0.2g／脂質0g／塩分0g

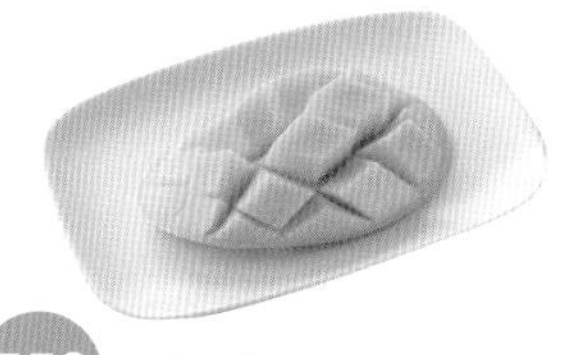

558 マンゴー(100g)
68kcal(0.9点) SV:果物1つ
たんぱく質0.5g／脂質0.1g／塩分0g

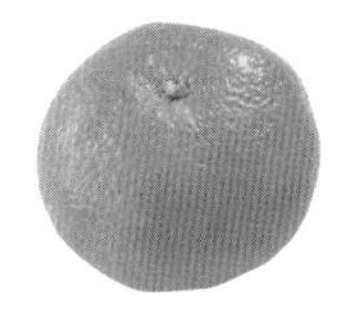

559 みかん・温州(100g)
49kcal(0.6点) SV:果物1つ
たんぱく質0.4g／脂質0g／塩分0g

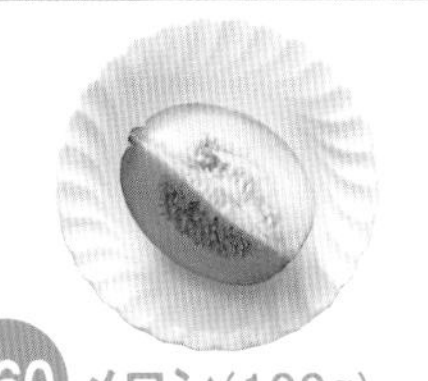

560 メロン(100g)
45kcal(0.6点) SV:果物1つ
たんぱく質0.6g/脂質0.1g/
塩分0g

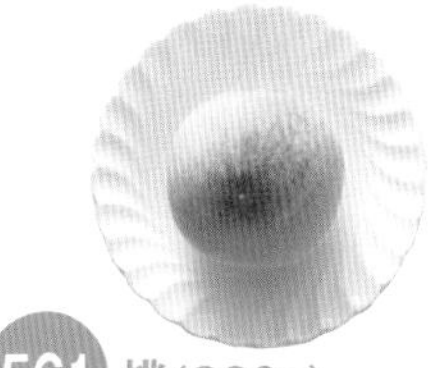

561 桃(200g)
76kcal(1.0点) SV:果物2つ
たんぱく質0.8g/脂質0.2g/
塩分0g

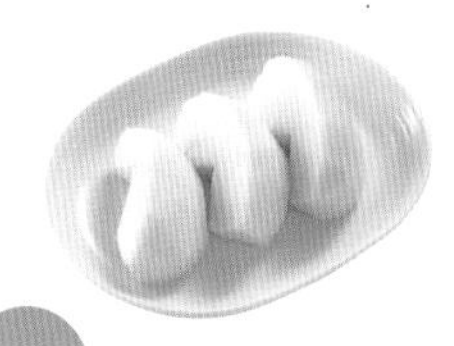

562 りんご(100g)
53kcal(0.7点) SV:果物1つ
たんぱく質0.1g/脂質0g/
塩分0g

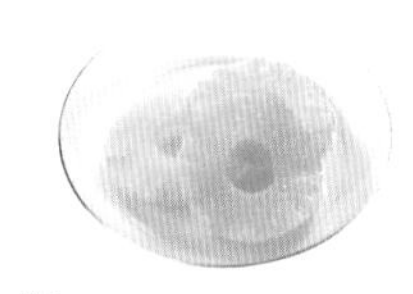

563 パイナップル・缶詰(100g)
76kcal(1.0点) SV:果物1つ
たんぱく質0.3g/
脂質0.1g/塩分0g

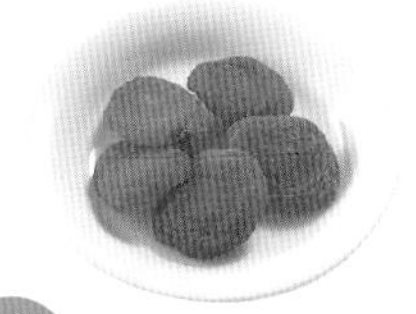

564 干しあんず(17g)
50kcal(0.6点)
たんぱく質1.1g/脂質0g/
塩分0g

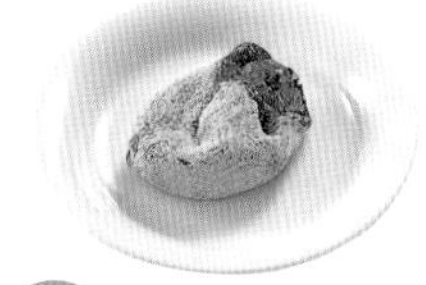

565 干し柿(30g)
82kcal(1.0点)
たんぱく質0.3g/
脂質0.2g/塩分0g

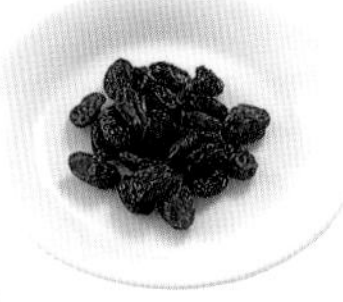

566 干しぶどう(12g)
39kcal(0.5点)
たんぱく質0.2g/脂質0g/
塩分0g

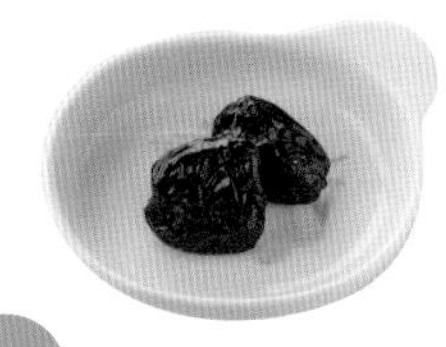

567 干しプルーン(20g)
42kcal(0.5点)
たんぱく質0.3g/脂質0g/
塩分0g

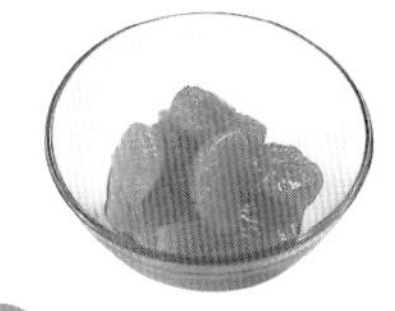

568 みかん・缶詰(75g)
47kcal(0.6点) SV:果物1つ
たんぱく質0.4g/脂質0g/
塩分0g

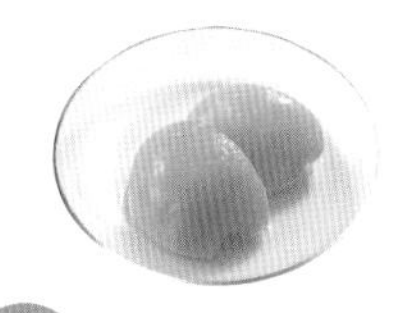

569 桃・缶詰(100g)
83kcal(1.0点) SV:果物1つ
たんぱく質0.4g/
脂質0.1g/塩分0g

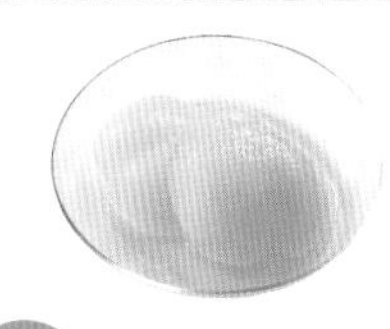

570 洋梨・缶詰(110g)
87kcal(1.1点) SV:果物1つ
たんぱく質0.1g/
脂質0.1g/塩分0g

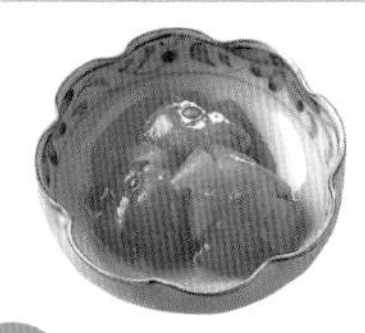

571 きんかんの甘煮(36g)
44kcal(0.6点)
たんぱく質0.2g/脂質0.1g/
塩分0g

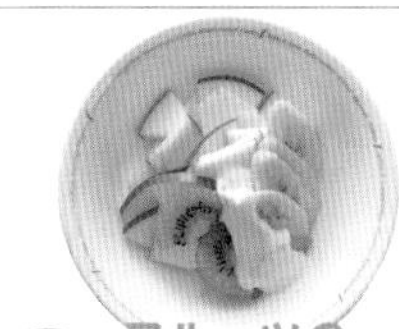

572 フルーツのヨーグルトあえ(85g)
55kcal(0.7点)
たんぱく質1.1g/脂質0.1g/
塩分0g

牛乳・乳製品

573 牛乳・低脂肪(200ml)
87kcal(1.1点)
SV:牛乳・乳製品3つ
たんぱく質7.0g/脂質2.1g/
塩分0.4g

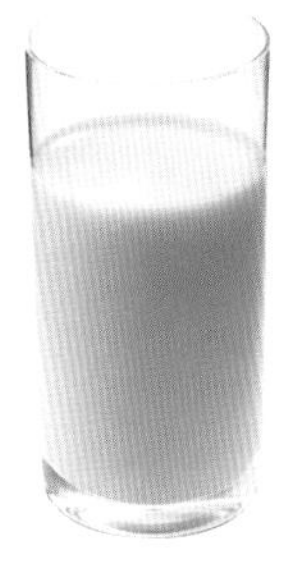

574 牛乳・普通(200ml)
126kcal(1.6点)
SV:牛乳・乳製品2つ
たんぱく質6.2g/脂質7.2g/
塩分0.2g

575 牛乳・濃厚(200ml)
146kcal(1.8点)
SV:牛乳・乳製品2つ
たんぱく質6.2g/脂質8.7g/
塩分0.2g

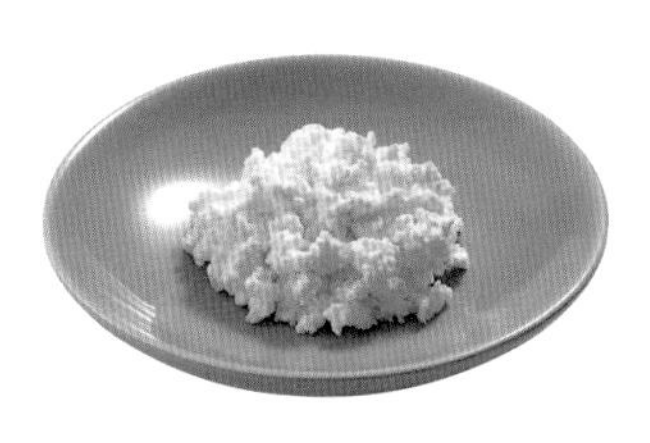

576 カッテージチーズ(20g)
20kcal(0.3点)
たんぱく質2.6g/脂質0.8g/
塩分0.2g

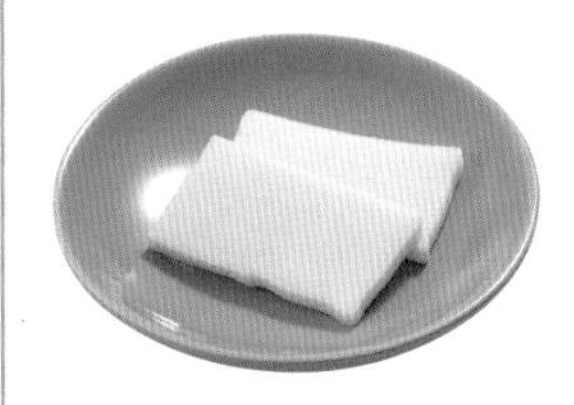

577 プロセスチーズ(20g)
63kcal(0.8点)
SV:牛乳・乳製品1つ
たんぱく質4.3g/脂質4.9g/
塩分0.6g

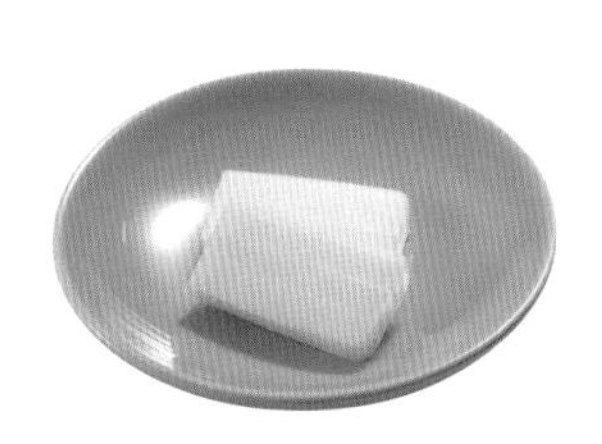

578 モッツァレラチーズ(20g)
54kcal(0.7点)
SV:牛乳・乳製品2つ
たんぱく質3.7g/脂質4.0g/
塩分0g

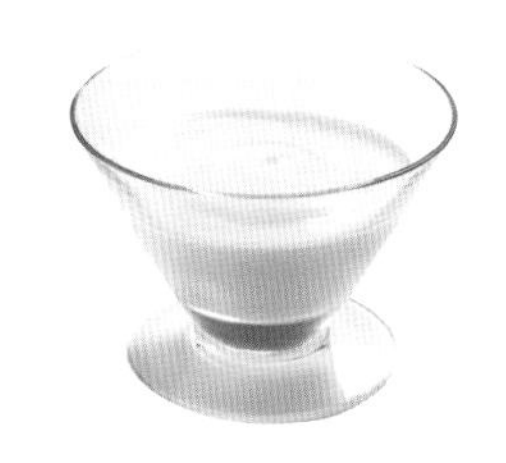

579 ヨーグルト・加糖(150g)
98kcal(1.2点)
SV:牛乳・乳製品2つ
たんぱく質6.0g/脂質0.3g/
塩分0.3g

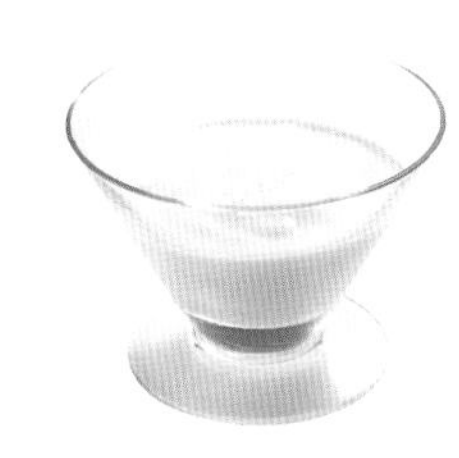

580 ヨーグルト・プレーン(150g)
84kcal(1.1点)
SV:牛乳・乳製品2つ
たんぱく質5.0g/脂質4.2g/
塩分0.2g

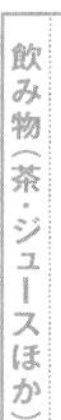

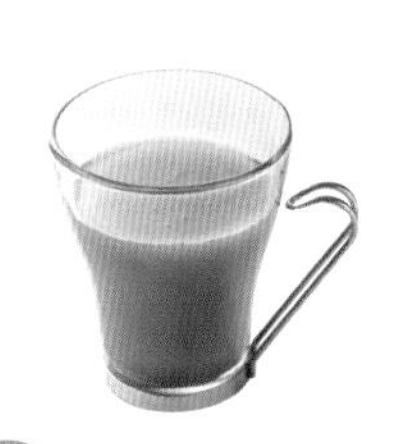

581 スムージー(250ml)
118kcal(1.5点) SV:副菜1つ+果物1つ
たんぱく質1.5g／
脂質0.1g／塩分0g

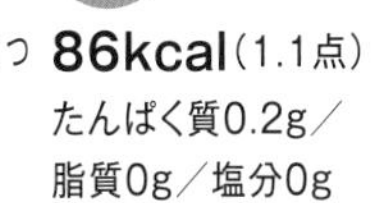

582 アイスコーヒー(200ml)・ガムシロップ(20g)
86kcal(1.1点)
たんぱく質0.2g／
脂質0g／塩分0g

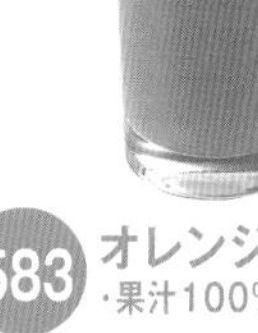

583 オレンジジュース・果汁100%(200ml)
92kcal(1.2点) SV:果物1つ
たんぱく質0.6g／
脂質0.2g／塩分0g

584 カフェ・オ・レ(200ml)
88kcal(1.1点) SV:牛乳・乳製品2つ
たんぱく質4.3g／
脂質4.9g／塩分0.1g

585 缶コーヒー(185g)
70kcal(0.9点)
たんぱく質1.3g／
脂質0.4g／塩分0.2g

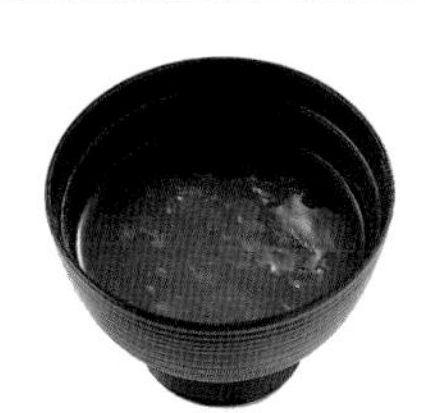

586 くず湯(80ml)
37kcal(0.5点)
たんぱく質0g／
脂質0g／塩分0g

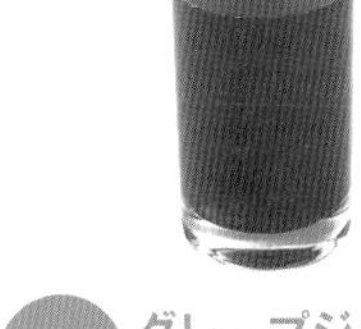

587 グレープジュース・果汁100%(200ml)
108kcal(1.4点) SV:果物1つ
たんぱく質0.6g／
脂質0.2g／塩分0g

588 コーヒー飲料(200ml)
112kcal(1.4点)
たんぱく質3.8g／
脂質4.0g／塩分0.2g

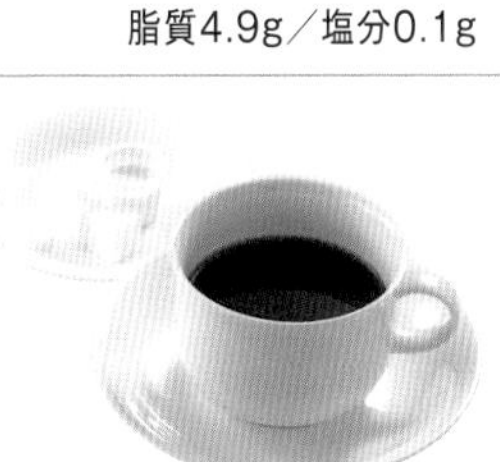

589 コーヒー(150ml)・砂糖(6g)+ミルク(5g)
40kcal(0.5点)
たんぱく質0.4g／
脂質0.9g／塩分0g

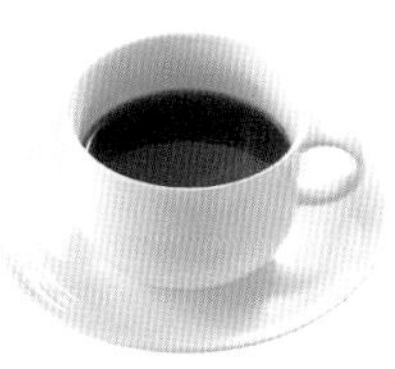

590 コーヒー・ブラック(150ml)
6kcal(0.1点)
たんぱく質0.2g／
脂質0g／塩分0g

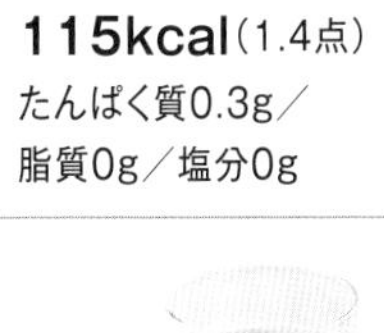

591 コーラ(250ml)
115kcal(1.4点)
たんぱく質0.3g／
脂質0g／塩分0g

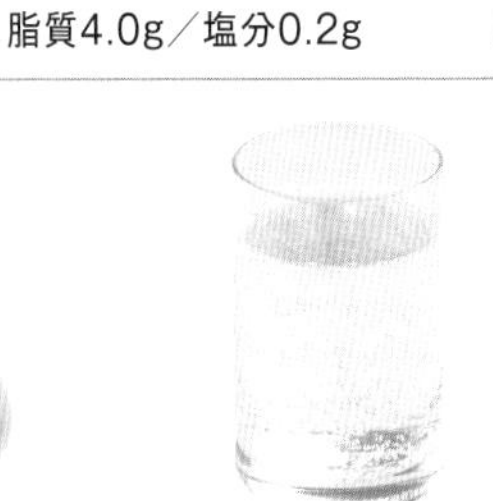

592 ココア(200ml)
198kcal(2.5点) SV:牛乳・乳製品2つ
たんぱく質7.1g／
脂質8.6g／塩分0.2g

593 サイダー(250ml)
103kcal(1.3点)
たんぱく質0g／
脂質0g／塩分0g

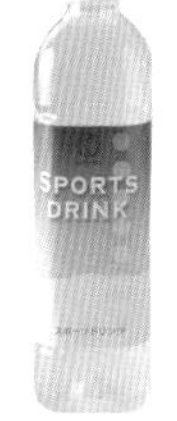

594 スポーツドリンク(500ml)
105kcal(1.3点)
たんぱく質0g／
脂質0g／塩分0.5g

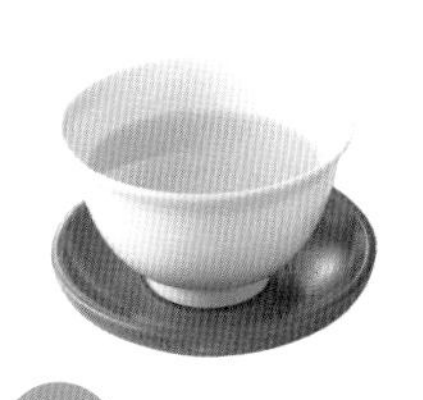

595 煎茶(100ml)
2kcal(+点)
たんぱく質0.2g／
脂質0g／塩分0g

596 豆乳(200ml)
126kcal(1.6点) SV:主菜1つ
たんぱく質6.2g／
脂質6.8g／塩分0.2g

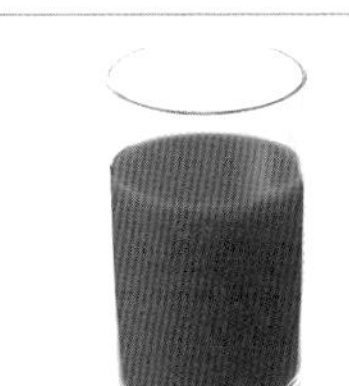

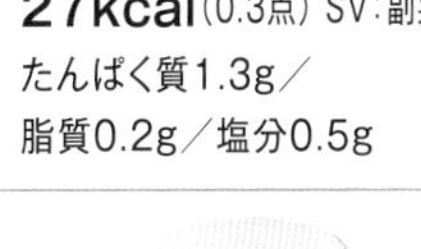

597 トマトジュース(180ml)
27kcal(0.3点) SV:副菜1つ
たんぱく質1.3g／
脂質0.2g／塩分0.5g

598 ノンアルコールビール(350ml)
18kcal(0.2点)
たんぱく質0.4g／
脂質0g／塩分0g

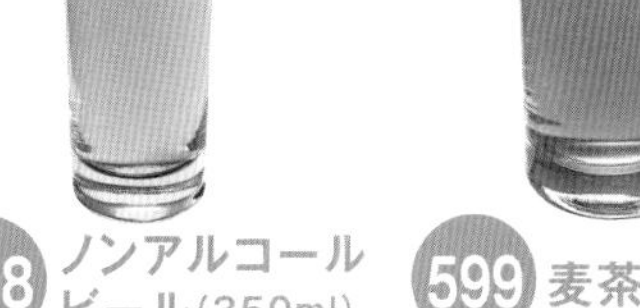

599 麦茶(150ml)
2kcal(+点)
たんぱく質0g／
脂質0g／塩分0g

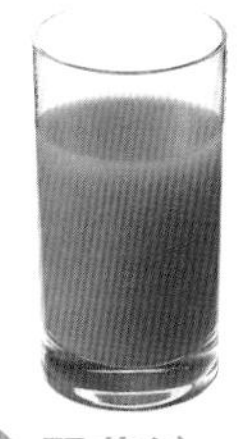

600 野菜ジュース(180ml)
32kcal(0.4点) SV:副菜1つ
たんぱく質0.9g／
脂質0g／塩分0.4g

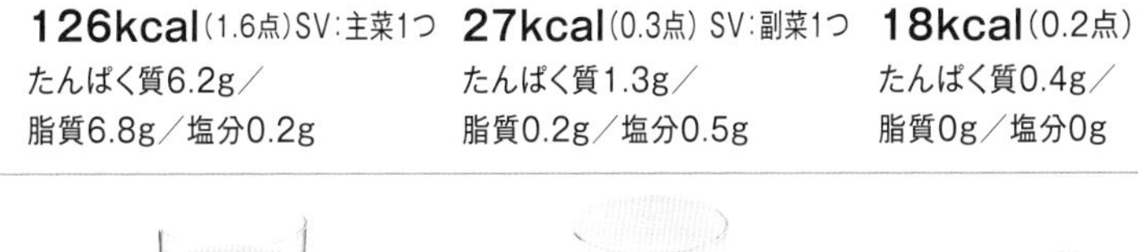

601 ヨーグルトドリンク(180ml)
115kcal(1.4点) SV:牛乳・乳製品2つ
たんぱく質4.7g／
脂質0.9g／塩分0.2g

602 りんごジュース・果汁100%(200ml)
94kcal(1.2点) SV:果物1つ
たんぱく質0.2g／
脂質0.2g／塩分0g

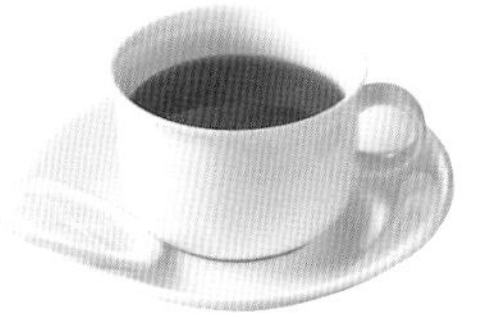

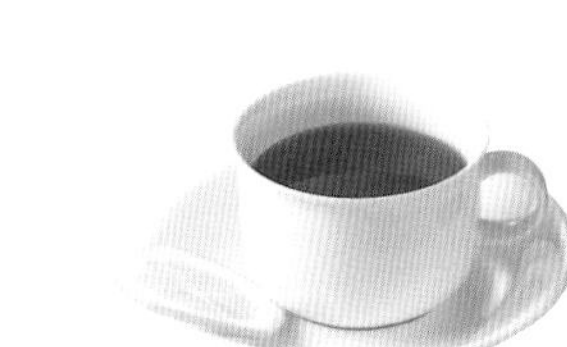

603 レモンティー(150ml)
2kcal(+点)
たんぱく質0.2g／
脂質0g／塩分0g

飲み物（アルコール飲料）

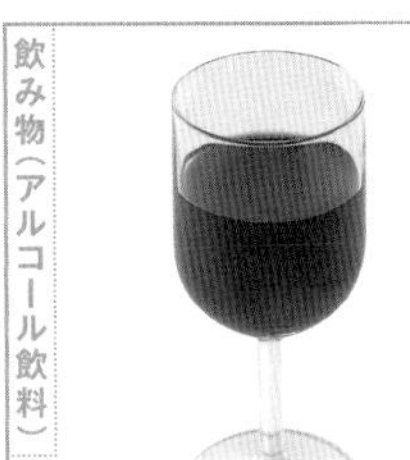

604 赤ワイン（110ml）
75kcal（0.9点）
たんぱく質0.2g／脂質0g／塩分0g

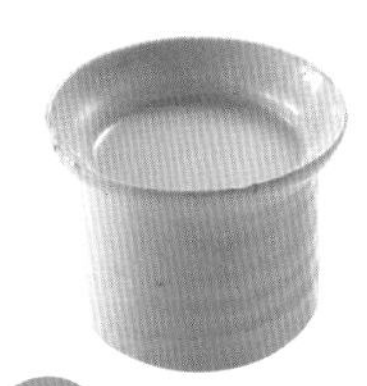

605 甘酒（195ml）
148kcal（1.9点）
たんぱく質2.5g／脂質0.2g／塩分0.4g

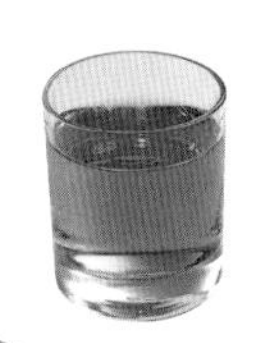

606 ウイスキー・ストレート（30ml）
67kcal（0.8点）
たんぱく質0g／脂質0g／塩分0g

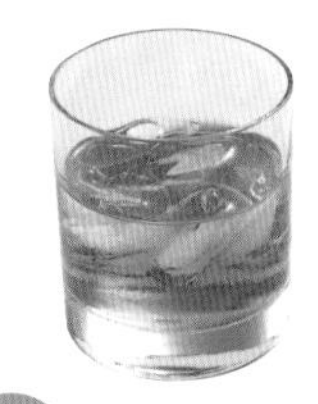

607 ウイスキー・水割り（80ml）
67kcal（0.8点）
たんぱく質0g／脂質0g／塩分0g

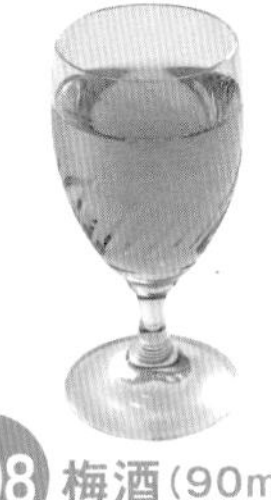

608 梅酒（90ml）
145kcal（1.8点）
たんぱく質0.1g／脂質0g／塩分0g

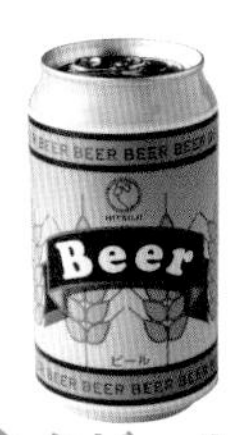

609 缶ビール（350ml）
138kcal（1.7点）
たんぱく質0.7g／脂質0g／塩分0g

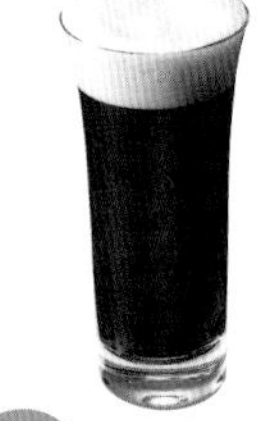

610 黒ビール（350ml）
159kcal（2.0点）
たんぱく質1.1g／脂質0g／塩分0g

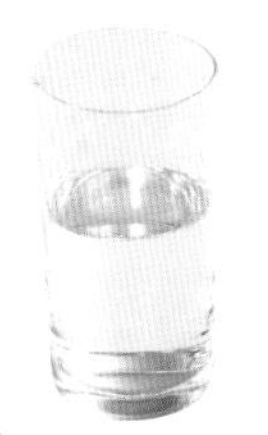

611 焼酎（90ml）
175kcal（2.2点）
たんぱく質0g／脂質0g／塩分0g

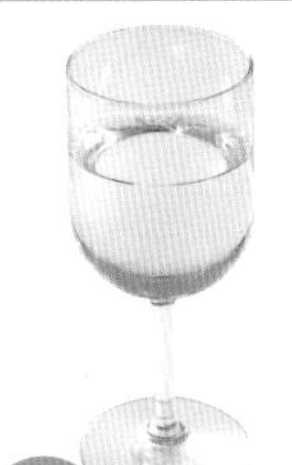

612 白ワイン（110ml）
82kcal（1.0点）
たんぱく質0.1g／脂質0g／塩分0g

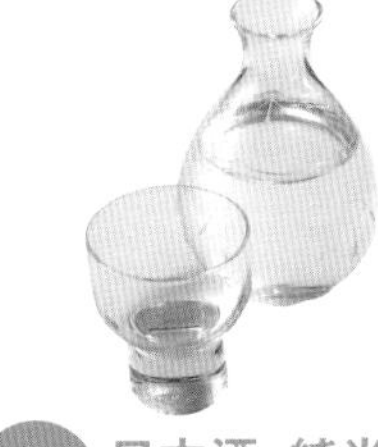

613 日本酒・純米酒（180ml）
183kcal（2.3点）
たんぱく質0.5g／脂質0g／塩分0g

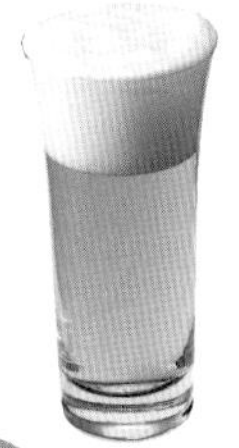

614 発泡酒（350ml）
155kcal（1.9点）
たんぱく質0.4g／脂質0g／塩分0g

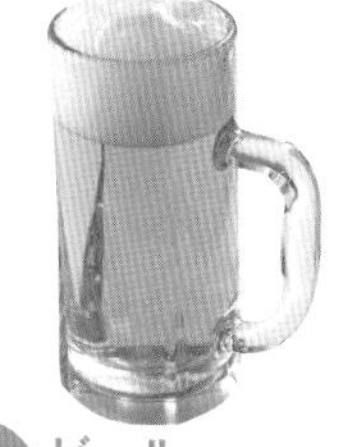

615 ビール・大ジョッキ（420ml）
165kcal（2.1点）
たんぱく質0.8g／脂質0g／塩分0g

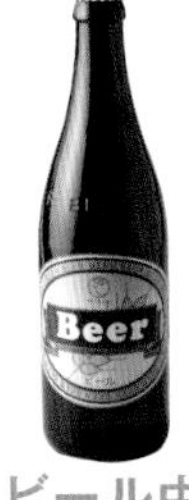

616 ビール中瓶（500ml）
197kcal（2.5点）
たんぱく質1.0g／脂質0g／塩分0g

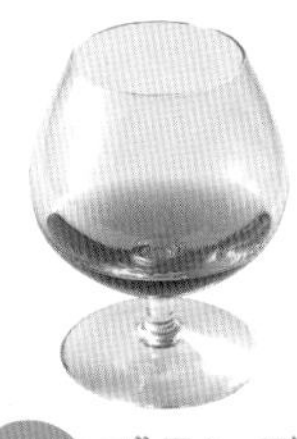

617 ブランデー（30ml）
67kcal（0.8点）
たんぱく質0g／脂質0g／塩分0g

菓子（洋菓子）

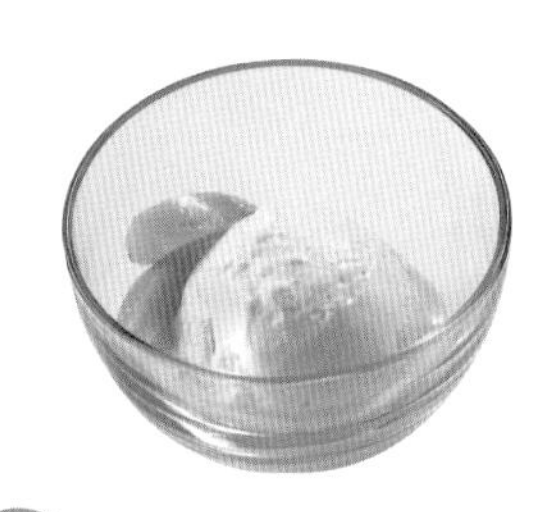

618 アイスクリーム（180g）
401kcal（5.0点）
たんぱく質5.4g／脂質21.8g／塩分0.1g

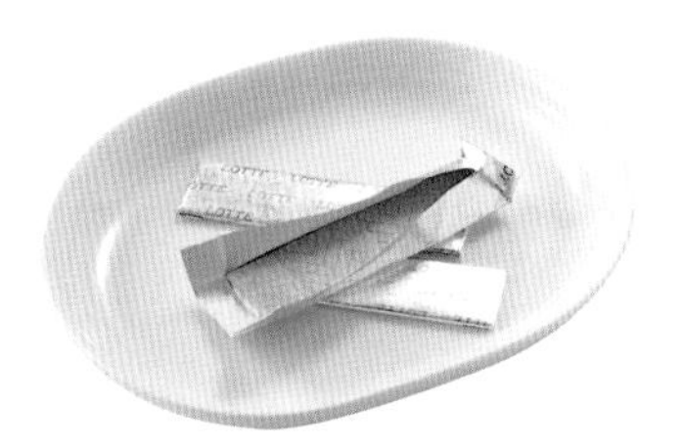

619 チューインガム（10g）
39kcal（0.5点）
たんぱく質0g／脂質0g／塩分0g

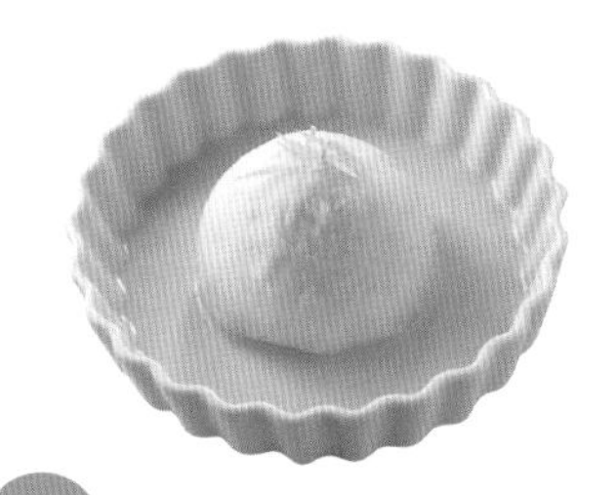

620 シャーベット・桃（100g）
114kcal（1.4点）
たんぱく質1.0g／脂質0.1g／塩分0g

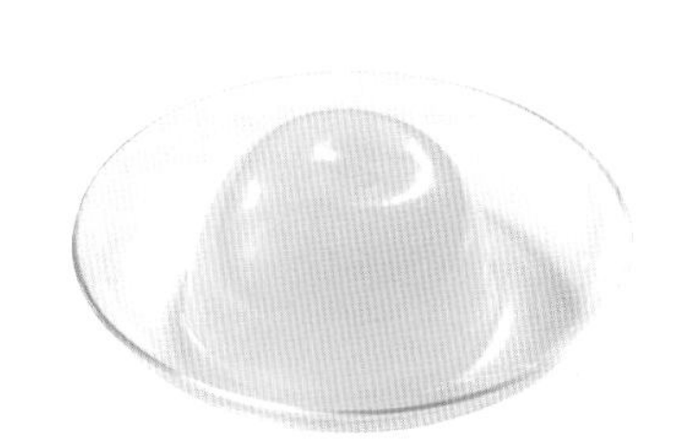

621 ゼリー（40g）
87kcal（1.1点）
たんぱく質0.1g／脂質0g／塩分0g

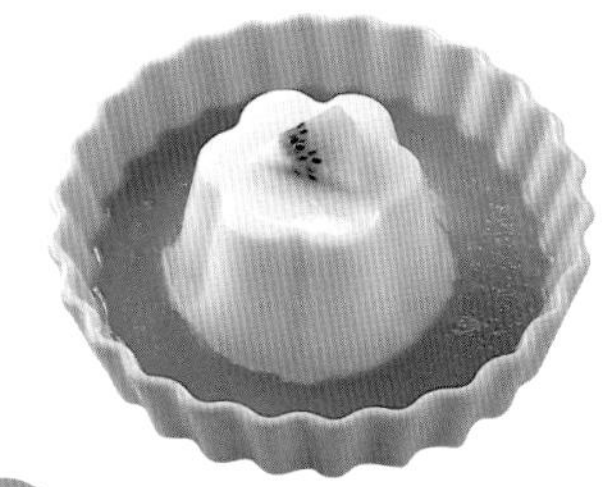

622 ババロア（140g）
215kcal（2.7点）
たんぱく質4.4g／脂質9.5g／塩分0.1g

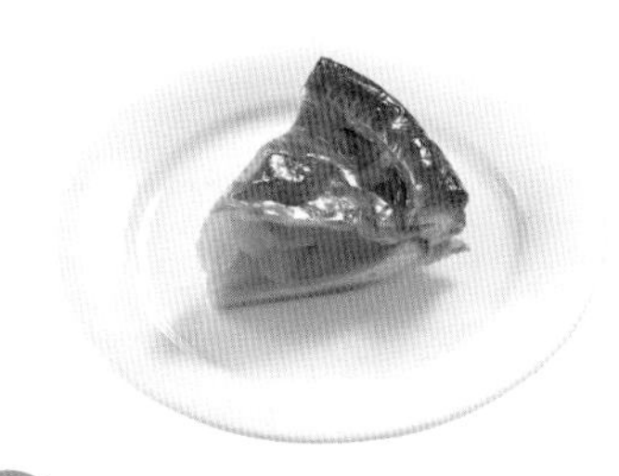

623 アップルパイ（200g）
493kcal（6.2点）
たんぱく質3.6g／脂質23.4g／塩分0.9g

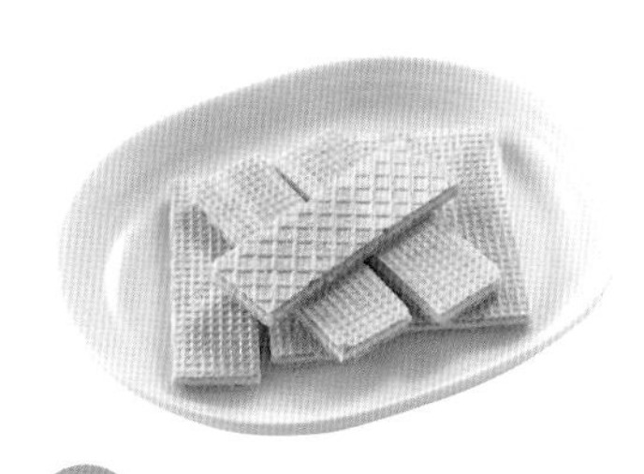

624 ウエハース（15g）
66kcal（0.8点）
たんぱく質1.1g／脂質1.8g／塩分0.2g

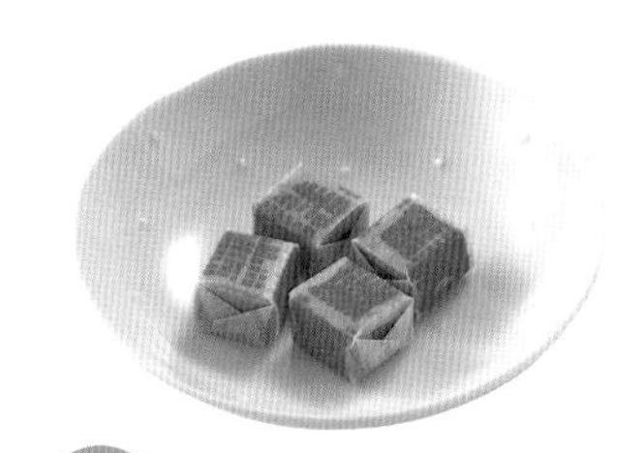

625 キャラメル（30g）
128kcal（1.6点）
たんぱく質1.0g／脂質3.1g／塩分0.1g

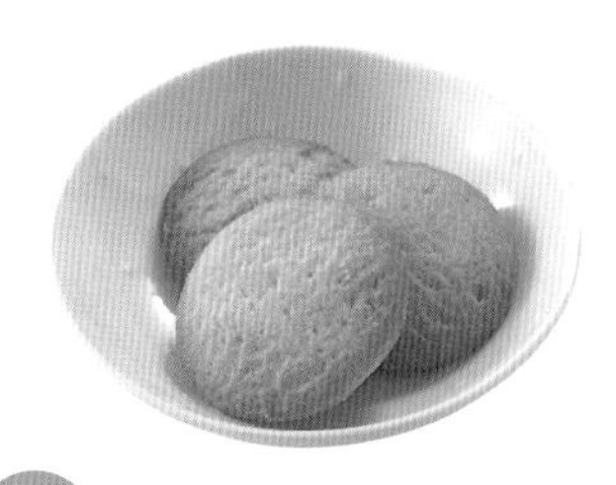

626 クッキー（50g）
230kcal（2.9点）
たんぱく質2.9g／脂質8.1g／塩分0.1g

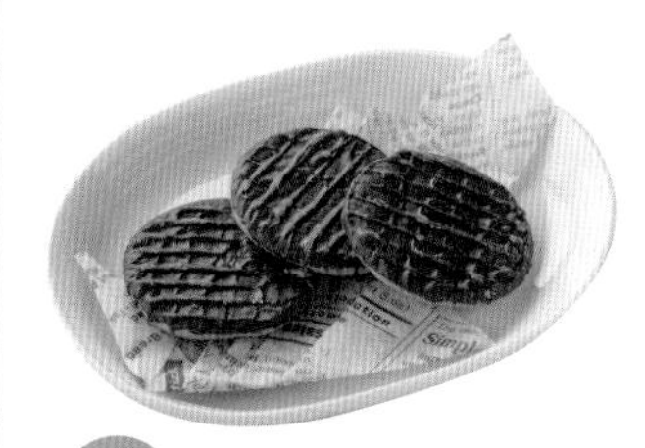

627 チョコビスケット（25g）
122kcal（1.5点）
たんぱく質1.5g／脂質5.8g／塩分0.1g

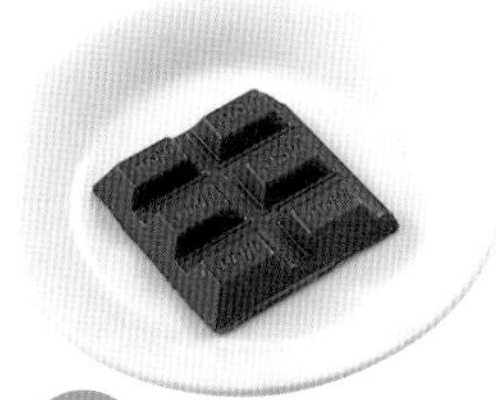

628 チョコレート（15g）
83kcal（1.0点）
たんぱく質0.9g／脂質4.9g／塩分0g

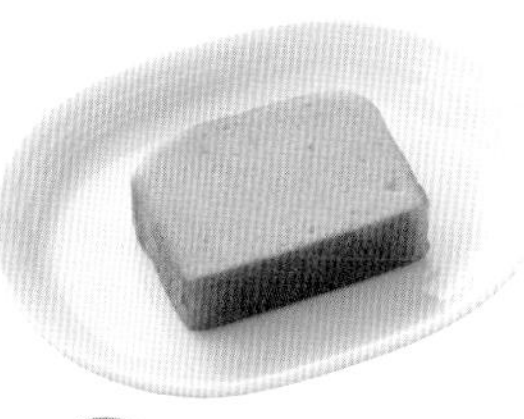

629 バターケーキ（40g）
169kcal（2.1点）
たんぱく質2.1g／脂質9.3g／塩分0.2g

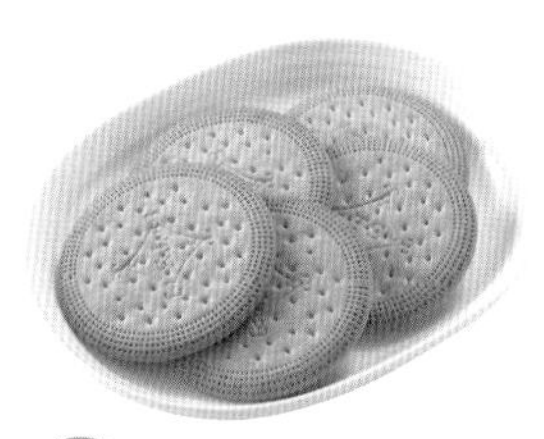

630 ビスケット（35g）
148kcal（1.9点）
たんぱく質2.2g／脂質3.1g／塩分0.3g

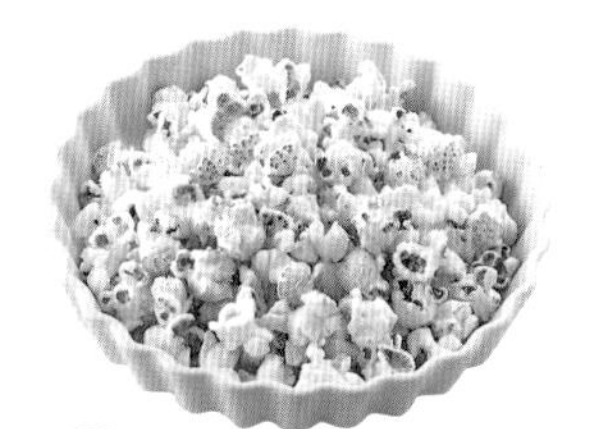

631 ポップコーン（18g）
85kcal（1.1点）
たんぱく質1.6g／脂質3.9g／塩分0.3g

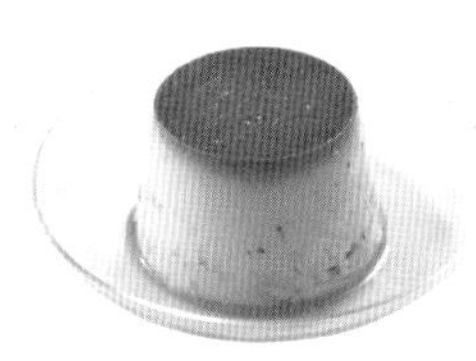

632 プリン（110g）
172kcal（2.2点）
たんぱく質5.2g／脂質5.6g／塩分0.2g

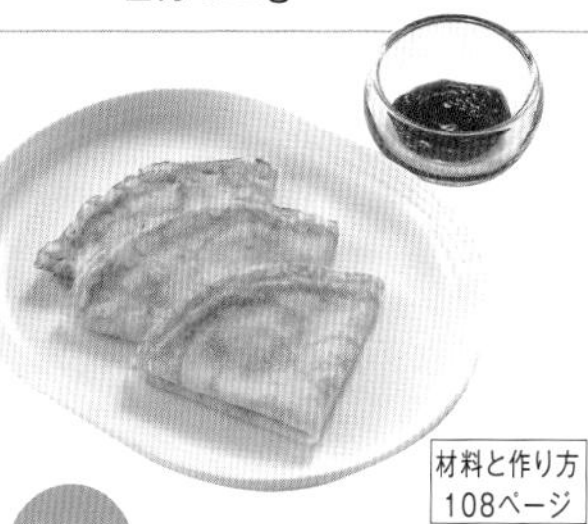

材料と作り方 108ページ

633 クレープ（135g）
283kcal（3.5点）
たんぱく質6.4g／脂質10.2g／塩分0.3g

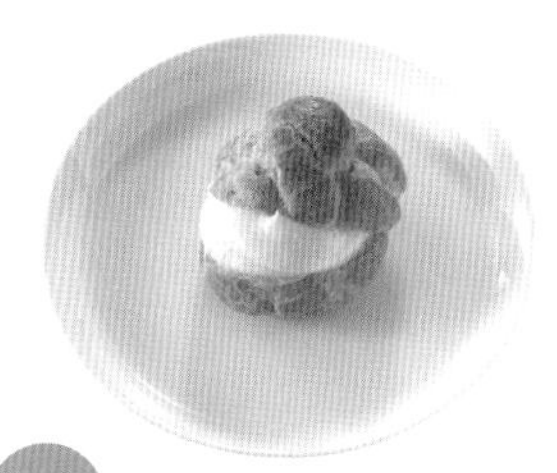

634 シュークリーム（90g）
192kcal（2.4点）
たんぱく質5.0g／脂質9.5g／塩分0.2g

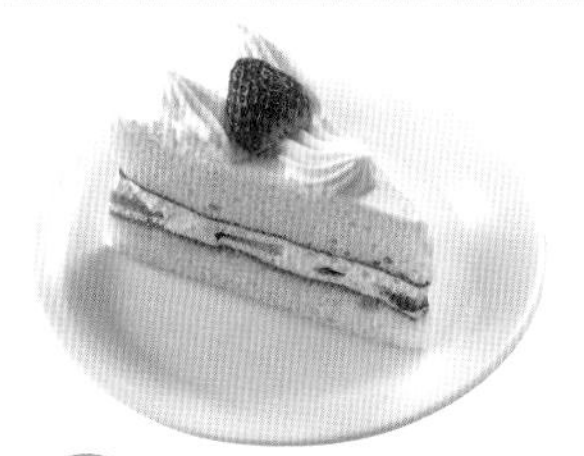

635 ショートケーキ（150g）
383kcal（4.8点）
たんぱく質5.5g／脂質16.5g／塩分0.2g

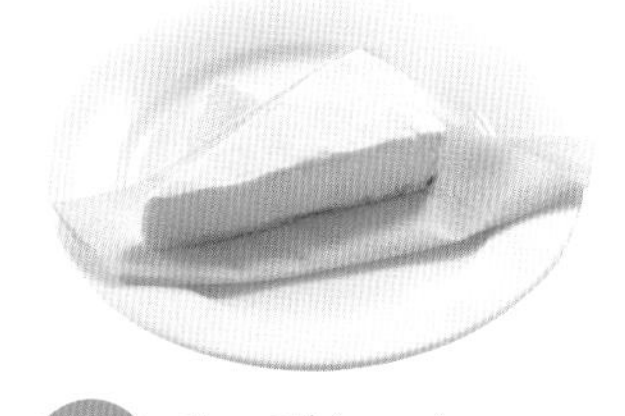

636 チーズケーキ（100g）
328kcal（4.1点）
たんぱく質5.6g／脂質24.4g／塩分0.3g

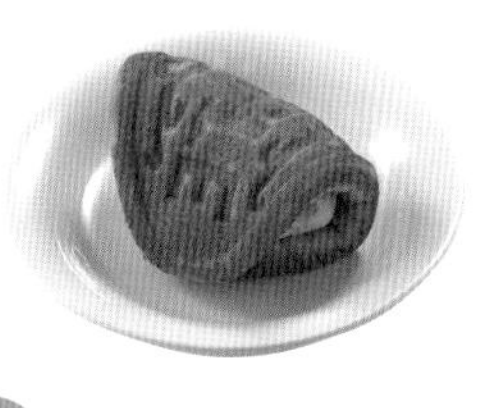

637 ワッフル（35g）
84kcal（1.1点）
たんぱく質2.3g／脂質2.5g／塩分0.1g

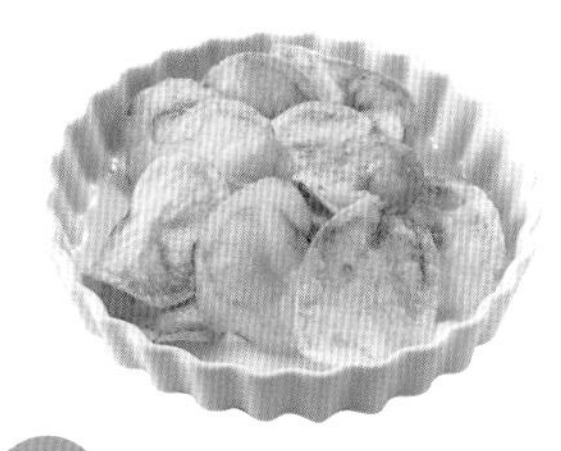

638 ポテトチップス（30g）
162kcal（2.0点）
たんぱく質1.3g／脂質10.3g／塩分0.3g

菓子（パン類）

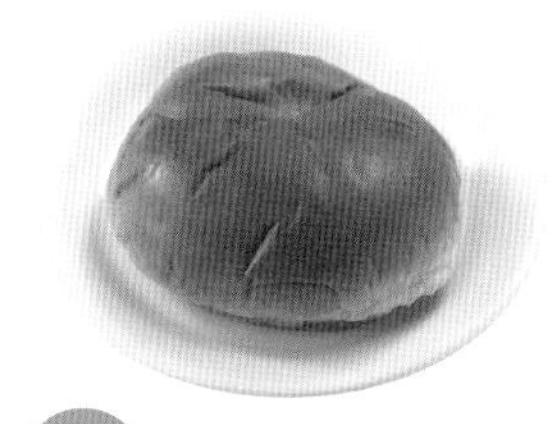

639 あんパン（60g）
160kcal（2.0点）
たんぱく質3.5g／脂質2.0g／塩分0.2g

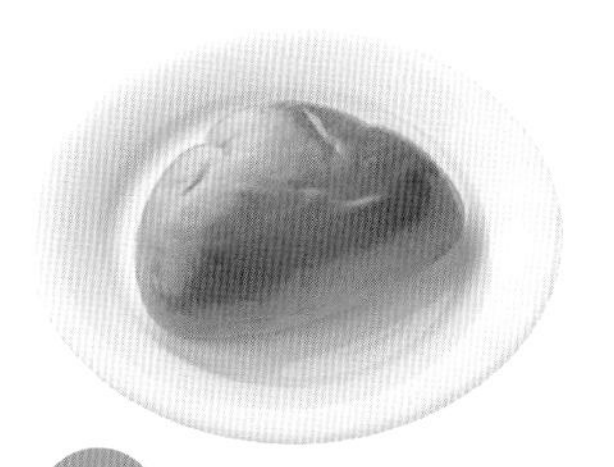

640 クリームパン（75g）
215kcal（2.7点）
たんぱく質5.0g／脂質5.1g／塩分0.3g

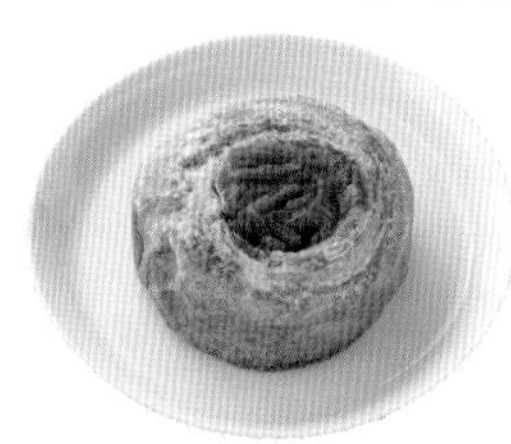

641 デニッシュペストリー（75g）
330kcal（4.1点）
たんぱく質4.4g／脂質24.2g／塩分0.4g

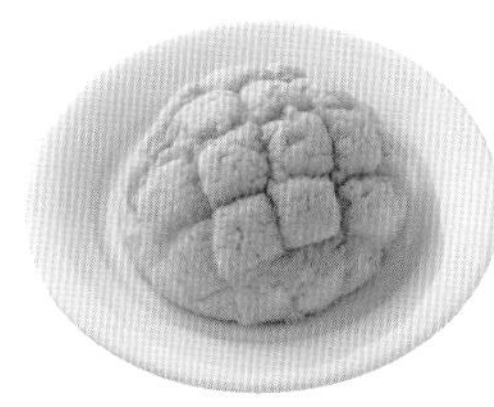

642 メロンパン（90g）
314kcal（3.9点）
たんぱく質6.0g／脂質9.2g／塩分0.5g

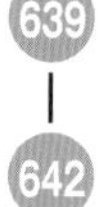

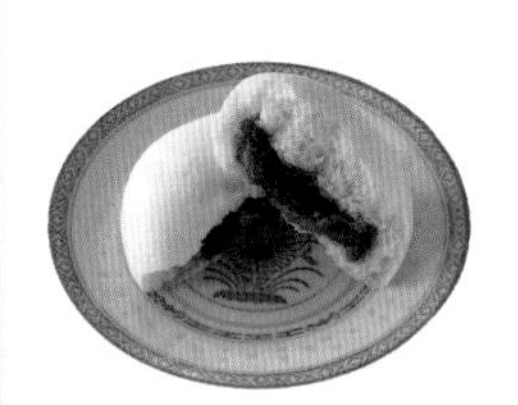

643 あんまん（90g）
246kcal（3.1点）
たんぱく質5.0g／脂質4.8g／塩分0g

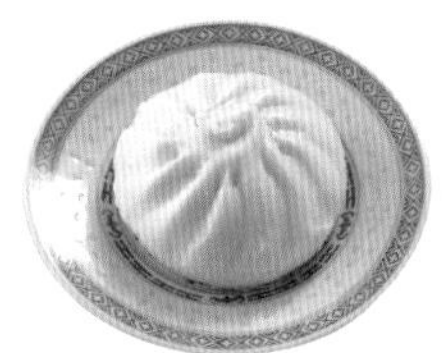

644 肉まん（90g）
218kcal（2.7点）
たんぱく質7.8g／脂質4.2g／塩分1.1g

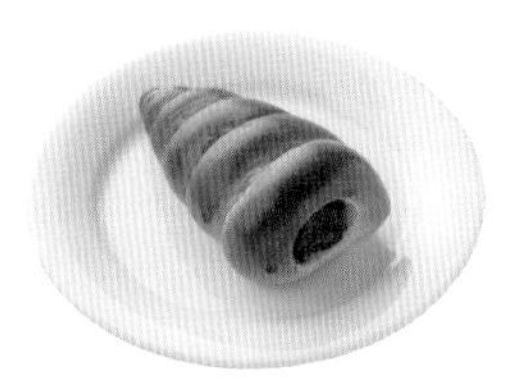

645 チョココロネ（85g）
272kcal（3.4点）
たんぱく質4.2g／脂質12.4g／塩分0.3g

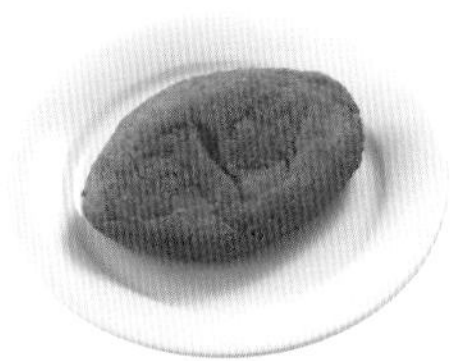

646 カレーパン（70g）
211kcal（2.6点）
たんぱく質4.0g／脂質12.1g／塩分0.8g

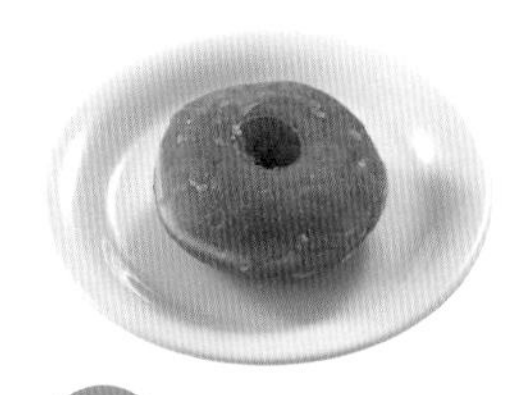

647 ドーナッツ（30g）
110kcal（1.4点）
たんぱく質2.0g／脂質3.4g／塩分0.1g

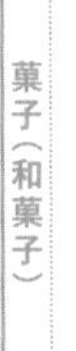

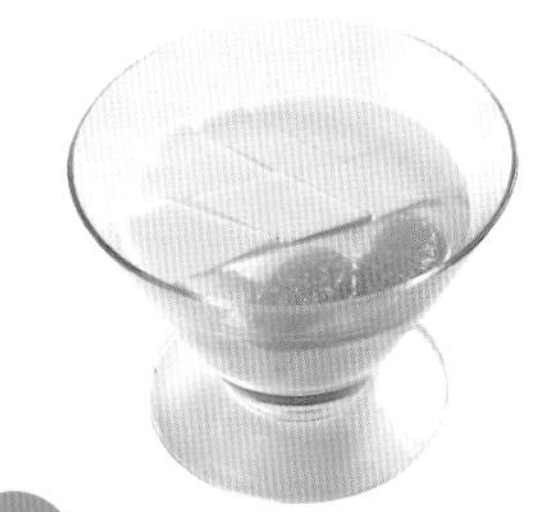

648 牛乳かん（90g）
145kcal（1.8点）
たんぱく質1.5g／脂質1.8g／塩分0.1g

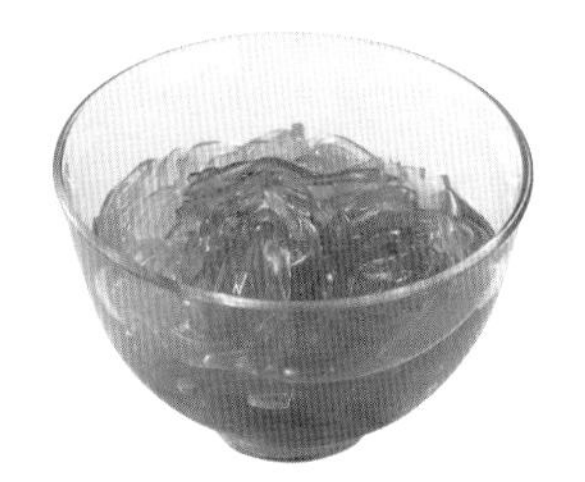

649 ところてん（110g）
7kcal（0.1点）
たんぱく質0.4g／脂質0g／塩分0.6g

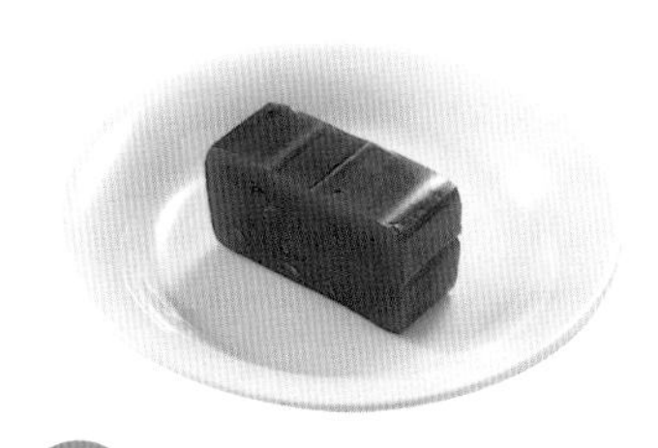

650 練りようかん（60g）
173kcal（2.2点）
たんぱく質1.9g／脂質0.1g／塩分0g

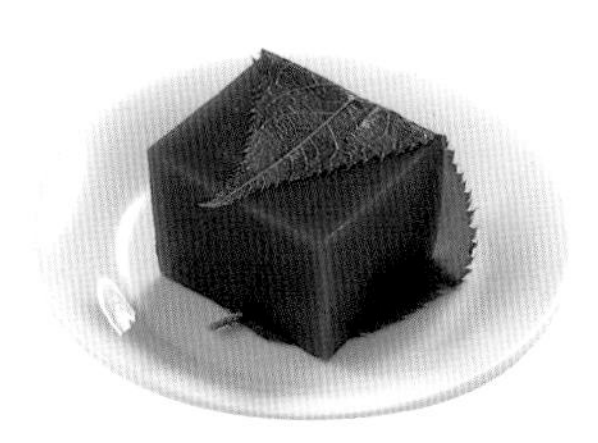

651 水ようかん（70g）
118kcal（1.5点）
たんぱく質1.6g／脂質0.1g／塩分0.1g

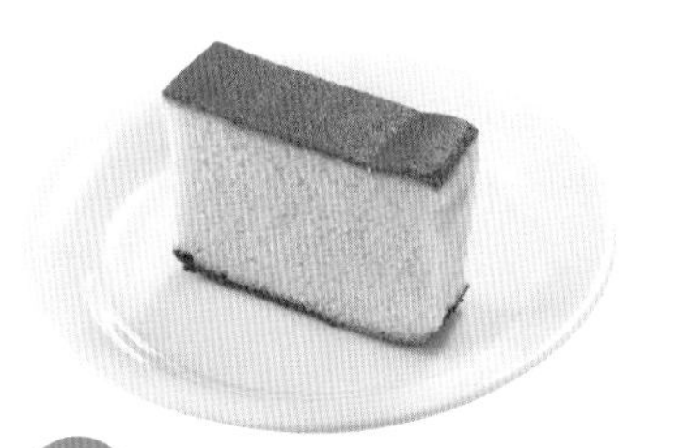

652 カステラ（50g）
157kcal（2.0点）
たんぱく質3.3g／脂質2.2g／塩分0.1g

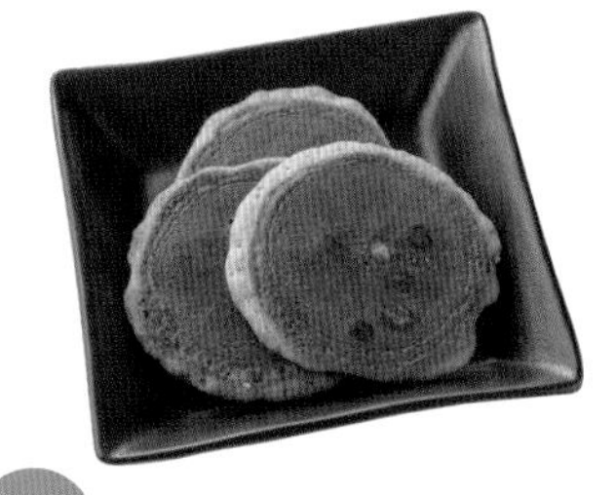

653 小麦粉せんべい（30g）
150kcal（1.9点）
たんぱく質4.7g／脂質8.0g／塩分0g

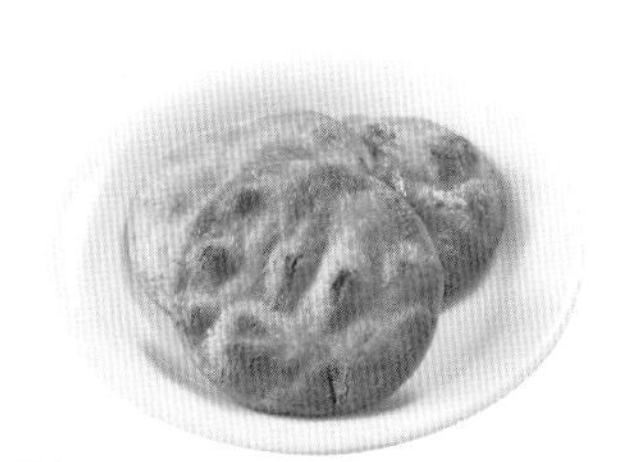

654 せんべい（65g）
239kcal（3.0点）
たんぱく質4.1g／脂質0.6g／塩分0.8g

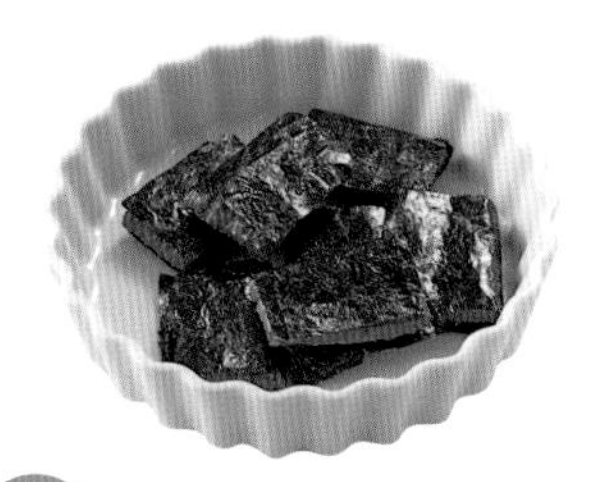

655 のり巻きせんべい（20g）
78kcal（1.0点）
たんぱく質1.5g／脂質0.2g／塩分0.3g

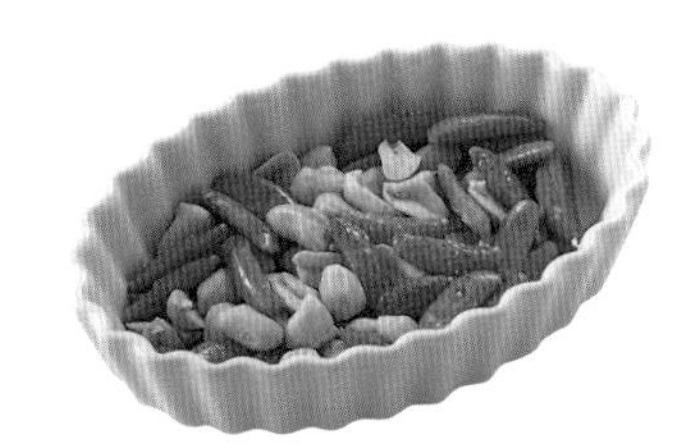

656 ミックスあられ（35g）
191kcal（2.4点）
たんぱく質6.6g／脂質12.7g／塩分0.2g

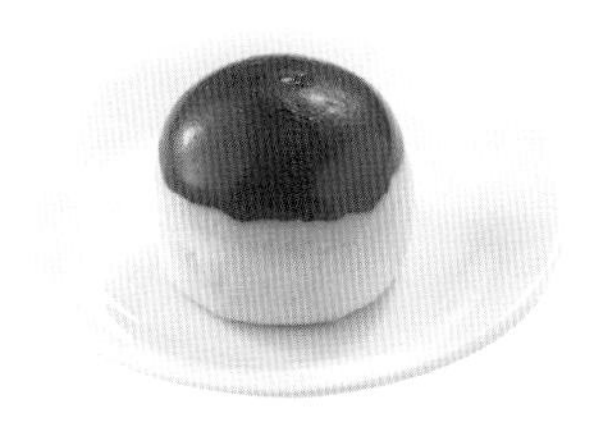

657 栗まんじゅう（50g）
148kcal（1.9点）
たんぱく質2.9g／脂質0.6g／塩分0.1g

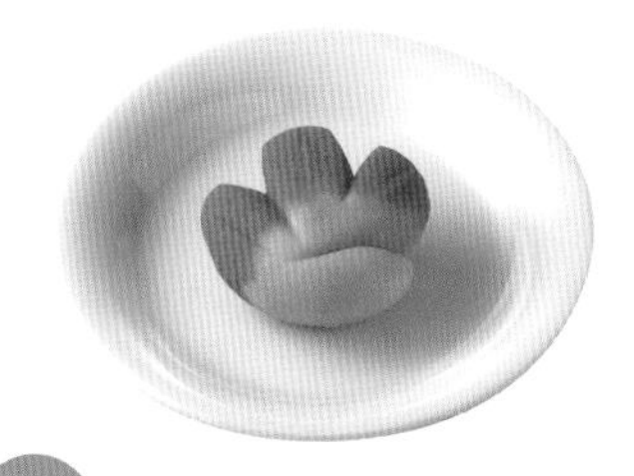

658 ねりきり（45g）
117kcal（1.5点）
たんぱく質2.1g／脂質0.1g／塩分0g

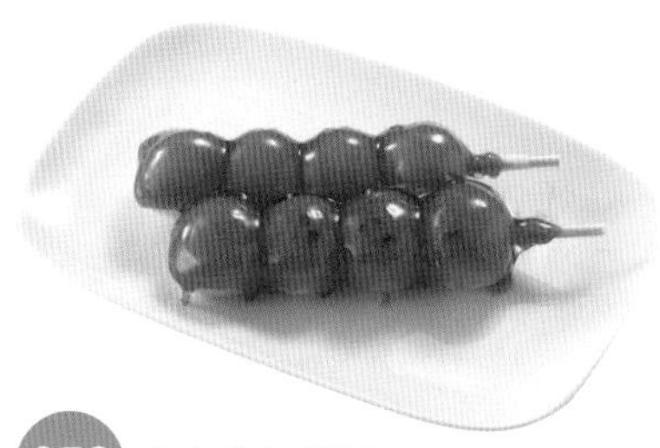

659 みたらし団子（50g）
97kcal（1.2点）
たんぱく質1.4g／脂質0.2g／塩分0.3g

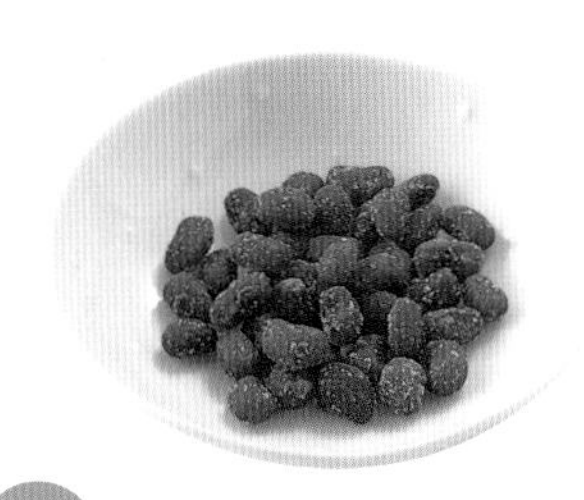

660 甘納豆（25g）
71kcal（0.9点）
たんぱく質0.7g／脂質0g／塩分0g

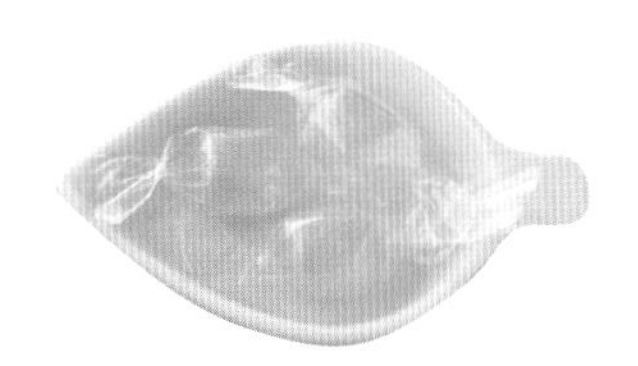

661 あめ（15g）
58kcal（0.7点）
たんぱく質0g／脂質0g／塩分0g

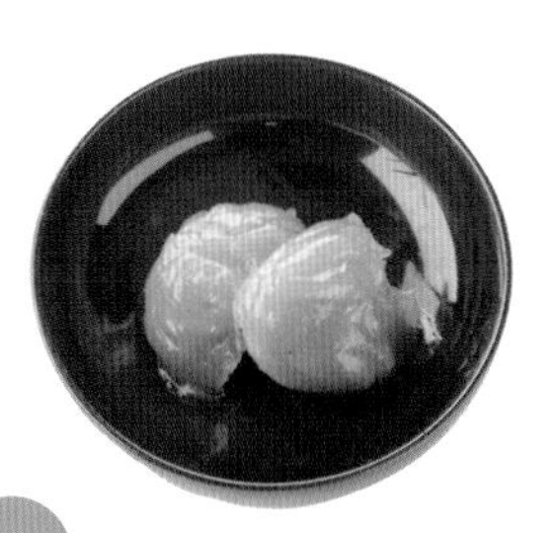

662 栗きんとん（40g）
103kcal（1.3点）
たんぱく質0.6g／脂質0.1g／塩分0g

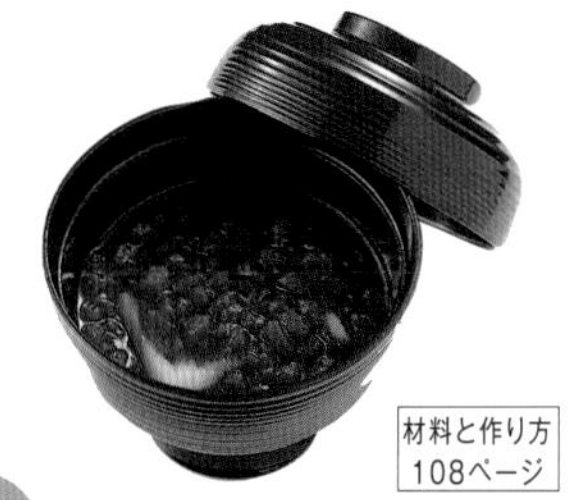

材料と作り方 108ページ

663 ぜんざい（155g）
316kcal（4.0点）
たんぱく質7.0g／脂質0.5g／塩分0.4g

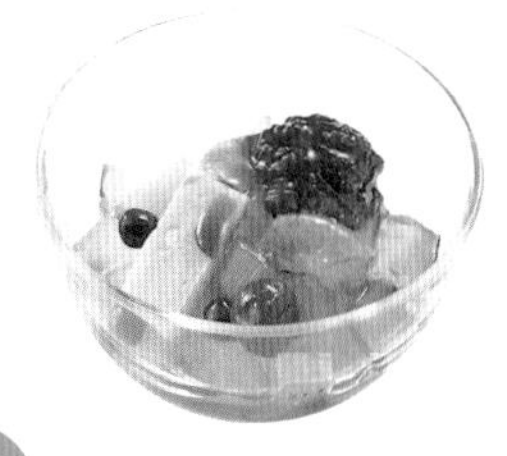

664 あんみつ（130g）
190kcal（2.4点）
たんぱく質2.6g／脂質0.2g／塩分0g

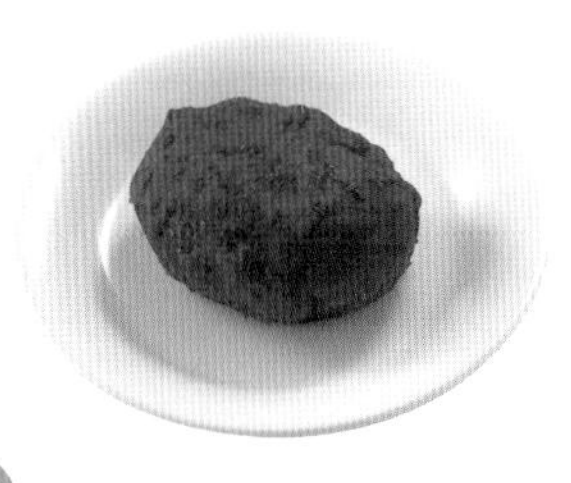

665 おはぎ（80g）
212kcal（2.7点）
たんぱく質4.1g／脂質0.4g／塩分0.2g

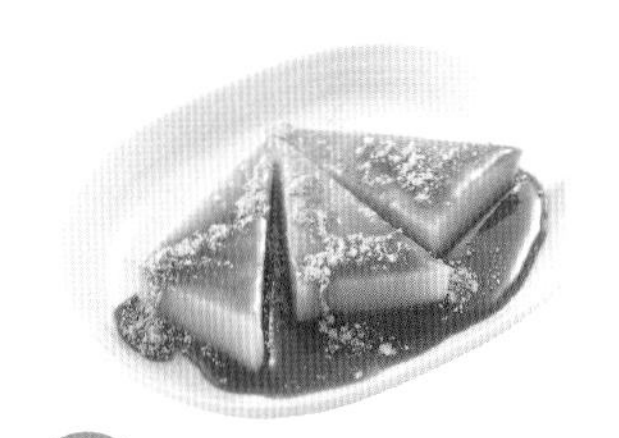

666 くずもち（70g）
151kcal（1.9点）
たんぱく質1.9g／脂質0.1g／塩分0.1g

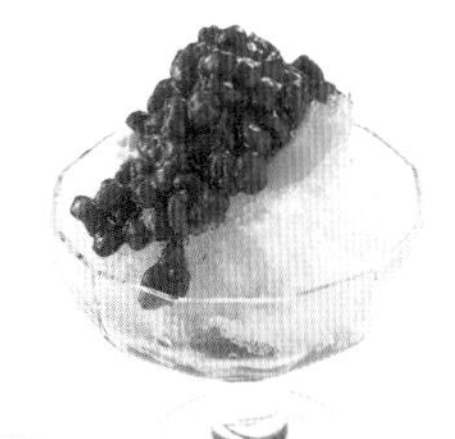

667 氷あずき（80g）
161kcal（2.0点）
たんぱく質1.9g／脂質0.1g／塩分0.1g

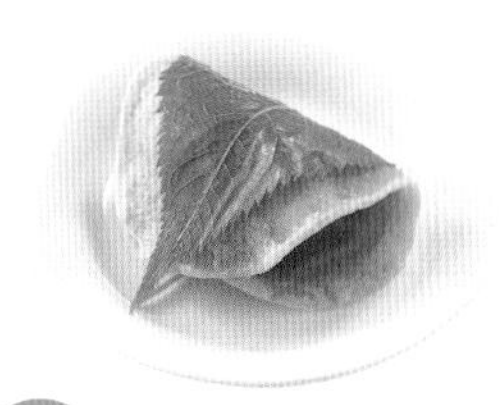

668 桜もち（70g）
165kcal（2.1点）
たんぱく質2.8g／脂質0.2g／塩分0.1g

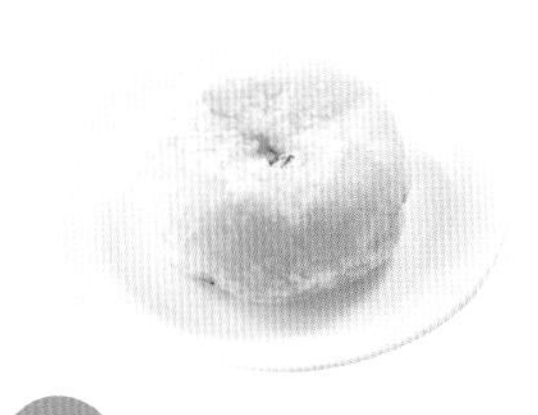

669 大福もち（70g）
156kcal（1.8点）
たんぱく質2.9g／脂質0.2g／塩分0.1g

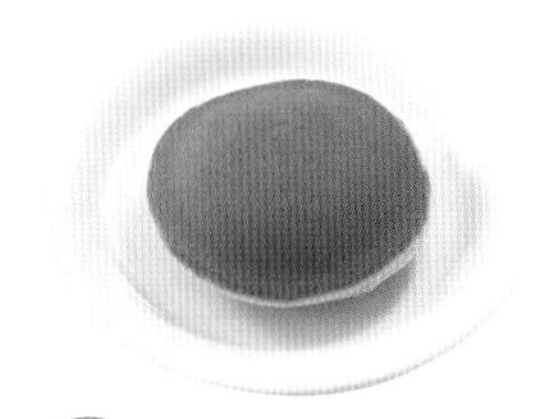

670 どら焼き（85g）
248kcal（3.1点）
たんぱく質5.1g／脂質2.4g／塩分0.3g

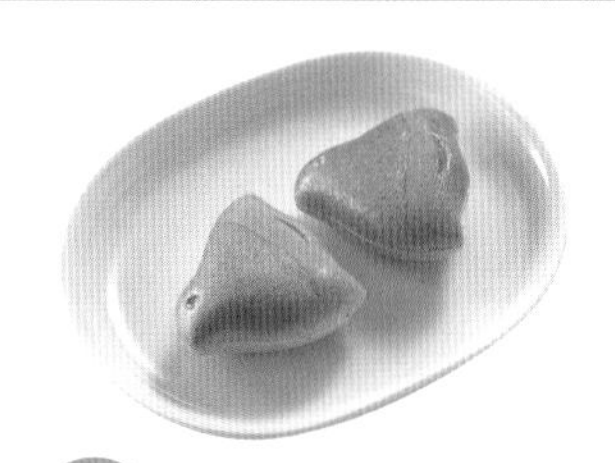

671 もなか（40g）
111kcal（1.4点）
たんぱく質1.7g／脂質0.1g／塩分0g

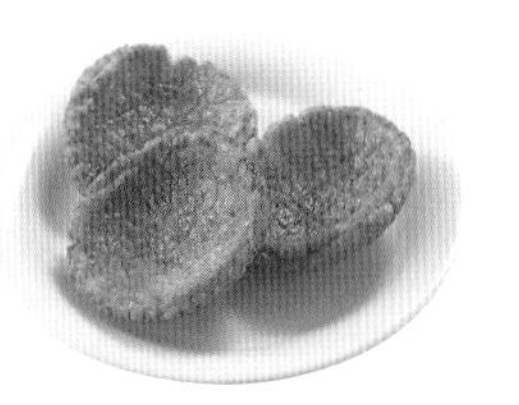

672 揚げせんべい（30g）
137kcal（1.7点）
たんぱく質1.5g／脂質5.1g／塩分0.4g

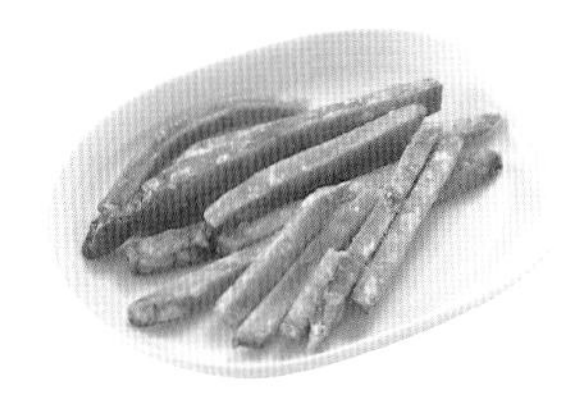

673 芋かりんとう（30g）
140kcal（1.8点）
たんぱく質0.4g／脂質5.9g／塩分0g

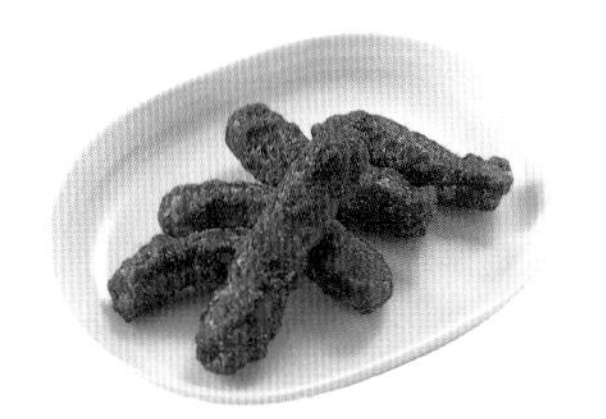

674 かりんとう（30g）
126kcal（1.6点）
たんぱく質2.1g／脂質3.3g／塩分0g

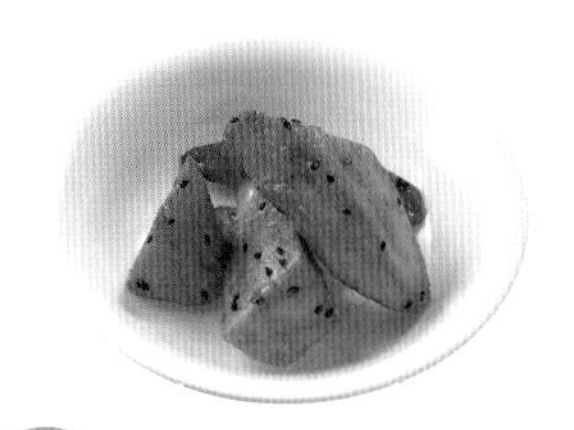

675 大学芋（130g）
275kcal（3.4点）
たんぱく質1.1g／脂質9.9g／塩分0.9g

菓子（ナッツ・果物）

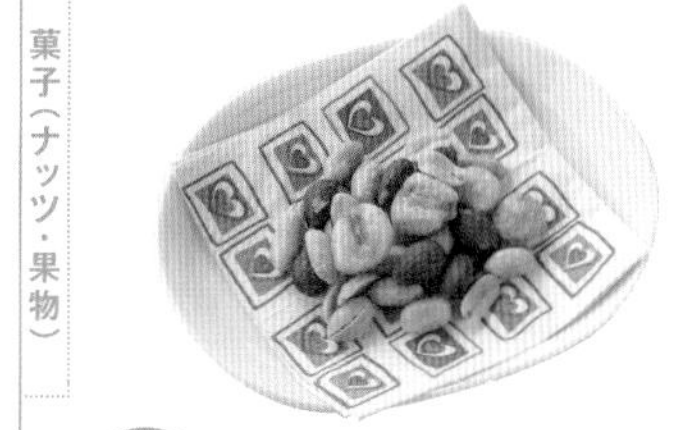

676 ミックスナッツ（25g）
143kcal（1.8点）
たんぱく質4.6g／脂質10.7g／塩分0.1g

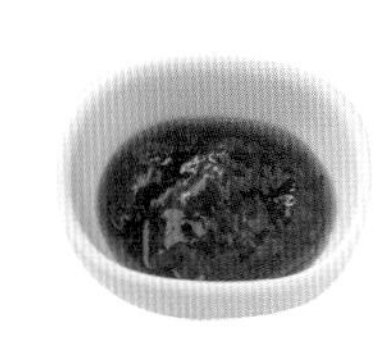

677 いちごジャム（20g）
50kcal（0.6点）
たんぱく質0.1g／脂質0g／塩分0g

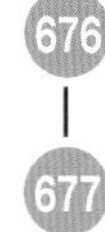

弁当 ―「3・1・2弁当箱法」

必要なエネルギー量と同値容量の弁当箱をはかりに、
主食3・主菜1・副菜2の容積比で1食を整えると、
食べる人にとって望ましい「適量で、バランスのよい1食」
になります。

主食 | 主菜 | 副菜

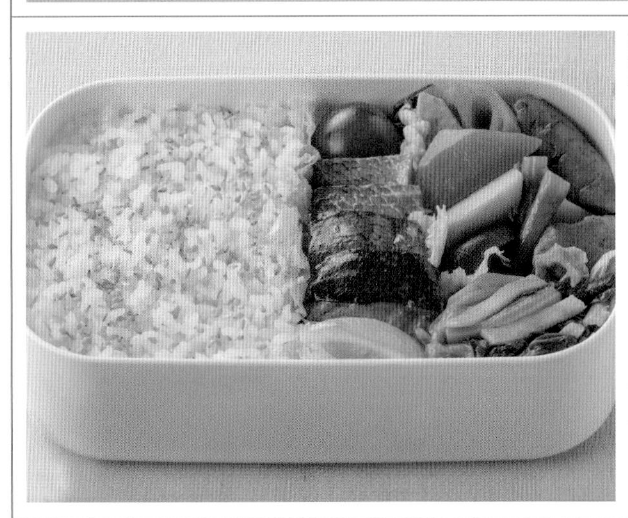

678 サケの照り焼き弁当

624kcal(7.8点) SV:主食2つ+副菜3つ+主菜2つ
たんぱく質20.8g/脂質14.4g/塩分1.9g

旬の食材が満載の秋の弁当。調理法・調味法や彩りとともに、作り置きできる煮物と朝に短時間で作るソテーや焼き物、食材の多い料理と少ない料理など、活用したい組み合わせです。

主 食　ご飯 220g
主 菜　サケの照り焼き(レシピP78参照)
副 菜　根菜の煮物(レシピP99参照)
副 菜　青菜のいため物(レシピP98参照)

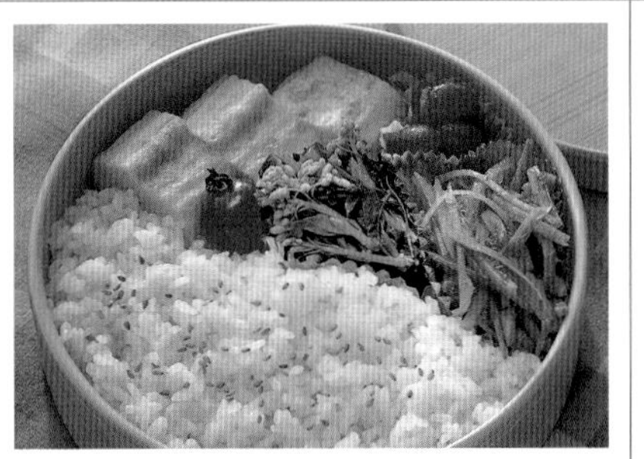

679 厚焼き卵弁当

616kcal(7.7点)
SV:主食1.5つ+副菜1つ+主菜2つ
たんぱく質18.0g/脂質14.0g/塩分2.0g
定番のおかずでほっこり落ち着くお弁当に。

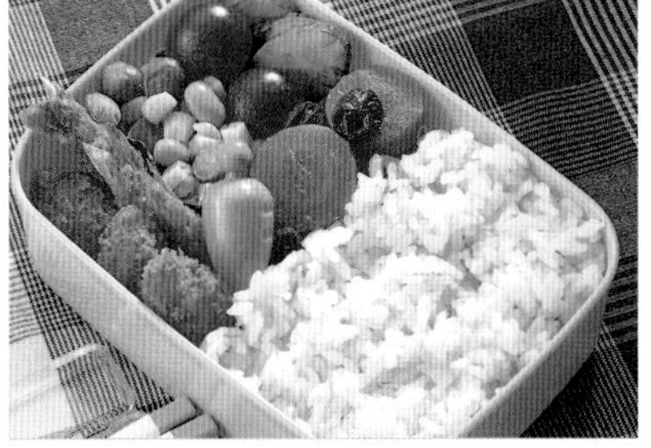

680 エビフライ弁当

574kcal(7.2点)
SV:主食1.5つ+副菜2つ+主菜1つ
たんぱく質17.8g/脂質17.2g/塩分3.9g
人気の定番おかずで元気いっぱいのお弁当。

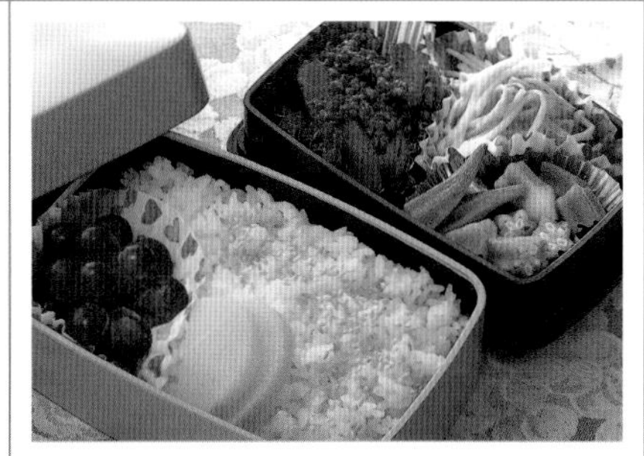

681 ごぼうの牛そぼろ煮弁当

498kcal(6.2点)
主食1.5つ+副菜1つ+主菜2つ
たんぱく質15.2g/脂質12.3g/塩分1.6g
甘辛味がよく煮含まれた煮物はお弁当にぴったり。

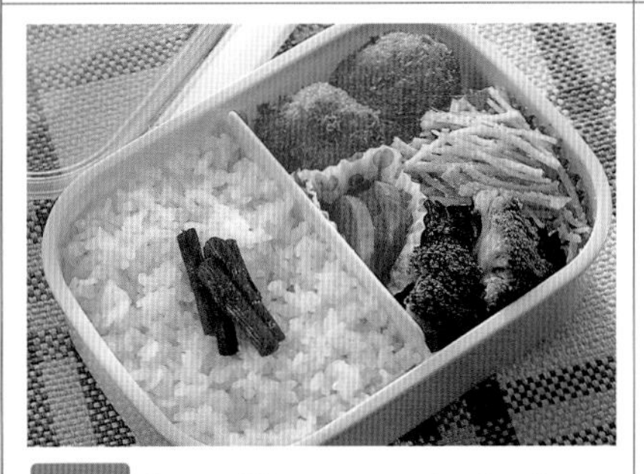

682 魚の洋風つみれ弁当

669kcal(8.4点)
SV:主食1.5つ+副菜1つ+主菜3つ
たんぱく質27.7g/脂質22.5g/塩分3.5g
魚のつみれを洋風な調理法で。子どもでも食べやすい。

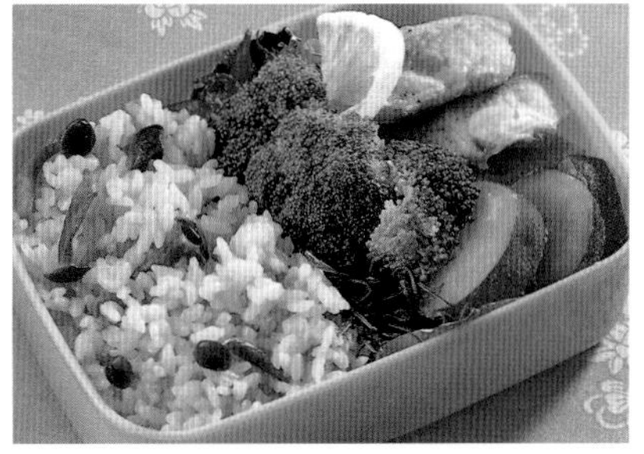

683 サケのムニエル弁当

578kcal(7.2点)
SV:主食1.5つ+副菜3つ+主菜2つ
たんぱく質18.9g/脂質12.2g/塩分2.3g
サケやきのこなど、秋を感じる旬の味覚をたっぷり!

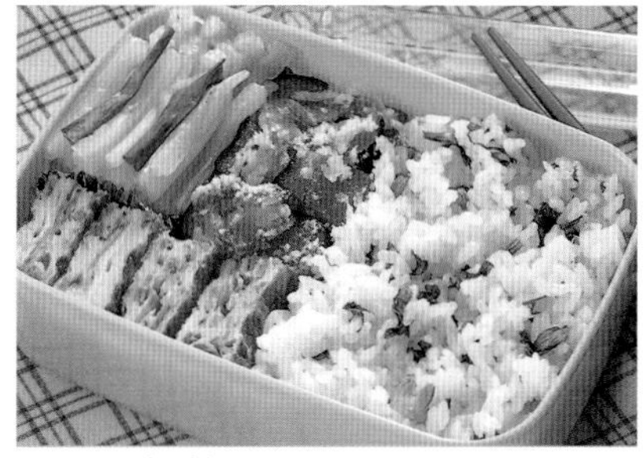

684 千草(ちぐさ)焼き弁当

547kcal(6.8点)
SV:主食1.5つ+副菜3つ+主菜1つ
たんぱく質13.7g/脂質17.0g/塩分2.7g
彩り鮮やか。具だくさんでボリュームアップ!

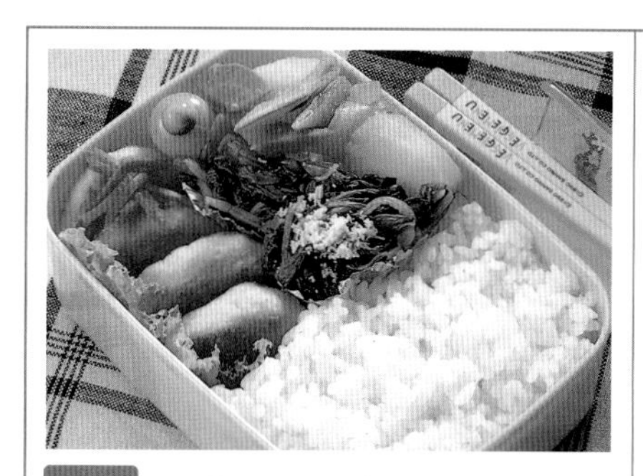

685 豆腐ハンバーグ弁当

657kcal(8.2点)
SV:主食1.5つ+副菜3つ+主菜2つ
たんぱく質21.0g/脂質21.5g/塩分2.9g
満足感たっぷりのヘルシー豆腐ハンバーグ。

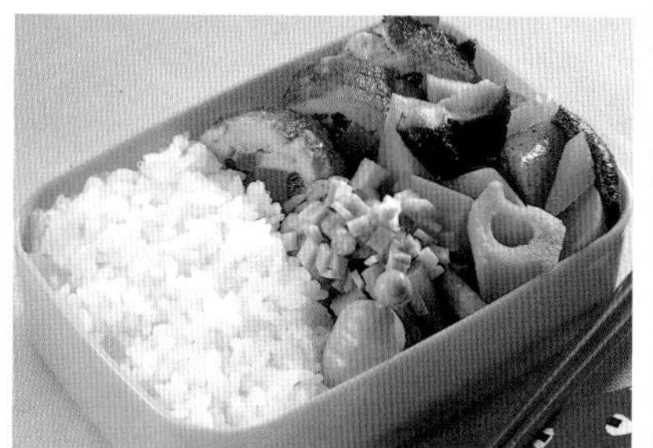

686 鶏肉の野菜ロール焼き弁当

495kcal(6.2点)
主食1.5つ+副菜3つ+主菜2つ
たんぱく質18.5g/脂質10.1g/塩分2.6g
野菜ロールは前日に。朝は焼くだけなのに豪華。

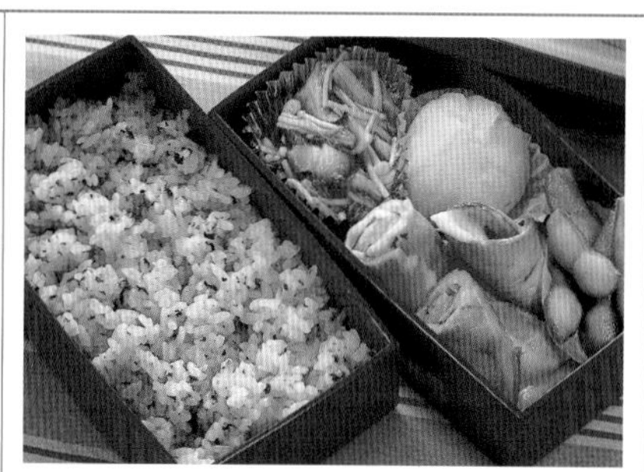

687 ハムのチーズ焼き弁当

574kcal(7.2点)
SV:主食1.5つ+副菜2つ+主菜1つ+牛乳・乳製品2つ
たんぱく質18.1g/脂質12.2g/塩分2.7g
いつもの素材のひと工夫で、下ごしらえいらず。

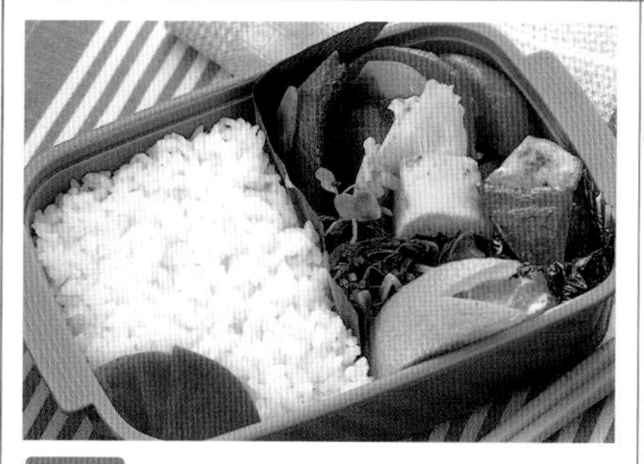

688 ブリ大根弁当

709kcal(8.9点)
SV:主食1.5つ+副菜2つ+主菜2つ
たんぱく質18.3g/脂質13.9g/塩分3.2g
ブリのうま味が大根にしみておいしい旬のお弁当。

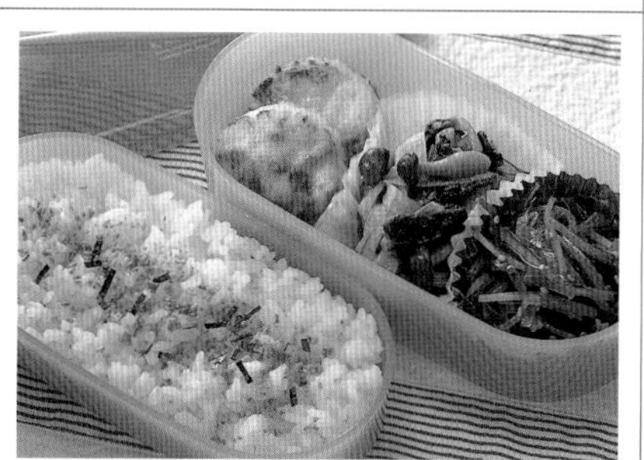

689 帆立貝の黄金焼き弁当

423kcal(5.3点)
SV:主食1.5つ+副菜2つ+主菜1つ
たんぱく質12.4g/脂質7.2g/塩分1.7g
魚介のおかずは火の通りもよく、安心弁当に。

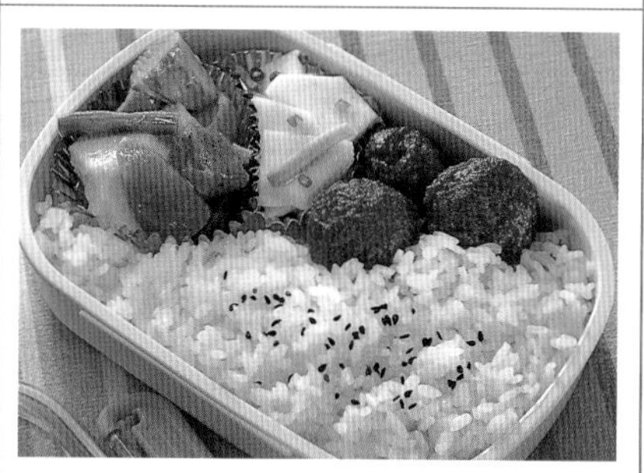

690 ミートボールのケチャップ煮弁当

614kcal(7.7点)
SV:主食1.5つ+副菜3つ+主菜2つ
たんぱく質16.2g/脂質21.5g/塩分2.5g
市販品も上手に活用。手早くお弁当づくりをサポート。

弁当16種類の料理マトリックス

No.	食事量(kcal)	主食	主菜	副菜		その他
678	624	ご飯(+いり白ごま)	サケの照り焼き(+サラダ菜、ミニトマト、レモン)	根菜の煮物	青菜のいため物	
679	616	ご飯(+いり白ごま)	厚焼き卵(+ミニトマト)	うどの皮のきんぴら	菜の花のこんぶ漬け	豆の甘煮(金時豆)
680	574	しょうがご飯	エビフライ	にんじんのグラッセ	コロコロサラダ	
681	498	ご飯(+いり白ごま)	ごぼうの牛そぼろ煮	えのきたけとハムの酢の物	塩ゆでオクラ	たくあん、ぶどう
682	669	ご飯	魚の洋風つみれ	ごぼうのごま酢あえ	ブロッコリーのうま煮	きゃらぶき、赤かぶの漬物
683	578	きのこご飯	サケのムニエル(+紫キャベツのドレッシング漬け、レモン)	ブロッコリーのサラダ	さつま芋と切りこんぶの煮物	
684	547	菜めし	千草焼き	白菜のいため煮	かぼちゃのチーズ焼き	
685	657	ご飯	豆腐ハンバーグ	ほうれん草のサラダ	じゃが芋の煮物	
686	495	ご飯	鶏肉の野菜ロール焼き	根菜の煮物	アスパラガスのサラダ	
687	574	ご飯(+ゆかり)	ハムのチーズ焼き	さつま芋の茶巾絞り	きのこの当座煮	ゆで枝豆
688	709	ご飯	ブリ大根	小松菜のいため煮	大学芋	赤かぶの甘酢漬け、オレンジ
689	423	ご飯(+ふりかけ)	帆立貝の黄金焼き	小松菜の煮浸し	切りこんぶのいため煮	
690	614	ご飯(+ごま塩)	ミートボールのケチャップ煮	野菜の煮物	かぶのサラダ	
691	496	ご飯	サケの塩焼き	青菜のお浸し	煮物	梅干し
692	677	雑穀入りご飯	鶏肉のから揚げ(+レモン、パセリ)	ポテトサラダ		桜大根
693	585	ご飯	ハンバーグ(+ゆでブロッコリー)	ポテトサラダ		しば漬け

参考 市販弁当

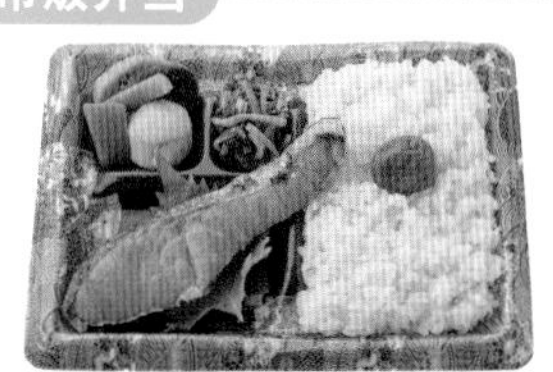

691 サケ弁当

496kcal(6.2点)
SV:主食1.5つ+副菜1つ+主菜3つ
たんぱく質25.6g/脂質5.0g/塩分3.0g
主菜の量が多く、副菜はあと一品追加して。

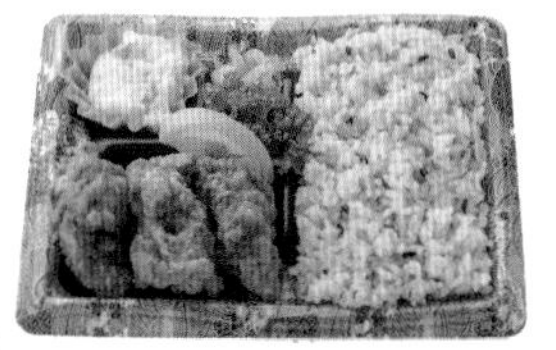

692 鶏肉のから揚げ弁当

677kcal(8.5点) SV:主食1.5つ+主菜4つ
たんぱく質26.1g/脂質22.1g/塩分3.0g
油を多く使った料理には、あえ物や煮物など
油を使わない副菜料理を組み合わせて。

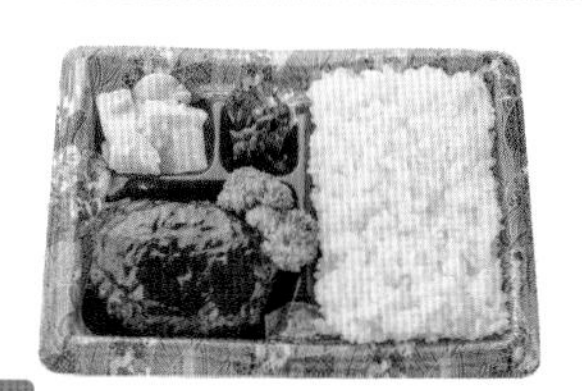

693 ハンバーグ弁当

585kcal(7.3点) SV:主食1.5つ+主菜2つ
たんぱく質14.7g/脂質17.6g/塩分1.7g
市販の弁当は、主食と主菜はしっかり。
副菜料理をあと一品組み合わせて。

材料と作り方は110~111ページ(No.691~693はありません)

My 料理メモ

材料と作り方

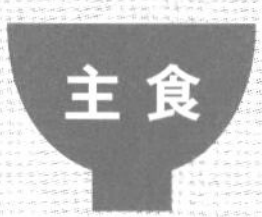

主菜

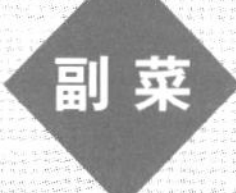

＋

その他

弁当

主食

材料と作り方

9 のり茶漬け
10分(べったり時間10分)

●材料(2人分)　ご飯220g　のり1枚　梅干し2個　練りわさび少量　玄米茶適量
●作り方 ❶のりはパリパリになるくらいにあぶり、手で細かくもむ。
❷梅干しは種を除き、小さくちぎる。
❸器にご飯を盛り、のりをふりかけ、梅干しをところどころにおく。
❹玄米茶に熱湯を注ぎ、約1カップを③に注ぎ、わさびをのせる。
・ご飯はあつあつの炊きたてがおいしい。冷やご飯の場合は熱湯を注いで温め、汁け(湯)をきり、具をのせ、もう一度お茶をかけるとよい。
・かけるお茶はほうじ茶、煎茶、番茶などお好みで。

10 芋ご飯
70分(べったり時間15分)

●材料(2人分)　米1カップ弱(140g)　さつま芋60g　水1カップ強　塩小さじ⅓　砂糖少量
●作り方 ❶米は炊く30分～1時間前に洗い、ざるにあけておく。
❷さつま芋は皮つきのまま1㎝角に切り、水にさらしてアクを抜く。
❸炊飯器に米、分量の水、水けをきったさつま芋、塩、砂糖を加えてひと混ぜし、表面を平らにならして普通に炊く。炊き上がったらさっくりと混ぜ、器に盛る。
・好みで黒ごまをふってもよい。

11 かやくご飯
70分(べったり時間25分)

●材料(2人分)　(米1カップ　酒小さじ2　塩小さじ⅕強)　鶏もも肉40g　干ししいたけ小1枚　にんじん・ごぼう・しらたき各20g　油揚げ⅓枚(10g)　油大さじ½　砂糖大さじ⅔　しょうゆ大さじ½強
●作り方 ❶鶏肉は5㎜角に切る。しいたけはもどし、にんじんとともに短冊切りにする。ごぼうは細くささがきにし、水に放す。しらたきは熱湯でゆで、細かく切る。油揚げは熱湯をかけ、短冊に切る。
❷なべに油を熱し、①をいため、しいたけのもどし汁と水を合わせて¼カップにして調味料とともに加え、煮る。
❸②を具と煮汁に分け、汁に水、酒を合わせて1⅙カップにし、塩を混ぜ、米に加えて火にかける。沸騰したら具を加え、炊く。炊き上がったら全体を混ぜる。

12 きのこご飯
70分(べったり時間15分)

●材料(2人分)　米¾カップ　だし1カップ　しめじ50g　酒小さじ2　しょうゆ小さじ1　塩小さじ⅙
●作り方 ❶米は洗い、分量のだしにつけ、30分以上おく。
❷しめじは石づきを除き、1本ずつほぐし、酒としょうゆを加え、強火にかけ、さっと火を通す。
❸②の煮汁と塩を①に加え、ひと混ぜして炊き始め、沸騰したらしめじをのせて炊く。炊き上がったらさっくりと混ぜ、器に盛る。
・きのこはほかに生しいたけ、えのきたけを取り合わせるとよい。
・彩りに酢入りの熱湯でゆでた黄菊を散らすと秋のご飯になる。

13 山菜おこわ
100分(べったり時間15分)

●材料(2人分)　もち米140g　水¾カップ　油揚げ・にんじん・ゆで竹の子各10g　ゆでわらび・ゆでぜんまい各20g　えのきたけ10g　Ⓐ(塩小さじ⅙　酒大さじ1　みりん小さじ1　しょうゆ小さじ2　顆粒和風だしの素1g)
●作り方 ❶米は洗い、分量の水に約30分つけておく。
❷油揚げは熱湯をかけ短冊に切る。にんじん、ゆで竹の子も短冊に切る。ゆでわらび、ゆでぜんまい、えのきたけは2㎝長さに切る。
❸なべに①の水とⒶの調味料を合わせ②をさっと煮る。にんじんがやわらかくなったら火をとめて具と煮汁に分ける。
❹①に③の煮汁を戻して炊く。蒸らし時間になったら③の具を加え5～10分おき、ふっくらと混ぜ合わせる。

14 赤飯
180分(べったり時間30分)

●材料(2人分)　もち米1カップ　ささげ20g　水⅔カップ　ごま塩(黒ごま小さじ1　塩小さじ⅖)
●作り方 ❶ささげは洗い、約5倍の水を加えて火にかけ、約20分ゆで、ときどき玉じゃくしですくい、煮汁を空気に触れさせて鮮やかさを出す。豆と汁を分ける。
❷もち米は洗い、水けをきり、豆の汁につけ、ヒタヒタの状態にし(足りなければ水を足す)、最低3～4時間浸す。
❸蒸気の上がった蒸し器に絞ったぬれぶきんを敷き、豆の汁をきったもち米を入れ、ところどころくぼみをつけ、そこへささげを散らし、30～40分蒸す。途中、もち米を浸した汁を手にすくってかける。
❹ふきんごと持ち上げ、すしおけなどに広げ、冷ます。食べるときにごま塩をふる。

15 ピースご飯
70分(べったり時間15分)

●材料(2人分)　米¾カップ　水1カップ弱　酒小さじ2　グリーンピース(生、さやつき)100g(正味40g)　塩小さじ⅖
●作り方 ❶米は分量の水につけて30分以上おく。
❷グリーンピースはさやから出して洗い、塩½量をまぶす。
❸炊く直前に、①に酒と残りの塩を加えてひと混ぜし、表面を平らにして火にかける。
❹③が沸騰したら、手早くグリーンピースを加え、普通に炊く。
❺さっくりと混ぜ、器に盛る。
・出盛りのグリーンピースなら最初から米に入れて炊くと色は少し悪いが豆の香りでおいしい。
・グリーンピースは炊く直前にむくと香りがよい。

16 わかめご飯
70分(べったり時間15分)

●材料(2人分)　米1カップ弱(140g)　水1カップ強　板わかめ10g　カマスの干物(正味)20g　白いりごま小さじ1　木の芽少量
●作り方 ❶米は炊く30分～1時間前に洗い、ざるにあけておく。炊飯器に入れ、分量の水を加えて普通に炊く。
❷板わかめは火にかざしてあぶり、色が鮮やかになって香りが立ってきたらはずし、細かくもみほぐす。
❸カマスの干物は香ばしく焼き、熱いうちに骨をはずして身を細かくほぐしておく。
❹炊きたてのご飯にわかめ、カマス、白ごまを加えてさっくり混ぜる。器に盛り、木の芽をのせる。

17 栗ご飯
70分(べったり時間30分)

●材料(2人分)　うるち米⅔カップ　もち米⅓カップ　水1カップ　栗200g(むいて60g)　塩・しょうゆ各小さじ⅓　砂糖小さじ⅔　酒小さじ2
●作り方 ❶米ともち米は合わせて分量の水に40分つけておく。
❷栗は洗い、沸騰湯で3～4分ゆでてから鬼皮と渋皮をむく。栗が大きいときは厚みを半分に切る。
❸①に塩、しょうゆ、砂糖、酒を加えてひと混ぜし、表面を平らにして栗をのせ、普通に炊く。炊き上がったら栗をくずさないように全体を混ぜる。
・栗おこわにするときはもち米1カップに水2カップップにし、調味料も酒、みりん、塩で調味し、普通に炊く。
・栗の鬼皮は少しゆでるとむきやすい。

料理写真は18～19ページ

18 カキ雑炊
20分(べったり時間10分)

●材料(2人分)　冷やご飯280g　カキのむき身100g　せり40g　だし3カップ　塩小さじ1/6　しょうゆ小さじ2　しょうが少量
●作り方 ❶ご飯はざるに入れ、もむようにして洗い、ぬめりを落とし、水けをきる。
❷カキは目の粗いざるに入れ、うすい塩水の中でふり洗いし、水けをきる。
❸せりは4cm長さに切る。
❹なべにだしを入れ、火にかけ、煮立ったらカキを加えて2〜3分煮、塩としょうゆを加える。煮立ったらご飯を加えてせりを散らし、再び煮立ったら器に盛る。
❺しょうがはせん切りにし、水に放してから水けをきり、④にのせる。

19 クッパ
15分(べったり時間10分)

●材料(2人分)　ご飯200g　ねぎ1/5本(20g)　にんじん1/6本(20g)　カットわかめ(乾燥)1g　溶き卵1個分　水1½カップ　顆粒中華だし小さじ1　ごま油少量　白いりごま適量
●作り方 ❶ねぎは斜め薄切りにし、にんじんは3〜4cm長さの短冊切りにする。
❷スープを作る。なべに水と顆粒中華だしを入れて煮立て、ねぎ、にんじん、わかめを加えて2〜3分煮る。静かに煮立つくらいの火加減で溶き卵を流し入れる。卵が浮いたところでごま油を加えて火を止める。ふたをして1分ほど蒸らす。
❸丼にご飯を盛り、②のスープをかけごまをふる。
・塩分は顆粒中華だしやわかめに含まれる食塩量により調整する。すまし汁程度の味を目安に。

20 卵雑炊
15分(べったり時間10分)

●材料(2人分)　冷やご飯280g　(卵2個　だし大さじ2)　にら60g　だし3カップ　塩・しょうゆ各小さじ1/3
●作り方 ❶ご飯はざるに入れ、水をかけて洗い、ご飯粒のまわりのぬめりを落とし、水けをきる。
❷にらは沸騰湯に入れてさっとゆで、水につけて絞り、2〜3cm長さに切る。
❸卵はよくときほぐし、だしと混ぜる。
❹なべにだし、塩、しょうゆを入れて火にかけ、煮立ったらご飯とにらを入れる。再び煮立ったら、卵を全体に流し入れ、半熟になったら火を止めて蒸らす。静かに器に盛る。
・にらの代わりに三つ葉でもよい。そのときはゆでずに3cm長さに切って使う。

21 中国風魚のかゆ
120分(べったり時間15分)

●材料(2人分)　(米½カップ　水5カップ　塩小さじ1/6)　タイ(刺し身用)100g　Ⓐ(しょうゆ大さじ1弱　酒小さじ1強　ごま油小さじ1)　ねぎ5cm　白ごま小さじ1⅓
●作り方 ❶米は洗い、分量の水につけて1時間おく。塩を加えて火にかけ、煮立ったら真ん中が煮立つくらいの火加減にし、ふたをずらし、40〜50分煮る。
❷タイは刺し身のように薄くそぎ切りにし、Ⓐを全体にからませ、下味をつける。
❸ねぎは細く切り、水に放し、しばらくおいてシャキッとさせる。
❹ごまはよくいり、包丁で切る。
❺器にかゆを盛り、真ん中に刺し身をのせ、ねぎの水けをきって散らし、さらにごまをふる。

22 リゾット
100分(べったり時間30分)

●材料(2人分)　米100g　水2カップ　固形スープ1/3個　きのこ(マッシュルーム、生しいたけ、しめじなど)60g　セロリ20g　玉ねぎ40g　ホールトマトの水煮(缶詰)100g　にんにく1/3かけ　油大さじ⅔弱　白ワイン大さじ2　塩小さじ¼弱　こしょう少量　Ⓐ(バター小さじ2½　粉チーズ大さじ1⅔)
●作り方 ❶米は分量の水に1時間つけ、ざるにあけ、浸した水に固形スープをとかす。
❷深いなべに油1/3量を熱し、みじん切りのセロリ、玉ねぎ、にんにくをしんなりするまでいため、残りの油を入れ、弱火で米をいためる。白ワインを入れ、トマトもつぶして加える。水を3回に分けて加え、ふたをせず、混ぜながら約15分煮る。食べやすく切ったきのこ、塩、こしょうを加え5分煮、最後にⒶを加える。

23 ドリア・ライスグラタン
80分(べったり時間35分)

●材料(2人分)　ご飯220g　Ⓐ(バター大さじ1強　塩・こしょう各少量)　(帆立貝60g　芝エビ30g　玉ねぎ100g　マッシュルーム30g　バター小さじ2½)　Ⓑ(塩・こしょう各少量　白ワイン小さじ2)　牛乳1カップ　Ⓒ(バター小さじ2½　小麦粉大さじ1強)　Ⓓ(塩小さじ1/6　こしょう少量)　Ⓔ(卵黄½個　生クリーム大さじ2⅔)　レモン汁少量　Ⓕ(粉チーズ大さじ1⅓　バター小さじ2)
●作り方 ❶ご飯にⒶを混ぜる。バターを熱し、みじん切り玉ねぎ、薄切りマッシュルーム、帆立貝、芝エビの順にいため、Ⓑをふり、ご飯と混ぜる。
❷牛乳を温め、練ったⒸとⒹを加え、3分煮る。Ⓔを混ぜて卵黄が固まったらレモン汁を混ぜる。1/3量を①と混ぜ、グラタン皿に盛り、残りをかけⒻをのせて焼く。

24 エビピラフ
70分(べったり時間25分)

●材料(2人分)　米1カップ　水½カップ　固形スープ½個　玉ねぎ60g　バター大さじ1⅔　芝エビか冷凍小エビ80g　マッシュルーム(缶詰)30g　グリーンピース16g　塩小さじ½　こしょう少量　ロリエ1枚
●作り方 ❶米は炊く1時間前に分量の水に浸す。
❷玉ねぎはみじん切りにする。エビは背わたを抜き、塩少量を入れた少なめの湯で静かにゆで、殻をむく。マッシュルームは縦に薄切りにし、ピースはゆでる。
❸米はざるにあけ、浸し水に固形スープを加える。
❹厚手のなべにバター¼量で玉ねぎをいため、バター1/3量と米を加えていためる。③、ロリエを加えて炊く。
❺④に残りのバター、塩、こしょう、エビ、マッシュルーム、グリーンピースを加えて混ぜ、ふたをして10分蒸らす。

25 パエリア
80分(べったり時間40分)

●材料(2人分)　鶏もも肉70g　Ⓐ(塩・こしょう各少量)　ゆでたエビ2尾　帆立貝2個　ムール貝2個　トマト・ピーマン各60g　にんにく・サフラン各少量　米1カップ　水½カップ　固形スープ1個　Ⓑ(パプリカ・塩・こしょう各少量)　油大さじ2強　ブロッコリー20g　さやえんどう12g　グリーンピース10g　レモン適量
●作り方 ❶鶏肉はⒶをふり、トマトは1cm角、ピーマンは1cm幅に、にんにくはみじんに切る。
❷水とサフランを合わせて火にかけ、色を出す。
❸パエリアなべに油を熱して①をいため、②、帆立貝、ムール貝、スープ、Ⓑを加え、煮立ったら米を入れる。水けがなくなったらアルミ箔でふたをして約15分焼く。
❹③にゆでたその他の野菜とエビ、レモンをのせる。

26 ウナ丼
80分(べったり時間25分)

●材料(2人分)　ご飯480g　ウナギのかば焼き2串(160g)　しょうゆ・みりん各大さじ5/6　砂糖大さじ1弱　粉ざんしょう少量
●作り方 ❶小さめのなべにしょうゆ、みりん、砂糖を入れ、火にかけ、煮立ったらかば焼きを入れ、温める程度に煮る。
❷丼にご飯を盛り、上に①をのせ、残ったたれもかけ、好みで粉ざんしょうをふる。
・冷凍のかば焼きを使うときは、パックのまま温めてご飯にのせ、たれをかける。たれはみりん3対しょうゆ2の割合にし、ひと煮立ちさせる。

27 オムライス
70分(べったり時間25分)

●材料(2人分)　米⅔カップ弱(100g)　スープ⅔カップ弱　バター小さじ2½　油小さじ1　玉ねぎ60g　ハム20g　マッシュルーム(缶詰)・グリーンピース各10g　トマトケチャップ大さじ5弱　(卵2個　塩・こしょう各少量　油小さじ1)　Ⓐ(トマトケチャップ大さじ3　パセリ適量)
●作り方 ❶米は炊く1時間前にスープにつける。
❷バターと油を熱し、刻んだ玉ねぎ、ハム、薄切りのマッシュルームの順にいためる。
❸①を煮立て、②、ケチャップを加えて炊く。炊き上がりにゆでたグリーンピースを加え、約10分蒸らす。
❹卵は塩、こしょうを混ぜる。油½量を熱し、卵½量を流し、半熟状になったら③を½量のせて包む(1人分ずつ焼く)。皿に盛り、Ⓐを添える。

28 親子丼
70分(べったり時間20分)

●材料(2人分)　ご飯480g　(鶏肉100g　酒小さじ1強　しょうゆ小さじ1/3)　卵2個　玉ねぎ100g　三つ葉少量　(だし大さじ6　しょうゆ大さじ2　みりん大さじ1　酒大さじ1弱　砂糖大さじ2弱)
●作り方 ❶鶏肉は一口大のそぎ切りにし、酒としょうゆをからめておく。
❷玉ねぎは5mm幅に、三つ葉は3cm長さに切る。
❸フライパンにだしと調味料を入れ、火にかける。玉ねぎを入れ、煮立ったら①を下味ごと入れ、広げて煮る。肉の色が変わったら裏返し、火を通す。
❹卵はよくときほぐし、③に流し入れ、ふたをして1〜2分煮、三つ葉を散らし、火を止める。
❺丼にご飯を盛り、④を汁ごとのせる(1人分ずつ作るとよい)。

29 海鮮丼
80分(べったり時間15分)

●材料(2人分)　米1カップ　水1カップ　刺し身(マグロ・タイ・イカ)合わせて110g　Ⓐ(砂糖小さじ2　塩小さじ½　酢大さじ1⅔)　刻みのり・しょうゆ・練りわさび各適量　青じそ2枚
●作り方 ❶Ⓐを混ぜ合わせて合わせ酢を作る。
❷米は洗って炊飯器に入れ、目盛りより少なめに水を加えて炊く。炊き上がったら大きめのボールに移す。
❸ご飯に合わせ酢をふり、木しゃもじで切るように混ぜる。粗熱をとり、すしめしを作る。
❹丼にすしめしを盛り、青じそを敷く。刺し身をのせ、刻みのりを散らす。食べるとき好みでわさびを添え、しょうゆを回しかける。

料理写真は19〜20ページ

30 カツ丼
80分(べったり時間35分)

●材料(2人分)　ご飯480g　Ⓐ{豚ロース肉2枚(120g)　塩小さじ⅙　こしょう少量　小麦粉小さじ2　卵¼個　パン粉大さじ4　揚げ油}　玉ねぎ100g　グリーンピース20g　卵2個　Ⓑ(だし1カップ　しょうゆ・みりん・酒各大さじ2)
●作り方 ❶Ⓐの豚肉に塩、こしょうをふり、小麦粉、とき卵、パン粉の順にまぶし、揚げる。2cm幅に切る。
❷玉ねぎは5mm幅に切る。グリーンピースは缶から出して水けをきる。冷凍なら熱湯をかける。
❸小さめの浅なべかフライパンにⒷと玉ねぎを入れて火にかけ、煮立ったら①を並べて1～2分煮、裏返し、といた卵を流す。ふたをして半熟状に火を通し、ピースを散らし、火を止め、丼に盛ったご飯にのせる(1人分ずつ作る)。

31 カレーライス(ビーフ)
75分(べったり時間40分)

●材料(2人分)　ご飯480g　牛バラ肉160g　Ⓐ(塩小さじ⅙　小麦粉大さじ2弱　カレー粉小さじ2)　バター大さじ1⅓　玉ねぎ200g　にんにく・しょうが各½かけ　にんじん80g　ブロッコリー60g　油大さじ2弱　赤ワイン大さじ2　トマトペースト大さじ1　砂糖小さじ1⅓　ウスターソース大さじ1弱　塩小さじ⅗
●作り方 ❶牛肉は2cm角に切り、Ⓐをまぶす。フライパンにバターを熱し肉を焼き、焦げ目がついたら深なべに移す。スープ3カップをなべに加え、火にかける。
❷油でみじん切りの玉ねぎとしょうが、にんにくをいため、①に入れ、赤ワインも加え、肉がやわらかくなるまで煮る。乱切りのにんじんと調味料も加えて煮る。
❸ゆでたブロッコリーを加え、ご飯にかける。

32 キーマカレー
70分(べったり時間30分)

●材料(2人分)　ご飯480g　牛ひき肉150g　玉ねぎ200g　しょうが・にんにく各10g　Ⓐ(グリーンピース・レーズン各20g)　油・バター各大さじ1⅔　白ワイン大さじ1強　小麦粉小さじ2　トマトピュレ大さじ3強　カレー粉小さじ2　スープ1カップ　塩・しょうゆ各小さじ⅓　らっきょう適量
●作り方 ❶玉ねぎ、しょうが、にんにくは刻む。
❷ひき肉を油でいため、色が変わったらワインを加え、汁けがなくなるまで煮る。別器にひき肉をあけ、バターを熱し、①を入れていため、小麦粉、トマトピュレ、カレー粉の順に混ぜ、スープを加えて煮る。
❸途中、調味料、Ⓐ、肉を加え、汁けがなくなるまで混ぜながら煮る。ご飯を盛り、らっきょうを添える。

33 牛丼
80分(べったり時間20分)

●材料(2人分)　ご飯480g　牛肩ロース薄切り肉140g　しらたき100g　ねぎ60g　砂糖大さじ1弱　みりん大さじ2　酒大さじ1強　しょうゆ大さじ2
●作り方 ❶牛肉は一口大に切る。
❷しらたきは熱湯でゆで、食べやすい長さに切る。ねぎは斜めに1cm幅に切る。
❸なべに水1カップを煮立たせ、牛肉、しらたきを入れ、煮る。途中で浮いてくるアクはすくい取る。
❹③にねぎを加え、砂糖を加え、砂糖がとけたら、みりん、酒、しょうゆを加え、煮汁がほとんどなくなるまで煮る。焦げつきやすいので、肉をときどき動かし、火加減に注意する。
❺丼にご飯を盛り、④をのせる。

34 三色丼
80分(べったり時間25分)

●材料(2人分)　ご飯400g　鶏ひき肉80g　しょうがのみじん切り小さじ1　Ⓐ(しょうゆ小さじ2弱　酒大さじ1　砂糖小さじ2)　卵2個　Ⓑ(砂糖小さじ1½　酒大さじ1　塩少量)　さやえんどう40g　Ⓒ(酒小さじ2　塩少量)
●作り方 ❶小なべにひき肉、Ⓐ、しょうがを入れてよく混ぜてから、中火でいりつけるように汁けがなくなるまで煮る。
❷卵は小なべに割りほぐしてⒷを加え混ぜる。湯せんまたは弱火にかけてていねいに混ぜ、細かいいり卵を作る。
❸さやえんどうはⒸを加えた熱湯でさっとゆで、斜め細切りにする。
❹器にご飯を盛り、①～③を彩りよくのせる。

35 シーフードカレー
75分(べったり時間40分)

●材料(2人分)　ご飯480g　(エビ・イカ各40g　帆立貝60g　バター小さじ2　塩・こしょう各少量)　玉ねぎ200g　バター大さじ1強　カレー粉小さじ2　小麦粉大さじ2弱　スープ3カップ　塩小さじ⅙　りんご¼個　トマトケチャップ大さじ1強
●作り方 ❶エビは背わたを抜く。バターでエビ、イカ、帆立貝をさっといため、塩、こしょうする。
❷玉ねぎは薄切りにする。
❸なべにバターを熱し、玉ねぎをいため、少し色づいてきたら、小麦粉とカレー粉を加え、いためる。
❹スープを温めて③に加え、塩とおろしたりんごも加える。ケチャップも加え、弱火で30～40分煮る。
❺④に①を加えてひと煮する。器に盛ったご飯にかける。

36 中華丼・五目丼
80分(べったり時間30分)

●材料(2人分)　ご飯480g　(鶏胸肉100g　酒・しょうゆ各小さじ½　しょうが汁少量　かたくり粉小さじ1)　イカ70g　Ⓐ(酒小さじ½　しょうが汁・かたくり粉各少量)　玉ねぎ40g　ゆで竹の子30g　干ししいたけ2枚　にんじん・ゆでたさやえんどう各20g　油大さじ2強　Ⓑ(中国風だし1カップ　酒大さじ1　砂糖小さじ1強　塩小さじ⅙弱　しょうゆ小さじ⅔)　Ⓒ(かたくり粉大さじ1　水大さじ2)
●作り方 ❶肉はそぎ切り、イカは切り目を入れて細く切り、Ⓐをまぶしゆでる。玉ねぎ、竹の子、もどしたしいたけは細切り。にんじんは花形に切り、ゆでる。
❷油で肉をいため取り出す。竹の子、しいたけ、玉ねぎをいため、肉、にんじん、Ⓑを加え、Ⓒでとろみをつけ、イカとさやえんどうを加え、ご飯にかける。

37 天丼
80分(べったり時間35分)

●材料(2人分)　ご飯480g　(車エビ4尾　小麦粉大さじ3½強　卵小½個　揚げ油)　(だし½カップ　しょうゆ大さじ2　みりん大さじ1⅓)　三つ葉少量
●作り方 ❶エビは竹串で背わたを抜き、尾の1節を残して殻をむく。腹側に2～3本切り目を入れて背すじをのばす。卵をとき、水大さじ2⅔と小麦粉を混ぜ、エビにまぶし、180度の揚げ油で揚げる。このとき箸に衣をつけ、エビにのせるようにする。
❷だしを煮立たせ、しょうゆ、みりんを加え、ひと煮立ちさせる。
❸三つ葉は3cm長さに切る。
❹丼にご飯を盛り、天ぷらをのせ、三つ葉を散らし熱い②をかける。

38 ビビンバ
70分(べったり時間40分)

●材料(2人分)　ご飯480g　錦糸卵卵2個分　牛赤身薄切り肉100g　Ⓐ(ごま・ねぎ各小さじ2　にんにく少量　ごま油小さじ1　砂糖小さじ⅔　しょうゆ大さじ1弱　こしょう少量)　小松菜100g　Ⓑ(ごま・ごま油・ねぎ各小さじ2　しょうゆ小さじ1　塩・こしょう各少量)　ぜんまいの水煮100g　Ⓒ(ごま・ごま油・ねぎ各小さじ1強　砂糖・しょうゆ各小さじ⅓)　大根の細切り80g　にんじんの細切り20g　塩少量　Ⓓ(ごま・ごま油・ねぎ各小さじ1　砂糖小さじ⅔　酢小さじ1弱　しょうゆ小さじ⅔　コチュジャン少量)
●作り方 牛肉は細く切り、Ⓐといため火を通す。小松菜、ぜんまいはそれぞれゆで、3cm長さに切り、小松菜はⒷであえ、ぜんまいはⒸで煮る。大根、にんじんは塩もみし、Ⓓであえる。ご飯に具をのせる。

39 チキンライス
70分(べったり時間25分)

●材料(2人分)　ご飯(冷・温どちらでもよい)480g　(鶏もも肉80g　玉ねぎ60g　塩小さじ⅙　こしょう少量　白ワイン小さじ⅘　バター大さじ1)　油大さじ2強　トマトケチャップ大さじ3強　Ⓐ{塩小さじ¼　こしょう少量　グリーンピース(冷凍)20g}　パセリ少量
●作り方 ❶鶏肉は1cm角に切る。玉ねぎは粗いみじん切りにする。グリーンピースは熱湯をかける。
❷フライパンにバターを熱し、玉ねぎを透き通るまでいため、鶏肉も加えていため、肉の色が変わったら、ワイン、塩、こしょうをふり、取り出す。
❸②のフライパンに油を熱し、ご飯を入れ、木じゃくしで切るようにしていためる。油が回ったら、②、ケチャップを加えて混ぜ、Ⓐを加えて混ぜる。

40 チャーハン
75分(べったり時間25分)

●材料(2人分)　ご飯480g　焼き豚50g　ゆで竹の子30g　干ししいたけ2枚　ねぎ5cm　油大さじ3弱　グリーンピース10g　塩小さじ½　しょうゆ小さじ1　こしょう少量　(卵2個　塩ごく少量　油大さじ2強)　甘酢漬けしょうが10g
●作り方 ❶焼き豚、竹の子、もどしたしいたけは7mm角に切る。ねぎは粗く刻む。卵はといて塩を混ぜる。
❷中華なべを強火で熱し、油少量を入れてなじませ、卵を流して手早く混ぜ、大きめのいり卵を作り、取り出す。
❸②のなべに残りの油を足し、ねぎ、竹の子、しいたけ、焼き豚の順に加えていため、八分どおり火が通ったらご飯を加えていためる。調味料、グリーンピース、いり卵を加え混ぜ、器に盛り、しょうがを添える。

41 いなりずし
70分(べったり時間25分)

●材料(2人分)　すしめし500g　麻の実大さじ½　{油揚げ(長方形のもの)5枚　だし1カップ　砂糖大さじ4弱　しょうゆ大さじ2}　甘酢しょうが10g
●作り方 ❶油揚げは半分に切り、切り口から指を入れ、破らないように袋状にする。好みで裏返しにしてもよい。
❷たっぷりの沸騰湯に油揚げを入れ、上下を返しながら煮、表面の油を抜く。
❸油揚げの水けをきって平らになべに入れ、だしを加えて2～3分煮る。砂糖を加えて1～2分煮、そのあとしょうゆを加え、汁がなくなるまで煮る。
❹すしめしに麻の実を混ぜ、10個に分け、軽くにぎる。
❺油揚げの汁を軽くきり、④をすみのほうまで詰め、形を整える。甘酢しょうがを添える。

料理写真は20～21ページ

押しずし
90分(べったり時間40分)

●材料(2人分)　すしめし440g(米1¼カップ分)　サバ正味80g(塩小さじ⅓　酢適量)　白板こんぶ10cmのもの2枚　酢大さじ¼　砂糖小さじ½　水¼カップ　甘酢漬けしょうが適量
●作り方 ❶サバは三枚におろして塩をふって1晩おき、骨を除いて酢で洗い、ヒタヒタの酢に20～30分浸す。身の厚みを均一にし、押し枠に合わせて2枚に切りそろえる。
❷白板こんぶは酢、砂糖、水で煮、冷ます。
❸押し枠に半量のすしめしを詰め、サバと白板こんぶの半量をのせ、重石をしてしばらくおき、枠をはずす。
❹同様にもう1本作り、切り分けてしょうがと盛る。
・魚を使うすしめしの合わせ酢は米1カップに対して、酢25mℓ、砂糖小さじ1、塩小さじ⅗の分量で。

ちらしずし
100分(べったり時間100分)

●材料(2人分)　すしめし500g　かんぴょう(乾燥)10g　塩少量　だし2カップ　干ししいたけ3枚　Ⓐ(しいたけのもどし汁⅓カップ　砂糖大さじ1強　しょうゆ小さじ1⅓　塩少量)　錦糸卵卵1個分　芝エビ6尾　酢れんこん40g　でんぶ大さじ3　さやいんげん20g　もみのり½枚分　甘酢漬けしょうが適量
●作り方 ❶かんぴょうは塩でもんで下ゆでし、だしで約30分煮、もどした干ししいたけとⒶを加えて煮る。かんぴょうは1cm長さに切り、しいたけはそぎ切りに。
❷芝エビとさやいんげんは下ごしらえして塩ゆでする。
❸すしめしにかんぴょうを混ぜて器に盛り、もみのりを散らし、その他の具も彩りよくのせる。
・ちらしずしの合わせ酢は米1カップに対し、酢20～25mℓ、砂糖小さじ2、塩小さじ½。

にぎりずし
90分(べったり時間40分)

●材料(2人分)　すしめし300g　マグロ・イカ・白身魚・アナゴ各2切れ　甘エビ4尾　イクラ30g　だし巻き卵60g　わさび・のり・甘酢漬けしょうが各適量
●作り方 ❶すしめしは1個20～25gで俵形ににぎる。14個に分ける。
❷マグロ、イカ、白身魚はにぎって裏になるほうにわさびをつけ、①にのせて軽くにぎる。
❸アナゴは魚がくずれないようににぎる。甘エビはわさびをつけ、1個につき2尾のせて帯に切ったのりを巻く。だし巻き卵も同様にのりを巻く。イクラは①にわさびをのせ、のりを巻いて上にのせる。
❹甘酢漬けしょうがとともに盛りつける。
・合わせ酢は押しずしと同様の分量で。

太巻きずし
80分(べったり時間45分)

●材料(2人分)　すしめし440g　のり2枚　卵2個(だし大さじ2　砂糖大さじ½　塩・しょうゆ各少量　油適量)　でんぶ大さじ2　かんぴょう(乾燥)10g　Ⓐ(だし1カップ　砂糖大さじ1弱　しょうゆ小さじ2)　干ししいたけ3枚(しいたけのもどし汁⅓カップ　砂糖小さじ2　しょうゆ小さじ⅔)　三つ葉少量　甘酢漬けしょうが適量
●作り方 ❶卵はだしと調味料を加えて厚焼き卵にし、1.5cm角の棒状に切る。三つ葉はさっとゆでる。
❷かんぴょうは塩でもんで洗い、水でもどし、Ⓐで煮る。しいたけはもどし汁と調味料で煮、みじん切りに。
❸巻きすにのり、すしめしをのせ、卵、かんぴょう、でんぶ、しいたけ、三つ葉を芯に巻き、切る。
・合わせ酢は細巻きずしと同量で。

細巻きずし
80分(べったり時間25分)

●材料(2人分)　すしめし155g(米½カップ弱分)　かんぴょう(乾燥)10g　だし1カップ　砂糖大さじ1弱　しょうゆ小さじ2　のり1枚　甘酢漬けしょうが適量
●作り方 ❶かんぴょうは水につけ、塩をふってもみ洗いし、下ゆでする。だしで20～30分煮、砂糖としょうゆを加えてふたをせずに煮汁がなくなるまで煮る。のりは半分に切っておく。
❷巻きすにのりを裏側を上にしておき、すしめしの半量をのりの向こう側を1.5cm残して広げる。
❸めしの中央に①のかんぴょうの半量をのせ、巻く。
❹同様にもう1本作り、切り分けてしょうがと盛る。
・すしめし　米と水の割合は1:1.1。合わせ酢は米1カップに対し、酢20～25mℓ、砂糖小さじ1½、塩さじ⅖強を合わせる。

ピザトースト
15分(べったり時間10分)

●材料(2人分)　食パン2枚(140g)　バター小さじ2½　ベーコン20g　玉ねぎ30g　トマト60g　ピーマン20g　ピザソース大さじ4　とけるチーズ40g
●作り方 ❶ベーコンは5mm幅に切る。
❷玉ねぎは横に輪切りにし、1個ずつばらす。トマト、ピーマンも輪切りにし、ピーマンは種を取る。
❸パンの片面にバターを塗り、上からピザソースを重ねて塗り、ベーコン、トマト、玉ねぎ、ピーマンをのせる。
❹③にチーズをたっぷりのせ、200～220度のオーブンでチーズがとけるまで焼く(オーブントースターを使って焼いてもよい)。
・あらかじめパンを焼いておくとじめっとならない。

フレンチトースト
10分(べったり時間10分)

●材料(2人分)　食パン2枚(140g)　卵大½個　牛乳大さじ3強　砂糖大さじ1⅓　バター大さじ1　粉砂糖小さじ2
●作り方 ❶卵はよくほぐし、砂糖を加えて混ぜ、牛乳も加えて混ぜ、平らな器に入れる。
❷パン1枚を2つに切り、①に浸し、約15分おき、充分汁をしみ込ませる。
❸フライパンにバターを熱し、②を入れ、きれいな焼き色がついたら裏返し、同様にして焼く。
❹器に③を盛り、粉砂糖をかける。
・パンに卵液をしみ込ませるには、途中裏返すと早くしみ込む。
・たくさん焼くときにはホットプレートが便利。

56 サンドイッチ
30分(べったり時間30分)

●材料(2人分)　食パンサンドイッチ用12枚　Ⓐ(バター大さじ2½強　洋がらし適量)　Ⓑ(みじん切りゆで卵1個分　マヨネーズ大さじ1½強　塩・こしょう各少量)　トマト60g　きゅうり・レタス各40g　Ⓒ(塩・こしょう各少量)　ツナ缶60g　玉ねぎ15g　マヨネーズ大さじ1¾　パセリ・オリーブ各適量
●作り方 ❶食パンは耳を取り、Ⓐを片面に塗る。
❷Ⓑを混ぜ合わせ、①にはさむ。これを2組み作る。
❸トマトときゅうりは薄く切り、レタスは1枚1枚にちぎる。①のパンにのせⒸをふり、はさむ。
❹油をきったツナ缶にさらし玉ねぎとマヨネーズを混ぜてパンにはさむ。
❺②～④をふきんで包み、軽く重石をして落ち着かせ、食べやすく切り、パセリ、オリーブと盛る。

ハンバーガー
20分(べったり時間20分)

●材料(2人分)　バンズパン2個(120g)　からしバター大さじ1½弱　Ⓐ(合いびき肉140g　玉ねぎのみじん切り40g　パン粉大さじ2½　牛乳大さじ1⅓　卵¼個　塩小さじ¼強　こしょう・ナツメグ各少量)　油大さじ½　小玉ねぎ20g　Ⓑ(トマトケチャップ大さじ2½弱　レモン汁小さじ1)　レタス60g
●作り方 ❶パンは横に包丁を入れ、切り口にからしバターを塗る。
❷Ⓐを混ぜ合わせ、2等分し、丸く平らにまとめる。フライパンに油を熱して両面焼き、中まで火を通す。
❸小玉ねぎは薄く輪切りにし、水に放す。
❹Ⓑを混ぜ、ソースを作り、ハンバーグに塗る。
❺①にレタスとハンバーグ、小玉ねぎをはさむ。

ホットドッグ
10分(べったり時間10分)

●材料(2人分)　ドッグパン2個　バター大さじ1½弱(ソーセージ4本　バター少量)　レタス60g(トマトケチャップ大さじ2½弱　レモン汁小さじ1弱)
●作り方 ❶ドッグパンは横に包丁を入れ、切り口にバターを塗り、オーブンで温める。
❷ソーセージは斜めに切り目を3～4本入れる。フライパンにバターを熱し、ソーセージを入れ、切り目が開くまで、ころがしながら焼く。
❸ケチャップ、レモン汁を合わせてソースを作る。
❹パンの切り目にレタスをはさみ、ソーセージにソースを塗って、いっしょにはさむ。
・ソーセージは焼かず、切り目も入れずにたっぷりの湯でゆでてもよい。

60 ざるそば
30分(べったり時間15分)

●材料(2人分)　ゆでそば2玉(340g)　だし½カップ　しょうゆ・みりん各大さじ2　のり1枚　ねぎ10cm　練りわさび少量
●作り方 ❶なべにだし、しょうゆ、みりんを入れてひと煮立ちさせ、冷やす。
❷のりははさみで細く切る。
❸ねぎは小口切りにし、水にさらし、水けをきる。
❹ゆでそばはざるに入れ、たっぷりの沸騰湯に浸し、箸でほぐしながら温め、すぐに冷水にとり、水けをきり、ふんわりと盛り、のりをのせる。①のつけづゆとねぎ、わさびを添える。
・干しそばをゆでるときはたっぷりの沸騰湯にほぐしながら入れ、沸騰したら差し水をし、好みのかたさにゆで、水にとって手でもむようにして洗う。

冷やしそうめん
30分(べったり時間10分)

●材料(2人分)　そうめん(乾麺)200g　(水⅔カップ弱　しょうゆ大さじ1⅔　みりん大さじ1　削り節10g)　青じそ4枚　しょうが½さじ　ごま小さじ⅔
●作り方 ❶なべにみりんを入れて煮立たせ、水、しょうゆを加え、再び煮立ったら削り節を加え、1～2分煮る。火からおろし、粗熱がとれたらこし、冷やす。
❷青じそはせん切りにし、しょうがはすりおろし、ごまはいって盛り合わせ、薬味にする。
❸そうめんは、たっぷりの沸騰湯にパラパラと入れる。すぐにかき混ぜ、煮立ってきたら水½カップを加え、30～60秒後、火を止め、ふたをして2～3分蒸らす。いったんざるにあけてから冷水にとって洗う。
❹そうめんに①②を添える。

62 かけうどん
30分(べったり時間15分)

●材料(2人分)　ゆでうどん2玉(500g)　焼きかまぼこ40g　ねぎ10cm　だし2カップ　しょうゆ・みりん各大さじ3弱
●作り方 ❶焼きかまぼこは5mm厚さに切る。
❷ねぎは小口切りにし、水につけてから絞る。
❸なべにみりんを入れて火にかけ、煮立ったらしょうゆ、だしを加え、ひと煮立ちさせる。
❹ゆでうどんはざるに入れ、たっぷりの沸騰湯に入れ、ほぐして、温まったら湯をきり、温めた丼に盛る。
❺あつあつの③を④に注ぎ、①、②をのせる。
・ねぎを細く切るときはよく切れる包丁を使う。
・上にのせる具はなめこ、のり、さつま揚げ、錦糸卵など好みのものを。

63 担々麺(タンタンミエン)
30分(べったり時間30分)

●材料(2人分)　ゆで中華めん2玉(454g)　豚ひき肉100g　豆板醤・甜麺醤各小さじ2　青梗菜½株(50g)　Ⓐ(練りごま大さじ4　しょうゆ・砂糖各大さじ2　鶏ガラスープの素小さじ1　にんにく・しょうが各少量)　熱湯3カップ　ラー油大さじ2　油小さじ2　ねぎ適量
●作り方 ❶青梗菜は縦8等分に切り、ゆでる。
❷Ⓐのにんにくとしょうがはすりおろす。ねぎは細く切り、水に放し水けをきっておく。
❸肉みそを作る。フライパンに油を熱し、ひき肉をいため豆板醤、甜麺醤を加えていため合わせる。
❹めんはゆでて湯をよくきる。
❺丼にⒶを入れ、熱湯を1人1½カップずつ注いでよく混ぜる。めんを加え、ラー油をかける。肉みそ、青梗菜、ねぎをのせる。

64 鶏南蛮そば
30分(べったり時間15分)

●材料(2人分)　ゆでそば2玉(340g)　鶏肉100g　ねぎ½本　だし2½カップ　しょうゆ大さじ3⅓　みりん大さじ1⅔　酒大さじ1強
●作り方 ❶鶏肉は一口大のそぎ切りにする。
❷ねぎは5～6cmのぶつ切りにする。そのうち1本は薬味用に細く切り、水にさらして絞る。
❸なべにみりんを入れて煮立たせ、酒、しょうゆ、だし、ぶつ切りのねぎを加えて煮る。煮立ったら、鶏肉を入れ、2～3分煮、火を通す。
❹ゆでそばはざるに入れ、たっぷりの沸騰湯にざるごと入れてそばを温め、湯をよくきり、温めた丼に入れる。
❺④に鶏肉、ねぎをのせ、つゆをかける。上にさらしねぎをのせる。

65 なべ焼きうどん
40分(べったり時間35分)

●材料(2人分)　ゆでうどん2玉(500g)　エビ2尾　衣(小麦粉大さじ2弱　とき卵⅕個分　冷水大さじ1)　揚げ油　ゆで卵2個　ほうれん草40g　生しいたけ・かまぼこ各2枚　焼き麩2個　だし2½カップ　しょうゆ・みりん各大さじ2⅔　ねぎ5cm(10g)
●作り方 ❶エビは背わたと殻を取り、衣を作って天ぷらにする。
❷卵は殻をむき、2つに切る。ほうれん草はゆでて5cm長さに切り、しいたけは軸を除く。麩はもどして水けをきる。
❸なべにだしとしょうゆ、みりんを入れて温め、湯通しして温めたうどんを湯をきって加える。
❹①と②を加え、かまぼこを入れ、小口に切ったねぎをのせ、具が温まったら火からおろす。

66 即席中華そば・インスタントラーメン
15分(べったり時間5分)

●材料(2人分)　インスタントラーメン2袋(190g)　キャベツ200g　ホールコーン(冷凍)20g　生わかめ40g　ねぎ10cm
●作り方 ❶キャベツは短冊切りにする。
❷わかめは食べやすく切り、熱湯をかける。
❸ねぎは小口切りにする。
❹なべにインスタントラーメンの袋の表示どおりの水とキャベツを入れ、煮る。煮立ったらめんを入れ、表示どおりに煮、味つけをする。
❺丼に④を汁ごと入れ、コーン、わかめ、ねぎをのせる。
・めんのゆで時間、調味の仕方はメーカーによって違うので表示どおりにするとよい。ただし味つけは濃いことが多いので、全部入れてしまわずに途中で味見を。

67 ほうとう
30分(べったり時間20分)

●材料(2人分)　ほうとう(ゆでめん)500g　鶏胸肉60g　油揚げ10g　かぼちゃ120g　白菜60g　ねぎ20g　にんじん20g　みそ大さじ2⅕　だし2½カップ
●作り方 ❶鶏肉は一口大のそぎ切りに。油揚げは湯に通し、短冊切りに。かぼちゃは1～1.5cm幅の一口大に切る。白菜は葉先と芯に分け、一口大に切る。ねぎは3cm長さのぶつ切り。にんじんは太めの拍子木切りにする。
❷なべにだしと白菜の葉先とねぎ以外の①を入れて10分煮る。みそをとき加え、ほうとう、白菜の葉先、ねぎを入れてやわらかくなるまで煮る。

68 山かけそば
30分(べったり時間20分)

●材料(2人分)　ゆでそば2玉(340g)　長芋100g　だし2カップ　しょうゆ大さじ2　みりん大さじ1　ねぎ10cm　練りわさび少量
●作り方 ❶だしを火にかけ、しょうゆ、みりんを加え、ひと煮立ちさせる。
❷長芋は皮をむき、すりおろす。
❸ねぎは小口切りにし、ふきんに包んで流水の中でもみ洗いし、水けを絞る。
❹ゆでそばはたっぷりの沸騰湯に入れてほぐし、温まったら水けをよくきり、丼に盛る。
❺④に①をかけ、②をのせ、ねぎとわさびを添える。
・そば、うどん類のだしはやや濃いめにとるとおいしい。削り節も多めに使い、煮出す時間も4～5分かける。

69 肉みそそば・炸醤麺(ツァチャンミエン)
30分(べったり時間30分)

●材料(2人分)　ゆで中華めん2玉(454g)　(豚ひき肉100g　ねぎ30g　しょうが½かけ　油大さじ2⅓　赤みそ大さじ1⅔　しょうゆ大さじ1⅓　砂糖小さじ1⅓　水大さじ3)　(卵1個　塩少量　油大さじ1強)　きゅうり100g　にんじん50g　もやし80g
●作り方 ❶ねぎとしょうがは刻み、油でよくいため、ひき肉を加えてよくいためる。調味料と水を合わせて加え、煮る。
❷卵に塩を加え、いり卵を作る。きゅうりとにんじんはせん切りにする。にんじんともやしはゆでる。
❸生中華めんの場合は、たっぷりの湯でめんをゆで、流水で洗い、水けをきる。
❹めんを器に盛り、上に②を放射状に盛り、中央に①の肉みそをのせる。全体を混ぜながら食べる。

70 冷やし中華そば・涼拌麺(リャンバンミエン)
20分(べったり時間20分)

●材料(2人分)　{ゆで中華めん2玉(454g)　塩小さじ¼弱　ごま油小さじ1}　鶏ささ身80g　ロースハム80g　(卵½個　塩・油各少量)　もやし100g　きゅうり100g　Ⓐ(中国風だし⅔カップ弱　しょうゆ大さじ2⅔　砂糖小さじ1⅓　酢大さじ1½強　ごま油小さじ1)
●作り方 ❶生中華めんの場合はたっぷりの沸騰湯にめんを入れ、再び煮立ったら、水を½カップ加え、再沸騰したら弱火でゆでる。ざるにあげ、流水で洗い、水けをきる。ゆでためんに塩とごま油をからめる。
❷小なべに水1½カップ、ねぎ3cm、しょうが少量、ささ身を入れ、火にかけてゆで、細く裂く。
❸ハムは細く切る。卵は塩を混ぜ、薄焼き卵を焼き、細く切る。もやしはゆでる。きゅうりは細く切る。
❹器に①を盛り、具をのせ、食べるときⒶをかける。

71 韓国風冷やしめん・냉면(ネンミョン)
50分(べったり時間30分)

●材料(2人分)　ゆで中華めん2玉(500g)　牛肩ロース薄切り肉150g　Ⓐ(塩・こしょう各適量)　玉ねぎの薄切り50g　きゅうりの細切り60g　白菜キムチ適量　ゆで卵1個　梨100g　Ⓑ(水1½カップ　しょうゆ小さじ1　鶏ガラスープの素小さじ½　塩小さじ⅓　ごま油小さじ½　酢大さじ2)　ごま油大さじ½　焼肉のたれ小さじ2　白いりごま適量
●作り方 ❶梨はすりおろし(大さじ2は別にとる)Ⓑと混ぜ冷蔵庫で冷やす。
❷牛肉はⒶをふり、すりおろした梨に10分漬ける。
❸生中華めんの場合はゆで流水で洗い水けをきる。
❹牛肉と玉ねぎは油でいため、焼肉のたれで調味する。
❺器にめんを盛り、④、きゅうり、キムチ、ゆで卵をのせる。①を注ぎ入れてごまをふる。

72 きつねうどん
30分(べったり時間15分)

●材料(2人分)　ゆでうどん2玉(500g)　油揚げ30g　Ⓐ(だし½カップ　しょうゆ小さじ1　砂糖小さじ1⅓)　Ⓑ(だし2½カップ　しょうゆ・みりん各大さじ2⅔)　ねぎ10cm
●作り方 ❶油揚げは熱湯をかけて油抜きし、三角になるように切る。なべに油揚げとⒶのだし、しょうゆ、砂糖を入れて火にかけ、弱火で7～8分煮る。火を止めてそのままおき、味を含ませる。
❷別にⒷのだしとしょうゆ、みりんを合わせ、火にかけ、ひと煮立ちさせる。
❸ねぎは小口切りにして水にさらし、水けを絞る。
❹ゆでうどんはたっぷりの沸騰湯に入れてほぐし、温まったら温めた丼に湯をきって入れる。あつあつの②のつゆをかけ、油揚げとねぎをのせる。

73 五目中華そば・什錦湯麺(シーチンタンミエン)
25分(べったり時間20分)

●材料(2人分)　ゆで中華めん2玉(454g)　(むきエビ60g　酒小さじ2　かたくり粉小さじ1)　(豚赤身薄切り肉60g　酒小さじ2　しょうが汁少量　かたくり粉小さじ⅔　油少量)　うずら卵4個　白菜200g　ゆで竹の子・ねぎ各50g　にんじん20g　干ししいたけ2枚　さやえんどう20g　油大さじ3¼　Ⓐ(中国風だし4カップ　酒大さじ2　塩小さじ⅔　しょうゆ小さじ2)　Ⓑ(ごま油小さじ2　こしょう少量)
●作り方 ❶エビは背わたを抜き、豚肉は一口大に切り、それぞれ下味をつけ、かたくり粉をまぶす。
❷うずら卵は5分ゆで殻をむく。野菜はそれぞれ食べやすく切る。さやえんどうはゆでる。
❸油で①と野菜をいため、Ⓐを加えて煮、うずら卵とⒷを加え、温めためんに汁ごとかける。

料理写真は22～23ページ

74 チャーシューめん
25分(べったり時間20分)

●材料(2人分) ゆで中華めん2玉(454g) 中国風だし4カップ Ⓐ(しょうゆ大さじ2 塩小さじ⅓ 水・ねぎのぶつ切り・しょうが・にんにく各少量) 青梗菜・焼き豚各60g 鳴門巻き10g しなちくのいため煮40g ねぎ10cm
●作り方 ❶小なべにⒶを入れ、煮立つ直前に火を消す。
❷青梗菜は沸騰湯でゆで、4cm長さに切る。
❸焼き豚、鳴門巻きは薄切りにする。
❹ねぎは小口切りにし、水に放し、絞る。
❺生中華めんの場合は沸騰湯にめんを入れ、再沸騰したら水½カップを加え、弱火で2分ゆでる。
❻丼に①を入れ、あつあつの中国風だしを入れ、ひと混ぜし、水けをきっためんを入れる。青梗菜、焼き豚、鳴門巻き、しなちくのいため煮、ねぎをのせる。

75 月見うどん
30分(べったり時間15分)

●材料(2人分) ゆでうどん2玉(500g) 卵2個 焼きかまぼこ20g ほうれん草60g (だし2½カップ しょうゆ・みりん各大さじ2⅔)
●作り方 ❶かまぼこは薄く切る。
❷ほうれん草は沸騰湯でゆで、水にとってから絞り、3cm長さに切る。
❸だし、しょうゆ、みりんを合わせ、ひと煮立ちさせる。
❹ゆでうどんはざるに入れ、たっぷりの沸騰湯に入れてほぐし、温まったら湯をきり、温めた丼に盛る。
❺④にあつあつの③を注ぎ、真ん中に卵を1人1個ずつ割り入れ、かまぼことほうれん草をのせる。
・卵の白身が月に白く雲がかかったような状態になるとよい。それには汁の温度は60～70度くらいにする。

76 天ぷらうどん
30分(べったり時間30分)

●材料(2人分) ゆでうどん2玉(500g) 大正エビ4尾 ねぎ5cm 衣(小麦粉大さじ2弱 卵⅖個 水大さじ2弱) 揚げ油 (だし2½カップ 砂糖小さじ2 しょうゆ大さじ2⅔ みりん大さじ1⅓)
●作り方 ❶エビは背わたを抜き、尾と1節を残して殻をむき、腹側に2～3本切り目を入れる。卵に水を加え、小麦粉をふり入れ、さっくりと混ぜて衣を作り、エビにつける。180度の揚げ油でエビを揚げる。
❷だしに砂糖、しょうゆ、みりんを加え、ひと煮立ちさせる。
❸ねぎは小口切りにする。
❹うどんはたっぷりの沸騰湯に入れてほぐし、温まったら、温めた丼に湯をきって入れる。エビの天ぷらをのせ、あつあつの②をかけ、ねぎを添える。

77 鶏肉のフォー
90分(べったり時間20分)

●材料(2人分) フォー120g 鶏もも肉160g 水4カップ Ⓐ(ナンプラー大さじ1 鶏ガラスープの素小さじ1) もやし100g あさつき4本(8g) 香菜・ミントの葉各適量 こしょう少量 レモン½個
●作り方 ❶フォーは水(分量外)に約1時間つけておく。
❷なべに4カップの水、鶏肉を入れて中火にかける。フツフツとした状態になったら弱火にしアクを除き、沸騰しないように15～20分ゆでる。
❸鶏肉をとり出し一口大に切る。
❹スープを作る。②の煮汁にⒶを加える。
❺フォーともやしは別のなべでゆで、湯をきる。
❻温めた器に⑤を盛り、スープを注ぐ。鶏肉をのせ、小口切りのあさつきを散らす。香菜とミントの葉をのせ、こしょうをふり、レモンを絞る。

78 たぬきうどん
30分(べったり時間15分)

●材料(2人分) ゆでうどん2玉(500g) 揚げ玉(小麦粉20g 冷水適量 揚げ油) だし2½カップ しょうゆ・みりん各大さじ2⅔ ねぎ5cm(10g)
●作り方 ❶小麦粉と冷水を混ぜて揚げ、揚げ玉を作っておく。
❷なべにだしとしょうゆ、みりんを温め、汁を作る。
❸うどんはざるに入れて沸騰した湯につけて温め、温めた丼に入れる。
❹③に②の汁を張り、揚げ玉をのせる。
❺小口切りにしたねぎを天盛りにする。

79 いためビーフン・炒米粉(チャオミーフェン)
25分(べったり時間20分)

●材料(2人分) ビーフン150g 豚赤身薄切り肉100g Ⓐ(酒小さじ⅓ しょうゆ小さじ¼) Ⓑ(卵⅓個 かたくり粉大さじ½ 油大さじ½強) ゆで竹の子40g にんじん20g 干ししいたけ2枚 ねぎ5cm さやえんどう10g 油大さじ3⅓ Ⓒ(中国風だし大さじ4 酒大さじ1 砂糖小さじ⅔ 塩小さじ¼強 しょうゆ小さじ2½)
●作り方 ❶ビーフンは熱湯をかけ、2つに切る。
❷豚肉は細く切り、ⒶとⒷをからめる。竹の子、にんじんはせん切りにし、にんじんはゆでる。もどしたしいたけとねぎは細く切る。さやえんどうはゆでる。
❸油を熱し、ねぎ、豚肉、竹の子、しいたけ、にんじん、ビーフンの順にいため、Ⓒを加え、汁けがなくなるまでいため、細切りのさやえんどうを散らす。

80 五目焼きそば・什錦炒麺(シーチンチャオミエン)
30分(べったり時間30分)

●材料(2人分) 蒸し中華めん2玉(300g) しょうゆ小さじ⅓ (豚赤身薄切り肉100g 酒小さじ1 しょうが汁少量 かたくり粉・油各小さじ½) (芝エビ殻をむいて60g 酒小さじ1 かたくり粉小さじ½ 油大さじ1強) (卵1個 塩少量 油大さじ1強) ロースハム2枚 ほうれん草50g ゆで竹の子30g にんじん20g きくらげ少量 干ししいたけ2枚 斜め切りねぎ30g Ⓐ(中国風だし¼カップ 酒大さじ½ 塩小さじ⅓ しょうゆ小さじ2) Ⓑ(かたくり粉大さじ1½ 水大さじ3) 油大さじ6½
●作り方 ❶豚肉とエビは下味をしていためる。いり卵を作る。きくらげ、しいたけはもどし、ハム、野菜と切る。
❷めんにしょうゆをふり、油大さじ4で焼く。残りの油で①をいため、Ⓐで煮、Ⓑを加え、めんにかける。

81 ソース焼きそば
20分(べったり時間10分)

●材料(2人分) 蒸し中華めん2玉(240g) 豚赤身薄切り肉60g 塩・こしょう各少量 キャベツ大1枚(100g) にんじん中¼本(30g) ピーマン1個(30g) 生しいたけ2枚(20g) もやし½袋(100g) 油大さじ7 ウスターソース大さじ4
●作り方 ❶豚肉は一口大に切る。
❷野菜は水で洗う。キャベツ、にんじん、ピーマン、しいたけはやや太めのせん切りにする。もやしは水けをきる。
❸フライパンに油の一部をとって熱し、豚肉をいためていったん取り出す。
❹残りの油を熱し、強火で野菜をいためる。油が回ったら中華めんを加えていためる。豚肉をもどし、ウスターソースで調味する。

82 マカロニグラタン
45分(べったり時間30分)

●材料(2人分) {マカロニ(乾燥)100g 塩小さじ⅕ こしょう少量} ハムの薄切り40g マッシュルーム(缶詰)20g (玉ねぎ30g 油・バター各大さじ½ 小麦粉大さじ1⅓ 牛乳1カップ スープ¼カップ 塩小さじ¼強 こしょう少量 生クリーム大さじ4 粉チーズ大さじ1) Ⓐ(粉チーズ大さじ⅔ パセリのみじん切り少量 バター大さじ½)
●作り方 ❶マカロニはゆで、塩、こしょうをふる。
❷ハムは短冊切りにする。
❸玉ねぎは薄切りにして油でいため、バターと小麦粉を加えていためる。牛乳とスープを加え、約5分煮、生クリームと粉チーズを混ぜ、塩、こしょうする。½量に①②、マッシュルームを混ぜ、耐熱皿に入れ、残りとⒶをかける。200度のオーブンで約10分焼く。

83 ラザーニア
80分(べったり時間40分)

●材料(2人分) ラザーニア(乾燥)100g ホワイトソース(バター・小麦粉各10g 牛乳½カップ 生クリーム大さじ4 スープ¼カップ 塩小さじ⅓ こしょう・ナツメグ各少量) ミートソース(牛ひき肉125g 豚ひき肉25g 油大さじ½強 白ワイン大さじ2 ハム40g 玉ねぎ50g にんじん・セロリ各20g バター小さじ2½ スープ¾カップ トマトペースト大さじ1 塩小さじ⅙ こしょう少量) バター小さじ2½ 粉チーズ大さじ2 パセリ少量
●作り方 ❶ラザーニアをゆでる。
❷ホワイトソースとミートソースをそれぞれ作る。
❸焼き皿にバター少量を塗り、②①ソース、粉チーズの順に重ね、これを繰り返し、最後にソース、チーズ、バターをふる。オーブンで15分焼き、パセリをふる。

84 ラビオリ
40分(べったり時間35分)

●材料(2人分) Ⓐ(小麦粉120g 卵1個 オリーブ油大さじ2強) とき卵少量 牛ひき肉100g 玉ねぎ・にんじん各50g セロリ30g ほうれん草100g スープ2カップ Ⓑ(生クリーム大さじ1⅓ 粉チーズ大さじ2 赤ワイン大さじ1 バター小さじ2½ 塩小さじ⅕ こしょう少量) ホワイトソース1カップ
●作り方 ❶小麦粉、卵、油を練り、30分ねかせる。
❷ゆでたほうれん草とその他の野菜を刻み、ひき肉と混ぜ、Ⓑを加える。
❸①を2つに分け、薄くのばして、②を少しずつ適当な間隔でのせ、まわりにとき卵を塗ってもう1枚を重ね、切り分ける。
❹③をスープでゆで、引き上げて皿に盛り、温めたホワイトソースをかける。あればロリエ適量をあしらう。

85 スパゲッティカルボナーラ
20分(べったり時間10分)

●材料(2人分) スパゲッティ(乾燥)200g ベーコン70g 油大さじ1½強 (卵2個 塩小さじ⅙ こしょう少量 生クリーム小さじ2強 粉チーズ小さじ1½) 粉チーズ少量
●作り方 ❶ベーコンは短冊切りにする。
❷大きめのボールに卵をほぐし、塩、こしょうを混ぜ、生クリーム、粉チーズを混ぜ合わせる。
❸スパゲッティはたっぷりの沸騰湯でゆでる。
❹フライパンに油を熱し、ベーコンをよくいため、スパゲッティも加え、手早くいためる。
❺あつあつのスパゲッティを②の卵液に一気に入れ、フォーク2本で手早く混ぜ、全体が半熟状に近い状態に仕上げ、器に盛り、粉チーズをふる。

料理写真は23～25ページ

86 スパゲッティナポリタン
30分(べったり時間20分)

●材料(2人分)　スパゲッティ(乾燥)200g　ハム80g　玉ねぎ150g　ピーマン30g　しめじ40g　(完熟トマト340g　ロリエ1枚　塩小さじ⅙　こしょう少量)　油大さじ2強　バター大さじ1⅓　Ⓐ(塩小さじ⅓　こしょう少量　粉チーズ大さじ1)

●作り方 ❶スパゲッティは塩湯(0.5%)でゆでる。
❷ハムは短冊切り、玉ねぎは薄切りにする。ピーマンは種を除き細く切る。しめじは1本ずつにほぐす。
❸トマトは種を除き、粗く刻み、つぶしながら強火で煮、煮立ったらロリエ、塩、こしょうを加え、⅔量になるまで煮つめる。
❹フライパンに油を熱し、玉ねぎをいため、ピーマン、しめじ、ハムの順にいためる。①にバターをまぶし、③とともに加えていため、Ⓐを加えて混ぜる。

87 スパゲッティミートソース
60分(べったり時間35分)

●材料(2人分)　{スパゲッティ(乾燥)200g　バター大さじ1½}　合いびき肉・玉ねぎ・トマトの水煮(缶詰)各100g　にんにく½かけ　赤とうがらし少量　サラダ油かオリーブ油・赤ワイン各大さじ1強　トマトピュレ¼カップ弱　小麦粉小さじ2　スープ¾カップ　ロリエ1枚　塩小さじ⅕　こしょう少量　すりおろしにんじん30g　パセリ・粉チーズ適量

●作り方 ❶玉ねぎとにんにくはみじん切りにする。
❷油大さじ½で肉をいため、色が変わったらワインを加えて煮る。別なべで残りの油で①、赤とうがらしをいため、加える。同様に刻んだトマト、ピュレをいため、小麦粉、温めたスープ半量、ロリエを加え、40分煮、残りのスープ、にんじんを加え、10～15分煮る。
❸スパゲッティはゆで、バターを混ぜ、②をかける。

88 スパゲッティボンゴレ
20分(べったり時間15分)

●材料(2人分)　スパゲッティ(乾燥)200g　殻つきアサリ12個　アサリのむき身60g　Ⓐ(にんにくのみじん切り½かけ分　赤とうがらしの小口切り⅓本分　アンチョビーのみじん切り2本分)　サラダ油かオリーブ油大さじ2強　白ワイン小さじ2　塩小さじ¼強　青じそ4枚

●作り方 ❶殻つきのアサリは殻をこすり合わせて洗う。むき身は塩少量をふり、流水で洗う。
❷スパゲッティはたっぷりの湯(塩分0.5%)でゆでる。
❸フライパンに油を熱し、Ⓐを入れ、香りが出るまでよくいためる。殻つきとむき身のアサリを加え、ワインをふりかけ、ふたをして口が開くまで焼く。
❹③にスパゲッティを入れ、いため合わせ、塩をふり、皿に盛る。青じそはせん切りにして散らす。

89 磯辺焼き
5分(べったり時間5分)

●材料(2人分)　切りもち4個(200g)　しょうゆ小さじ2　みりん小さじ⅔　のり½枚

●作り方 ❶金網に油少量を塗り、もちをのせてこんがりと焼く。
❷しょうゆとみりんを合わせる。のりはもちがくるまる大きさに切る。
❸焼き上がったもちにみりんじょうゆをつけ、まわりをのりでくるむ。
❹さらに軽く火であぶる。
・好みでみりんを抜いてしょうゆだけつけたり、みりんの代わりに砂糖でもよい。

90 関西風雑煮
25分(べったり時間20分)

●材料(2人分)　もち4個(200g)　里芋100g　生しいたけ2枚　大根60g　にんじん20g　油揚げ10g　ねぎ20cm　だし1⅕カップ　白みそ大さじ2⅕強　酒小さじ1強

●作り方 ❶里芋は5mm厚さに切り、生しいたけは細く切る。大根は半月切りにする。にんじんは薄く輪切りにする。油揚げは熱湯をかけて油抜きし、短冊切りにする。ねぎは1cm長さに切る。
❷熱湯ににんじん3～4分、次に大根を入れてゆで、取り出す。里芋も加え、ゆでる。
❸なべにだし、みそ½量、野菜、油揚げを入れて煮、野菜に味がしみたら、酒と残りのみそを加える。
❹もちはゆでてわんに入れ、③の汁と具を入れる。

91 関東風雑煮
25分(べったり時間20分)

●材料(2人分)　もち4個(200g)　(鶏肉60g　酒・塩各少量)　生しいたけ2枚　小松菜20g　(水1⅕カップ　こんぶ2.5cm角1枚　削り節5g)　塩・しょうゆ各小さじ⅓　ゆずの皮少量

●作り方 ❶なべに水とこんぶを入れ、火にかけ、沸騰直前にこんぶを取り出し、削り節を入れて煮立たせ、火を消し、1分蒸らしたらふきんでこす。
❷鶏肉はそぎ切りにし、酒と塩をふり、さっとゆでる。
❸生しいたけは笠に十文字の飾り切りをする。
❹小松菜は沸騰湯でゆで、3cm長さに切る。
❺①を煮立たせ、調味料、鶏肉、しいたけ、小松菜を煮る。
❻もちは焼き、熱湯にくぐらせ、わんに盛り、具をきれいに盛り、だしを注ぎ、ゆずをのせる。

92 安倍川もち
5分(べったり時間5分)

●材料(2人分)　もち4個(200g)　きな粉大さじ2強　砂糖大さじ2弱　塩少量

●作り方 ❶きな粉、砂糖、塩を混ぜる。かける分を取り分けておく。
❷金網に油少量を塗り、もちをこんがりと焼く。
❸沸騰させた湯を少し冷まし、もちを入れ、湯をきり、きな粉をたっぷりまぶし、器に盛る。取り分けたきな粉をかける。
・青豆粉を使うとうぐいす安倍川になる。
・もちを焼くとき、七分どおりの火の通りまで焼き、あと沸騰湯に入れて中まで火を通してから、湯をきり、きな粉をつける方法もある。この方法だともちのまわりがやわらかくなり、口当たりのやわらかい安倍川になる。

93 お好み焼き
20分(べったり時間15分)

●材料(2人分)　(水½カップ　卵2個　小麦粉1カップ弱　山芋40g　塩小さじ⅕)　キャベツ80g　ねぎ5cm　豚バラ肉60g　イカ80g　桜エビ小さじ1　Ⓐ(ウスターソース大さじ1強　マヨネーズ小さじ2½　トマトケチャップ小さじ2)　Ⓑ(青のり少量　削り節4g)　油小さじ2½

●作り方 ❶卵はよくほぐし、水を混ぜ、小麦粉、山芋のすりおろし、塩を加え、さっくり混ぜる。
❷キャベツ、ねぎは細く切る。
❸豚肉、イカは短冊切りにする。
❹①に②と桜エビを軽く混ぜる。
❺フライパンに油を引き、③に火を通し、上から④を流し、丸く広げる。裏返し、軽く押しながら、中に火が通るまで焼き、焼き上がったらⒶを塗りⒷをかける。

94 たこ焼き
20分(べったり時間15分)

●材料(2人分)　(卵1個　水140mℓ　小麦粉100g)　タコ40g　天かす適量　青のり2g　削り節2g　ウスターソース大さじ1強　トマトケチャップ小さじ2　油少量

●作り方 ❶卵はほぐし、水を加え、小麦粉を混ぜる。
❷タコは0.5～1cmの角切りにする。
❸たこ焼き器を熱し、油をよくなじませ、①を七分目ぐらい流し入れ、タコ、天かすをのせ、上に①を少し流し、焼く。まわりが焼けてきたら、クルリと裏返し、そのまま焼き、火を通す。
❹焼き上がったらソースとケチャップを混ぜたものを塗り、青のりと削り節をかける。
・たこ焼き器は油でよくならしてから使うこと。しまうときもよく油をしみ込ませておく。

95 ピザ
240分(べったり時間30分)

●材料(直径15cm 2枚分)　強力粉100g　ドライイースト小さじ½　ぬるま湯¼カップ　牛乳½カップ弱　バター10g　ピザソース½カップ　玉ねぎの薄切り・ピーマンの輪切り各20g　サラミソーセージの輪切り40g　とけるチーズ100g

●作り方 ❶イーストにぬるま湯(40度)を加えて発酵させ、ふるった強力粉に加える。常温にした牛乳ととかしたバターも加えてよくこねる。
❷表面がなめらかになったらボールにぬれぶきんをかけて発酵させる。2倍ぐらいの大きさになったらガス抜きし、もう一度発酵させ、再びガス抜きする。
❸2つに分けてのばし、ピザソースを塗る。玉ねぎをのせ、チーズをかけ、サラミものせる。200度のオーブンで15～20分焼き、取り出す直前にピーマンをのせる。

96 ホットケーキ
35分(べったり時間20分)

●材料(2人分)　小麦粉100g　ベーキングパウダー小さじ1強　バター大さじ2弱　卵1個　砂糖大さじ2⅔　牛乳½カップ　油小さじ½　(バター大さじ2弱　シロップ大さじ1弱)

●作り方 ❶小麦粉とベーキングパウダーは合わせてふるう。バターは湯せんにしてとかす。
❷ボールに卵をよくほぐし、砂糖を加え、泡立て器で七分どおり泡立てる。牛乳を少しずつ加える。
❸②に①の粉を入れて混ぜ、バターも加えて混ぜる。
❹厚手のフライパンに薄く油を引き、玉じゃくしで③をすくって流し、弱めの中火で焼く。表面にプツプツ穴があいてきたら裏返し、乾く程度に焼く。残りを焼き、1人2枚組みにし、バターをのせ、シロップを添える。

98 オートミール
10分(べったり時間2分)

●材料(2人分)　オートミール1カップ弱(60g)　湯5カップ　牛乳2カップ　塩小さじ⅓

●作り方 ❶なべにオートミールを入れ、湯を少しずつ加えて混ぜる。たっぷりの湯を火にかけ、その中へなべごと入れ(湯せん)、かき混ぜながら10～15分煮る。時間はオートミールの種類によって違うので包装の表示時間を目安にするとよい。仕上がる前に塩を混ぜる。
❷器にオートミールを入れ、熱い牛乳を注ぐ。
・牛乳の代わりにみそ汁、スープ類、甘みを控えたシロップなどでもよい。
・夏はオートミールを冷やし、冷たい牛乳をかけてもおいしい。
・じか火で煮るときは弱火で焦げないよう注意。

主菜

材料と作り方

99 アジのエスカベージュ
35分(べったり時間30分)

●材料(2人分) アジ2尾(120g) 小麦粉大さじ1 揚げ油 Ⓐ(油大さじ1⅓ 酢小さじ2 塩・こしょう各少量) 玉ねぎ20g トマト50g パセリ少量
●作り方 ❶アジは三枚におろして、ペーパータオルなどで水けをふき、小麦粉を全体にまぶす。
❷玉ねぎはみじん切りにし、塩でもみ洗いしたあと水洗いする。トマトは角切りにし、パセリはみじん切りにする。
❸ソースを作る。ボールにⒶを入れて混ぜ、全体が混ざったら玉ねぎとトマトを加えて混ぜ合わせる。
❹揚げ油を中温に熱し、アジを4分ほど揚げる。揚がったアジを③のソースに浸す。
❺器にアジとソースを盛り、仕上げにパセリをふる。

100 ワカサギのカレー南蛮漬け
30分(べったり時間20分)

●材料(2人分) ワカサギ120g 小麦粉適量 玉ねぎ50g にんじん20g 水・酢・砂糖各大さじ1 しょうゆ・カレー粉各小さじ½ 塩小さじ⅕強 揚げ油
●作り方 ❶ワカサギは塩水で洗い、水けをきってから、ペーパータオルなどで水けをふき取り、小麦粉をまぶす。
❷玉ねぎとにんじんはせん切りにし、さっと水洗いしてボールに入れ、水、酢、砂糖、しょうゆ、カレー粉、塩を加え混ぜる。
❸揚げ油を170度に熱し、①をカリッとするまで揚げる。
❹熱いうちに②に加え、しばらくおく。
❺ワカサギを野菜、漬け汁とともに器に盛りつける。

101 アコウダイの粕漬け焼き
30分(べったり時間25分)

●材料(2人分) アコウダイの切り身2切れ(140g) 塩小さじ¼弱 酒粕200g みりん小さじ1 酒大さじ1 れんこんの甘酢漬け20g
●作り方 ❶アコウダイの切り身に塩をふり、10分ぐらいおいて余分な水分をふき取る。
❷酒粕にみりん、酒をふりかけ、練って粕床を作る。
❸粕床に①を漬けて表面をラップでおおい、2～4日おく。
❹熱した焼き網に油を薄く塗ったアルミ箔をのせ、粕を除いた魚を表になる皮目を下にしてのせる。
❺中火で片面を3～4分ずつ焼き、れんこんの甘酢漬けとともに器に盛る。
・れんこんの甘酢漬け 酢2、砂糖1、塩0.2の割合の甘酢に赤とうがらしを入れたものに漬ける。

102 アジの塩焼き
40分(べったり時間15分)

●材料(2人分) アジ2尾(正味120g) 塩小さじ⅕ はじかみ2本(10g)
●作り方 ❶アジはぜいごとえらを取り、盛りつけたとき裏になるほうの腹に小さな切れ目を入れてわたを出し、洗う。水けをふいて表側に切り目を入れ、表面全体に塩をふり、ざるにのせて約20分おく。
❷頭が右、腹が手前になるようにして左手で持ち、目の下から竹串を入れて踊り串に打ち(添え串を打っても)、水けをふく。ひれと尾に塩(分量外)をつけ(化粧塩)、表面の胸びれはえらぶたの中にしまう。
❸焼き網を熱し、中火にする。魚の表になるほうから3～4分焼き、裏返す。胸びれをえらぶたから出し、4～5分焼く。
❹熱いうちに串を抜いて器に盛り、はじかみを添える。

103 アジのつくね焼き
30分(べったり時間25分)

●材料(2人分) アジ2尾(正味140g) ねぎ10g 青じそ2枚 しょうが少量 みそ・酒各大さじ1 かたくり粉・油各小さじ2
●作り方 ❶アジは三枚におろす。皮をひき、腹骨をそぎ取って小骨を除き、まな板の上で包丁で細かくたたくか、フードプロセッサーでミンチ状にし、ボールに入れる。
❷ねぎ、青じそ、しょうがはみじん切りにする。
❸①に②、みそ、酒、かたくり粉を加え混ぜる。粘りが出るまでよく混ぜ合わせ、6等分して俵状に丸める。
❹③を1つずつ竹串に刺す。
❺フライパンに油を熱し、④を入れて焼く。表が色よく焼けたら裏返して焼き色をつけ、中まで火を通して焼く。

104 アマダイの木の芽焼き
30分(べったり時間15分))

●材料(2人分) アマダイの切り身2切れ(140g) 漬け汁(しょうゆ・みりん各小さじ1⅔ 酒小さじ2) 木の芽4枚 らっきょうのしょうゆ漬け適量
●作り方 ❶アマダイは1切れを半分ずつに切る。
❷漬け汁の調味料を合わせてアマダイを漬け、10～15分おいて味をつける。
❸木の芽は包丁で細かく刻む。
❹焼き網を充分に熱し、やや弱めの中火にする。魚を身のほうを下にしてのせ、きれいな焼き目がついたら裏返し、中に火が通るまで焼く。最後に刻んだ木の芽を散らす。
❺器に魚を盛ってらっきょうを添える。
・漬け焼きは焦げやすいので、火加減に注意し、やや弱めの火で焼く。

105 ウナギのかば焼き
20分(べったり時間10分)

●材料(2人分) ウナギ(裂いたもの)2尾(120g) Ⓐ(しょうゆ・みりん各大さじ1½ 砂糖小さじ1) 粉ざんしょう少量 甘酢漬けしょうが6g 木の芽少量
●作り方 ❶ウナギは長さを半分に切り、皮を下にしてまな板におき、金串3本を横から打つ。
❷小なべにⒶを入れて弱火にかけ、⅔量に煮つめる。
❸①を皮のほうからじか火にかけ、こまめに返しながら両面を焼く。焦げ目はあまりつけないように。
❹③をざるにのせて蒸し器に入れ、強火で5分蒸す。
❺ウナギを再び火にかけ、表面の水分が取れたら②のたれをはけで塗って火の上で乾かす。2～3回繰り返して照りを出す。
❻熱いうちに串を回しながら抜いて器に盛り、粉ざんしょうをふり、甘酢漬けしょうがと木の芽を添える。

106 カジキのソテー
30分(べったり時間10分)

●材料(2人分) カジキの切り身2切れ(140g) 塩小さじ¼弱 こしょう少量 バター大さじ1強 レモンの輪切り2枚 パセリのみじん切り少量 にんじんのグラッセ(にんじん60g バター小さじ½ 砂糖小さじ⅔ 塩少量) ポテトフライ(じゃが芋100g 揚げ油 塩少量) ヌードルのソテー{グリーンヌードル(乾燥)44g バター小さじ2½ 塩少量}
●作り方 ❶バターで塩、こしょうしたカジキを両面焼き、器に盛ってレモンとパセリをのせる。
❷にんじんのグラッセ(輪切りにしたにんじんをヒタヒタの水、バター、調味料でやわらかく煮る)、ポテトフライ(じゃが芋を拍子木に切って揚げ、塩をふる)、ヌードルのソテー(ヌードルはゆでてゆで湯を切り、バターでいため、塩で調味)を添える。

107 カジキのハーブ焼き
40分(べったり時間10分)

●材料(2人分) カジキの切り身2切れ(140g) 塩小さじ⅓ こしょう少量 小麦粉適量 オレガノとバジルのみじん切り合わせて10g バター大さじ1½ レモンの輪切り2枚 ローズマリー少量 じゃが芋160g 赤ピーマン16g 揚げ油
●作り方 ❶カジキに塩、こしょうをふりしばらくおく。
❷浮き出た水けをペーパータオルなどでふいて小麦粉をまぶす。
❸フライパンにバターをとかし、②を表を下にして入れ、フライパンを揺すりながら焼き目がつくまで焼く。裏返してオレガノとバジルをふり、火が通るまで焼く。
❹じゃが芋と赤ピーマンは拍子木に切り、油で揚げる。
❺器に③を盛り、レモンの輪切りを1枚ずつとローズマリーをのせ、④を添える。

料理写真は27ページ

108 カマスの塩焼き
40分(べったり時間15分)

●材料(2人分) カマス2尾(正味160g) 塩小さじ¼強 プルーン4個 ラム酒少量 青じそ2枚
●作り方 ❶カマスは三枚におろして表面全体に塩をふり、ざるにのせて20分ほどおく。浮き出た水けをペーパ タオルなどでふいて皮に×印の切り目を入れる。
❷皮目を下にして、身の両側を折り曲げて金串2本を平行に打つ(両づま)。
❸ガス台の両側にレンガやあき缶などをおいて火から10〜20㎝の距離をおき、金串を渡して表面から焼く。3〜4分焼いたら裏返し、火が通るまで焼く。
❹串は回して抜き、青じそを敷いた器に盛る。
❺プルーンはラム酒を加えた煮汁で5分ほど煮る。④に添える。

109 カマスの干物の焼き物
5分(べったり時間5分)

●材料(2人分) カマスの干物2尾(正味100g) 大根60g
●作り方 ❶焼き網を火にかけ、充分に熱くなったら、カマスを身を下にしてのせ、焼く。
❷きれいな焼き色がついたら裏返し、火を加減しながら中に火が通るまで焼く。
❸大根はすりおろす。
❹器にカマスを身を上にして盛り、おろし大根を添える。
・アジ、サンマ、ホッケの干物なども同様に。焼き物は、盛りつけたとき表になるほうから焼き始める。また、水分が少ないので強火で短時間で焼く。
・焼き網をよく熱してから魚をのせると、身がくっつかない。また、焼き網に酢を塗るのもよい。

110 キンメダイのみそ漬け焼き
120分(べったり時間15分)

●材料(2人分) キンメダイの切り身2切れ(100g) 塩小さじ⅕ みそ床(白みそ100g みりん・酒各大さじ1) カリフラワーの甘酢漬け{カリフラワー40g 甘酢(酢大さじ1 水・砂糖各大さじ½ 塩少量 赤とうがらし少量)}
●作り方 ❶キンメダイに塩をふり、10分ぐらいおく。
❷みそ床の材料を混ぜ合わせる。
❸魚の表面に浮き出た水分をペーパータオルでふき取り、②のみそ床を塗りつけ、ラップをして冷蔵庫に入れ、半日〜2日おく。ゴムべらでみそを除く。
❹熱した焼き網に油を薄く塗ったアルミ箔をのせ、この上に魚をのせて、片面3〜4分ずつ中火で焼く。
❺カリフラワーは小房に分けてゆで、甘酢に漬ける。
❻器に焼いた魚を盛り、⑤のカリフラワーを添える。

111 サケのグラタン
50分(べったり時間20分)

●材料(2人分) 生ザケの切り身240g じゃが芋320g ほうれん草100g 塩小さじ½ こしょう少量 バター大さじ1⅓ ホワイトソース(バター小さじ2½ 小麦粉大さじ1強 牛乳240㎖ スープ½カップ 塩少量) Ⓐ(パン粉・粉チーズ各12g)
●作り方 ❶サケは2㎝厚さのそぎ切りにする。
❷じゃが芋は1㎝厚さの輪切りにし、塩少量(分量外)を入れた水でかためにゆでる。ほうれん草はゆでて水けを絞り、4㎝長さに切る。
❸耐熱皿にバター半量を塗り、ホワイトソース⅓量を敷く。①②を敷き、塩とこしょうをふり、残りのホワイトソースをかける。残ったバターをちぎってのせ、Ⓐをふる。200度のオーブンで約15分焼く。

112 サケのけんちん焼き
40分(べったり時間15分)

●材料(2人分) サケ2切れ(160g) Ⓐ(しょうゆ小さじ1弱 酒・みりん各小さじ½) もめん豆腐50g にんじん10g グリーンピース(冷凍)4g とき卵½個分 油小さじ1 砂糖小さじ½ しょうゆ小さじ⅔ 酒小さじ1 かぶの甘酢漬け30g
●作り方 ❶サケはⒶに10分漬ける。
❷豆腐はキッチンペーパーに包み電子レンジ(600W)で1分加熱し、軽く絞ってほぐす。にんじんは2㎝長さのせん切り、グリーンピースはゆでる。
❸なべに油を熱し、にんじんをいため、油がなじんだら豆腐を加えていためる。調味料を加えて煮、グリーンピースを加えて火を消す。とき卵を加えて混ぜる。
❹サケに③をのせ、グリルで10〜12分焼く。器に盛り、かぶの甘漬けを添える。

113 サケの照り焼き
20分(べったり時間5分)

●材料(2人分) 銀ザケ2切れ(140g) 砂糖小さじ1⅓ 酒小さじ1強 しょうゆ小さじ1 ミニトマト2個(20g) レモンのくし形切り2切れ レタス½枚
●作り方 ❶サケは砂糖、酒、しょうゆを混ぜ合わせたたれに10分ほど漬ける。
❷汁けをきったサケをグリルで5〜6分焼く。
❸器にサケを盛り、ミニトマト、レモン、レタスを添える。
・焼き途中、①の漬け汁をはけで3〜4回塗るときれいな照りが出る。
・弁当用にするなら、サケは1切れを3〜4つに切ってからたれに漬ける。グリルで焼いたあとは、皿に出し常温に冷ましてから詰めるとよい。

114 サケのムニエル
30分(べったり時間15分)

●材料(2人分) 生サケの切り身2切れ(120g) 塩小さじ⅕ こしょう少量 小麦粉小さじ2 油・バター各小さじ1 レモン少量 粉吹き芋(じゃが芋200g 塩小さじ⅕) パセリ5g
●作り方 ❶サケに塩とこしょうをふり、ざるにのせてしばらくおく。
❷レモンは輪切りに、パセリの半量はみじん切りに。
❸サケの水けをふいて小麦粉を薄くまぶす。
❹フライパンに油とバターを熱し、サケを表から焼き始めて両面を焼き、器に盛る。魚にレモンをのせてパセリを散らし、粉吹き芋とパセリを添える。
・粉吹き芋 じゃが芋は一口大に切ってやわらかくゆで、ゆで汁を捨てて水分をとばし、塩をふる。

115 サバのゆず風味焼き
180分(べったり時間20分)

●材料(2人分) サバの切り身2切れ(120g) 漬け汁(しょうゆ・酒・みりん各小さじ2 ゆずの輪切り2枚) かぶ1個(50g) 塩小さじ⅙ 砂糖・酢各小さじ½ 赤とうがらし少量
●作り方 ❶サバはしょうゆ、酒、みりん、ゆずの輪切りを合わせた汁に2〜3時間漬ける。ときどき上下を返す。
❷かぶは皮をむいて薄切りにし、塩をふってしばらくおき、しんなりしたら、水けを絞り、砂糖、酢、赤とうがらしを加えて調味する。
❸焼き網を火にかけ、充分に熱くなったら中火にする。焼き網にサバを皮を下にしてのせ、焼く。表を3〜4分焼いたら、裏返して火が通るまで焼き、器に盛る。
❹②を③の手前に添える。

116 サワラのみそ漬け焼き
35分(べったり時間10分)

●材料(2人分) サワラの切り身2切れ(120g) 塩小さじ⅕ みそ床(みそ100g 酒・みりん各大さじ1) 油少量 干しあんず4粒 リーフレタス少量
●作り方 ❶サワラに塩をふり、身をしめる。水はペーパータオルなどでふき取る。
❷みそ床の材料を合わせて練り、サワラを漬け込み、ラップをかぶせて2〜4日おく。
❸サワラについたみそをゴムべらなどでていねいに除き、油を塗ったアルミ箔にのせる。これを熱した焼き網にのせて表になるほうを下にして片面につき3〜4分ずつ中火で焼く。オーブントースターなどでもよい。
❹あんずはぬるま湯でもどす。
❺サワラを器に盛り、④のあんずとリーフレタスを添える。

117 サンマの塩焼き
45分(べったり時間15分)

●材料(2人分) サンマ2尾(200g) 塩小さじ⅓ 大根40g しょうゆ小さじ⅔
●作り方 ❶サンマは洗って水けをふき、長さを半分に切り、全体に塩をふり、ざるにのせて20分ほどおく。
❷塩がとけたら、ペーパータオルで表面の水分を吸い取る。
❸焼き網を火にかけて充分に熱し、サンマを、盛りつけたとき表になるほうを下にしてのせる。きれいな焼き目がついたら裏返し、火を加減しながら中に火が通るまで焼く。
❹頭が左、腹が手前になるように盛り、右手前におろし大根を添え、おろし大根にしょうゆをかける。
・魚の鮮度がよくない場合は、わたを除いて焼く。

118 白身魚の香り焼き
40分(べったり時間15分)

●材料(2人分) アマダイなど白身魚の切り身2切れ(140g) 塩小さじ¼弱 こしょう少量 パセリ10g 小麦粉小さじ2 バター大さじ1½強 ソテー(ベーコンの薄切り20g キャベツ30g) レモン¼個
●作り方 ❶アマダイに塩とこしょうをふる。
❷魚に浮き出た水分をふき取り、小麦粉を薄くまぶす。
❸フライパンにバターを熱し、魚の表面を下にして入れ、フライパンを揺り動かしながらきれいな焼き色がつくまで焼く。裏返し、魚の上にみじん切りにして水けをきったパセリをふり、火が通るまで焼く。
❹ベーコンとキャベツは7㎜幅に切る。ベーコンをからいりし、キャベツを加えていためる。
❺器に魚を盛り、④とくし形に切ったレモンを添える。

119 タラのホイル焼き
20分(べったり時間10分)

●材料(2人分) {生タラの切り身2切れ(140g) 塩小さじ⅕強 酒大さじ1} 玉ねぎ50g にんじん・しめじ各40g 油少量 塩小さじ⅙ 酒大さじ2 かぼす½個
●作り方 ❶生タラの切り身は塩、酒をふって下味をつけておく。
❷玉ねぎは薄切りにする。にんじんはせん切りにする。しめじは石づきを除いてほぐしておく。
❸約25㎝角のアルミ箔を用意し、薄く油を塗り、①のタラを水けをふいてのせる。
❹タラの上に玉ねぎ、にんじん、しめじをのせ、塩、酒をふって包む。
❺温めたオーブントースターに④を入れ、約10分焼く。かぼすを半分に切って添え、食べるときに汁を搾る。

 料理写真は28ページ

120 ブリの塩焼き
30分（べったり時間15分）

●材料（2人分）　ブリの切り身2切れ（160g）　塩小さじ⅖　赤かぶの甘酢漬けのせん切り20g　レモンのくし形切り2切れ

●作り方 ❶ブリは表面全体に塩をふり、ざるにのせて約10分おく。

❷ブリの汁けをペーパータオルなどでふく。

❸②のブリに金串2本を、手前は狭く、先のほうは広がるように末広に打つ。

❹ガス台の両側にレンガやあき缶などをおいて火から10〜20㎝の距離をおき、金串を渡して表面から焼く。3〜4分焼いたら裏返し、火が通るまで焼く。

❺串は回してひと息おいてから抜いて器に盛り、手前に赤かぶの甘酢漬けとレモンを添える。

121 ブリの照り焼き
35分（べったり時間20分）

●材料（2人分）　ブリの切り身2切れ（140g）　たれ（しょうゆ・みりん各小さじ2⅔　酒大さじ1強）　甘酢漬け｛大根20g　にんじん4g　塩少量　甘酢（酢小さじ⅖　砂糖小さじ⅓）｝

●作り方 ❶小なべにたれの調味料を入れて火にかけ、半量くらいになるまで煮つめる。

❷焼き網を火にかけて熱し、魚を表になるほうを下にのせる。うすく焼き目がついたら裏返し、九分どおり火が通るまで焼く。

❸魚に①のたれをはけで塗り、乾かす程度に焼く。3〜4回繰り返してきれいな照りを出す。

❹大根とにんじんはせん切りにして塩をふり、軽くもむ。水けを絞って甘酢に漬ける。

❺器にブリを盛り、右手前に甘酢漬けを添える。

122 マグロの照り焼き
35分（べったり時間10分）

●材料（2人分）　マグロの切り身2切れ（140g）　油小さじ2　Ⓐ（しょうゆ・砂糖各小さじ2　みりん小さじ1　酒小さじ1強）　じゃが芋1個（100g）　さやえんどう40g　油小さじ1　塩小さじ⅙

●作り方 ❶フライパンに油を熱し、マグロを表になるほうを下にして入れ、フライパンを揺り動かしながら中火で3〜4分焼き、焼き目がついたら裏返して焼く。

❷魚を取り出し、フライパンの焼き油を捨てる。ここにⒶを入れて火にかけ、とろりと煮つめ、魚を戻し、たれを魚にからめながら照りよく焼き上げる。

❸じゃが芋は4つ割りにしてゆで、水けをきって塩少量をふる。さやえんどうはすじを取ってゆで、いためて残りの塩をふる。

❹器に②の魚を盛って③の野菜をつけ合わせる。

123 サケのワイン蒸し
30分（べったり時間25分）

●材料（2人分）　サケの切り身2切れ（160g）　Ⓐ（塩・こしょう各少量　白ワイン・レモン汁各小さじ2）　モッツァレラチーズ40g　バター10g　ほうれん草・えのきたけ各40g　エシャロット20g　オリーブ油少量　Ⓑ（バジル・ローズマリーの各みじん切り各少量　塩少量　酒小さじ2　バター10g）　レモンの輪切り2枚　ディル少量

●作り方 ❶サケにⒶをふって皿にのせ、強火で5〜6分蒸す。チーズ、バターをのせ、チーズがとけるまで3〜4分蒸す。ゆでたほうれん草とえのきたけは3㎝に切って蒸し上がりぎわに入れ、火を通し、器に盛る。

❷エシャロットはみじん切りにし、オリーブ油でいためる。Ⓑを加えてバターをとかす。

❸①にレモンをのせ、②をかけ、ディルを飾る。

124 サバのレンジ蒸し煮（ラビゴットソース）
30分（べったり時間15分）

●材料（2人分）　サバ2切れ（160g）　塩・こしょう少量　酒大さじ2　ソース｛酢小さじ2　油大さじ1½　塩・こしょう各少量　玉ねぎのみじん切り5g　トマト（5㎜の角切り）25g　パセリ・エストラゴン・ケーパーのみじん切り各少量｝　レタス2枚

●作り方 ❶サバは塩をふり、5〜10分おく。電子レンジ対応の皿に水けをきったサバを並べ、塩、こしょうをふり、酒をかける。ラップをし、電子レンジ（600W）で4〜5分加熱する。

❷レタスは5㎜幅に切り、さっとゆでる。

❸ソースを作る。酢に塩、こしょうを加え混ぜ、油を少しずつ加えてよく混ぜ合わせる。玉ねぎ、トマト、パセリ、エストラゴン、ケーパーも加えて混ぜる。

❹器にレタスを敷き、サバを盛りソースをかける。

125 アジの姿煮
30分（べったり時間15分）

●材料（2人分）　アジ2尾（正味140g）　生わかめ20g　しょうが少量　水¼カップ　酒・しょうゆ・みりん各大さじ1強

●作り方 ❶アジはぜいごとえらを取り、裏側になるほうの腹に切り目を入れてわたを出し、よく洗い、水けをきる。表側に斜め十文字の切り目を入れる。

❷わかめは洗って食べやすく切る。しょうがはせん切りにし、水に放し水けをきる（針しょうが）。

❸なべに水と調味料を入れて煮立て、火からおろし、魚を表側を上にして入れる。しょうがの皮を加えて紙ぶたをし、なべぶたもして強火にかける。煮立ったら中火にし、約10分煮て器に盛る。

❹③の煮汁に水を少量加え、わかめを煮る。

❺アジにわかめを添え、魚の上にしょうがをのせる。

126 イサキのオランダ煮
35分（べったり時間25分）

●材料（2人分）　イサキ正味160g　しょうが汁少量　かたくり粉適量　揚げ油　水½カップ　酒・しょうゆ各大さじ1½　砂糖小さじ2　枝豆15g

●作り方 ❶イサキは骨を除いて一口大に切り、しょうが汁をふりかける。

❷①にかたくり粉をまぶして余分な粉を落とす。揚げ油を熱して、カリッと揚げる。

❸なべに水、酒、しょうゆ、砂糖を合わせて火にかけて煮立て、揚げたイサキを入れて汁けがなくなるまで煮て、器に盛る。

❹枝豆は塩を加えた湯でゆで、ざるにあげて水けをきる。

❺④を③に添える。

127 イワシの酢煮
30分（べったり時間15分）

●材料（2人分）　イワシ4尾（400g）　ねぎ½本（50g）　水・酒各½カップ　酢・しょうゆ各大さじ1½　砂糖大さじ½　ごま油大さじ¼　こんぶ10㎝角　しょうが適量

●作り方 ❶イワシは頭と内臓を除き、手早く洗ってざるにのせ、水けをきる。

❷ねぎは長さを4等分する。

❸なべに水、酒、酢、しょうゆ、砂糖、ごま油、こんぶ、②を入れ、火にかける。

❹③が煮立ったらイワシを加えて弱火にし、約15分煮る。途中、なべを揺り動かして煮汁を回しかけて煮る。

❺イワシを器に盛り、ねぎ、こんぶを添え、せん切りにしたしょうがをのせる。

128 サバのみそ煮
25分（べったり時間5分）

●材料（2人分）　サバの切り身2切れ（120g）　しょうが½かけ　水1カップ　赤みそ大さじ1強（20g）　砂糖大さじ1⅓　酒大さじ4　あんずの甘煮（干しあんず2個　水適量　砂糖小さじ1⅓）

●作り方 ❶しょうがは皮をむき、せん切りにする。

❷なべにしょうがの皮、分量の水、みその½量、砂糖、酒を入れてみそをとき、火にかける。煮立ったら火からおろし、サバを、皮が上になるようにして入れ、紙ぶたとなべぶたをして火にかけ、10分煮る。

❸残りのみそを煮汁でといて加え、さらに5分煮る。

❹器にサバを盛り、煮汁を煮つめて上からかける。魚の上にしょうがをのせ、あんずを添える。

・あんずの甘煮　あんずはぬるま湯で洗って小なべに入れ、ヒタヒタの水、砂糖でやわらかく煮る。

129 タイの揚げおろし煮
40分（べったり時間20分）

●材料（2人分）　タイの切り身2切れ（160g）　塩少量　小麦粉適量　揚げ油　だし大さじ4　しょうゆ小さじ1　塩小さじ⅙　酒大さじ1　おろし大根100g　三つ葉2本

●作り方 ❶タイの切り身は表面全体に塩をふってざるにのせ、しばらくおく。

❷浮き出た汁けをふいて小麦粉を薄くまぶす。

❸揚げ油を熱し、②を入れてカラリと揚げる。

❹なべにだし、しょうゆ、塩、酒を入れて火にかけて煮立て、おろし大根を加え、さっと煮る。揚げたタイを加えてひと煮する。

❺三つ葉は飾りの葉を取り分け、残りを2㎝に切って④に加え、汁とともに器に盛る。

❻飾りに残しておいた三つ葉をのせる。

130 トビウオのつくね煮
35分（べったり時間25分）

●材料（2人分）　トビウオ160g　塩小さじ⅙　Ⓐ（しょうゆ・砂糖各小さじ⅓　しょうが汁小さじ⅖　小麦粉大さじ2弱　パン粉大さじ3⅓　卵小½個）　ねぎのみじん切り小さじ1　にんじん60g　さやえんどう12g　ねぎ7g　Ⓑ（だし½カップ　酒小さじ2　塩小さじ⅙　しょうゆ小さじ⅔　砂糖大さじ1）

●作り方 ❶トビウオは包丁で身をこそげてすり鉢でよくする。塩を加えてさらによくすり、Ⓐを加えてすり混ぜ、ねぎのみじん切りも混ぜる。

❷にんじんは5㎝長さの縦4つ割りに、さやえんどうはゆでる。ねぎは細く切って水にさらし、水けをきる。

❸Ⓑを煮立て、①を4個にまとめて入れ、にんじんも加えて煮る。火が通ったらえんどうを加える。

❹器に盛ってねぎを天盛りにする。

131 ブリ大根
45分（べったり時間15分）

●材料（2人分）　ブリ150g　大根150g　水¼カップ　しょうがの薄切り½かけ分　砂糖大さじ1　みりん大さじ½　しょうゆ大さじ1　しょうがのせん切り少量

●作り方 ❶ブリに熱湯をかけて湯をきる。大根は皮をむき2〜3㎝幅の輪切りにする。大きければ半月切りにする。たっぷりの沸騰湯で5分ゆでる。

❷なべに砂糖、みりん、しょうゆを入れ、しょうがの薄切りとブリも加えて火にかける。煮立ったら中火にして5〜6分煮て分量の水と水けをきった大根を加える。さらに15〜20分煮汁がなくなるまで煮る。途中で上下を返す。

❸器にブリと大根を盛り、しょうがのせん切りを天に盛る。

主菜

魚

120―131

料理写真は29ページ

主菜

魚 132—139 刺し身(魚) 140—143

132 小アジの揚げ浸し
30分(べったり時間20分)

●材料(2人分)　小アジ6尾(140g)　小麦粉大さじ1　揚げ油　漬け汁(だし1カップ　しょうゆ・みりん各大さじ1)　ねぎ½本(50g)　赤・緑ピーマン各½個(20g)

●作り方 ❶小アジはえらと内臓を除き、洗う。ペーパータオルなどで水けをふき、小麦粉を全体にまぶす。
❷漬け汁の材料を合わせておく。
❸揚げ油を170度に熱し、余分な粉をはたいた②を入れて約5分揚げる。
❹アジが揚がったらすぐに②の漬け汁に浸す。
❺ねぎは4等分、赤と緑のピーマンは縦に4等分して種を除き、熱した焼き網にのせて火が通るまで焼き、小アジと同じ漬け汁に浸す。
❻器にアジとねぎ、ピーマンを盛りつける。

133 アジのしそ揚げ
30分(べったり時間25分)

●材料(2人分)　アジ2尾(正味120g)　青じそ2枚{しょうが汁小さじ½　みそ小さじ½弱　塩少量　卵⅒個(6g)　小麦粉・酒各小さじ1}　小麦粉大さじ1　青じそ6枚　揚げ油　甘酢漬けしょうが15g

●作り方 ❶アジは三枚におろす。青じそ2枚はみじん切りにする。
❷フードプロセッサーに①としょうが汁、調味料、卵、小麦粉、酒を入れてかくはんする。
❸②を6等分にして小麦粉をふった青じその上にのせて巻く。
❹揚げ油を170度に熱し、③を入れて揚げる。
❺器に盛り、右手前に甘酢漬けしょうがを添える。
・アジは包丁で細かく刻んでもよい。

134 アジのロールフライ
30分(べったり時間20分)

●材料(2人分)　小アジ3尾(200g)　塩小さじ⅙　こしょう少量　プロセスチーズ20g　小麦粉大さじ1強　卵小½個　パン粉½カップ　揚げ油　にんじんのグラッセ(にんじん60g　バター小さじ1　砂糖小さじ⅔　塩少量)　マッシュポテト(じゃが芋100g　牛乳大さじ5⅓　バター小さじ1強　塩少量)　ゆで野菜(レタス60g　パセリのみじん切り少量)

●作り方 ❶アジは三枚におろし、小骨を抜き、塩とこしょうをふる。チーズは6本の棒状に切る。
❷アジの身にチーズをのせて巻き、尾のつけ根にようじを刺して止め、小麦粉、卵、パン粉をつける。
❸揚げ油で揚げて器に盛り、野菜を添える。
・マッシュポテト　じゃが芋はやわらかくゆでてつぶし、牛乳、バター、塩を加えてなめらかに練る。

135 キスの天ぷら
40分(べったり時間35分)

●材料(2人分)　キス4尾(正味120g)　ししとう4本(10g)　衣(卵⅓個　水少量　小麦粉大さじ2⅔)　揚げ油　おろし大根20g　おろししょうが少量　天つゆ(だし⅓カップ　しょうゆ小さじ1⅔　みりん小さじ1)

●作り方 ❶キスは頭を落として背から切り目を入れ、わたを出して洗い、水けをふいて中骨を除く。
❷ししとうは包丁の先で切り目を入れる。
❸卵と水を混ぜ、小麦粉を加えてさっくりと混ぜる。
❹キスの尾を持って③の衣をつけ、185度に熱した揚げ油で2分ほど揚げる。油の温度をやや下げ、ししとうに衣をつけ、さっと揚げる。
❺器にキスとししとうを盛り合わせ、おろししょうがをのせたおろし大根と天つゆを添える。

136 サバの竜田揚げ
35分(べったり時間20分)

●材料(2人分)　サバの切り身2切れ(160g)　Ⓐ(しょうゆ小さじ2　酒大さじ1　しょうが汁小さじ⅘)　かたくり粉大さじ2弱　揚げ油　れんこんの甘酢漬け{れんこん20g　甘酢(酢小さじ1　砂糖小さじ2　塩・赤とうがらしの小口切り各少量)}

●作り方 ❶サバは1切れを4〜5枚のそぎ切りに。
❷Ⓐの漬け汁の材料を合わせて①のサバを漬け、10〜20分おく。ときどき上下を返す。
❸サバの汁けをふいてかたくり粉を薄くまぶす。
❹揚げ油を185度に熱してサバを入れ、ときどき返しながら2分ほどかけてカラリと揚げる。
❺器に盛り、れんこんの甘酢漬けを添える。
・れんこんの甘酢漬け　れんこんは食べやすい大きさに切って水にさらし、さっとゆで、甘酢に漬ける。

137 シシャモのフライ
20分(べったり時間20分)

●材料(2人分)　シシャモ4尾(120g)　小麦粉大さじ1　卵¼個(15g)　パン粉約½カップ(24g)　揚げ油　サラダ菜2枚　レモン¼個

●作り方 ❶シシャモの水けをペーパータオルなどでふく。卵はときほぐす。
❷シシャモに小麦粉をまぶし、余分な粉をはたき落とし、とき卵にくぐらせる。パン粉をまぶしつけて軽く押さえてパン粉を落ち着かせる。
❸揚げ油を170度に熱し、②を入れてきつね色に色づくまで揚げる。
❹器にサラダ菜を敷き、③を盛り、レモンのくし形切りを添える。

138 白身魚のフリッター
30分(べったり時間20分)

●材料(2人分)　白身魚小4切れ(120g)　塩・こしょう各少量　衣(小麦粉大さじ2⅔　水大さじ1〜1½　卵大½個)　揚げ油　トマトソース(トマトケチャップ大さじ2弱　ウスターソース・しょうゆ・酢各小さじ1弱　しょうがのみじん切り小さじ1)　パセリ10g　ミニトマト2個

●作り方 ❶魚に塩とこしょうをふり、10分おく。
❷衣の卵は卵白と卵黄に分ける。小麦粉、水、卵黄を合わせ、粘りが出るまで混ぜて10〜15分おく。
❸揚げる直前に卵白をかたく泡立て、②に半量ずつ加え、泡を消さないようにさっくりと混ぜる。
❹魚の水けをふいて竹串に刺し、③の衣をつけ、165度に熱した油で揚げる。同じ油でパセリも揚げる。
❺器にトマトソースと④を盛り、ミニトマトを添える。

139 タラのフライ
30分(べったり時間25分)

●材料(2人分)　生タラの切り身2切れ(120g)　塩小さじ⅙　こしょう少量　小麦粉・卵・パン粉各適量　揚げ油　タルタルソース(マヨネーズ大さじ2　玉ねぎ・ピクルス・ゆで卵の各みじん切り各小さじ1)　ブロッコリー・にんじん各60g

●作り方 ❶生タラに塩・こしょうをし、5分おく。
❷浮き出た水けをペーパータオルなどでふく。小麦粉をまぶし、余分な粉を落とし、とき卵をつける。次にパン粉をまぶし、軽く押さえ、パン粉を落ち着かせる。
❸揚げ油を170度に温め、②を2〜3分揚げる。
❹マヨネーズと玉ねぎ、ピクルス、ゆで卵のみじん切りを合わせてタルタルソースを作る。
❺ブロッコリー、にんじんはそれぞれゆで、タルタルソースとともに③に添える。

140 刺し身盛り合わせ
25分(べったり時間25分)

●材料(2人分)　マアジ正味60g　タイ(皮つき半身・正味)40g　帆立貝柱30g　青じそ6枚　大根60g　きゅうり・わさび各少量　しょうゆ適量

●作り方 魚は食べよく切り、帆立貝柱も一口大のそぎ切りに。大根はつまにし、皿に青じそ、刺し身とともに盛る。きゅうりにわさびをのせて添える。

141 ハマチのぬた
15分(べったり時間15分)

●材料(2人分)　ハマチ120g　大根60g　にんじん・きゅうり各20g　青じそ6枚　Ⓐ{白みそ大さじ1強　酢大さじ⅔強　にんにくの葉(または茎)のすりおろし大さじ2}　花穂じそ適量

●作り方 ハマチは大根、にんじん、きゅうりのつま、しそと皿に盛る。よくすり混ぜたⒶの酢みそをつけていただく。

142 マグロの刺し身
15分(べったり時間15分)

●材料(2人分)　マグロ(赤身)140g　大根50g　きゅうり20g　わさび・つけじょうゆ各適量

●作り方 ❶マグロは引き造りに。
❷大根ときゅうりは細いせん切りにして水に放し、つまを作る。
❸①と水をきってパリッとさせた②を皿に盛り、わさびを添える。

143 アジのたたき
25分(べったり時間25分)

●材料(2人分)　アジ2尾(正味100g)　あさつきのみじん切り3本分　青じそ6枚　しょうがのみじん切り1かけ分　赤みそ大さじ½強　紅しょうが・つけじょうゆ各適量

●作り方 アジは背骨と頭を離さずに身を三枚におろして薬味、みそとともにたたき、青じそを敷いた皿に盛る。

144 カツオのたたき
25分(べったり時間25分)

●材料(2人分) カツオ(皮つき)140g 塩小さじ½強 玉ねぎ200g わけぎ2本 にんにく2かけ 青じそ2枚 きゅうり10g 夏みかんの半月切り2切れ 酢じょうゆ(酢・しょうゆ各小さじ1)
●作り方 カツオは塩をふってたたきにし、1cm幅に切る。さらし玉ねぎ、薄切りにしたにんにく、青じそときゅうりのせん切り、夏みかんと盛り合わせ、酢じょうゆをかける。

145 カツオのドレッシングあえ
20分(べったり時間20分)

●材料(2人分) カツオ140g 塩少量 トマト100g 新玉ねぎ30g レタス50g Ⓐ(みじん切り玉ねぎ50g みじん切り赤ピーマン15g パセリ少量 フレンチドレッシング大さじ4 ケーパー小さじ2)
●作り方 カツオは5mm厚さに切り、塩をふる。くし形切りのトマトと新玉ねぎの薄切り、レタスと盛る。Ⓐをかける。

146 カツオの山かけ
20分(べったり時間20分)

●材料(2人分) カツオ80g 玉ねぎ60g 長芋120g あさつき・しょうが各少量 しょうゆ小さじ2
●作り方 カツオはぶつ切りに、玉ねぎは薄切りにして水にさらし、しょうゆとおろししょうがであえる。器に盛り、すりおろした長芋をかけ、あさつきの小口切りを散らす。

147 しめサバ
105分(べったり時間20分)

●材料(2人分) サバ(三枚におろす)140g 塩小さじ⅔ 酢適量 こんぶ10cm 大根(つま)100g しょうゆ・おろししょうが・菊の花と葉各適量
●作り方 サバは塩をふり1時間おいて冷蔵庫へ。水洗いしてかぶるくらいの酢にこんぶとつけ、30分おく。薄皮をむいて切り、あしらい盛る。

148 ハマチの中国風刺し身
25分(べったり時間25分)

●材料(2人分) ハマチ120g せんキャベツ60g きゅうり・にんじんの各せん切り20g ワンタンの皮(揚げたもの)・香菜・貝割れ菜各適量 中国風ドレッシング適量
●作り方 ハマチは平造りにし、野菜とともに皿に盛り、あしらいを散らす。食べる直前に中国風ドレッシングをかける。

149 イカの刺し身
25分(べったり時間25分)

●材料(2人分) イカ140g 大根50g きゅうり40g 青じそ・花穂じそ・紅たで・わさび各適量 小菊2輪 つけじょうゆ小さじ1⅓
●作り方 イカはわたを取り、筒のまま皮をむいて開き、糸造りにする。大根、きゅうりはつまにし、イカとともに器に盛る。

150 帆立の刺し身
25分(べったり時間25分)

●材料(2人分) 帆立貝柱(刺し身用)120g キーウィ160g トマト40g クレソン20g Ⓐ(サラダ油小さじ2強 酢・粒マスタード各小さじ2 塩小さじ⅙)
●作り方 帆立は厚みを切り、輪切りのキーウィにのせる。角切りのトマト、クレソンを散らし、よく混ぜたⒶを添える。

151 カニの刺し身
10分(べったり時間10分)

●材料(2人分) カニ(ゆでた殻つき・刺し身用足)330g 三つ葉(茎)20g 酢小さじ1½ しょうゆ小さじ1
●作り方 ❶カニは食べやすく殻を半分に裂くように切る。
❷三つ葉は湯通しして4〜5cmに切る。①に三つ葉を添え、酢じょうゆでいただく。

152 タコ酢
15分(べったり時間10分)

●材料(2人分) ゆでダコの足80g きゅうり60g しょうが少量 合わせ酢(酢小さじ2 しょうゆ小さじ⅓ 砂糖小さじ1⅓ 塩小さじ⅙) 酢・塩各少量
●作り方 ❶タコは酢少量をふりかけてすすぐようにして洗い(酢洗い)、酢をきって足の先を少し切り落としてからそぎ切りにする。
❷きゅうりは板ずりにして輪切りにし、塩少量をふって軽くもみ、しばらくおいてしんなりさせ、水けを軽く絞る。
❸合わせ酢の調味料を合わせておく。
❹しょうがは皮をむいて、せん切りにする。
❺食べる直前にタコときゅうりを合わせ、合わせ酢であえて器に盛り、しょうがを天盛りにする。
・イカで同様に作ってもおいしい。

153 イカのマリネ
30分(べったり時間20分)

●材料(2人分) イカの胴100g 玉ねぎ40g にんじん・レモン各20g Ⓐ(サラダ油大さじ2⅓ 酢大さじ1強 塩・こしょう・練りがらし各少量 ロリエ1枚) ブロッコリー60g 塩少量
●作り方 ❶イカは皮をむいて1cmの輪切りに。
❷玉ねぎは薄切りにし、にんじんはせん切りにする。レモンは輪切りにする。
❸Ⓐの調味料を合わせて混ぜ、②の玉ねぎ、にんじん、レモンを加える。
❹塩少量を入れた熱湯に①のイカを入れて、さっと湯がき、熱いうちに③に漬けて全体によくかき混ぜ、30分以上おく。冷めたら、冷蔵庫で冷やすとよい。味がなじんだら器に盛り、色よくゆでたブロッコリーを添える。

154 イカの一夜干し
10分(べったり時間10分)

●材料(2人分) イカの一夜干し½枚(140g) 貝割れ菜½束(50g) しょうが少量
●作り方 ❶焼き網を火にかけて充分に熱し、イカの一夜干しをのせて焼く。表面にやや焼き色がつく程度に焼く。
❷イカは食べやすい大きさに切る。
❸貝割れ菜は根元を切り落として、洗って水けをよくきる。
❹イカを器に盛り、貝割れ菜を添え、しょうがのすりおろしをのせる。
・イカは火を通しすぎると、身がかたくなって食感が悪くなるので、注意する。

155 エビのマカロニグラタン
45分(べったり時間35分)

●材料(2人分) むきエビ40g 鶏胸肉60g マカロニ20g Ⓐ(小麦粉20g バター大さじ2½強 牛乳1½カップ 塩小さじ⅕ こしょう少量) Ⓑ(生パン粉大さじ2⅓ パルメザンチーズ大さじ1) 油少量
●作り方 ❶エビは背わたを取り、さっとゆでる。鶏胸肉は一口大に切り、油少量でいためておく。
❷マカロニはたっぷりの熱湯でゆで、水けをきる。
❸厚手のなべにⒶのバターを熱し、小麦粉を加えていため合わせ、温めた牛乳を注いでホワイトソースを作る。塩、こしょうで味を調える。
❹ボールに①と②を入れ、③の半量であえ、グラタン皿に流し、残りの③をかける。Ⓑをふり、200度のオーブンで10分ほど焼く。オーブントースターで焼いてもよい。

料理写真は31ページ

156 帆立のガーリック焼き
15分(べったり時間15分)

●材料(2人分)　帆立貝柱4個(90g)　塩・こしょう各少量　小麦粉適量　にんにく1かけ　パセリ少量(トマト200g　オリーブ油小さじ1　塩・こしょう各少量)オリーブ油小さじ2　塩小さじ⅖　レモン汁½個分
●作り方 ❶帆立貝柱は塩、こしょうをふり、小麦粉をまぶし、余分な粉は落とす。にんにくとパセリはみじん切りにする。トマトは1cm厚さの輪切りにする。
❷フライパンにオリーブ油を熱し、トマトを強火で両面焼く。塩、こしょうをふって器に盛る。
❸②のフライパンにオリーブ油を加えて熱し、帆立を焼く。にんにくとパセリを加えて香りが出たら、塩とレモン汁を加える。
❹帆立を器に盛り、トマトをのせ、③をかける。

157 アサリの酒蒸し
15分(べったり時間10分)

●材料(2人分)　アサリ(殻つき・砂を吐かせたもの)240g　ねぎ3〜4cm(10g)　酒大さじ1
●作り方 ❶アサリは両手にはさんですり洗いしてすすぎ、ざるに上げて水けをきる。
❷ねぎは斜め輪切りにする。
❸なべにアサリ、ねぎ、酒を入れ、ふたをしてアサリの口が開くまで3〜5分蒸し煮にする。
❹器に盛り、蒸し汁をかける。
・アサリの砂吐かせは、殻の表面をこすり合わせるようにして汚れをきれいに洗い落としたあと、海水程度の塩水(約3%)につけ冷暗所に2〜3時間おく。
・アサリは火を通しすぎると身がかたくなり食感が悪くなるので注意する。

158 しいたけのエビ詰め蒸し
50分(べったり時間30分)

●材料(2人分)　エビのむき身80g　生しいたけ100g　Ⓐ(卵白20g　かたくり粉大さじ1弱　塩小さじ⅙　ねぎのみじん切り少量　酒小さじ½強)　さやいんげん3〜4本　つけ汁(しょうゆ小さじ1　酢小さじ⅘　練りがらし小さじ½　砂糖小さじ⅔)　かたくり粉大さじ½
●作り方 ❶エビは背わたを除いて細かく刻み、包丁でたたく。ボールに入れ、Ⓐを加えて少し粘りが出るまで混ぜ合わせる。
❷生しいたけは汚れをふき、軸を切り落として、笠の内側にかたくり粉を薄くまぶし、①をこんもりとのせ、ナイフで軽く押しつけて表面を平らにする。
❸蒸気の上がった蒸し器にふきんを敷き、②を並べて20分蒸し、ゆでたさやいんげんとつけ汁を添える。

159 イカと大根の煮物
40分(べったり時間15分)

●材料(2人分)　イカ160g　大根240g　だし½カップ　砂糖大さじ2　酒大さじ1⅗　しょうゆ大さじ1⅓　かたくり粉小さじ1½　ゆずの皮少量
●作り方 ❶イカは水洗いして、胴は1cm幅の輪切りにする。足があれば、2本ずつに切り離す。
❷大根は皮をむいて、1cm厚さの輪切りにする。
❸なべに大根とだしを入れて強火にかけ、煮立ったら火を弱め、アクを取り、落としぶたをして中火で5〜6分煮る。
❹酒と砂糖を加え、落としぶたをして10分煮る。
❺しょうゆを加えて弱火にし、イカも加えてときどき煮汁をかけながら、煮汁が⅓になるまで煮る。仕上げに倍量の水でといたかたくり粉でとろみをつける。
❻器に盛り、せん切りにしたゆずの皮をのせる。

160 エビのうま煮
45分(べったり時間15分)

●材料(2人分)　有頭エビ4尾(殻つき240g)　酒・だし各大さじ2　しょうゆ小さじ½　塩少量　みりん大さじ½弱　大根40g　酢小さじ½　砂糖小さじ½　塩少量　ゆずの皮1g　ゆずの絞り汁1g
●作り方 ❶エビは背わたを取り除き、足や尾などを切りそろえる。
❷なべにだし、酒、しょうゆ、塩、みりんを入れて煮立て、エビを加えて3分煮る。そのまま粗熱をとりながら味を含ませる。
❸ゆず大根を作る。大根は薄いいちょう切りにする。酢、砂糖、塩、ゆずの皮のせん切り、ゆずの絞り汁を混ぜた合わせ酢に大根を漬ける。
❹器にエビを盛り、右手前にゆず大根を添える。

161 魚卵の炊き合わせ
40分(べったり時間20分)

●材料(2人分)　魚の卵(生タラコ)100g　にんじん40g　さやえんどう20g　砂糖大さじ1強　しょうゆ小さじ⅔　塩小さじ⅖　酒大さじ1⅓　だし1カップ
●作り方 ❶魚の卵は一口大に切り、熱湯にさっとくぐらせて水にとり、水けをきる。
❷にんじんは皮をむいて3〜4cm長さに切り、6つ割りにして面取りをし、さっと下ゆでしておく。
❸なべにだし½カップと酒、砂糖の各半量を合わせて火にかけ、煮立ったら①の卵をそっと入れて煮る。甘みがしみたら、塩としょうゆの各半量を加えて煮含める。
❹残りのだしと調味料で②のにんじんを煮含める。
❺さやえんどうはゆでて、④の煮汁にくぐらせる。
❻器に③〜⑤を色よく盛り合わせる。

162 魚介のブイヤベース
40分(べったり時間20分)

●材料(2人分)　タラの切り身(骨つき)200g　小さめの有頭エビ6尾(殻つき180g)　アサリ(殻つき)80g　トマトの水煮(缶詰)150g　黄ピーマン70g　玉ねぎ100g　にんにく2かけ　油大さじ1　スープ2カップ　サフラン少量　コリアンダーの葉適量
●作り方 ❶タラはぶつ切りにする。エビは足と背わたを除く。アサリは砂を吐かせ、よく洗う。
❷トマトの水煮は1cm角切り、黄ピーマンは薄切りに。
❸玉ねぎとにんにくはみじん切りにする。
❹油で③をいため、エビ、トマトの順に加えていためる。スープとサフランを加え、アクを除いてから弱火で煮る。タラと貝を加えて煮、黄ピーマンを加えてさっと煮る。
❺器に盛り、コリアンダーの葉を散らす。

163 エビのあんかけ
20分(べったり時間20分)

●材料(2人分)　エビ120g　酒大さじ½　塩小さじ⅙　こしょう少量　Ⓐ(とき卵½個分　かたくり粉大さじ1　小麦粉大さじ1弱　水大さじ½)　Ⓑ(酢・砂糖各大さじ2　塩小さじ⅖　しょうゆ小さじ⅓　トマトケチャップ大さじ⅔　中国風だし¼カップ)　揚げ油　油小さじ1　ねぎ・しょうがの各みじん切り少量　かたくり粉小さじ1⅓　さやいんげん4〜5本
●作り方 ❶エビは背わたと殻を取り、酒、塩、こしょうをふり、Ⓐをつけて130度の揚げ油で油通しする。
❷中華なべに油を熱し、ねぎとしょうがをいためて香りが立ってきたらⒷの合わせ調味料を加える。煮立ったら、水どきかたくり粉を回し入れてとろみをつけ、①のエビを入れて手早くからめる。
❸器に盛り、色よくゆでたさやいんげんを散らす。

164 八宝菜
30分(べったり時間30分)

●材料(2人分)　イカの胴50g　エビ20g　鶏胸肉・うずら卵各40g　にんじん・ぎんなん・竹の子各20g　ヤングコーン(缶詰)30g　生しいたけ2枚　白菜60g　三つ葉少量　ねぎ・しょうが・にんにくの各みじん切り少量　Ⓐ(スープ大さじ5　塩小さじ½　砂糖小さじ1強　酒大さじ2)　油大さじ2強　かたくり粉大さじ1½
●作り方 ❶イカは皮をむいて、斜め格子に切り目を入れ、一口大に切る。エビは背わたを除く。鶏肉は適宜切り、うずら卵はゆでて殻をむく。
❷にんじんは型抜きしてゆで、しいたけはそぎ切りに。ぎんなんは殻と薄皮をむく。その他の野菜は適宜切る。
❸油で香味野菜をいため、①と②、ヤングコーンをいため、Ⓐを加えて水どきかたくり粉で仕上げる。

165 イカのリングフライ
25分(べったり時間25分)

●材料(2人分)　イカの胴140g　塩・こしょう各少量　小麦粉・とき卵・パン粉各適量　揚げ油　レタス2枚　みょうが1個
●作り方 ❶イカは1cm幅の輪切りにし、軽く塩、こしょうをする。
❷イカの水けをペーパータオルなどでふく。
❸②に小麦粉をまぶして余分な粉をはたき落とし、とき卵にくぐらせ、パン粉をまぶしつけて軽く押さえてパン粉を落ち着かせる。
❹揚げ油を180度に熱し、③を入れてきつね色に色づくまで揚げる。
❺④を器に盛り、レタスとみょうがのせん切りを添える。

166 エビフライ
35分(べったり時間30分)

●材料(2人分)　エビ大4尾(正味80g)　衣(小麦粉小さじ1⅓　とき卵⅙個分　パン粉適量)　揚げ油　つけ合わせ(キャベツ60g　トマト100g　パセリ少量)　Ⓐ(マヨネーズ大さじ1¾　かたゆで卵のみじん切り小½個分　玉ねぎのみじん切り10g　パセリのみじん切り少量)
●作り方 ❶エビは背わたを取って尾と1節を残して殻をむき、腹側に浅く包丁目を入れてまっすぐにする。
❷Ⓐを合わせてタルタルソースを作る。
❸つけ合わせのキャベツはせん切りにし、水に放してパリッとさせ、水けをきる。トマトはくし形切りに。
❹①のエビに小麦粉、とき卵、パン粉の順に衣をつけ、180度の揚げ油でカラリと揚げる。
❺器につけ合わせと④を盛り、②を添える。

167 カキフライ
30分(べったり時間15分)

●材料(2人分)　カキ180g　塩・こしょう各少量　衣(小麦粉大さじ1強　とき卵小½個分　生パン粉32g)　揚げ油　つけ合わせ(せん切りねぎ20g　油小さじ2　パセリ・レモン各少量)　タルタルソース(マヨネーズ大さじ2⅓　玉ねぎ・ピクルス・ゆで卵の各みじん切り各10g　パセリのみじん切り少量)
●作り方 ❶カキは塩水の中でふり洗いし、さらに水で洗ってざるにあげ、水けをよくきっておく。
❷①のカキに塩、こしょうをふり、水けをよくふき取って衣をつけ、200度の揚げ油で約2分揚げる。
❸ねぎは油でいため、レモンはくし形にする。
❹タルタルソースの材料をよく混ぜ合わせる。
❺皿に②のカキを盛り、③のつけ合わせをあしらい、タルタルソースを器に入れて添える。

168 カニコロッケ
60分(べったり時間30分)

●材料(2人分)　カニの身60g　ハム10g　玉ねぎ30g　マッシュルーム15g　油小さじ1弱　バター大さじ1　小麦粉大さじ1½　牛乳¾カップ　塩・こしょう各少量　小麦粉・とき卵・パン粉各適量　トマトソース大さじ2　Ⓐ(ラディッシュ2個　ゆでキャベツ・ゆで玉ねぎ・ゆでさやえんどう各30g)

●作り方 ❶カニはほぐし、ハムは細かく刻む。

❷玉ねぎとマッシュルームは薄く切り、油でいため、バターと小麦粉を加えていためる。牛乳を加え、煮立ったら弱火にし、混ぜながらのり状に煮つめ、①、塩、こしょうを加える。さまして冷蔵庫で冷やす。

❸②を4個の俵形にまとめ、小麦粉、とき卵、パン粉を順につけ、180度の揚げ油で揚げる。

❹器にトマトソースを敷き③を盛り、Ⓐを添える。

169 天ぷら
40分(べったり時間35分)

●材料(2人分)　エビ60g　れんこん50g　さつま芋80g　なす40g　にんじん30g　ししとうがらし10g　衣(とき卵½個分　冷水55mℓ　小麦粉½カップ弱)　揚げ油　おろし大根40g　おろししょうが少量　Ⓐ(だし大さじ2⅔　しょうゆ小さじ2　みりん小さじ1⅓)

●作り方 ❶エビは背わたを取り除き、尾と1節を残して殻をむき、腹側に数本包丁目を入れる。

❷れんこん、さつま芋は7〜8mm厚さの輪切りにし、水につける。なすは4つ割りにして扇形に切り目を入れ、水にさらす。ししとうは竹串で数か所穴をあける。にんじんは4〜5cmの拍子木に。

❸衣の材料をさっくりと混ぜ、②につけて180度の揚げ油でカラリと揚げる。最後にエビを揚げる。

❹Ⓐの天つゆはひと煮立ちさせて添える。

170 さつま揚げの網焼き
5分(べったり時間5分)

●材料(2人分)　さつま揚げ2枚(120g)　ししとうがらし20g　しょうゆ小さじ⅔　しょうが½かけ

●作り方 ❶さつま揚げは熱湯に入れてさっとゆで、油抜きをする(こうするとくせがなくなり、食べやすくなる)。

❷ししとうがらしは竹串で数か所に穴をあけておく。

❸焼き網をよく熱し、①のさつま揚げの水けをよくきってのせ、両面にうっすらと焼き色がつくように焼く。

❹同時に③の焼き網のあいているところにししとうをのせ、ときどき返しながら、全体を焼く。

❺③のさつま揚げを食べやすい大きさに切って器に盛り、④のししとうとしょうがじょうゆを添える。

171 おでん
90分(べったり時間30分)

●材料(2人分)　大根100g　ちくわ1本　さつま揚げ1枚(100g)　がんもどき小2個　こんにゃく・里芋各100g　だし4カップ　しょうゆ大さじ¾　みりん小さじ1⅓　結びこぶ・キャベツ巻き・ゆで卵各2個　ぎんなん4個

●作り方 ❶大根は1.5cm幅の輪切りにする。

❷ちくわ、さつま揚げは食べよく切り、がんもどきとともに熱湯にくぐらせて油抜きをする。

❸こんにゃくはさっとゆで、里芋は皮をむき下ゆで。

❹なべにだしを入れて温め、しょうゆ、みりんを加えて味を調え、大根、ちくわ、さつま揚げ、こんにゃく、結びこぶ、キャベツ巻き、ゆで卵、皮をむいたぎんなんを入れ、弱火でじっくりと煮る。

❺里芋、がんもどきも加え、さらに煮込む。

172 牛レバーのハーブ漬け
40分(べったり時間20分)

●材料(2人分)　牛レバーかたまり140g　玉ねぎ60g　セロリ30g　レモン20g　にんじん10g　セージ(生)6g　フレンチドレッシング大さじ1½弱　りんごの甘煮(りんご100g　レーズン小さじ1　砂糖小さじ2　レモン汁小さじ⅘)

●作り方 ❶レバーはよく洗い、冷水に10分ほどさらして血抜きする。

❷野菜はせん切り、レモンはいちょう切りにし、セージといっしょにドレッシングに混ぜる。

❸沸騰湯に、玉ねぎ、セロリ、にんじんなどの切れ端(分量外)とレバーを入れて中に熱が通るまでゆでる。熱いところを薄く切り、すぐに②のドレッシングに漬ける。

❹りんごは薄く切り、レーズン、砂糖、レモン汁、ヒタヒタの水を加えてやわらかく煮、③に添える。

173 牛肉の網焼き
40分(べったり時間10分)

●材料(2人分)　牛肩ロース薄切り肉160g　Ⓐ(しょうゆ小さじ⅔　みりん小さじ2　酒小さじ1強)　きゅうりの甘酢漬け(きゅうり40g　塩少量　砂糖小さじ½　酢小さじ⅖)

●作り方 ❶Ⓐの調味料を合わせて牛肉にまぶしつけ、30分以上おいて味をつける。

❷焼き網を火にかけ、充分に熱くなったら牛肉をのせ、両面を強火でさっと焼く(中は赤くても)。

❸器に盛り、きゅうりの甘酢漬けを添える。

・きゅうりの甘酢漬け　きゅうりは小口切りにし、塩をふって軽くもみ、さっと洗って水けを絞る。砂糖と酢を合わせたものであえる。

・焼き網を充分に熱してから肉をのせると、くっつくことがない。

174 牛肉のたたき
30分(べったり時間15分)

●材料(2人分)　牛ももかたまり肉(生食用)150g　大根20g　あさつき・にんにく・しょうが各少量　サラダ菜50g　Ⓐ(しょうゆ小さじ1⅔　みりん小さじ1　酒小さじ1⅕)

●作り方 ❶牛肉は金串3本を向こう側が広く手前が狭くなるよう(末広)に打つ。強火のじか火にかざして表面にだけ火を通し、すぐ氷水にジュッとつけて冷やし、水けをふき、1cm幅に切る。

❷大根はかつらむきにし、巻き直してごく細く切り、冷水に放す。パリッとなったら水けをよくきる。

❸あさつきは小口切りにし、にんにくは薄く切る。しょうがはすりおろす。

❹器にサラダ菜を敷いて牛肉を盛り、あさつきとにんにくを散らし、大根としょうが、Ⓐを添える。

175 牛肉のみそ漬け焼き
320分(べったり時間20分)

●材料(2人分)　牛肩ロース肉2枚(140g)　みそ床(みそ小さじ2　みりん小さじ1　酒小さじ1強)　油小さじ1　甘酢漬けしょうが(市販品)10g　青じそ4枚

●作り方 ❶みそ床の材料を混ぜ合わせてガーゼでおおった肉を漬け込み、1〜4時間おいて味をつけ、みそ床から出す。

❷フライパンをよく熱して油を入れ、全体になじませ、肉を、盛りつけたとき表になるほうを下にして入れる。

❸焼き目がついたら裏返し、中に熱が通るまで焼く。

❹器に青じそを敷いて肉を盛り、甘酢漬けしょうがを添える。

・牛肉のほか、豚肉、鶏肉、魚などにも応用できる。味は濃くなるが1〜2日漬けて焼いてもよい。

176 牛レバーの七味焼き
40分(べったり時間20分)

●材料(2人分)　牛レバー薄切り200g　Ⓐ(しょうゆ小さじ2　水小さじ1　砂糖・ごま油各小さじ2　ねぎのみじん切り大さじ1強　にんにくのみじん切り小さじ1　こしょう・とうがらし粉各少量)　ししとうがらし30g　油大さじ1強

●作り方 ❶レバーは冷水に10分ほどさらして血抜きし、水けをふく。

❷ボールにⒶを入れ、レバーを20分ほど漬ける。

❸ししとうは斜め半分に切る。

❹フライパンを熱して油を入れ、ししとうをさっといためて取り出す。レバーを加えて両面をこんがりと焼き、レバーの漬け汁を加えてレバーにからめながら焼き上げる。

177 鉄板焼き
15分(べったり時間15分)

●材料(2人分)　牛肩ロース肉160g　なす大1本(100g)　かぼちゃ80g　玉ねぎ・トマト・とうもろこし各60g　ピーマン40g　油適量　たれ(しょうゆ小さじ2　みそ大さじ1強　砂糖大さじ1⅓　ごま小さじ1強　おろしにんにく適量)

●作り方 ❶牛肉は食べよい大きさに切る。

❷なすはへたを切り落として7〜8mm厚さの輪切りにし、水にさらしてアク抜きをし、水けをふく。

❸かぼちゃは薄切りに、玉ねぎ、トマトは7〜8mm厚さの輪切りに。とうもろこしは5cm長さに切り、さらに縦半分に切る。ピーマンは縦に切って種を除く。

❹鉄板を熱して油を引き、肉と野菜を火が通るまで焼く。

❺焼き上がったら、合わせたたれをつけていただく。

178 ビーフステーキ
40分(べったり時間15分)

●材料(2人分)　牛ヒレ肉(ステーキ用)4枚(160g)　塩・こしょう各少量　油・バター各大さじ½強　Ⓐ(ウスターソース大さじ1　トマトケチャップ大さじ1⅕)　じゃが芋100g　さやいんげん・マッシュルーム各20g　クレソン2枝　塩・油各少量　揚げ油

●作り方 ❶牛肉の両面に塩、こしょうをふる。

❷フライパンをやや強火で熱して油を入れ、肉を表側から焼き始めて両面を好みの焼き加減に焼き、焼き汁が強く焦げていれば、捨てる。バターを加えて肉にからめ、器に盛る。フライパンにⒶを入れてひと煮立ちさせ、肉の上からかけ、野菜を添える。

・つけ合わせ野菜　さやいんげんは塩ゆでし、マッシュルームとともにソテー。じゃが芋はスライサーで細く切って水にさらし、水けをきって揚げ、塩をふる。

179 牛肉と新じゃがの煮物
40分(べったり時間15分)

●材料(2人分)　牛肩ロース薄切り肉80g　新じゃが芋320g　さやえんどう20g　油大さじ1⅓　水1カップ　砂糖大さじ2強　塩小さじ⅕　しょうゆ小さじ2

●作り方 ❶牛肉は食べやすい大きさに切る。

❷新じゃがは水に10分ほどつけてから、スポンジかたわしでこすって皮をむき、洗う。さやえんどうはすじを除いてゆで、斜めに切る。

❸なべに油を熱し、肉をいためる。水けをきったじゃが芋を加えていため、水を加えて強火にする。煮立ったら中火にしてアクを除き、ふたをして5分ほど煮る。砂糖と塩を加えて10分煮、しょうゆを加えてやわらかく煮る。最後はふたを取って煮汁を蒸発させる。

❹さやえんどうを加えて軽く混ぜ、火を止める。

料理写真は33ページ

180 牛肉の有馬煮
20分(べったり時間10分)

●材料(2人分)　牛肩ロース薄切り肉120g　油小さじ½　細ねぎ40g　えのきたけ40g　さんしょうの実のつくだ煮2g　Ⓐ(酒・水各大さじ1½　酢小さじ⅕　砂糖小さじ1　みりん小さじ⅔　しょうゆ小さじ2)　はちみつまたは水あめ小さじ2

●作り方 ❶肉は4cm幅に切り、油をからめておく。❷細ねぎは5cm長さに切り、えのきたけは根元を切る。❸なべにⒶを入れて煮立て、①、②、さんしょうの実のつくだ煮を入れて5〜6分煮る。❹肉と野菜を取り出し、煮汁にはちみつを混ぜる。肉を戻し、煮汁をからめながら、煮汁がほとんどなくなるまで煮る。はちみつを使うと風味がよく、つやも出る。❺肉、ねぎ、えのきたけを盛り合わせる。

181 牛肉の筑前煮風
40分(べったり時間30分)

●材料(2人分)　牛もも薄切り肉100g　こんにゃく40g　にんじん・ごぼう・ゆで竹の子各20g　干ししいたけ4枚　さやいんげん(色よくゆでる)10g　油大さじ1　だし1カップ　砂糖大さじ1強　塩小さじ⅙　しょうゆ小さじ2弱

●作り方 ❶牛肉は食べやすい大きさに切る。❷にんじんは輪切りにして花型で抜き、こんにゃくと竹の子は一口大に切り、こんにゃくはゆでる。ごぼうはたわしで洗い、乱切りにして水にさらす。しいたけはもどし、軸を除いて2つに切る。❸なべに油を熱し、肉をいため、②を加えてよくいため、だしを加えてアクをすくいながら煮る。ほぼやわらかくなったら砂糖と塩を加えて少し煮、しょうゆを加えて煮汁がなくなるまで煮、いんげんを加える。

182 肉豆腐
25分(べったり時間10分)

●材料(2人分)　牛肩ロース薄切り肉80g　もめん豆腐100g　ねぎ80g　しらたき40g　だし½カップ　しょうゆ・酒各大さじ1　砂糖大さじ⅔

●作り方 ❶牛肉は食べやすい大きさに切る。❷豆腐は食べやすい大きさに切り、ねぎは斜め1cm幅に切る。しらたきは沸騰湯でゆでて、食べやすい長さに切る。❸なべにだし、しょうゆ、酒、砂糖を入れて煮立てる。ねぎとしらたきを加えて1〜2分煮る。豆腐と牛肉を加えてアクを除きながら10分ほど煮る。

・彩りにわけぎや春菊などを加えてもおいしい。
・好みで七味とうがらしを添えてもよい。

183 ビーフシチュー
150分(べったり時間25分)

●材料(2人分)　牛すね肉(シチュー用)200g　Ⓐ(塩小さじ⅓　こしょう少量　小麦粉大さじ1強)　Ⓑ(にんにく少量　玉ねぎ・にんじん各25g)　油大さじ1強　Ⓒ(スープ1½カップ　水1カップ　トマトピュレ½カップ　赤ワイン¼カップ　塩小さじ⅕　香草の束)　小玉ねぎ・にんじん各80g　ゆでブロッコリー60g　マッシュルーム20g

●作り方 ❶肉にⒶをまぶし、Ⓑはみじん切り。❷煮込みなべに油を熱し、肉を茶褐色に焼きつけて取り出す。同じなべでⒷをよくいため、肉を戻し、Ⓒを加えてアクを除き、弱火で約1時間半煮る。❸小玉ねぎは薄皮をむき、にんじんは大きめに切る。マッシュルームは根元を切る。❹②に③を加えて30分煮、ブロッコリーを加える。

184 ポトフー
145分(べったり時間20分)

●材料(2人分)　牛すねかたまり肉160g　じゃが芋2個(240g)　キャベツ120g　にんじん60g　セロリ40g　小玉ねぎ2個(30g)　ねぎ20g　水5カップ　塩小さじ⅕　にんにく少量

●作り方 ❶牛肉は洗い、たこ糸で縛る。❷じゃが芋とにんじんは皮をむき、芋は水にさらす。キャベツはたこ糸で縛る。セロリはすじを除く。小玉ねぎは薄皮をむく。ねぎはぶつ切りにする。❸煮込みなべに肉、分量の水、塩、にんにくを入れて火にかけ、アクをすくいながら弱火で約1時間煮る。❹③にじゃが芋以外の野菜を加えて30分煮、じゃが芋を加えてさらに30分煮る。肉とキャベツの糸をはずし、肉と野菜を適宜切り分け、スープとともに盛り合わせる。

185 牛肉のエスニックサラダ
30分(べったり時間25分)

●材料(2人分)　牛もも薄切り肉100g　油少量　赤ピーマン½個(70g)　はるさめ20g　ドレッシング(酢・レモン汁各大さじ½　ナンプラー・しょうゆ・砂糖各小さじ½　赤とうがらしの小口切り½本分　塩・こしょう各少量)　香菜適量

●作り方 ❶牛肉は1〜2cm幅のリボン状に切る。❷フライパンに油を熱して①を入れて焼く。❸赤ピーマンはへたと種を除いて縦に細く切り、さっとゆでてざるにあげる。❹はるさめは熱湯でもどし、水けをきって食べやすく切る。❺ドレッシングの材料を混ぜ合わせる。❻②〜④をドレッシングであえて器に盛り、香菜を散らす。

186 牛肉とさやいんげんのいため物
20分(べったり時間20分)

●材料(2人分)　牛肩薄切り肉170g　さやいんげん150g　ゆで竹の子60g　しょうがの薄切り2枚　油大さじ1⅔　Ⓐ(しょうゆ・砂糖各小さじ2　塩小さじ⅙　酒大さじ1⅓)

●作り方 ❶牛肉は1〜2cm幅に切る。❷さやいんげんはすじを除いてゆで、長いものは2〜3つに切る。竹の子は薄切りにする。❸中華なべを熱して油を入れ、牛肉をいためて取り出す。同じ中華なべにしょうがと竹の子を入れていため、さやいんげんと牛肉を加えていためⒶで調味する。

・さやいんげんの代わりにさやえんどうでも。その場合は下ゆでしなくてよい。

187 牛肉とレタスのいため物
20分(べったり時間20分)

●材料(2人分)　牛肩薄切り肉150g　Ⓐ(しょうゆ小さじ1　酒小さじ1強　しょうが汁小さじ⅖)　レタス100g　にんにく1かけ　油大さじ2強　Ⓑ(しょうゆ小さじ⅔　カキ油大さじ¾弱　砂糖小さじ1⅓　酒大さじ½)　かたくり粉小さじ1⅓　ごま油小さじ1　こしょう少量

●作り方 ❶牛肉は5cmに切り、Ⓐをまぶす。❷レタスは大きくちぎり、にんにくは2つに切る。❸中華なべに油大さじ1弱を熱し、レタスをさっといためて取り出す。残りの油を足してにんにくをいため、牛肉を加えて手早くいため、Ⓑで調味し、かたくり粉の水どきを混ぜる。レタスを戻してごま油とこしょうを混ぜ、器に盛る。

188 牛肉のザーサイいため
15分(べったり時間15分)

●材料(2人分)　牛バラ肉160g　ザーサイ20g　ピーマン60g　ゆで竹の子40g　にんじん・生しいたけ各20g　ねぎ10g　しょうがの薄切り2枚　油大さじ3　Ⓐ(酒大さじ1⅓　しょうゆ小さじ1　塩小さじ⅙)

●作り方 ❶牛肉は一口大に切る。❷ザーサイは薄切りにして洗い、水けを絞る。❸ピーマンは種とヘタを除いて乱切りにし、竹の子は薄切りにする。にんじんは短冊切りにし、しいたけは2つに切る。ねぎは斜めに切る。❹油の半量で肉とザーサイをさっといため、取り出す。残りの油を足してしょうがをいため、香りが出てきたら③の野菜を加えていため、全体に油が回ってしんなりしたら肉とザーサイを戻し、Ⓐを加えて手早く全体を混ぜる。

189 ビーフストロガノフ
15分(べったり時間15分)

●材料(2人分)　牛ももかたまり肉160g　塩小さじ⅙　こしょう少量　玉ねぎ200g　油大さじ2強　マッシュルーム(缶詰)100g　塩小さじ⅙　こしょう少量　サワークリーム60g

●作り方 ❶牛かたまり肉は1cm角の棒状に切り、塩、こしょうをふる。❷玉ねぎは7mm幅のくし形に切る。❸フライパンに油を熱して玉ねぎを入れていためる。玉ねぎに火が通って透明になったら、牛肉を加えて色が変わる程度にいためる。❹③に汁けをきったマッシュルーム、塩、こしょうを加えてさっといためる。仕上がりぎわにサワークリームを加え、ひと混ぜして火を消し、器に盛る。

190 牛肉のカツレツワイン風味
40分(べったり時間20分)

●材料(2人分)　牛ヒレ肉4枚(140g)　Ⓐ(塩小さじ⅕　こしょう少量　赤ワイン小さじ2)　小麦粉大さじ1弱　卵大¼個　パン粉¾カップ弱　揚げ油　つけ合わせ(キャベツ40g　にんじん少量　レモン⅛個)　ソース(玉ねぎ8g　にんじん4g　ベーコン2g　油・バター各小さじ1　小麦粉小さじ1⅓　トマトピュレ大さじ1⅕　塩少量)

●作り方 ❶牛肉はⒶをふり、20分おく。❷①に小麦粉、卵、パン粉を順につけ、油で揚げる。❸玉ねぎ、にんじん、ベーコンはみじん切りにして油とバターでいため、小麦粉をふり入れていため、トマトピュレ、塩を加えてひと煮立ちさせる。❹キャベツとにんじんはせん切りにして混ぜる。❺器に②、④、レモンを盛り、③をつけていただく。

191 豚レバーの南蛮漬け
30分(べったり時間20分)

●材料(2人分)　豚レバー薄切り100g　Ⓐ(しょうゆ・酒各小さじ1　しょうが汁少量)　かたくり粉大さじ1　揚げ油　Ⓑ(酢・砂糖・しょうゆ各小さじ1　酒大さじ1)　ねぎ⅔本(60g)　赤とうがらし½本　しょうがの薄切り6枚

●作り方 ❶レバーは洗いキッチンペーパーなどで水けをふく。Ⓐをからめて下味をつける。❷ねぎは焼き網で、軽く焦げ目がつくくらいさっと焼いてから3〜4cm長さに切る。赤とうがらしは種を除いて輪切りにする。❸レバーの汁けをきってかたくり粉を全体にまぶす。❹揚げ油を180度に熱し、③を約2分揚げる。❺なべにⒷとねぎ、しょうが、赤とうがらしを入れ温め、④にかけてしばらくおく。

 料理写真は34ページ

192 豚肉のしょうが焼き
15分(べったり時間15分)

●材料(2人分) 豚肩ロース肉(5mm厚さの薄切り)120g Ⓐ(しょうゆ小さじ2 酒大さじ1 しょうが汁小さじ1) 油大さじ½強 砂糖小さじ1 らっきょうの甘酢漬け10g ミニトマト2個
●作り方 ❶豚肉はすじがあるようならところどころ切り、全体にⒶをからませて5〜10分おく。
❷フライパンに油を熱し、肉を1枚ずつ広げて入れ、中火で焼く。赤い肉汁がにじみ出て、色が変わり始めたら裏返し、砂糖を均等にふりかけ、漬け汁が残っていれば回しかける。
❸汁をからませるようにしながら焼き、照りが出てきたら器に盛る。
❹らっきょうとミニトマトを添える。

193 豚肉の南蛮焼き
15分(べったり時間15分)

●材料(2人分) 豚肩薄切り肉160g 塩少量 ねぎ60g ししとうがらし4本 たれ(しょうゆ小さじ1⅓ みりん小さじ⅔) カリフラワーの甘酢漬け{カリフラワー60g 甘酢(酢小さじ⅘ 砂糖小さじ⅔ 塩少量 赤とうがらしの輪切り少量)}
●作り方 ❶肉にごく少量の塩をふり、ねぎを肉の幅に合わせて切り、肉でクルクルと巻く。
❷①を一口大に切り、竹串にししとうと交互に刺す。
❸焼き網を火にかけ、②をのせ、両面を焼く。たれをはけで塗り、乾かす程度に焼く。
❹器に盛り、カリフラワーの甘酢漬けを添える。
・カリフラワーの甘酢漬け カリフラワーは小房に分けてゆで、ざるにあげてゆで汁をきる。熱いうちに甘酢に漬け、しばらくおいて味をなじませる。

194 ゆで豚の梅肉ソース
20分(べったり時間20分)

●材料(2人分) 豚ロース薄切り肉120g ねぎ10g サラダ菜4枚 だし・砂糖各小さじ1 梅干しの果肉5g
●作り方 ❶たっぷりの湯に豚肉を1枚ずつ入れてゆで、氷水にとって冷やし、水けをよくきる。
❷ねぎは4cm長さのせん切りにし、水にさらす。
❸サラダ菜半量で①の肉の半量を包み、残りは肉を広げた上にのせ、②のねぎを芯にして巻く。
❹梅干しの果肉はたたくか裏ごしし、だし、砂糖と混ぜてたれを作る。このたれを③に添える。

195 東坡肉(トンポーロー)
150分(べったり時間15分)

●材料(6人分) 豚バラかたまり肉600g 湯2カップ 中国風だしの素少量 しょうゆ・砂糖・酒各大さじ2 五香粉小さじ2 塩少量 {青梗菜3株(300g) ゆで湯(塩大さじ1 ごま油大さじ½)}
●作り方 ❶フライパンを熱し、豚バラかたまり肉を入れ、表面を中火できつね色に焼く。
❷肉の脂身側を下にしてなべに入れ、湯、だしの素、しょうゆ、砂糖、酒、五香粉、塩を加えて火にかけ、ときどき肉を返しながら煮汁が⅕になるまで煮る。
❸沸かした湯に塩とごま油を加え、青梗菜を入れて約4分ゆで、水に取って水けをきり、縦6つに切り分ける。
❹②の肉を食べやすい大きさに切り、③と盛り合わせ、肉の煮汁をかける。

196 豚肉のロベール風
40分(べったり時間20分)

●材料(2人分) 豚肩ロース肉4切れ(200g) 塩小さじ¼強 こしょう少量 油小さじ2 玉ねぎ100g Ⓐ{小麦粉大さじ½ トマトの水煮(缶詰)200g ピーマン(細切り)1個(40g) スープ1カップ ローリエ1枚} 塩・こしょう各適量 じゃが芋200g ブルーチーズ15g
●作り方 ❶豚肉は、塩、こしょうで下味し、油を熱したフライパンで焼き色をつけ、なべに移す。同じフライパンで薄切りにした玉ねぎをいため、なべに加える。
❷①のなべに、Ⓐを加え、火にかける。ときどき混ぜながら弱火で約20分煮る。塩、こしょうで調味する。
❸じゃが芋は6〜8等分にしてゆで、湯を捨ててブルーチーズを加え、ふたをしてチーズを溶かして芋にからめ、②に添える。

197 ロールポーク
50分(べったり時間30分)

●材料(2人分) 豚もも薄切り肉150g 玉ねぎ140g にんじん・セロリ各20g 油大さじ1⅔ 小麦粉大さじ1弱 水¼カップ 塩小さじ⅓ こしょう少量 トマト100g キャベツ60g
●作り方 ❶玉ねぎは薄く切り、にんじんとセロリはせん切りにする。
❷豚肉を1枚ずつ広げ、玉ねぎを40g分、にんじん、セロリを等分にのせて巻き、小麦粉をつける。
❸なべに油を熱し、②の豚肉の巻き終わりを下にして入れ、焼く。表面に焼き目がついたら取り出す。同じなべに残りの玉ねぎを入れてよくいため、肉を戻し、水、塩、こしょうも加えて、ふたをして煮汁がほとんどなくなるまで弱火で煮る。
❹トマトのくし形切り、キャベツのせん切りと盛る。

198 ポークカレー
85分(べったり時間25分)

●材料(2人分) 豚もも肉(カレー用)140g 玉ねぎ100g りんご(紅玉)200g レーズン小さじ1 じゃが芋100g にんじん40g バター大さじ1½強 油小さじ2½ カレー粉小さじ2 小麦粉大さじ1 スープ1½カップ Ⓐ(塩小さじ⅙ ウスターソース・トマトケチャップ各大さじ1)
●作り方 ❶玉ねぎは縦に1cm幅に切る。りんごは皮と種を除いて4つ割りにし、1cm厚さに切る。じゃが芋とにんじんは一口大に切り、じゃが芋は水にさらす。
❷煮込みなべにバターと油を熱し、豚肉と玉ねぎを入れていためる。肉の色が変わったらカレー粉と小麦粉をふり入れていため、スープとⒶを加え、アクをすくいながら弱火で30〜40分煮込む。
❸りんご、レーズン、残りの野菜を加え、20分煮る。

199 ボルシチ
120分(べったり時間30分)

●材料(2人分) 豚バラかたまり肉120g トマト140g じゃが芋1個(100g) 玉ねぎ60g にんじん・キャベツ各40g 水6カップ 塩小さじ½ こしょう少量 エバミルク20g 青み適量
●作り方 ❶肉は熱湯に通して水洗いし、煮込みなべに入れ、分量の水を加えて火にかける。浮いてくるアクをすくいながら弱火で約1時間煮る。
❷トマトは皮と種を除いてざく切りにする。じゃが芋は半分に切って水にさらす。玉ねぎはくし形に、にんじんは大きめに切り、キャベツはざく切りに。
❸①に②と塩、こしょうを加え、アクをすくって約40分煮込む。肉を取り出して4cm角に切り、なべに戻す。
❹器に盛り、エバミルクをかけて青みを添える。

200 酢豚
35分(べったり時間35分)

●材料(2人分) 豚ロース角切り肉200g Ⓐ(しょうゆ小さじ1 酒小さじ2) 卵⅓個 かたくり粉大さじ2 揚げ油 玉ねぎ100g にんじん50g ゆで竹の子40g ピーマン15g 干ししいたけ3枚 油大さじ2 Ⓑ(だし½カップ 砂糖大さじ3 塩小さじ⅕ しょうゆ・トマトケチャップ各大さじ1) 酢大さじ1弱 Ⓒ(かたくり粉大さじ1⅓ 水大さじ3弱)
●作り方 ❶肉にⒶをからめて下味をつける。
❷野菜は乱切りにし、にんじんだけ下ゆでする。干ししいたけはもどし、軸を除いてそぎ切りにする。
❸肉に卵とかたくり粉を加えて混ぜ、油で揚げる。
❹中華なべに油を熱し、玉ねぎをいためる。透き通ってきたら②の残りの野菜を加えていため、Ⓑを加えて1分煮る。Ⓒ、酢を混ぜ、肉を加えて混ぜる。

201 肉野菜いため
15分(べったり時間15分)

●材料(2人分) 豚肩ロース薄切り肉140g ピーマン100g 干ししいたけ4枚 ゆで竹の子50g 卵小½個 油大さじ3 Ⓐ(塩小さじ¼ しょうゆ小さじ2 酒大さじ1⅓) かたくり粉小さじ1⅓
●作り方 ❶豚肉はせん切りにする。
❷ピーマンは縦半分に切り、ヘタと種を除いて細く切る。しいたけはもどして軸を除き、薄く切る。竹の子はせん切りに。
❸卵はときほぐし、油を薄く塗ったフライパンに流し入れて薄く焼き、短冊切りにする。
❹Ⓐの調味料を合わせ、かたくり粉は倍量の水でとく。
❺中華なべに油を熱し、豚肉をいため、色が変わったら②の野菜を加えていため、Ⓐで調味する。水どきかたくり粉を混ぜ、最後に卵も混ぜる。

202 豚肉とにがうりのいため物
15分(べったり時間15分)

●材料(2人分) 豚肩薄切り肉100g にがうり160g 油大さじ2強 塩小さじ⅓ こしょう少量
●作り方 ❶豚肉は小さめの一口大に切る。
❷にがうりは縦半分に切り、スプーンで種の部分を削り取り、①と同様に切る。
❸中華なべを火にかけ、充分に熱くなったら油を入れて全体になじませ、豚肉をいためる。肉の色が変わったらにがうりを加えていため、塩とこしょうで調味する。
・塩とこしょうの代わりに、みそ、みりん、酒で味をつけてもよい。甘みをきかせるとおいしい。
・にがうり 熱帯アジア原産の1年生つる草。支柱、または棚にはわせる。8月ころから幼果を収穫して食用にする。表面にこぶが多く、皮に苦みがある。

203 豚肉とまいたけのいため物
20分(べったり時間20分)

●材料(2人分) 豚バラ薄切り肉100g 酒少量 まいたけ150g ぎんなん10粒 せり60g ごま油大さじ1 ねぎ25g にんにく・しょうが各½かけ オイスターソース・酒各大さじ½
●作り方 ❶豚肉は食べやすい大きさに切り、酒をふる。
❷まいたけは石づきを落として食べやすく切る。
❸ぎんなんは殻を割って身を取り出し、なべに入れてかぶるくらいの塩湯を加え、穴じゃくしの背で揺すりながらゆでて薄皮を除く。せりは5cm長さに切る。
❹フライパンにごま油を熱して、ねぎ、にんにく、しょうがのみじん切りをいため、よい香りが出たら肉を加えていためる。色が変わったら②③を加えていため、オイスターソースと酒で調味する。

料理写真は35ページ

主菜

豚肉 204—209

鶏肉 210—215

204 揚げ豚の野菜あんかけ
30分(べったり時間30分)

●材料(2人分) 豚肩薄切り肉160g しょうゆ大さじ½ かたくり粉大さじ2弱 揚げ油 野菜あん{ゆで竹の子・ねぎ・ピーマン・生しいたけ各20g にんじん10g にんにく・しょうがのみじん切り各少量 油小さじ2 Ⓐ(しょうゆ大さじ½強 酒大さじ1⅓ スープ大さじ2) かたくり粉小さじ1⅓}

●作り方 ❶肉は一口大に切り、しょうゆをからめて下味をつけ、かたくり粉をまぶして揚げる。

❷竹の子は薄切り、ねぎは斜め切り、ピーマンとにんじんはせん切り、しいたけは軸を除いて薄切りにする。

❸中華なべに油を熱し、にんにくとしょうがをいため、②の野菜を加えていため、全体に油が回ったらⒶを加えて混ぜ、かたくり粉の水どきを混ぜる。

❹器に揚げたての豚肉を盛り、野菜あんをかける。

205 串カツ
20分(べったり時間20分)

●材料(2人分) 豚ももかたまり肉150g こしょう少量 玉ねぎ80g 小麦粉大さじ1強 卵小½個 パン粉¾カップ 揚げ油 キャベツ150g ピーマン15g レモン20g ウスターソース大さじ1¼弱

●作り方 ❶豚肉は8切れに切り、こしょうをふる。

❷玉ねぎは根元を残して繊維に沿って縦に4つに切る。

❸竹串4本に、肉、玉ねぎ、肉を順に刺し、小麦粉、とき卵、パン粉を順につける。

❹揚げ油を170〜175度に熱して③を入れ、返しながら3〜4分揚げる。

❺キャベツはせん切りにし、ピーマンは7㎜幅の輪切り、レモンは2個のくし形に切る。

❻器に串カツと⑤を盛り合わせ、ウスターソースを添える。

206 とんカツ
20分(べったり時間20分)

●材料(2人分) 豚ロース薄切り肉2枚(100g) 塩小さじ⅙ こしょう少量 小麦粉大さじ1弱 卵小さじ½個 パン粉½カップ 揚げ油 キャベツ150g レモン適量 パセリ少量

●作り方 ❶肉は一口大に切って塩とこしょうをふり、小麦粉、とき卵、パン粉を順につける。

❷揚げ油を175度に熱し、①の肉を入れる。油の温度が下がるので、元の温度に戻るまでは強火にし、その後中火にして、2〜3回返しながら、きつね色に色づくまで揚げる。

❸キャベツはせん切りにし、レモンはくし形に切る。

❹器に③のキャベツと揚げた肉を盛り合わせ、レモンとパセリを添える。好みでときがらしを添える。

207 ねぎロールカツ
25分(べったり時間25分)

●材料(2人分) 豚肩薄切り肉6枚(160g) ねぎ40g 塩小さじ⅓ こしょう少量 小麦粉大さじ1強 卵小½個 パン粉¾カップ 揚げ油 トマト80g キャベツ60g パセリ適量

●作り方 ❶ねぎは肉の幅よりやや短く6等分に。

❷豚肉を広げてねぎをのせ、クルクルと巻く。これを6本作る。塩とこしょうをふる。

❸②に小麦粉、とき卵、パン粉を順につける。

❹揚げ油を170〜175度に熱して③を入れ、返しながら3〜4分揚げる。

❺トマトはくし形に切り、キャベツはせん切りに。

❻器に④のロールカツと⑤の野菜を盛り合わせ、パセリを添える。

208 春巻き
25分(べったり時間25分)

●材料(2人分) 春巻きの皮4枚 豚赤身薄切り肉60g にら・ゆで竹の子各20g 干ししいたけ2枚 はるさめ15g 油大さじ⅔強 Ⓐ(塩少量 しょうゆ小さじ⅔ 酒小さじ1 ごま油大さじ½強 しょうが汁少量) Ⓑ(小麦粉小さじ1⅓ 水小さじ1) 揚げ油 Ⓒ(からし少量 しょうゆ小さじ1) パセリ適量

●作り方 ❶豚肉は細く切る。にらは2㎝長さに切り、竹の子も2㎝長さのせん切りに。しいたけはもどして軸を除き、せん切りに。はるさめはゆでてもどし、ざく切りに。

❷油を熱して肉をいため、野菜、はるさめの順に加えていため、Ⓐで調味し、皿などに広げて冷ます。

❸春巻きの皮で②を長方形に包み、Ⓑをつけて止める。

❹170度に熱した油で揚げ、Ⓒとパセリを添える。

209 豚肉のから揚げ
40分(べったり時間15分)

●材料(2人分) 豚肩ロース薄切り肉140g しょうゆ・酒各大さじ½ しょうが汁少量 かたくり粉適量 赤ピーマン30g 揚げ油 香菜少量

●作り方 ❶豚肩ロース薄切り肉は食べやすい大きさに切る。

❷①はしょうゆ、酒、しょうが汁を合わせた漬け汁にしばらく漬けて下味をつける。

❸赤ピーマンは種を除いて5〜6㎜幅に切る。香菜は葉先を摘む。

❹揚げ油を熱し、赤ピーマンを入れてさっと揚げる。②の肉の汁けをきって、かたくり粉を全体にまぶし、余分な粉をはたき落として、170度の揚げ油に入れ、カラリと揚げる。器に盛り、香菜を飾る。

210 タンドリーチキン
90分(べったり時間15分)

●材料(2人分) 鶏骨つきもも肉1本(正味500g) Ⓐ(プレーンヨーグルト50g おろしにんにく½かけ分 おろし玉ねぎ・オリーブ油各大さじ1 カレー粉大さじ½ しょうゆ・レモン汁各大さじ¼ 塩小さじ⅙ しょうが汁・パプリカ各小さじ¼ ローリエ½枚 小口切り赤とうがらし½本分)

●作り方 ❶鶏骨つきもも肉は裏側に骨に沿って包丁で切り込みを入れて開き、関節で2つに切る。

❷Ⓐに①の肉を漬け込み、30分〜1時間おく。

❸天板に網をおき、鶏肉を皮を上にのせ、200度のオーブンで約30分焼く。ピクルス※、レタスを添える。

※きゅうり・セロリ・にんじん・コーン計140gに塩少量をふって水けを絞り、酢大さじ2⅔、砂糖大さじ1、塩小さじ⅙、こしょう、ローリエ、八角に漬け込む。

211 鶏肉のチーズはさみ焼き
20分(べったり時間10分)

●材料(2人分) 鶏ささ身120g チーズ(とけるもの)40g キャベツ50g ミニトマト4個 塩・こしょう各少量 小麦粉小さじ1⅓ 油小さじ2½

●作り方 ❶鶏ささ身はすじを抜いてラップに包み、包丁の腹で軽くたたいてのばし、幅を倍くらいにする。塩、こしょうをふってしばらくおく。

❷チーズはささ身にはさめるように細長く切る。

❸キャベツはせん切りにして水に放し、水けをきる。

❹①のささ身の両面に小麦粉を薄くまぶし、余分な粉を払い落として、チーズをはさんで細長く形を整える。

❺フライパンに油を熱し、④を入れてささ身の中まで火が通り、両面うっすら色づく程度に焼き上げる。器に盛り、③のキャベツとミニトマトを添える。

212 鶏肉の千草(ちぐさ)焼き
40分(べったり時間20分)

●材料(2人分) 鶏胸肉160g Ⓐ(しょうゆ大さじ1 水大さじ2⅓) 生しいたけ・にんじん・さやいんげん各20g 油小さじ1 つけ合わせ(生しいたけ20g 油・しょうゆ・酒各少量)

●作り方 ❶鶏肉は身の厚いところを切り開いて厚みを均一にする。Ⓐに漬け込み、味をなじませる。

❷生しいたけは石づきを取って薄切りにし、にんじんは6〜7㎜角の棒状に切る。にんじんとさやいんげんはゆでる。

❸①の肉の汁けをきり、皮目を下にしておき、②の野菜を芯にして巻く。これを油を薄く塗ったアルミ箔で包み、アルミ箔の両端をひねる。

❹中火のオーブンで15〜20分焼き、1㎝幅に切る。生しいたけのソテーをつけ合わせる。

213 鶏肉のディアブル風
15分(べったり時間15分)

●材料(2人分) 鶏胸肉160g 塩・こしょう各少量 油大さじ1強 ときがらし小さじ2 生パン粉20g パセリ少量 バター小さじ1½ Ⓐ(トマトケチャップ大さじ1強 ウスターソース小さじ1⅓) (トマト120g ピーマン40g 油大さじ1強 塩小さじ⅙)

●作り方 ❶鶏肉は軽くたたいて塩、こしょうする。

❷生パン粉に刻んだパセリを混ぜておく。

❸油を熱し、肉の両面をそれぞれ1分半ずつ焼く。

❹オーブントースターの天板にアルミ箔を敷き、③をのせ、からしを塗って②のパン粉をたっぷりふりかけ、小さく切ったバターをのせ、2〜3分焼く。

❺つけ合わせは半月切りのトマトと細切りピーマンをそれぞれいため、塩で調味する。

❻Ⓐを合わせて熱し、④にかけ、⑤を添える。

214 鶏肉のなべ照り焼き
50分(べったり時間15分)

●材料(2人分) 鶏もも肉(皮つき)140g サラダ菜20g エシャロット20g みりん・しょうゆ・油各小さじ2

●作り方 ❶鶏肉は皮目にフォークで穴をあけ、味がしみ込みやすく、焼いても皮が縮まないようにする。そぎ切りにし、みりんとしょうゆをまぶして約20分おく。

❷フライパンで油を充分に熱し、手早く鶏肉の汁けをきって皮のほうから入れる。フライパンを揺すりながら焼く。皮目に香ばしい焼き色がついたら裏返す。ふたをして、弱火で約15分ほど蒸し焼きにする。

❸鶏肉を取り出し、なべの油を捨てる。残っていれば肉のつけ汁を加え、なべ底をこすりながら、少し煮つめ、肉を戻し入れて味をからませる。

❹肉を盛り、サラダ菜とエシャロットを添える。

215 鶏肉のピカタ
35分(べったり時間15分)

●材料(2人分) 鶏胸肉(皮つき)140g 塩小さじ⅙ こしょう少量 小麦粉大さじ1強 とき卵大½個分 青じそ12g 油大さじ1½強 つけ合わせ(ミックスベジタブル100g 玉ねぎ40g 赤ピーマン20g 油大さじ1½弱 塩小さじ⅙ こしょう少量)

●作り方 ❶鶏肉は70gのものを2枚用意し、肉の厚みに横に包丁を入れ、端を切り離さないようにして開く。汁けを軽くふき、塩、こしょうをふり、小麦粉を薄くまぶし、余分な粉は払い落とす。

❷とき卵にちぎった青じそを加え、①を浸す。

❸油を熱し、皮のない面を下にして入れ、ふたをして弱火で片面約2分ずつ、焦がさないように両面を焼く。

❹皿に盛り、つけ合わせをいためて調味し、添える。

料理写真は36ページ

216 焼きとり
30分(べったり時間25分)

●材料(2人分)　鶏もも肉140g　ピーマン2個(60g)　ねぎ1本(100g)　しょうゆ・みりん各大さじ1　砂糖小さじ1⅓　七味とうがらし少量

●作り方 ❶小なべにみりんを煮立て、しょうゆと砂糖を加えて少し煮つめる。

❷鶏肉は一口大に切り、ねぎは3～4cm長さのぶつ切りにする。ピーマンは種を取って一口大に切る。

❸竹串に鶏肉と野菜を交互に刺す。材料の間隔を少しあけると熱が通りやすい。

❹焼き網に油少量を塗って熱し、③をのせて焼く。肉に火が通ったら、①のたれを2～3回つけながら焦がしすぎないようにまめに返して焼く。

❺焼きたてを器に盛り、七味とうがらしをふる。

217 ローストチキン
80分(べったり時間20分)

●材料(2人分)　鶏骨つきもも肉2本(正味300g)　塩小さじ⅓　こしょう少量　油小さじ2　白ワイン大さじ1　つけ合わせ(じゃが芋140g　揚げ油　塩少量　パセリ10g)

●作り方 ❶鶏肉は火の通りをよくし、食べやすくするために、裏側に骨に沿って包丁を入れる。さらに火の通りをよくするため、皮目をフォークで突き刺し、全体に塩とこしょうをふってすり込む。

❷フライパンに油を熱し、鶏肉の皮目を下にして入れ、きれいな焼き色をつけて返す。裏側も同じように焼き色をつけて、火を少し弱めて中まで火を通す。

❸フライパンに出た脂を捨て、白ワインをかけて強火にし、水分がなくなったら火を止める。じゃが芋は薄切りにして揚げ、塩をふってパセリとともに添える。

218 蒸しどり
60分(べったり時間20分)

●材料(2人分)　鶏ささ身120g　Ⓐ(ねぎ・しょうが各少量　酒小さじ2　塩ひとつまみ)　ねぎ10g　にんじん・生わかめ・きゅうり各40g　サラダ菜20g　Ⓑ(いりごま小さじ1⅓　砂糖小さじ⅔　しょうゆ小さじ2　ごま油小さじ1)

●作り方 ❶Ⓐのねぎは包丁でたたき、しょうがはつぶす。深皿に鶏肉を入れ、ねぎとしょうがをのせ、酒と塩をふる。

❷蒸気の上がった蒸し器に①を皿ごと入れて15～20分蒸す。粗熱が取れたら細く裂き、冷ます。

❸ねぎ、きゅうり、にんじんはせん切りにする。それぞれ水に放してパリッとさせる。生わかめは熱湯に通して冷水にとり、水けを絞ってざく切りにする。

❹器にサラダ菜と②と③を盛り、Ⓑをかける。

219 鶏肉と里芋の煮物
70分(べったり時間20分)

●材料(2人分)　鶏胸肉(皮つき)140g　酒・しょうゆ各小さじ⅔　里芋200g　ゆで竹の子100g　しょうが10g　油小さじ1½　しょうゆ大さじ1　酒大さじ1弱　Ⓐ(油小さじ2　砂糖大さじ1弱　水大さじ1⅓)

●作り方 ❶鶏肉は一口大に切り、酒としょうゆをまぶして約20分おく。

❷里芋は皮をむき、肉と同じくらいの大きさに切る。ゆで竹の子はくし形に切る。

❸フライパンで油を熱し、①の肉をいため焼く。

❹なべにⒶの油と砂糖を入れて茶褐色に煮立て、③を加えて水を入れ、ふたをする。沸騰がおさまったら1cmの高さまでの水、しょうが、酒、しょうゆを加え、②を入れる。上下を返しながら約40分、弱火で煮る。

220 鶏肉と大豆のカレー
50分(べったり時間20分)

●材料(2人分)　鶏もも骨つき肉200g　塩小さじ⅙　こしょう少量　玉ねぎ1個(200g)　にんにく1かけ　トマト1個(200g)　油大さじ1　Ⓐ(小麦粉小さじ1　カレー粉大さじ1　洋風だし1カップ　ゆで大豆100g　赤とうがらし・コリアンダー各少量)　塩適宜

●作り方 ❶鶏肉は塩、こしょうで下味をつける。玉ねぎ、にんにくはみじん切り、トマトはざく切りにする。

❷フライパンに油を熱し、鶏肉を焼き、なべに移す。

❸同じフライパンに玉ねぎを入れていため、途中、にんにくを加え、茶色くなるまでいため、トマト、Ⓐとともに②のなべに入れ、火にかける。

❹煮立ったらアクを取り、弱火で約20分煮て、最後に適宜塩で味を調える。

221 鶏肉のクリーム煮
70分(べったり時間40分)

●材料(2人分)　鶏もも肉160g　マッシュルーム80g　小麦粉大さじ1弱　油大さじ1　塩小さじ⅕　こしょう小さじ½　エバミルク40g　酒大さじ1強　(ズッキーニ40g　さやいんげん60g　バター小さじ1½　塩・こしょう・パセリ各少量　レモン½個)

●作り方 ❶鶏肉は2つに切り、塩、こしょうをふり、水けをふいて小麦粉を薄くまぶす。

❷マッシュルームは石づきを切り落とす。

❸油で①を両面焼き、②を加えていため、酒をふってふたをし、10～15分蒸し焼きに。エバミルク⅓量を加え、弱火で煮てとろみがついたら残りを加えて煮る。

❹いんげんは色よくゆでて半分に切り、輪切りのズッキーニとともにバターでいためて塩、こしょうをふって添える。レモンの輪切りとパセリも添える。

222 鶏もも肉のワイン煮込み
50分(べったり時間25分)

●材料(2人分)　鶏骨つきもも肉2本(正味260g)　塩小さじ⅓弱　こしょう少量　小麦粉小さじ2　油・バター各大さじ1⅔　小玉ねぎ120g　にんじん60g　じゃが芋160g　赤ワイン½カップ　ベーコン30g　Ⓐ(バター大さじ½　小麦粉小さじ2)　Ⓑ(ローリエ1枚　塩・にんにく・こしょう各少量)　香菜少量

●作り方 ❶小玉ねぎは根元のひげを落とし、じゃが芋はくし形、にんじんはシャトー形に切る。

❷Ⓐのバターを練り、小麦粉を混ぜて練り合わせる。

❸肉に塩、こしょうをふって小麦粉をまぶし、バターと油で焼きつけて取り出し、野菜をいためる。

❹なべに肉と水½カップを入れて強火にかけ、アクを除き、ワインを加えて煮、Ⓑ、野菜、細切りベーコンを加えて20分煮る。②を煮汁でといて混ぜる。

223 鶏レバーのソース煮
20分(べったり時間15分)

●材料(2人分)　鶏レバー100g　ウスターソース大さじ1½　酒(または水)¼カップ　しょうが6g

●作り方 ❶レバーは余分な脂を取り除き、流水にさらして血抜きをし、一口大に切る。

❷沸騰湯でレバーを2～3分ゆで、ざるにあげて湯をきる。

❸しょうがはせん切りにする。

❹なべにウスターソース、酒、レバーを入れ、7～10分程度、汁けがほとんどなくなるまで弱火で煮る。途中でアクが出たら取り除く。

❺器にレバーを盛り、しょうがを天に盛る。

224 鶏レバーの煮込み
20分(べったり時間15分)

●材料(2人分)　鶏レバー120g　マッシュルーム(缶詰)60g　バター大さじ1強　小麦粉大さじ2弱　トマトピュレ大さじ2強　スープ¼カップ　赤ワイン大さじ1　塩小さじ⅓　こしょう少量　つけ合わせ(なす・ズッキーニ各50g　油小さじ2　塩・こしょう各少量)

●作り方 ❶レバーは余分な脂を取り除き、流水にさらして血抜きをし、一口大に切る。

❷なべにバターをとかし、①をいためる。マッシュルームを加えて火が通ったら、小麦粉をふっていためる。

❸②にスープとトマトピュレを加えて弱火で煮つめ、赤ワインをふり、塩、こしょうで味を調える。

❹なすとズッキーニは一口大の斜め切りにし、ソテーにする。③のレバーに添えて器に盛る。

225 クリームシチュー
50分(べったり時間25分)

●材料(2人分)　鶏ささ身100g　塩・こしょう各少量　じゃが芋200g　マッシュルーム40g　スープ1カップ　ブールマニエ(バター小さじ2　小麦粉大さじ1⅓)　牛乳1カップ　油小さじ2½

●作り方 ❶鶏肉は一口大に切って塩・こしょう各少量をふって15分くらいおく。

❷じゃが芋は皮をむき、面取りをする。マッシュルームは石づきを取り、縦半分に切る。

❸厚手なべに油を熱し、鶏肉をいため、肉の色が変わったら②を加え、スープを入れて煮る。野菜がやわらかくなったら塩・こしょう各少量で調味する。

❹③の肉と野菜を取り出し、煮汁はこして煮立たせ、ブールマニエを入れ、とろみがついたら牛乳を加え、肉と野菜を戻し入れてひと煮する。

226 鶏肉とピーマンのみそいため
20分(べったり時間20分)

●材料(2人分)　鶏もも肉(皮つき)200g　しょうゆ小さじ⅔　酒小さじ1強　しょうが汁少量　かたくり粉小さじ2　油大さじ1強　Ⓐ(みそ小さじ2　しょうゆ小さじ1　酒・砂糖各小さじ2)　ピーマン100g　揚げ油

●作り方 ❶鶏肉は1.5～2cm角に切り、しょうゆ、酒、しょうが汁をふり、下味をつける。

❷①の肉にかたくり粉をまぶし、低温(130度)の揚げ油にくぐらせる(油通し)。

❸ピーマンは種を取って1.5～2cm角に切る。

❹Ⓐの調味料はあらかじめ、混ぜ合わせておく。

❺フライパンか中華なべに油を熱し、③のピーマンを入れて手早くいため、油が回ったところで②の肉を入れて④で調味し、全体を混ぜて火を止める。

227 鶏肉のから揚げ
40分(べったり時間15分)

●材料(2人分)　鶏もも肉120g　ねぎ5cm(10g)　Ⓐ(塩・こしょう各少量　しょうゆ・酒各小さじ1　しょうが汁小さじ¼　ごま油小さじ½)　とき卵小½個分　かたくり粉大さじ3　ピーマン20g　赤ピーマン10g　揚げ油

●作り方 ❶鶏肉は水で血や臭みを洗い落とし、よく水けをふき取って一口大に切る。

❷ねぎは包丁の背でたたき、ぶつ切りにする。

❸ボールにⒶを合わせ、①と②を混ぜ、約20分おく。

❹ねぎを除いて肉にとき卵を混ぜ、かたくり粉を加えて混ぜ合わせ、150～160度の揚げ油に入れ、4～5分揚げて、一度に全部取り出す。

❺油を175度に上げ、④の肉を入れ、約30秒揚げる。ピーマンと赤ピーマンはざく切りにして揚げ、添える。

料理写真は37ページ

228 鶏肉の南部揚げ
35分(べったり時間25分)

●材料(2人分) 鶏もも肉140g Ⓐ(とき卵½個分 小麦粉大さじ2弱 塩少量 酒大さじ½強) 白ごま30g つけ合わせ(甘酢漬けしょうが10g 菊の花の甘酢あえ・みょうがの酢漬け各10g) 揚げ油

●作り方 ❶鶏肉はフォークの先で皮目に穴をあけ、そぎ切りにする。
❷Ⓐの卵を軽く泡立て、塩、酒、小麦粉を混ぜる。
❸鶏肉に②をつけ、乾いたまな板に並べた白ごまをふり、乾いたところ(紙の上など)へ裏返して移し、白ごまをまぶす。
❹揚げ油をやや低め(150度くらい)に熱し、③の肉を入れて、こんがりと揚げる。油の温度が高いと、ごまが焦げたり、はがれたりするので注意する。
❺器に盛り、しょうが、菊、みょうがを添える。

229 鶏の松風焼き
50分(べったり時間30分)

●材料(2人分) (鶏ひき肉160g 油少量 卵小1個 かたくり粉・酒各小さじ2 塩小さじ¼強) 油・卵黄各適量 けしの実適量 菊花かぶの甘酢漬け60g

●作り方 ❶なべに油を熱し、鶏ひき肉の半量を入れてい る。
❷すり鉢に残りの鶏ひき肉を入れてよくする。①、卵、かたくり粉、酒、塩を加えてさらになめらかな状態になるまでよく混ぜる。
❸天板にアルミ箔を敷いて油を薄く塗り、②をのせて手でのばして広げ、厚さ3㎝程度の平らな四角形にまとめる。
❹200度のオーブンで15分焼き、上面に卵黄を塗ってけしの実をふり、さらに乾く程度に焼く。
❺④を切って盛り、菊花かぶの甘酢漬けを添える。

230 なすのミートソースグラタン
50分(べったり時間40分)

●材料(2人分) 牛ひき肉・豚ひき肉各50g ミートソース(缶詰)100g なす240g(4個) 小麦粉大さじ3⅓ バター大さじ2⅔ パン粉大さじ2 粉チーズ大さじ1 みじん切りパセリ少量

●作り方 ❶なすは斜め薄切りにして小麦粉をまぶす。
❷フライパンにバターを熱し、①のなすを入れて両面を焼きつける。
❸なべにミートソースを入れて煮立て、ひき肉を加えて煮、肉に熱を通す。
❹グラタン皿に③のソースを少し入れ、②のなすを並べ入れ、残りの③を全体にかける。
❺粉チーズとパン粉を合わせて④にふりかけ、200度に熱したオーブンで7〜8分焼き、みじん切りパセリをふる。

231 肉ギョーザ
40分(べったり時間35分)

●材料(2人分) 豚ひき肉100g キャベツ200g はるさめ40g ねぎ10g Ⓐ(しょうが汁少量 しょうゆ・酒各大さじ½ 塩・ごま油各少量) ギョーザの皮大12枚 油大さじ1 パセリ少量 Ⓑ(しょうゆ小さじ1 酢小さじ½強 ときがらし少量)

●作り方 ❶キャベツは塩少量を入れた熱湯でゆでて冷まし、刻んで水けを絞る。はるさめは熱湯でもどし、細かく切って水けを絞る。ねぎはみじん切りに。
❷ボールにひき肉を入れ、①、Ⓐをよく混ぜる。
❸ギョーザの皮の縁に水をつけて、12等分にした②のあんをのせ、ひだをとって半月形に包む。
❹フライパンに油を熱し、③を焼き、焼き色がついたらギョーザの高さの¼まで水を注ぎ、ふたをして蒸し焼きに。水がなくなったら皿に盛り、Ⓑを添える。

232 ハンバーグステーキ
30分(べったり時間25分)

●材料(2人分) 合いびき肉140g 玉ねぎのみじん切り40g 塩・こしょう・油各少量 生パン粉大さじ3½ とき卵小½個分 油大さじ1強 ソース(マッシュルーム20g 玉ねぎ60g トマトケチャップ大さじ1⅕ ウスターソース大さじ1 塩小さじ¼弱) つけ合わせ(じゃが芋100g 揚げ油 ゆでさやえんどう20g クレソン・みじん切りパセリ各少量)

●作り方 ❶みじん玉ねぎは油少量でいためる。
❷ひき肉に塩、こしょう、①、とき卵、生パン粉を加え、手でよく練り、2等分して丸形に整える。
❸フライパンに油を熱し、②の中央をくぼませて入れ、強火で30秒、弱火にし3〜4分、裏返して同様に焼く。
❹器に盛り、野菜の薄切りをいためて調味したソースをかけ、フライドポテトと青みを添える。

233 ミートローフ
60分(べったり時間30分)

●材料(2人分) 豚ひき肉160g 塩小さじ⅕ こしょう・ナツメグ各少量 Ⓐ(玉ねぎのみじん切り60g 油小さじ2) パン粉⅓カップ強 牛乳大さじ2⅓弱 とき卵小½個分 油小さじ2 つけ合わせ(じゃが芋200g 塩・こしょう・クレソン各少量) ソース(トマトケチャップ大さじ⅘ ウスターソース小さじ2)

●作り方 ❶Ⓐの玉ねぎは油でいためて、冷ます。
❷パン粉に牛乳を加えて湿らせておく。
❸ボールにひき肉、塩、こしょう、ナツメグ、①、②、とき卵を入れ、粘りが出るまでよく混ぜ、ひとまとめにしてボールに打ちつけ、肉の中の空気を抜く。
❹③をかまぼこ形にまとめ、油を塗った天板にのせて、220度のオーブンで20〜25分焼く。適宜切る。
❺じゃが芋は粉吹き芋にし、クレソンと添える。

234 肉シューマイ
30分(べったり時間20分)

●材料(2人分) 豚ひき肉150g キャベツ100g しょうゆ小さじ½ 生しいたけ大1枚 ねぎ¼本(30g) かたくり粉大さじ½ Ⓐ(塩小さじ¼ しょうゆ小さじ1 しょうが汁・ごま油・砂糖各小さじ½) シューマイの皮12枚 グリーンピース12粒 なす120g ときがらし少量

●作り方 ❶キャベツはゆでてみじん切りにし、しょうゆをふって水けを絞る。生しいたけとねぎもみじん切りにする。以上を合わせ、かたくり粉をふって混ぜる。
❷ボールにひき肉とⒶを入れて手で粘りが出るくらいまでよくこね、①を加えてさらによく混ぜ、12等分にし、皮で包み、グリーンピースをのせる。
❸油を塗った蒸し器に並べ、強火で10〜12分蒸す。蒸しなすとときがらしを添えて盛る。

235 スタッフドピーマンのトマト煮
40分(べったり時間25分)

●材料(2人分) ピーマン2個(80g) 小麦粉適量 Ⓐ(合いびき肉180g 玉ねぎのみじん切り100g 卵½個 食パン30g 塩・こしょう各少量) バター大さじ½ 玉ねぎ50g Ⓑ{スープ大さじ5 トマトの水煮(缶詰)½カップ} 塩・こしょう各少量 ズッキーニ½本(70g) 油小さじ½ 塩・こしょう各少量

●作り方 ❶ピーマンは縦半分に切って内側に小麦粉をふり、Ⓐを合わせて詰め、小麦粉をまぶす。
❷バターをとかし、①を肉のほうから両面を焼く。玉ねぎの薄切りを入れていため、Ⓑを加えて15分煮る。塩、こしょうで調味。
❸ズッキーニは皮をしま目にむいて輪切りにし、油でいため、塩、こしょうで調味する。
❹②③を盛り合わせ、あればクレソン適量を添える。

236 鶏のそぼろ煮
40分(べったり時間20分)

●材料(2人分) 鶏ひき肉70g かぶ160g さやえんどう20g だし½カップ 酒小さじ2強 砂糖大さじ1⅓ しょうゆ小さじ1⅔ 塩小さじ⅙ せん切りしょうが少量 かたくり粉小さじ½

●作り方 ❶かぶは茎と葉を落とし、皮を包丁目を立てて縦にむく。煮くずれないようにやわらかくなるまでゆでる(あれば米のとぎ汁で)。
❷なべにだし、酒、砂糖、しょうゆ、塩を入れて煮立て、①のかぶを入れて弱火で煮含める。
❸②のかぶの煮汁を小さいなべに移して煮立て、鶏ひき肉を2〜3回に分けて入れ、煮る。
❹水どきかたくり粉を③に加えてとろみをつける。
❺器にかぶを盛り、④をかけ、ゆでて斜め切りにしたさやえんどうを散らし、しょうがを天盛りにする。

237 ロールキャベツ
50分(べったり時間25分)

●材料(2人分) 豚ひき肉60g キャベツ200g 玉ねぎ100g パン粉½カップ とき卵小½個分 ベーコン10g スープ2カップ トマトケチャップ大さじ2½強 塩・こしょう・刻みパセリ各少量

●作り方 ❶キャベツは外側の大きな葉を用意し、塩少量を入れた熱湯でかためにゆで、かたい軸を取る。残りのゆで汁にベーコンを入れてすぐ引き上げる。
❷玉ねぎはみじん切りにし、ひき肉、パン粉、とき卵、塩、こしょうを加えて粘りが出るまで混ぜる。
❸キャベツの水けをふき、②を俵形にのせ、ふろしき包みの要領で包み、ベーコンで巻いてようじで止める。
❹なべに③を並べ、スープを加えて、落としぶたとなべぶたをして弱火で約15分煮、トマトケチャップを加え、塩、こしょうで味を調える。

238 エスニックスープ煮
30分(べったり時間25分)

●材料(2人分) Ⓐ(合いびき肉45g 玉ねぎのみじん切り25g 食パン・塩・こしょう各少量) 小麦粉適量 揚げ油 エビ8尾(正味80g) もやし30g Ⓑ(水1½カップ 固形スープの素½個 ナンプラー小さじ½強 酒・酢各大さじ½ しょうゆ大さじ¼ 砂糖小さじ½ 塩少量 赤とうがらし1本) 香菜適量

●作り方 ❶Ⓐをボールに入れてよく練り混ぜ、4等分して丸め、小麦粉をまぶして油で揚げる。
❷エビは背わたと殻を除く。
❸もやしは芽と根を除く。
❹なべにⒷを合わせて煮立て、②③を入れる。アクを除き、エビの色が赤くなったら①を加える。
❺器に盛り、香菜をのせる。

239 ミートボールシチュー
50分(べったり時間25分)

●材料(2人分) 豚ひき肉160g 玉ねぎ200g Ⓐ(塩小さじ⅕ こしょう少量 パン粉1カップ強 とき卵½個分) 小麦粉大さじ2強 油・バター各大さじ1強 にんじん40g さやえんどう10g スープ2カップ トマトピュレ大さじ3強 赤ワイン大さじ1⅓ バター小さじ2½ パセリ少量

●作り方 ❶玉ねぎは50gをみじん切り、残りは薄切りにし、にんじんは乱切り、さやえんどうはゆでる。
❷玉ねぎのみじん切りをバター小さじ1でいためる。
❸ひき肉に②、Ⓐを加えて混ぜ、団子に丸めて小麦粉を薄くまぶし、油とバターを熱したフライパンで焼く。
❹なべにバター小さじ1½を熱し、玉ねぎとにんじんをいため、スープを加えてやわらかく煮、ピュレ、赤ワイン、③を入れて7分煮、さやえんどうを散らす。

240 なすのはさみ揚げ
25分(べったり時間25分)

●材料(2人分)　なす240g(4個)　鶏ひき肉120g　ねぎ20g　生パン粉40g　とき卵¼個分　しょうゆ大さじ1　みりん小さじ2　小麦粉少量　ピーマン40g　揚げ油
●作り方 ❶なすはヘタのまわりに包丁を入れてがくを切り、縦に2本、ヘタのところまで切り込みを入れる。水につけて落としぶたをし、アクを抜く。
❷ひき肉、ねぎのみじん切り、生パン粉、とき卵、しょうゆ、みりんを合わせ粘りが出るまで混ぜる。
❸①のなすをふきんで絞るようにして水けをきり、切り口に小麦粉をまぶして②の肉をはさみ、肉がなすからはみ出さないように手で軽く押しておく。
❹揚げ油を170度に熱し、ピーマンの細切りを揚げてから、③を入れて揚げ、油をよくきる。

241 肉コロッケ
60分(べったり時間30分)

●材料(2人分)　牛ひき肉100g　玉ねぎのみじん切り20g　油大さじ½強　塩小さじ⅙　こしょう少量　じゃが芋140g　衣(小麦粉大さじ1　とき卵⅓個分　パン粉½カップ)　揚げ油　つけ合わせ(ピーマン60g　赤ピーマン少量　なす40g　油小さじ2½　塩・こしょう各少量)　ソース(ウスターソース大さじ1　トマトケチャップ小さじ2弱)
●作り方 ❶じゃが芋は皮をむいて4つ割りにしてゆで、湯を捨てて水分をとばし、熱いうちにつぶす。
❷油で玉ねぎとひき肉をいため、塩とこしょうをふる。
❸①と②を混ぜ合わせ、2等分して小判形にまとめ、小麦粉、とき卵、パン粉の順に衣をつける。
❹180度の揚げ油できつね色に揚げる。つけ合わせの野菜は油でいためて調味し、添える。

242 ソーセージゆでじゃが芋添え
20分(べったり時間10分)

●材料(2人分)　ウインナソーセージ4本(80g)　新じゃが芋小2個(100g)　塩少量　粒マスタード少量
●作り方 ❶新じゃが芋はたわしで皮をこすり洗いし、4つ割りにする。
❷①を塩少量を入れた湯で約10分ゆでる。
❸じゃが芋にほぼ火が通ったらウインナソーセージを加え、両方に火が通るまでさらに1～2分ゆでる。
❹じゃが芋とソーセージをざるにとって汁けをきり、器に盛りつける。好みで粒マスタードを添えてつけて食べる。
・子供にはマスタードの代わりにトマトケチャップを添えてもよい。

243 ウインナのスープ煮
30分(べったり時間10分)

●材料(2人分)　ウインナソーセージ6本(120g)　じゃが芋1個(120g)　玉ねぎ½個(100g)　キャベツ100g　スープ1½カップ　塩・こしょう各適量
●作り方 ❶じゃが芋は厚さ1㎝ほどの半月切りにして水にさらし、水けをきる。
❷玉ねぎはくし形切り、キャベツは食べやすい大きさのざく切りにする。
❸なべにスープを入れてじゃが芋、玉ねぎ、キャベツとウインナソーセージを入れ、煮立ったら弱火にして煮る。
❹アクが出たら除き、野菜がやわらかくなるまで煮る。塩とこしょうで味をつける。
❺スープごと器に盛る。

244 肉団子のあんかけ
40分(べったり時間40分)

●材料(2人分)　ミートボール(冷凍)200g　ピーマン70g　きくらげ(乾燥)4g　油大さじ2強　しょうゆ大さじ1強　砂糖大さじ2強　酒小さじ2　だし½カップ　しょうが汁少量　かたくり粉小さじ2
●作り方 ❶きくらげは水にしばらくつけてもどし、一口大に切る。ピーマンは縦半分に切って種を取り、食べやすい大きさに切る。
❷なべに油を熱し、ミートボールを凍ったまま入れていため、①のきくらげとピーマンを加えていため合わせる。
❸②にだし、砂糖、酒、しょうゆ、しょうが汁を加えてミートボールとその他の材料に火が通るまで煮る。
❹水どきのかたくり粉を加えてとろみをつける。冷凍ミートボールは揚げたり、蒸してもよい。

245 ゆで卵のマリネ
20分(べったり時間20分)

●材料(2人分)　卵2個　貝割れ菜10g　ミニトマト6個　ドレッシング大さじ1強
●作り方 ❶卵は0.3%の塩を入れた湯(約60度)に入れ、煮立つまで強火にし、あと弱火にして10～12分ゆでる。水にとって殻をむき、縦に6等分する。
❷貝割れ菜は根の部分を切る。ミニトマトは2つに切る。
❸かたゆで卵、貝割れ菜、ミニトマトを盛り合わせ、ドレッシングをかける。
・かたゆで卵を切るとき、卵黄がくずれたりするので専用の飾り切り器を使うとよい。
・かたゆで卵の殻をむくときは水にとり、卵を軽くたたき、乾いたふきんでふいてからむくとむきやすい。卵に少し熱が残っているほうがむきやすい。

246 厚焼き卵
10分(べったり時間10分)

●材料(2人分)　(卵3個　だし大さじ2　みりん小さじ2　塩小さじ¼強　しょうゆ少量)　油小さじ½　大根50g　しょうゆ少量
●作り方 ❶卵はよくときほぐし、だし、みりん、塩、しょうゆを加え、よく混ぜる。
❷卵焼き器を熱し、油を熱し、油ふきんかペーパータオルでふき取る。弱火にし、卵液½量を流し、表面が半熟状になったら卵のまわりを箸で離し、両端を内側に折り、手前にクルクルと巻き込んでいく。あいている部分に油を塗り、卵を向こう側に移す。残りの卵液を入れ、巻いた卵を持ち上げ、同じようにして巻いて焼く。巻きすにとって形を整え、盛るとき切る。
❸おろした大根を卵と盛り、しょうゆをかける。

247 ウ巻き卵
20分(べったり時間20分)

●材料(2人分)　卵2個　ウナギのかば焼き40g　だし大さじ1½　酒大さじ½　塩小さじ⅙　しょうゆ・油各少量　甘酢漬けしょうが10g　木の芽少量
●作り方 ❶ウナギは串から抜いて縦半分に切る。
❷卵を割りほぐし、だし、酒、塩、しょうゆを混ぜる。
❸卵焼き器を熱して油をペーパータオルでよくふき込む。
❹火を弱めて②の卵液の半量を流し、表面が半熟状になったらウナギを卵焼き器の向こう側に1列におき、それを芯にして手前に向かってクルクル巻く。
❺卵焼き器のあいたところに油をふき込み、卵を向こうに移し、残りの卵液を流す。同様に巻く。
❻⑤を巻きすにとって軽くしめ、形を整える。切り分けて器に盛り、甘酢漬けしょうがと木の芽を添える。

248 オムレツ
5分(べったり時間5分)

●材料(2人分)　卵大2個　ねぎ40g　ちりめんじゃこ・生しいたけ各20g　しょうゆ小さじ⅓　バター大さじ1強　油小さじ2　レタス80g
●作り方 ❶ねぎは小口切りにする。生しいたけは短めのせん切りにする。
❷油を熱し、ねぎ、しいたけ、ちりめんじゃこをさっといため、冷ます。
❸卵はよくときほぐし、しょうゆ、①、②を混ぜる。
❹フライパンにバターを熱し、③を流し入れ、箸で手早くかき混ぜ、強火で焼く。全体が半熟状になったら片側に寄せ、フライパンの縁を使ってオムレツ形に整え、皿に盛る(1人分ずつ焼く)。
❺レタスはせん切りにし、④に盛る。

249 カニ玉
20分(べったり時間20分)

●材料(2人分)　カニの身30g　ねぎ10g　卵3個　塩少量　鶏ガラスープ½カップ　砂糖小さじ1　しょうゆ大さじ½　(かたくり粉・水各小さじ2)　酢小さじ2　しょうが汁少量　油大さじ2
●作り方 ❶カニの身は軟骨を除いてほぐし、ねぎはあらみじん切りにする。
❷卵を割りほぐし、塩と①を混ぜる。
❸なべに鶏ガラスープ、砂糖、しょうゆを入れて火にかけ、煮立ったらかたくり粉を水でといて加え、最後に酢、しょうが汁を加える。
❹フライパンに油を熱し、②を入れて手早く混ぜ、半熟状になったら卵の周囲を折るように丸く整え、裏返す。
❺④を食べやすく切り、器に盛って③のあんをかける。

250 スパニッシュオムレツ
40分(べったり時間15分)

●材料(2人分)　卵大4個　トマト・じゃが芋各40g　マッシュルーム(缶詰)20g　塩小さじ⅙　バター小さじ2　油大さじ1½強　パセリのみじん切り少量
●作り方 ❶トマトは皮をむき、種を除いて1㎝角に切る。じゃが芋はやわらかくゆでて7㎜角に切る。マッシュルームは薄切りにする。
❷小なべにバターを熱し、トマト、じゃが芋、マッシュルームの順にいためる。
❸卵はよくときほぐし、②と塩を混ぜる。
❹フライパンに油を熱し、③を流し入れ、箸で手早くかき混ぜ、強火で焼く。表面が半熟状になったら平らなふたをかぶせて、フライパンを返して卵をふたにのせ、裏返した状態で戻してさらに焼く。皿に盛り、パセリをふる。

251 卵のグラタン
60分(べったり時間30分)

●材料(2人分)　卵2個　ほうれん草60g(バター大さじ1½強　小麦粉大さじ2強　牛乳¾カップ強　塩少量)　Ⓐ(粉チーズ小さじ1　パン粉小さじ2)
●作り方 ❶ほうれん草は沸騰湯に入れ、2～3分ゆで、水にとり、絞って5㎝長さに切る。
❷なべにバターを熱し、小麦粉をいため、牛乳を加え、泡立て器で粉を散らし、とろりとするまで煮、塩を加える。
❸1人分の耐熱皿に②を少量入れ、ほうれん草を広げ、真ん中を少しくぼませ、卵を1個ずつ割り入れる。残りのホワイトソースをかけ、Ⓐをふり、オーブンかオーブントースターで焼き色がつくまで焼く。
・卵は生でなく、ポーチドエッグにして(No.260参照)、いためたほうれん草にのせて焼いてもよい。

料理写真は39ページ

主菜

卵

252—263

252 卵のココット焼き
15分（べったり時間5分）

●材料（2人分）　卵2個　キャベツ150g　塩小さじ⅙　こしょう少量

●作り方 ❶キャベツはせん切りにする。

❷ココット皿などの耐熱皿にキャベツを入れ、真ん中を少しくぼませる。卵を1個ずつ割り入れ、塩とこしょうをふる。

❸オーブントースターかオーブンで焼き色がつくまで10分程度焼く。

・キャベツのほか、ほうれん草、ブロッコリー、グリーンアスパラガスなどでもよい。その場合は野菜を下ゆでしてから使う。

・ハム、ベーコン、ウインナー、ツナ、チーズなどを加えるとボリュームが出る。

253 千草焼き
20分（べったり時間20分）

●材料（2人分）　卵2個　にんじん・生しいたけ・ゆで竹の子各20g　さやえんどう10g　砂糖・みりん各小さじ2　しょうゆ小さじ1　塩小さじ⅕　油小さじ1　大根50g　しょうゆ少量

●作り方 ❶にんじん、しいたけ、竹の子はせん切りにし、にんじんはさっとゆでる。

❷さやえんどうは沸騰湯でゆで、細く切る。

❸卵はよくときほぐし、調味料と①②を混ぜる。

❹厚焼き卵の要領で、小さめのフライパンに油を熱し、③の½量を流し、固まりかけたら手前にまとめ、あいたところへ油を塗り、残りを流し、全体をまとめ、中まで熱が通るまで焼く。食べやすく切る。

❺おろした大根を④に添えてしょうゆをかける。

254 目玉焼き
5分（べったり時間5分）

●材料（2人分）　卵2個　油小さじ1　塩少量（ピーマン60g　油小さじ1　塩少量）

●作り方 ❶油のなれたフライパンに油を熱し、卵を静かに入れる。弱火にし、卵黄が動かなくなるくらい（約40秒）焼く。卵白のまわりをフライ返しで内側に押し入れるようにして約2分焼く。塩をふり、皿に盛る。

❷ピーマンは種を除き、縦に3～4つに切る。フライパンに油を熱していため、塩をふる。

・新鮮な卵を使うようにする。古いと卵白にコシがないので広がってしまい、形が悪くなる。

・卵黄を白っぽく仕上げるときはフライパンに卵を入れ、卵白が落ち着いたところで湯大さじ1を入れ、すぐふたをし、弱火で1～2分蒸し焼きにする。

255 しめ卵
20分（べったり時間15分）

●材料（2人分）　卵大3個　枝豆20g（約20粒）　塩小さじ⅙　ねぎ5g　（だし½カップ　砂糖小さじ1⅓　うす口しょうゆ小さじ⅓　かたくり粉小さじ⅔）

●作り方 ❶卵はよくほぐし、塩を混ぜる。

❷枝豆はゆでる。

❸沸騰湯に卵を少しずつ流し入れ、固まって浮いてきたら、盆ざるにふきんを敷いた上にあけ、枝豆を散らし、直径が3～4cmになるように熱いうちに棒状にまとめ、巻きすで巻き、落ち着くまでそのままおく。冷めてから切る。

❹だしを煮立たせ、砂糖、しょうゆを入れ、水どきかたくり粉でとろみをつけ、③を盛った上にかける。

❺細切りのねぎは水に放してから④にのせる。

・卵を熱いうちにまとめること。

256 ゆで卵
15分（べったり時間5分）

●材料（2人分）　卵2個　塩少量

●作り方 ❶卵は0.3%の塩が入った湯（約60度）に静かに入れ、強火にし、箸で1～2分ころがしながら煮立つまでゆでる。弱火にして好みのかたさになるようにゆでる。かたゆで卵は沸騰してから10分。卵白は固まっても黄身が生に近く、流れるくらいの半熟卵は沸騰してから3分。卵白は固まり、黄卵の真ん中が半熟状の卵は沸騰してから5分。

❷エッグスタンドに立てる。

❸スプーンで卵の上をたたき、上面の殻をむき、下面はそのままで、スプーンですくって食べる。

・卵は沸騰後15分以上ゆでると卵黄と卵白の境が黒くなるので注意する。

・卵を室温にしてゆでるとひびも入りにくい。

257 卵豆腐
30分（べったり時間20分）

●材料（2人分）　卵3個　だし¾カップ　うす口しょうゆ・みりん各小さじ⅓　絹ごし豆腐80g　つけだれ（だし½カップ　塩小さじ⅕　うす口しょうゆ小さじ⅔　みりん小さじ¼）

●作り方 ❶卵はよくほぐし、だし、しょうゆ、みりんを混ぜ、こし器でこし、流し缶に流し入れる。

❷蒸気の立った蒸し器に①を入れ、強火で2分、ふたを少しずらして弱火で10～15分蒸す。そのまま冷ます。

❸②を型から出し、四角に切る。

❹豆腐は卵豆腐と同じ大きさに切り、氷水を入れた器に盛る。

❺つけだれの材料を合わせて好みでかける。

・金属製の蒸し器の場合は割り箸2本の上にのせると熱の当たりがやわらかくなり、すが入りにくい。

258 茶わん蒸し
30分（べったり時間15分）

●材料（2人分）　卵小1個　だし¾～1カップ　塩小さじ⅙弱　エビ2尾（正味20g）　生しいたけ2枚　三つ葉少量

●作り方 ❶卵はときほぐし、だし、塩を加えて泡立てないように混ぜ、ふきんかこし器でこす。

❷エビは背わたと殻を除く。

❸生しいたけは軸を除き、十文字の飾り切りをする。

❹蒸し茶わんに②③を入れて①の卵液を静かに注ぎ、泡をすくい取る。

❺蒸気の上がっている蒸し器に④を入れ、中火で3～4分、弱火で15分ほど蒸す。

❻八分どおり火が通ったところで、三つ葉を入れる。竹串を刺して澄んだ汁が出たら、中まで火が通っている。

259 ウナギとごぼうの卵とじ
15分（べったり時間15分）

●材料（2人分）　卵大1個　ウナギのかば焼き120g　ごぼう100g　三つ葉20g　（だし½カップ　砂糖大さじ1強　みりん大さじ⅔　酒大さじ⅘　しょうゆ大さじ⅔）

●作り方 ❶ウナギは1cm幅に切る。

❷ごぼうは包丁の背で皮をこそげ、ささがきにし、水に放す。2～3回水を取り替えてアクを抜く。

❸三つ葉は3cm長さに切る。

❹だしと調味料を合わせておく。

❺平なべにごぼうとウナギを平らに入れ、④を加えて煮る。煮立ったら10分煮、卵を流し入れ、三つ葉を散らし、火を止め、すぐふたをして蒸らす。

・火を通しすぎないこと。

・好みで七味とうがらしか粉ざんしょうをふるとよい。

260 ポーチドエッグ
30分（べったり時間10分）

●材料（2人分）　卵2個　ゆで汁（水5カップ　塩小さじ1　酢大さじ2⅔）　トマト200g　きゅうり60g　Ⓐ（酢小さじ2　サラダ油小さじ2½　塩小さじ⅕　こしょう少量）

●作り方 ❶卵は冷蔵庫から出しておく。

❷なべに（深いなべがよい）にゆで汁の水、塩、酢を入れ、煮立たせる。小さい器に卵を割り入れ、静かに煮立たせた湯に入れる。卵白が白くなりかけたら箸で卵黄を卵白で包むように形づけ、ゆでる。好みのかたさになったら、ふきんを敷いた皿にあげる。

❸トマトは湯にさっとつけて皮をむき、種を除き、一口大に切る。きゅうりは縦にところどころ皮をむき、5mm厚さの輪切りにする。

❹卵、トマト、きゅうりを盛り、Ⓐをかける。

261 卵と青梗菜のいため物
20分（べったり時間20分）

●材料（2人分）　（卵3個　塩小さじ⅙　油大さじ1½強）　青梗菜100g　きくらげ2g　油大さじ½強（酒小さじ2　しょうゆ・砂糖各小さじ⅔　塩小さじ⅕　かたくり粉小さじ2）

●作り方 ❶卵はよくほぐし、塩を混ぜる。

❷青梗菜は5cm長さに切る。

❸きくらげはぬるま湯につけてもどす。

❹中華なべに油大さじ1½を熱し、卵を入れ、大きく混ぜ、半熟状になったら取り出す。油大さじ½を熱し、きくらげと青梗菜をいため、油が回ったらいり卵を戻す。

❺調味料とかたくり粉を混ぜ、④に加え、大きくかき混ぜながらとろりとしたら皿に盛る。

・いり卵は強火で大きく混ぜ、ふんわりと作る。

262 ミニトマトのスクランブルエッグ
10分（べったり時間10分）

●材料（2人分）　卵2個　塩・こしょう各少量　ミニトマト100g　バター小さじ2

●作り方 ❶卵はときほぐし、塩、こしょうを加えて混ぜる。

❷ミニトマトはヘタを除き、縦半分に切る。

❸フライパンにバターを熱して、ミニトマトをさっといためる。

❹③に卵を加えて混ぜる。好みの火の通り加減に焼き、すぐ器に盛る。

・ミニトマトは普通のトマトでもよい。その場合は種を除いてざく切りにしていためる。

263 スコッチエッグ
35分（べったり時間35分）

●材料（2人分）　卵1個　（牛ひき肉・豚ひき肉各50g　パン粉大さじ4　牛乳大さじ1½　卵¼個　玉ねぎ40g　塩小さじ⅙　こしょう・油各少量）　小麦粉大さじ1強　卵¼個　パン粉大さじ4　揚げ油　トマトケチャップ大さじ1⅕　{スパゲッティ（乾燥）34g　トマトケチャップ大さじ1⅕　バター小さじ1½}　（ほうれん草100g　バター大さじ1強　塩少量）

●作り方 ❶パン粉と牛乳を合わせる。玉ねぎはみじん切りにし、油少量でよくいためる。ひき肉、パン粉、卵、玉ねぎ、塩、こしょうをよく混ぜる。

❷かたゆで卵に小麦粉をまぶし、①で包み、押さえる。そのまわりに小麦粉、卵、パン粉をつけ、油で揚げる。半分に切り、ケチャップをかける。ほうれん草のソテーとスパゲッティのケチャップソテーを添える。

264 五目豆
420分（べったり時間25分）

●材料（2人分）　大豆（乾燥）50g（ゆでて約140g）　にんじん30g　ごぼう20g　ゆで竹の子40g　こんにゃく60g　こんぶ（乾燥）6g　砂糖大さじ2弱　塩小さじ1/6　しょうゆ小さじ1 1/3
●作り方 ❶大豆はたっぷりの水に1晩つけ、火にかける。煮立ったら湯を捨て、たっぷりの水を加えて火にかけ、煮立ったら弱火にしてやわらかくなるまで煮る。
❷にんじん、ごぼう、竹の子、こんにゃくは1.5㎝角に切る。ごぼうは酢水にさらし、こんにゃくは水からゆでる。こんぶは水につけてふやかし、1.5㎝角に切る。
❸大豆のなべに②を入れ、5分煮てから砂糖、塩、しょうゆの順に加え、ふたをして25分煮る。最後に煮汁を全体にからめる。

265 納豆
ー分（べったり時間　分）

●材料（2人分）　納豆2パック（100g）　ねぎ10g　ときがらし少量　しょうゆ大さじ1/2
●作り方 ❶納豆は新鮮なものを求める。
❷ねぎはごく薄い小口切りにし、水にさらしてかたく絞る。
❸やや深めの器に納豆を入れ、ねぎとときがらしをのせる。食べるときにしょうゆをかけて粘りが出るまで混ぜる。
・冷ややっこと同様、薬味で変化をつけると、いろいろに楽しめる。

266 冷ややっこ
25分（べったり時間10分）

●材料（2人分）　絹ごし豆腐1丁（300g）　青じそ4枚　しょうが1/2かけ　しょうゆ大さじ1
●作り方 ❶豆腐は新鮮なものを求め、冷蔵庫で充分に冷やす。
❷青じそは洗って裏側のすじのかたいところはそぎ取る。4枚を重ね、端から細いせん切りにする。
❸しょうがは皮を薄くむき、すりおろす。
❹豆腐の水けをきり、半分に切って盛り皿に分け入れ、青じそとしょうがをのせる。かけじょうゆかつけじょうゆでいただく。
・淡泊さが持ち味の豆腐は、どんな味とでも合うのが強み。中国風、ごまみそなど濃い味のもののほうが引き立つ。薬味もねぎ、あさつき、みょうがなど好みで。

267 ぎせい豆腐
60分（べったり時間30分）

●材料（2人分）　もめん豆腐2/3丁（200g）　にんじん20g　しいたけ2枚　さやいんげん10g　Ⓐ（だし1/4カップ　砂糖小さじ2　しょうゆ・みりん各大さじ2/3）　Ⓑ（卵1個　砂糖小さじ2　塩少量　しょうゆ小さじ1）　油小さじ1/2　おろし大根40g
●作り方 ❶豆腐は熱湯にくずし入れて少し煮、ふきんにとって絞り、水けをきる。
❷野菜は2〜3㎝長さのせん切りにし、Ⓐを加えて汁けがなくなるまで煮る。
❸豆腐はすり鉢に入れてすり、Ⓑと②を加え混ぜる。卵焼き器を火にかけて焼き、油を引いて液を流し込み、ふたをして弱火で焼く。表面が乾いてきたら木ぶたの上に裏返し、そっとすべらせて裏側も同様に焼く。おろし大根を添える。

268 豆腐のステーキ
40分（べったり時間20分）

●材料（2人分）　もめん豆腐大1丁（400g）　小麦粉・赤みそ・みりん各大さじ1　ねぎ10g　スナップえんどう100g　油小さじ2
●作り方 ❶もめん豆腐は2㎝厚さに切り、軽く重石をしてしばらくおき、水けをきる。水けをふいて小麦粉をまぶす。
❷耐熱容器にみそ、みりんを入れ、電子レンジ（600W）にかけてひと煮立ちさせる。
❸ねぎはせん切りにし、水にさらす。
❹スナップえんどうは塩を加えた湯で2〜3分ゆで、ざるにあげて水けをきる。
❺フライパンに油を熱し、豆腐を香ばしく焼き、器に盛る。
❻⑤に②をかけ、ねぎ、スナップえんどうを添える。

269 豆腐ハンバーグ
40分（べったり時間30分）

●材料（2人分）　もめん豆腐・鶏ささ身各100g　生パン粉40g　とき卵1/2個　塩小さじ1/5　こしょう少量　油小さじ2 1/2　大根100g　貝割れ菜10g　刻み紅しょうが・削り節・刻みのり各少量　しょうゆ小さじ1
●作り方 ❶豆腐は乾いたふきんに包んで重石をのせ、厚みが半分になるまで水けをきり、細かくほぐす。鶏ささ身は包丁で細かくたたく。
❷ボールに鶏肉、生パン粉、塩、こしょうの順に加えて練り混ぜ、卵、豆腐を加えて練り、2等分して小判形にまとめ、中央を少しくぼませる。
❸フライパンに油を熱し、ハンバーグを入れて強火で30秒、弱火にして3〜4分、裏返して焼き、皿に盛る。大根をおろしてのせ、他の材料ものせ、しょうゆをかける。

270 生揚げの素焼き
15分（べったり時間5分）

●材料（2人分）　生揚げ1枚（200g）　ししとうがらし6本　おろし大根50g　しょうゆ少量
●作り方 ❶生揚げは熱湯をかけて油抜きをし、水けをふいて、オーブントースターでやや焼き色がつくように焼き、食べやすい大きさに切る。
❷ししとうがらしもオーブントースターで、①といっしょに火が通るまで焼く。
❸①②を器に盛り、大根おろしを添える。しょうゆをかけて食べる。
・ししとうがらしの代わりに、ピーマンを焼いて添えてもよい。おろししょうがを添えても。

271 生揚げのみそ焼き
20分（べったり時間10分）

●材料（2人分）　生揚げ1枚（200g）　田楽みそ（市販品）大さじ1　ししとうがらし6本　いり白ごま少量　酢どりしょうが2本
●作り方 ❶生揚げは油抜きをし、水けをふく。
❷生揚げの4つの側面を切って除き、4切れに切り、上に田楽みそを塗る。
❸②とししとうがらしをトースターで7〜8分焼く。
❹皿に盛り、田楽みその上にいり白ごまをふり、酢どりしょうがを1本ずつのせる。
・**酢どりしょうが**（4本分）　新しょうが4本の茎を10㎝くらい残して切り、ふきんでこすって薄皮をむき、根のほうだけ熱湯に10〜20秒つけ、塩をふってさまし、漬け酢（酢大さじ1、砂糖小さじ1/2、塩少量、水大さじ1/2）に漬ける。

272 いり豆腐
20分（べったり時間20分）

●材料（2人分）　もめん豆腐大1/2丁（200g）　ねぎ1/2本（50g）　豚薄切り肉50g　にんじん40g　さやえんどう20g　干ししいたけ2枚　油・砂糖各大さじ1　塩小さじ1/3　しょうゆ小さじ1
●作り方 ❶ねぎは斜め薄切りに、豚薄切り肉とにんじん、さやえんどうはせん切りにする。
❷干ししいたけは水につけてもどし、軸を除いて薄切りにする。
❸なべに油を入れて熱し、ねぎ、豚肉、にんじん、さやえんどう、しいたけをいためる。
❹肉の色が変わったら、もめん豆腐を手で大きくくずしながら加え、手早くいためる。
❺砂糖、塩、しょうゆで調味する。

273 がんもどきの煮物
40分（べったり時間20分）

●材料（2人分）　がんもどき6個（180g）　かぶ2個（100g）　にんじん40g　こんぶ（乾燥）10g　かんぴょう3g　だし1 1/2カップ　砂糖大さじ1 1/3　塩小さじ1/5　しょうゆ小さじ1　ゆず少量
●作り方 ❶こんぶとかんぴょうはそれぞれ水につけてもどす。がんもどきは湯をかけて油を抜く。かぶは茎を少し残して皮をむき、にんじんは5㎜角に切って軽く下ゆでする。
❷こんぶでにんじんを巻き、かんぴょうで2か所結んで間を切る。
❸なべにだしと調味料を合わせて火にかけ、がんもどき、かぶ、こんぶ巻きを入れる。煮立ったら弱火で約15分煮てかぶに火が通ったら火を止め、味を含ませる。器に盛ってゆずの皮を天盛りにする。

274 凍り豆腐の卵とじ
35分（べったり時間25分）

●材料（2人分）　凍り豆腐1枚　にんじん50g　しいたけ2枚（20g）　三つ葉10g　油小さじ1　だし3/5カップ　砂糖大さじ1　塩少量　しょうゆ小さじ1　卵1個
●作り方 ❶凍り豆腐は湯につけてもどす。軽く水けを切り、短冊に切る。
❷にんじんは4㎝長さの短冊切りにする。しいたけは薄切りにする。
❸フライパンに油を熱し、にんじん、しいたけを入れていためる。だし、調味料、凍り豆腐を加えてふたをして約5分煮る。ふたをはずしてさらに5分煮る。
❹仕上げにとき卵を回し入れ、三つ葉を加えて火を止める。

275 凍り豆腐のひき肉はさみ煮
20分（べったり時間15分）

●材料（2人分）　凍り豆腐大2枚　（鶏ひき肉40g　しょうゆ小さじ1/3　酒・みりん各小さじ1/2　生パン粉大さじ3　ねぎのみじん切り大さじ1/2）　だし1 1/2カップ　Ⓐ（塩小さじ1/5　しょうゆ・みりん各小さじ1　砂糖大さじ1 1/2）　菜の花50g
●作り方 ❶凍り豆腐は湯につけてもどす。
❷鶏ひき肉にしょうゆ、酒、みりん、パン粉、ねぎのみじん切りを混ぜる。
❸凍り豆腐の湯を絞って半分に切り、中央に切り目を入れて②を等分にして詰める。
❹なべにだしとⒶを温め、③を入れて弱火で約5分煮る。火を止めてそのまましばらくおき、味を含ませる。
❺菜の花は熱湯でさっと下ゆでして④に加え、再び火にかけて、ひと煮したら器に盛る。

料理写真は41ページ

276 凍り豆腐の含め煮
60分（べったり時間20分）

●材料（2人分）　凍り豆腐1½枚（24g）　にんじん40g　さやいんげん10g　だし1カップ強　砂糖大さじ2弱　みりん小さじ2　塩小さじ⅓　しょうゆ小さじ⅔
●作り方 ❶凍り豆腐は容器に入れ、熱湯を注いでふたをし、もどったら流水の下で濁った白い水が出なくなるまで押し洗いし、水けを押し絞る。
❷にんじんとさやいんげんは長さを切りそろえる。
❸なべにだしと調味料を入れ、凍り豆腐を重ならないように並べ入れ、落としぶたをして火にかける。煮立ったら弱火にして5分煮、にんじんを加えてさらに12〜13分煮、さやいんげんを入れて少し煮、火を止める。凍り豆腐を一口大に切って野菜とともに盛り合わせる。

277 吹き寄せ風煮
50分（べったり時間30分）

●材料（2人分）　凍り豆腐16g　干ししいたけ2枚　にんじん・ごぼう各40g　かぶ100g　里芋120g　さやえんどう20g　ブリのあら正味120g　栗の甘煮4粒　だし2カップ　酒大さじ1⅓　砂糖大さじ2強　みりん小さじ1　塩小さじ⅕　しょうゆ大さじ⅔　ゆずの皮少量
●作り方 ❶凍り豆腐はもどして食べやすく切る。
❷干ししいたけはもどし、にんじん、ごぼう、かぶ、里芋とともに食べやすい大きさに切る。ごぼうは酢水に放してアクを抜く。さやえんどうはすじを取る。ブリのあらは熱湯をかけて臭みを取る。
❸なべにだしと酒、砂糖、みりんを入れ、①、②、栗を入れてコトコト煮る。途中、塩としょうゆを加えて味をつける。盛りつけにゆずの皮のせん切りをのせる。

278 豆腐となまり節の炊き合わせ
20分（べったり時間10分）

●材料（2人分）　もめん豆腐½丁（160g）　なまり節120g　しょうが少量　だし1カップ　酒大さじ2　砂糖大さじ1⅔　うす口しょうゆ小さじ2　さやいんげん30g　針しょうが少量
●作り方 ❶豆腐は食べやすい大きさに切る。しょうがは薄切りにする。
❷なべにだしと調味料、しょうがを入れて煮立て、なまり節を加え、落としぶたとなべぶたをして5〜6分煮、なまり節を片寄せて豆腐を入れ、再び落としぶたとなべぶたをして、煮汁が⅓量になるまで弱火で煮る。
❸さやいんげんは塩ゆでして②と盛り、針しょうがをのせる。

279 福袋
30分（べったり時間20分）

●材料（2人分）　油揚げ2枚（60g）　鶏胸肉120g　にんじん・しらたき各60g　かんぴょう（乾燥）6g　小松菜・ゆでたぜんまい各40g　Ⓐ（だし1½カップ　砂糖大さじ2強　みりん・しょうゆ各小さじ2　酒大さじ⅔　塩小さじ⅕）　かたくり粉小さじ2
●作り方 ❶油揚げは油抜きし、横半分に切り口を開く。
❷鶏肉、にんじんは細く切って下ゆでし、しらたきは湯通ししてざく切りに、かんぴょうは塩もみして水でもどす。小松菜はさっとゆでて4㎝長さに切り、ぜんまいも同様に切る。
❸鶏肉、にんじん、しらたきを合わせて①に詰め、かんぴょうで結び、Ⓐでゆっくり煮る。
❹煮汁を少量取り分けて小松菜とぜんまいを煮る。
❺③に水どきかたくり粉を加えてとろみをつける。

280 豆腐の野菜あんかけ
40分（べったり時間20分）

●材料（2人分）　絹ごし豆腐1丁（300g）　にんじん・ねぎ・鶏ささ身各20g　スープ1½カップ　塩小さじ⅓　しょうゆ小さじ1　かたくり粉大さじ1強
●作り方 ❶にんじんは皮をむいてせん切りにする。ねぎはごく細い斜め輪切りにする。鶏ささ身も繊維に沿ってせん切りにする。
❷豆腐は湯の中に入れ、弱火で静かに中心まで温めておく。
❸なべにスープを入れて火にかけ、にんじん、鶏肉を入れて少し煮、ねぎを加えて塩、しょうゆで調味する。最後に倍容量の水でといたかたくり粉を少しずつ加え、とろみをつける。
❹豆腐の水けをきって器に盛り、上から③のあんを注ぐ。

281 豆腐のごまみそだれ
20分（べったり時間15分）

●材料（2人分）　絹ごし豆腐1丁（300g）　大根60g　ごまみそ（白いりごま20g　甘みそ大さじ2　砂糖大さじ2¼　ねぎ10g）
●作り方 ❶豆腐は新しいものを求める。
❷大根は皮をむいておろす。
❸ごまみそを作る。ごまはすり鉢でよくすり、みそ、砂糖を加えてさらによくすり混ぜ、ねぎのみじん切りを加える。小なべに移して弱火で少し練る。
❹小鉢にごまみそをたっぷり入れ、半分に切った豆腐をのせ、水けを軽く絞ったおろし大根を真ん中にのせる。

282 チャンプルー
40分（べったり時間15分）

●材料（2人分）　もめん豆腐⅔丁（200g）　豚ロース薄切り肉50g　もやし100g　にら50g　ごま油小さじ2　砂糖小さじ⅔　塩小さじ½　こしょう少量
●作り方 ❶豆腐は乾いたふきんに包んで重石をし、半分くらいの厚みになるまで水きりする。
❷豚肉は一口大に切る。にらは3〜4㎝長さに切る。
❸中華なべにごま油を熱し、豚肉を色が変わるまでいため、もやしとにらを加えていためる。全体に油が回ったら豆腐を加え、突きくずしながら混ぜ、砂糖、塩、こしょうで味つけする。

283 生揚げとレバーのみそいため
20分（べったり時間20分）

●材料（2人分）　生揚げ1枚（200g）　豚レバー60g　ゆで竹の子80g　ねぎ30g　Ⓐ（酒大さじ2　砂糖小さじ1　赤辛みそ大さじ2）　酒・しょうが汁各少量　サラダ油大さじ1⅓強
●作り方 ❶生揚げは1㎝幅に切る。
❷レバーは水でよく洗い、流水につけて血抜きする。
❸竹の子は縦の薄切り、ねぎはぶつ切りにする。Ⓐの調味料は合わせる。
❹レバーの水けをふき取り、一口大に切り、酒としょうが汁をかけて下味をつけ、同時に臭みを取る。
❺中華なべにサラダ油を熱してレバーをいため、色が変わったら竹の子、ねぎを加えていためる。合わせ調味料を入れてひと混ぜし、生揚げを加えて混ぜ、味をなじませる。

284 麻婆豆腐
25分（べったり時間25分）

●材料（2人分）　もめん豆腐⅘丁（240g）　豚ひき肉60g　ピーマン・ねぎ各10g　しょうが・にんにく各½かけ　合わせ調味料（スープ½カップ　酒大さじ½　砂糖小さじ⅔　しょうゆ大さじ1弱　豆板醤少量　みそ小さじ1）　油大さじ1½弱　かたくり粉小さじ2　ごま油小さじ1
●作り方 ❶豆腐は1.5㎝角のさいの目切りにし、沸騰湯で30秒ほどゆで、ざるにとって水けをきる。
❷ピーマンは7〜8㎜角、ねぎ、しょうが、にんにくはみじん切りにする。調味料は合わせておく。
❸中華なべに油を熱し、ねぎ、しょうが、にんにくをいため、香りが出たらひき肉を加えていため、豆腐、調味料の順に加える。アクを取り、ピーマンも加えて2分煮、水どきかたくり粉を加え、ごま油を落とす。

285 レバーにら豆腐
30分（べったり時間20分）

●材料（2人分）　もめん豆腐⅔丁（200g）　牛レバー100g　レバーの下味（酒大さじ½　しょうが少量）　かたくり粉小さじ2　にら100g　赤とうがらし2g　油大さじ3¼　Ⓐ（酒大さじ⅔　塩小さじ⅕　しょうゆ大さじ1）
●作り方 ❶豆腐はふきんに包んで重石をし、厚みが半分になるまで水きりをし、一口大に切る。
❷レバーは水洗いをして水につけ、血抜きをし、水けをきって酒としょうが汁をふり、かたくり粉をまぶす。
❸にらは3㎝長さに切る。赤とうがらしは種を除き、小口切りにする。
❹中華なべに油を熱し、赤とうがらしをいため、レバーを加えていためる。レバーの色が変わったらにらを入れて手早くいため、豆腐を加えてⒶで調味する。

286 揚げ出し豆腐
30分（べったり時間15分）

●材料（2人分）　もめん豆腐1丁（280g）　玉ねぎ100g　ねぎ10g　小麦粉大さじ1強　油小さじ2　削り節4g　しょうゆ大さじ1　揚げ油
●作り方 ❶豆腐は乾いたふきんに包んで重石をし、⅔くらいの厚さになるまで水きりをする。
❷玉ねぎは薄切り、ねぎは小口切りにする。
❸豆腐の水けをふき取り、小麦粉をまんべんなく薄くつけて揚げ油で揚げる。
❹なべに湯を沸かして塩少量（分量外）を入れ、豆腐を入れてさっと温め、水けをきって天板に並べる。玉ねぎをのせて油を回しかけ、中温のオーブンで5〜6分焼く。
❺器に盛りつけ、削り節、ねぎ、しょうゆをかける。

287 豆腐のコロッケ
50分（べったり時間30分）

●材料（2人分）　もめん豆腐1丁（280g）　Ⓐ（鶏ひき肉75g　ねぎとパセリの各みじん切り各大さじ1½　塩・薄口しょうゆ各小さじ¼　こしょう少量　かたくり粉大さじ½）　パン粉適量　揚げ油　キャベツ60g　青じそ2枚　ミニトマト4個
●作り方 ❶豆腐は熱湯にほぐし入れてひと煮立ちさせ、ざるにあげてさめるまでおき、水けをきる。
❷①をすり鉢に入れてすりつぶし、ボールに移し、Ⓐを加えて混ぜ合わせる。4等分して小判形に形作り、表面にパン粉をまぶす。
❸揚げ油を170〜180度に熱し、②を入れてきつね色に揚げる。
❹キャベツと青じそはせん切りにし、ミニトマトは半分に切り、混ぜ合わせてコロッケに添える。

288 豆腐のつくね揚げ
40分(べったり時間20分)

●材料(2人分)　豆腐60g　豚ひき肉140g　酒大さじ½　塩小さじ⅓　しょうゆ小さじ⅔　とき卵½個分　かたくり粉小さじ2　揚げ油　ししとうがらし50g　(れんこん60g　酢小さじ1強　塩少量　砂糖小さじ1⅓　赤とうがらし少量)
●作り方 ❶豆腐は熱湯にくずしながら入れてゆで、ふきんにとって絞る。
❷豆腐、肉、酒、塩、しょうゆ、とき卵、かたくり粉を合わせて混ぜ、12個の団子にまとめ、油で揚げる。
❸ししとうはパンク防止の切り目を縦に入れ、揚げ油で揚げる。つくね団子と交互に串に刺す。
❹れんこんは花形に切り、酢水に放してから、酢を入れた湯でさっとゆで、酢、塩、砂糖、赤とうがらしを合わせた中に漬け込む。

289 石狩なべ
40分(べったり時間30分)

●材料(2人分)　サケ120g　帆立貝40g　焼き豆腐60g　じゃが芋80g　生しいたけ・にんじん各30g　春菊60g　(白菜140g　ほうれん草40g)　かぶ100g　ねぎ60g　(バター大さじ2強　みそ大さじ2　だし2カップ)
●作り方 ❶サケは1切れを半分に切る。焼き豆腐は1cm厚さに切る。じゃが芋はゆで、1cm厚さに切る。
❷生しいたけは石づきを除く。にんじんは花形に切り、ゆでる。春菊は葉先を摘む。ねぎは斜めに1cm幅に切る。かぶは皮をむき、一口大に切る。
❸白菜とほうれん草はゆで、ほうれん草を芯にして白菜を巻き、3〜4cm長さに切る。
❹卓上なべにバターを熱し、みそ、だしを加え、材料を入れて煮る。汁ごと各自取って食べる。

290 カキの土手なべ
25分(べったり時間25分)

●材料(2人分)　カキ240g　焼き豆腐90g　ねぎ60g　しめじ80g　(白菜100g　ほうれん草50g)　(赤みそ大さじ2⅔　砂糖大さじ1　みりん大さじ2　酒大さじ4)
●作り方 ❶カキは目の粗いざるに入れ、塩少量をふって水の中でふり洗いし、水けをきる。
❷焼き豆腐は1cm厚さに切る。ねぎは斜め1cm幅に切る。しめじは石づきを除き、小房に分ける。
❸白菜とほうれん草はそれぞれゆで、ほうれん草を芯にして白菜で巻き、4cm幅に切る。
❹調味料を混ぜ合わせる。
❺土なべの内側に④を塗り、材料を入れ、水かだしを注ぎ、卓上コンロにかける。材料に熱が通ったら各自取って食べる。

291 カニちりなべ
30分(べったり時間20分)

●材料(2人分)　カニ(殻つき)500g(正味160g)　エビ2尾　焼き豆腐90g　ねぎ40g　白菜100g　春菊・ごぼう各20g　しめじ40g　しらたき60g　にんじん20g　だし2カップ　ポンスしょうゆ(しょうゆ大さじ1⅔　レモン汁大さじ2)
●作り方 ❶カニは足はぶつ切りにし、裏側に縦に切り目を入れる。エビは背わたを抜く。
❷焼き豆腐は1〜2cm厚さに切る。ねぎは斜めに1cm幅に切る。白菜は4〜5cm幅に切る。春菊は葉先を摘む。しめじは小房に分ける。しらたきはゆで、食べやすく切る。にんじんは花形に切り、さっとゆでる。ごぼうはささがきにしてアクを抜き、ゆでる。
❸土なべにだしを入れ、卓上コンロにかけ、材料を並べ入れ、煮る。煮えたらポンスしょうゆで食べる。

292 タラちりなべ
20分(べったり時間10分)

●材料(2人分)　タラ160g　豆腐60g　白菜140g　ねぎ・春菊各60g　生しいたけ30g　にんじん35g　こんぶ10cm　ポンスしょうゆ(レモン汁大さじ2強　しょうゆ大さじ2)
●作り方 ❶こんぶは汚れを落とし、土なべに入れ、水を七〜八分目入れておく。
❷タラは1切れを2〜3つに切る。
❸豆腐は四角に切る。
❹白菜は3〜4cm幅に切る。ねぎは斜めに1cm幅に切る。春菊は葉先を摘む。生しいたけは軸を除く。にんじんは花形に薄く切り、さっとゆでる。
❺卓上コンロに①をかけ、煮立ってきたらタラを入れ、約5分煮、ほかの材料も入れて煮る。各自熱の通ったものからポンスしょうゆをつけて食べる。

293 タラのチゲ
35分(べったり時間25分)

●材料(2人分)　生タラ2切れ(160g)　キャベツ160g　ねぎ30g　にら60g　もめん豆腐½丁(150g)　白菜キムチ100g　みじん切りにんにく小1片　Ⓐ(酒大さじ2　コチュジャン・みそ各大さじ1)　ごま油大さじ½　だし1½カップ　こんぶ5cm　しょうゆ小さじ1
●作り方 ❶タラは1切れを3等分に切る。
❷キャベツはざく切り、ねぎとにらは4cm長さに切る。
❸豆腐とキムチは食べやすい大きさに切る。
❹土なべにごま油を熱し、キムチを入れて軽くいためる。キャベツ、ねぎを加えてさっといため、だしを注ぐ。①と混ぜたⒶをのせ、こんぶを加えてふたをする。
❺タラに火が通ったら、豆腐、にらを加えてさっと煮、しょうゆで調味する。

294 すり流し汁
25分(べったり時間25分)

●材料(2人分)　カツオ40g　だし(または水)1½カップ　みそ大さじ1強(20g)　あさつき2本(4g)
●作り方 ❶すり鉢にカツオとみそを入れてよくすり混ぜる。だしを少しずつ加えてなめらかにのばし、なべにあける。
❷あさつきは小口切りにする。
❸①のなべを火にかけ、静かに混ぜながら煮る。煮立ったらすぐに火を止める。
❹わんに③を盛り、あさつきを散らす。
・カツオは中骨についている身や血合いのない端切れなどを使うとよい。

295 トムヤンクン
40分(べったり時間35分)

●材料(2人分)　有頭エビ6尾(殻つき90g)　マッシュルーム(4等分)60g　トマト(ざく切り)100g　玉ねぎ(縦細切り)50g　Ⓐ{にんにく・しょうが各½かけ(みじん切り)}　豆板醤小さじ½　香菜(茎はみじん切り)1本　水1½カップ　ごま油小さじ2　Ⓑ(ナンプラー小さじ1⅓　こしょう少量)　レモン汁½個分
●作り方 ❶なべにごま油小さじ½を熱し、香菜の茎、エビの殻を入れていため、水を加えて温める。
❷別のなべに残りのごま油を熱し、Ⓐ、豆板醤を入れていため、玉ねぎも加えていためる。トマトを加えていため、①のスープをこして加える。
❸エビとマッシュルームを加え、エビに火が通ったら火を止めⒷで調味。レモンと香菜の葉を添える。

296 すき焼き
25分(べったり時間25分)

●材料(2人分)　牛薄切り肉140g　牛脂適量　焼き豆腐80g　しらたき150g　春菊60g　生しいたけ・ねぎ各40g　焼き麩10g　(砂糖・しょうゆ各大さじ2⅔　みりん大さじ1⅔　酒大さじ2)　卵2個
●作り方 ❶焼き豆腐は1cm厚さに切る。
❷しらたきは沸騰湯でゆで、食べやすく切る。
❸春菊は葉先を摘む。しいたけは軸を除く。ねぎは斜めに1cm幅に切る。麩は水につけてもどす。
❹すき焼きなべを卓上コンロで熱し、牛脂を入れて脂を出す。牛肉を広げてひと並べして焼き、砂糖をふり、すぐしょうゆを注ぎ、ほかの材料も加えて煮る。焦げそうになったら酒を補う。
❺卵は各自割りほぐし、④の材料が煮えたところを取り、卵につけながら食べる。

297 牛肉のチゲ
30分(べったり時間20分)

●材料(2人分)　牛肩ロース薄切り肉160g　白菜200g　絹ごし豆腐60g　ねぎ・白菜のキムチ各80g　ゆで竹の子10g　せり・春菊各20g　えのきたけ40g　にんじん20g　ぎんなん25g　スープ3カップ　塩小さじ⅗
●作り方 ❶白菜は沸騰湯でさっとゆで、巻きすに並べ、クルリと巻き、軽く絞り、4〜5cm幅に切る。
❷豆腐は四角に切る。キムチは4cm長さに切る。
❸ねぎは斜めに1cm幅に切る。竹の子は薄く切る。
❹せりと春菊は5cm長さに切る。えのきたけは根元を切り捨てる。にんじんは輪切りにし、ゆでる。
❺ぎんなんは殻をむき、3個ずつようじに刺す。
❻なべにスープと塩を入れ、卓上コンロにかけ、煮立ったら、材料を入れ、煮えたものから取って食べる。

298 牛肉のみぞれなべ
30分(べったり時間20分)

●材料(2人分)　牛薄切り肉160g　青梗菜100g　しめじ・生揚げ・にんじん各60g　大根200g　薬味(レモン20g　あさつき6g　しょうが10g)　ポンスしょうゆ(ゆず汁大さじ⅘　しょうゆ大さじ1⅔)
●作り方 ❶青梗菜は1枚ずつはがす。しめじは石づきを除き、小房に分ける。生揚げは四角に食べやすく切る。にんじんは花形に抜き、ゆでる。
❷大根はすりおろす。
❸あさつきは小口切りにし、しょうがはすりおろす。
❹卓上用のなべに七分目の水を入れ、卓上コンロにかける。煮立ったらおろし大根を入れ、その上に材料を並べ入れて煮る。材料に熱が通ったらおろし大根とともに各自すくい取り、薬味とポンスしょうゆで食べる。

299 しゃぶしゃぶ
30分(べったり時間20分)

●材料(2人分)　牛薄切り肉240g　豆腐60g　ねぎ・えのきたけ・しめじ各40g　春菊・白菜各100g　にんじん20g　ポンスしょうゆ(レモン汁大さじ1⅓　しょうゆ大さじ2⅕)
●作り方 ❶豆腐は四角に切る。ねぎは斜めに1cm幅に切る。えのきたけは根元を切り捨てる。しめじは石づきを除き、小房に分ける。春菊は葉先を摘む。白菜は細めにざく切りにする。にんじんは薄く輪切りにし、さっとゆでる。
❷土なべにたっぷりの水を入れ、卓上コンロにかけ、煮立たせる。箸で牛肉をつまみ、なべに入れ、さっと色が変わる程度に煮、ポンスしょうゆで食べる。ほかの材料も入れ、煮えたところを食べる。
・牛肉は熱を通しすぎないよう注意。

料理写真は43ページ

300 常夜なべ
25分(べったり時間15分)

●材料(2人分) 豚薄切り肉200g ほうれん草100g ごぼう60g もち120g おろし大根100g ねぎ20g ポンスしょうゆ(レモン汁・しょうゆ各大さじ2)
●作り方 ❶ほうれん草は食べやすく1枚ずつにはがしておく。ごぼうは包丁の背でこそげ、ささがきにし、水に放す。
❷ねぎは小口切りにする。
❸土なべにたっぷりの湯を入れ、卓上コンロにかけ、食べる量ずつ豚肉、ごぼう、ほうれん草、もちを入れてさっと煮、熱が通ったところでおろし大根、ねぎ、ポンスしょうゆで食べる。
・アクが出たらていねいにすくい取る。

301 鶏肉の水炊き
75分(べったり時間20分)

●材料(2人分) 鶏骨つき肉300g 豆腐160g ねぎ・貝割れ菜・生しいたけ各40g はるさめ(もどして)60g しらたき100g (こんぶ10cm 米大さじ1) 薬味(あさつきのみじん切り20g おろし大根100g) ポンスしょうゆ(ゆず汁大さじ⅘ しょうゆ大さじ1⅔)
●作り方 ❶鶏肉は洗い、大きめのなべに入れ、水10カップ、こんぶ、米を加え、強火にかける。アクをとり、ふたをしないで約1時間煮る(白濁するとよい)。
❷豆腐は四角に切る。ねぎは斜めに1cm幅に切る。貝割れ菜は根元を除く。しいたけは石づきを除く。はるさめは湯につけてもどす。しらたきはゆでる。
❸卓上コンロに①をかけ、材料を加えて煮、熱が通ったら各自取り、薬味とポンスしょうゆで食べる。

302 肉団子の土なべ煮
65分(べったり時間40分)

●材料(2人分) (豚ひき肉200g ねぎのみじん切り大さじ1 しょうが汁・塩・かたくり粉各少量 しょうゆ小さじ⅔ 酒小さじ1⅔ 卵½個) 揚げ油 生しいたけ30g ゆで竹の子40g 白菜200g はるさめ(乾燥)20g 油大さじ2強 (スープ1カップ 砂糖小さじ⅔ しょうゆ大さじ1⅓)
●作り方 ❶肉にねぎ、しょうが汁、調味料、かたくり粉、卵を加えてこね、団子に丸める。180度の揚げ油で4〜5分揚げる。中まで熱が通らなくてよい。
❷しいたけは軸を除く。竹の子は薄く切る。白菜は4cm幅に切る。はるさめはもどし、食べやすく切る。
❸油を熱して野菜をいため、なべに入れ、真ん中に肉団子をおき、スープと調味料、はるさめを加えて約25分煮、食卓になべごと出す。

303 豚汁
30分(べったり時間15分)

●材料(2人分) だし1½カップ 豚もも薄切り肉60g 大根80g にんじん30g ねぎ・ごぼう各20g 里芋50g こんにゃく¼丁(50g) 油揚げ½枚 赤みそ大さじ1強
●作り方 ❶豚肉は1cm幅に切る。
❷大根とにんじんはいちょう切りにする。ねぎはぶつ切り、ごぼうは縦半分に切ってから半月切りにし、水にさらす。里芋は皮をむいて輪切りか大きければ半月切りにする。こんにゃくは一口大にし、湯に通す。油揚げは湯に通してから縦半分に切り、1cm幅に切る。
❸なべにだしとねぎ以外の材料を入れ、強火で煮、アクを除き、みその½量を加える。中火にして野菜がやわらかくなるまで煮る。ねぎと残りのみそを加えて、火を止める。

304 湯豆腐
20分(べったり時間10分)

●材料(2人分) 豆腐300g あさつき4g しょうが10g 削り節4g (しょうゆ大さじ1弱 みりん小さじ⅔)
●作り方 ❶なべに豆腐を入れ、湯を注ぎ、そのまま火にかけ、煮立つ直前に弱火にし、グラグラしない程度の火にかけ、温める。
❷あさつきは小口切りに。しょうがはすりおろす。
❸あつあつの豆腐にあさつき、しょうが、削り節を添えて薬味にし、しょうゆとみりんを合わせてかけて食べる。
・豆腐は煮すぎるとすが入るので、グラグラ煮ないこと。豆腐が湯の中でユラッと揺れるくらいになればよい。
・土なべで卓上で煮ながら食べるのもよい。

My 料理メモ

 料理写真は44ページ

副菜

材料と作り方

かぼちゃのチーズ焼き
50分(べったり時間20分)

●材料(2人分)　かぼちゃ160g　ベーコンの薄切り1枚(20g)　Ⓐ(粉チーズ大さじ1　パン粉大さじ2)
●作り方 ❶かぼちゃはわたと種を除いて4cm角くらいに切る。
❷蒸気の立った蒸し器に①を並べ、やわらかくなるまで15～20分蒸す。またはラップに包んで電子レンジ(600W)で3～4分加熱する。
❸ベーコンは1cm幅の細切りにする。
❹耐熱皿に②を並べてベーコンを散らし、Ⓐをふる。オーブントースターかオーブンで焼き色がつくまで焼く。

トマトのバター焼き
10分(べったり時間10分)

●材料(2人分)　トマト大1個(260g)　ピーマン1個　バター大さじ2½強　塩・黒こしょう・パセリのみじん切り各少量
●作り方 ❶トマトは1cm厚さの輪切り、ピーマンはヘタと種を除いて薄輪切りにする。
❷フライパンにバター少量をとかし、ピーマンをさっといためて取り出す。
❸②のフライパンに残りのバターをとかし、トマトを強火で両面さっと焼く。塩と黒こしょうで調味し、パセリをふる。
❹トマトを器に盛り、焼き油を回しかけ、いためたピーマンをのせる。

かぼちゃのレンジ蒸し
10分(べったり時間10分)

●材料(2人分)　かぼちゃ100g　ごま(切りごま)小さじ2　みりん・しょうゆ各小さじ2
●作り方❶かぼちゃはわたと種を取り除き、2～3cm角に切る。
❷耐熱皿にかぼちゃを入れてラップをし、電子レンジ(600W)で4分加熱する。
❸みりんとしょうゆを混ぜ合わせる。
❹器にかぼちゃを盛り、③をかけ、切りごまをふる。
・切りごまは、いりごまを包丁で刻んだもの。香りがよくなり、適度に食感も残る。

アスパラと帆立貝柱のクリーム煮
30分(べったり時間25分)

●材料(2人分)　グリーンアスパラガス80g　(帆立貝柱60g　塩・こしょう各少量　小麦粉適量　油大さじ1½)　グリーンピース(塩ゆで)40g　にんにく(つぶす)½かけ　油大さじ1½～2　ぬき菜80g　Ⓐ(塩小さじ⅖　白こしょう少量)　生クリーム大さじ1⅔
●作り方 ❶アスパラは3cm長さに切る。貝柱は厚みを1cmに切り、塩、こしょう、小麦粉をまぶし、油で両面焼く。
❷油でにんにくをいため、アスパラ、ぬき菜をいため、Ⓐで調味し、貝柱とグリーンピースを加え、生クリームを加える。

かぼちゃのいとこ煮
90分(べったり時間10分)

●材料(2人分)　かぼちゃ180g　あずき(乾燥)10g　砂糖大さじ4½　塩小さじ⅙　しょうゆ小さじ1⅓
●作り方 ❶あずきは洗い、かぶるくらいの水を加えて火にかける。煮立ったら湯を捨て、新たに水1カップを加えてやわらかくなるまで約1時間煮る。
❷かぼちゃは食べやすい大きさに切り、さっと洗う。
❸①に調味料を入れてかぼちゃも入れ、かぼちゃがやわらかくなって煮汁がほとんどなくなるまで約20分煮る。
・市販のゆであずき(砂糖添加なし)を利用しても。

かぼちゃの含め煮
30分(べったり時間10分)

●材料(2人分)　かぼちゃ160g　こんぶ少量　だし1～1¼カップ　砂糖大さじ½　みりん小さじ1⅓　塩小さじ⅕　しょうゆ小さじ⅔
●作り方 ❶かぼちゃは3～4cm幅のくし形に切り、わたと種を取り除く。皮をところどころむいて4～5cm長さに切り(さらに面取りしても)、さっと洗う。
❷なべに食べやすく切ったこんぶを敷き、かぼちゃとだしを入れて煮、煮立ったら中火にして砂糖と塩を入れ、落としぶたをして15分煮、みりんとしょうゆを加えて10分煮る。火を消し、味を含ませる。

小松菜のいため煮
30分(べったり時間15分)

●材料(2人分)　小松菜120g　切り干し大根20g(もどして90g)　油大さじ1　だし⅓カップ　砂糖小さじ2　塩小さじ⅕　しょうゆ小さじ⅔
●作り方 ❶切り干し大根はさっと洗い、水に15～20分浸してややかためにもどし、水けをきつく絞り、食べやすく切る。
❷小松菜は洗って水けをきり、4～5cm長さに切る。
❸なべに油を熱し、①を入れて透き通るくらいまでいためる。小松菜を加えて軽くいため合わせ、だしと調味料を加え、ときどき混ぜながら5～6分煮る。

さやいんげんの当座煮
30分(べったり時間10分)

●材料(2人分)　さやいんげん140g　削りガツオ少量　水大さじ2⅔　酒大さじ1　しょうゆ小さじ1⅔　みりん小さじ1
●作り方 ❶さやいんげんはすじを取り、長さを半分に切る。
❷なべに①と削りガツオ、水、調味料を入れ、ふたをして火にかける。ときどき上下を返し、いんげんがやわらかくなるまで約10分煮る。
・太めのどじょういんげんの場合は水の量を増やす。
・赤とうがらしを加えるか、仕上げに七味とうがらしをふっても。

さやえんどうの卵とじ
30分(べったり時間10分)

●材料(2人分)　さやえんどう140g　卵大1個　だし½カップ　砂糖大さじ1強　塩小さじ⅙　しょうゆ小さじ½
●作り方 ❶さやえんどうはすじを取る。卵はときほぐしておく。
❷なべにだしと調味料を煮立て、さやえんどうを入れて3～4分煮る。
❸とき卵を外側から"の"の字を書くように箸を伝わらせて流す。すぐにふたをして弱火にし、卵が半熟状になったら火を消す。
❹形をくずさないようにフライ返しを使って器に盛り、煮汁をかける。

青梗菜のいため煮
10分(べったり時間10分)

●材料(2人分)　青梗菜140g　ちくわ30g　赤とうがらし½本　油小さじ2強　だし大さじ2⅔　塩小さじ⅓弱　しょうゆ・みりん各小さじ½
●作り方 ❶青梗菜は1枚ずつはがして洗い、4～5cm長さに切る。軸の太いところはさらに縦2つに切る。
❷ちくわは斜め薄切りにする。赤とうがらしは種を除いて小口切りにする。
❸なべに油を熱して赤とうがらしを入れ、よい香りが立ったら青梗菜の軸、葉の順に入れていためる。しんなりしたら、ちくわ、だし、調味料を入れて5～6分煮る。

にらの煮浸し
15分(べったり時間15分)

●材料(2人分)　にら160g　豚もも薄切り肉40g　だし⅔カップ　砂糖小さじ⅔　しょうゆ小さじ2　酒大さじ1　しょうが少量
●作り方 ❶にらは洗って水けをきり、4～5cm長さに切る。
❷豚肉は1cm幅の細切りにする。
❸なべにだしと調味料を入れて煮立て、豚肉を入れる。肉の色が変わったらアクをていねいに取り除き、にらを入れて3～4分煮る。
❹器に煮汁ごと盛り、しょうがのせん切りをのせる。

にんじんのグラッセ
30分(べったり時間10分)

●材料(2人分)　にんじん140g　レーズン6g　水½カップ　バター小さじ2　砂糖小さじ1⅓　塩小さじ⅙弱
●作り方 ❶にんじんは皮をむき、5mm厚さの輪切りにして面取りする。
❷レーズンはぬるま湯に浸してやわらかくもどし、水けをきる。
❸なべに①②と水、バター、砂糖、塩を入れて紙ぶたをし、強火にかける。煮立ったら弱火にし、にんじんがやわらかくなって煮汁がほとんどなくなるまで煮る。
❹紙ぶたをはずし、あおりいためる。

料理写真は45ページ

317 にんじんの含め煮
30分(べったり時間15分)

●材料(2人分) にんじん100g 干ししいたけ(もどす)2枚 さやいんげん20g だし¾カップ 砂糖小さじ⅔ 塩小さじ⅕ しょうゆ小さじ⅔ 酒小さじ2

●作り方 ❶にんじんは皮をむき、4㎝長さに切って2〜4つ割りにする。もどしたしいたけは軸を切り除く。
❷なべに①とだしを入れて火にかけ、煮立ったらアクを除く。調味料を加え、落としぶたをして約20分煮る。火を消し、そのままおいて味を含ませる。
❸さやいんげんは塩ゆでし、2〜3つに切る。②とともに彩りよく盛る。

318 ピーマンの土佐煮
20分(べったり時間10分)

●材料(2人分) ピーマン160g 削りガツオ½カップ強 しょうゆ小さじ2 みりん小さじ1⅔ 酒小さじ2 だし¼カップ

●作り方 ❶乾いたなべに削りガツオを入れ、焦がさないように弱火でカラッとするまでいる。紙の上に広げ、冷めたら手でもんで粉状にする。
❷ピーマンはヘタと種を除いて4つ割りにする。なべに入れ、調味料とだしを加え、ときどき混ぜながら煮汁がほぼなくなるまで煮る。
❸②に①を加え混ぜてからめる。

319 ミックスベジタブルのくず煮
15分(べったり時間5分)

●材料(2人分) 冷凍ミックスベジタブル2カップ(240g) だし1カップ 砂糖大さじ1⅓ 塩小さじ⅕ しょうゆ小さじ⅔ 酒大さじ1 (かたくり粉小さじ⅔ 水大さじ1½)

●作り方 ❶なべにだしを入れて火にかけ、煮立ったらミックスベジタブルを凍ったまま入れる。
❷解凍して再び煮立ったら調味料を加えて味がなじむまで2〜3分煮る。
❸かたくり粉を水でとき、②に回し入れてとろみをつけ、ひと煮立ちさせて火を消す。

320 オクラとエビの黄身酢かけ
20分(べったり時間20分)

●材料(2人分) オクラ6本(60g) 大正エビ4尾 玉ねぎ1個(140g) 黄身酢(卵黄小1個分 酢大さじ1⅓ 塩小さじ⅓ 砂糖小さじ1⅓ みりん小さじ⅔)

●作り方 ❶オクラは塩少量でもんでからゆでる。玉ねぎは薄切りにしてゆでる。
❷エビは背わたを除き、塩と酢各少量入りの熱湯で2分ほどゆでる。ざるにあけて湯をきり、冷めてから殻をむく。
❸小なべに黄身酢の材料を混ぜ、弱火でぽってりするまでかき混ぜ、熱を通す。
❹冷めた①と②を盛り、③をかける。

321 オクラのおろしあえ
15分(べったり時間15分)

●材料(2人分) オクラ8〜10本(80g) 大根80g 塩小さじ⅙ しょうゆ小さじ⅔ 削りガツオ少量

●作り方 ❶オクラは水でぬらし、塩大さじ1をまぶしてもんで表面の毛羽を取り除く。このまま沸騰湯に入れてさっとゆで、水をかけて冷まし、水けをふいて小口切りにする。
❷大根はすりおろして軽く水けをきり、塩としょうゆを加え混ぜる。
❸②にオクラを入れてあえる。器に盛り、削りガツオをのせる。
・②に酢少量を落としても。

322 貝割れ菜のサラダ
15分(べったり時間10分)

●材料(2人分) 貝割れ菜½束(50g) 油揚げ½枚(10g) 赤ピーマン10g しょうゆ小さじ1⅗ サラダ油・ごま油各小さじ1 おろしにんにく少量

●作り方 ❶貝割れ菜は根を切り落とし、氷水につけてパリッとさせ、水けをきる。
❷油揚げはオーブントースターでパリッと焼いて細く切る。
❸赤ピーマンは細く切る。
❹しょうゆ、サラダ油、ごま油、おろしにんにくをよく混ぜ合わせる。
❺①〜③を混ぜ合わせて器に盛り、

323 かぼちゃの素揚げサラダ
20分(べったり時間15分)

●材料(2人分) かぼちゃ100g 揚げ油 Ⓐ(サラダ油小さじ1 酢小さじ½弱 しょうゆ小さじ1 マスタード少量) 小玉ねぎ少量 サニーレタス20g

●作り方 ❶かぼちゃは一口大の薄切りにする。170〜175度の揚げ油に入れ、カラッとするまで2〜3分揚げる。
❷小玉ねぎは薄輪切りにして水にさらし、水けをきる。
❸Ⓐを混ぜてドレッシングを作る。
❹器にサニーレタスを敷いて揚げたかぼちゃをのせ、小玉ねぎを散らす。食べるときに③を回しかける。

324 カラーピーマンのナムル
10分(べったり時間10分)

●材料(2人分) ピーマン3個(100g) 赤・黄色ピーマン各¼個(50g) Ⓐ(白すりごま大さじ½強 ごま油小さじ½ おろしにんにく少量 砂糖小さじ½ しょうゆ小さじ⅓ 塩小さじ⅙ 一味とうがらし少量)

●作り方 ❶ピーマンはそれぞれ、ヘタと種を除いて細切りにする。
❷Ⓐは混ぜ合わせる。
❸沸騰湯で①のピーマンをさっとゆで湯をきる。
❹ゆでたピーマンは熱いうちに②であえ味をなじませる。

325 グリーンアスパラガスの黄身酢かけ
25分(べったり時間25分)

●材料(2人分) グリーンアスパラガス12本(160g) 黄身酢(卵黄1個分 酢大さじ1½ 砂糖・みりん各小さじ1 塩小さじ¼強 だし大さじ½ 水どきかたくり粉少量)

●作り方 ❶グリーンアスパラは根元のかたい部分は切り捨て、塩少量を加えた熱湯でゆで、冷ます。
❷小なべに、酢以外の黄身酢の材料を入れて木じゃくしで混ぜる。ごく弱火で絶えず混ぜながらとろみがつくまで火を通す。火を消し、冷めてから酢を混ぜる。
❸①を器に入れ、②の黄身酢をかける。

326 グリーンアスパラガスのマスタードサラダ
15分(べったり時間10分)

●材料(2人分) グリーンアスパラガス100g ロースハム1枚 ミニトマト2個 (マヨネーズ大さじ½強 粒入りマスタード適量)

●作り方 ❶グリーンアスパラガスは根元のかたい部分は切り捨て、長さを半分に切る。塩少量を入れた熱湯に茎から入れ、少し遅れて穂先のほうを入れ、ゆでる。ざるにあけ、冷ます。
❷マヨネーズと粒入りマスタードを混ぜ合わせる。
❸アスパラガスとハム、ミニトマトを盛り合わせ、②のソースをかける。

327 小松菜とアサリのからしじょうゆあえ
15分(べったり時間10分)

●材料(2人分) 小松菜160g(アサリのむき身20g 酒大さじ⅔) しょうゆ小さじ2 練りがらし・しょうが各少量

●作り方 ❶小松菜はゆで、水にとって冷まし、水けを絞って4㎝長さに切る。
❷小なべにアサリと酒を入れ、ふたをして蒸し煮に。身と蒸し汁に分け、冷ます。
❸しょうがはせん切りにして水に放し、水けをきる。
❹②の蒸し汁大さじ1⅔(足りなければ水を足す)にしょうゆ、練りがらしを混ぜ、小松菜とアサリをあえる。
❺器に盛り、しょうがを天盛りにする。

328 小松菜とにんじんの白あえ
30分(べったり時間20分)

●材料(2人分) 小松菜60g にんじん40g こんにゃく100g Ⓐ(だし⅔カップ 砂糖小さじ1 塩小さじ⅕ しょうゆ小さじ⅓) Ⓑ{もめん豆腐120g(水けを絞って100g) 白すりごま大さじ1½ 砂糖小さじ1¼ 塩ごく少量 しょうゆ小さじ⅓} しょうが少量

●作り方 ❶小松菜はゆで3㎝長さに切る。にんじんとこんにゃくは3㎝長さの短冊切りにし、Ⓐで約7分煮、冷ます。冷めた煮汁を小松菜にかける。
❷Ⓑをすり鉢ですり混ぜ、①の汁けをきってあえる。針しょうがをのせる。

329 小松菜のごまあえ
25分(べったり時間25分)

●材料(2人分) 小松菜160g (黒ごま大さじ2弱 砂糖・しょうゆ各小さじ2)

●作り方 ❶小松菜は洗って水けをきる。塩少量を加えたたっぷりの沸騰湯で少しやわらかめにゆでる。水にとって冷まし、水けを絞り、4㎝長さに切る。
❷ごまは焦がさないようにいる。よい香りが立ち、指で楽につぶせるようになったらすり鉢に入れ、油が出てしっとりするまでする。砂糖を加えてすり、次にしょうゆを加えてすり混ぜる。
❸②に小松菜を入れ、あえる。
・ごまは白でも栄養成分は同じ。

330 小松菜のゆずあえ
20分(べったり時間15分)

●材料(2人分) 小松菜200g 黄菊10g 細ちくわ1本(30g) しょうゆ小さじ2 だし大さじ2 ゆずの皮適量

●作り方 ❶小松菜は色よくゆでて水にとり、4㎝長さに切って水けを絞る。
❷黄菊は花弁を摘み、酢少量を入れた熱湯でさっとゆでる。水にとって冷まし、水けを絞る。
❸細ちくわもさっとゆで、小口切りに。
❹しょうゆとだしを合わせる。
❺①〜③を合わせ、④であえる。
❻器に盛り、ゆずの表皮のせん切りをのせる。

331 さやいんげんのサラダ
10分(べったり時間10分)

●材料(2人分) さやいんげん150g マヨネーズ大さじ2 タラコ20g

●作り方 ❶さやいんげんはすじを取り、塩を加えた湯で約3分ゆでて水に取り、ざるにあげて水けをきり、5㎝長さに切る。
❷タラコは薄皮に縦に切り目を入れ、包丁の背でしごき出し、マヨネーズと合わせる。
❸②のソースで①をあえる。

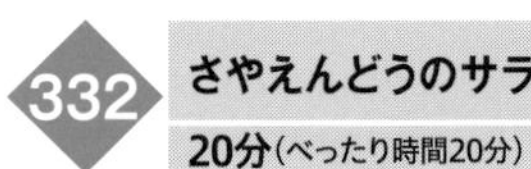

332 さやえんどうのサラダ
20分(べったり時間20分)

●材料(2人分) さやえんどう100g フレンチドレッシング大さじ1強 いり卵(卵小½個 塩少量) サラダ菜4枚

●作り方 ❶さやえんどうはすじを取り、塩少量を加えた熱湯で色よくゆでる。ざるにあけ、広げて冷まし、斜めせん切りにする。
❷①をドレッシングであえ、味がなじむまで少しおく。
❸小なべに卵をときほぐして塩を加え、ごく弱火にかけるか湯せんにして、ポロポロのいり卵を作る。
❹サラダ菜を添えて②を盛り、③のいり卵を飾る。

 料理写真は46ページ

333 春菊ともやしのナムル
30分(べったり時間20分)

●材料(2人分)　春菊・もやし各100g　Ⓐ(白いりごま小さじ1⅓　しょうゆ小さじ1　塩小さじ⅙弱　砂糖小さじ⅔　ごま油小さじ1½　こしょう・赤とうがらしの小口切り各少量)
●作り方 ❶春菊は葉だけを摘んでゆでる。水けを絞り、食べやすく切る。
❷もやしはひげ根を取り除き、少なめの熱湯で約2分ゆで、ざるにとって冷ます。
❸いりごまは半分程度まですりつぶすか包丁で刻み、Ⓐの材料全部を混ぜる。
❹③を2等分し、春菊ともやしのそれぞれをあえる。両方を盛り合わせる。

334 春菊のサラダ
15分(べったり時間15分)

●材料(2人分)　春菊80g　大根50g　にんじん20g　りんご¼個(60g)　ねぎ10g　(しょうゆ小さじ2　酢大さじ1　砂糖・ごま油各小さじ1　コチュジャン小さじ½　白いりごま・にんにく各少量)
●作り方 ❶春菊は葉の部分を摘む。大根、にんじん、りんごは短冊切り、ねぎはせん切りにする。
❷しょうゆ、酢、砂糖、ごま油、コチュジャン、白いりごま、にんにくのみじん切りを合わせ、ドレッシングを作る。
❸①を器に盛り、食べる直前に②のドレッシングを混ぜる。

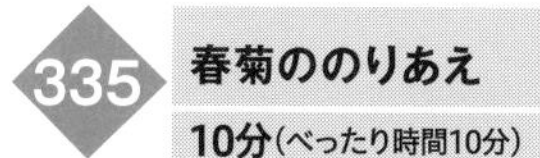

335 春菊ののりあえ
10分(べったり時間10分)

●材料(2人分)　春菊160g　のり1枚　しょうゆ小さじ1½　だし大さじ2
●作り方 ❶春菊はかたい軸を除いて葉だけを摘み取る。
❷たっぷりの熱湯に塩少量を加え、春菊を入れてゆでる。水にとって冷まし、水けを絞って食べやすく切る。
❸のりはさっとあぶり、はさみで細かく切る。もみのりにしてもよい。
❹しょうゆとだしを合わせ、⅓量を春菊にかけて下味をつけ、きつく絞る。
❺④の春菊をほぐしてのりと合わせ、残りの割りじょうゆをかけてあえる。

336 スナップえんどうのマヨネーズあえ
10分(べったり時間10分)

●材料(2人分)　スナップえんどう100g　マヨネーズ大さじ1　練りがらし小さじ⅓(2g)　塩・パプリカ(粉)各少量
●作り方 ❶スナップえんどうはすじを取る。
❷塩少量(分量外)を加えた沸騰湯で30秒～1分さっとゆで、湯をきる。
❸ボールにマヨネーズ、練りがらし、塩を入れて混ぜ合わせ、スナップえんどうを加えてあえる。
❹器に③を盛り、パプリカをふる。
・スナップえんどうが大きい場合は長さを半分に切ってからゆでる。

337 せりのお浸し
10分(べったり時間10分)

●材料(2人分)　せり100g　しょうゆ小さじ1⅓　だし大さじ1⅓　白ごま小さじ2
●作り方 ❶せりは根を切り落とし、黒ずんだ葉があれば取り除き、洗う。塩少量入り熱湯に入れて1～2分ゆで、水にさっとつけて冷まし、水けを絞って4～5㎝長さに切る。
❷しょうゆとだしを合わせ、①を入れてあえる。
❸器に盛り、いりたてのごまを指でひねりつぶしてふりかける。

338 トマトともやしの酢じょうゆ
40分(べったり時間30分)

●材料(2人分)　トマト1個(200g)　もやし100g　かけ汁(しょうゆ小さじ⅔　塩小さじ⅕　酢大さじ1強　しょうが汁小さじ½　白いりごま小さじ⅔)　花穂じそ少量　あれば食用菊2輪
●作り方 ❶トマトは1㎝角くらいに切り、種を除く。
❷もやしはひげ根を取る。沸騰湯でさっとゆで、ざるにとって冷ます。
❸かけ汁の材料を混ぜ合わせる。
❹器にトマトを敷きもやしをのせ、花穂じその花と食用菊をあしらう。かけ汁を添え、食べるときにかける。

339 菜の花のからしあえ
10分(べったり時間10分)

●材料(2人分)　菜の花130g　(練りがらし小さじ½　しょうゆ小さじ1⅓　だし大さじ1)　削りガツオ少量
●作り方 ❶たっぷりの湯を沸かして塩少量を加え、菜の花を入れてやわらかくゆでて水にとる。ざるにあけて冷まし、4㎝長さに切って水けを絞る。
❷練りがらしをしょうゆでとき、だしを加え混ぜ、①をあえる。
❸器にこんもりと盛り、削りガツオをのせる。
・菜の花はゆで方が足りないとアクが残るので注意。

340 にらの酢みそあえ
20分(べったり時間15分)

●材料(2人分)　にら140g　Ⓐ(赤みそ大さじ1弱　砂糖・酢各小さじ2)　しょうが適量
●作り方 ❶にらは洗って水けをきり、根元をもめん糸か輪ゴムで縛る。
❷たっぷりの熱湯に塩少量を加え、にらを入れて1～2分ゆでる。水にはとらず、ざるにあけて湯をきり、冷ます。
❸Ⓐを混ぜ合わせて酢みそを作る。
❹しょうがはせん切りにし、水に放す。
❺にらの糸か輪ゴムをはずして4㎝長さに切り、水けを絞って器に盛る。③をかけ、しょうがの水けをきって天盛りに。

341 にんじんのピーナッツあえ
20分(べったり時間20分)

●材料(2人分)　にんじん130g　(ピーナッツ20g　砂糖・しょうゆ各小さじ1⅔　だし少量)　青み適量
●作り方 ❶にんじんは2～3㎜厚さのいちょう切りにする。塩少量を加えた熱湯でゆで、ざるにとって冷ます。
❷ピーナッツは乾いたなべでからいりする。粗く刻み、すり鉢ですり、豆が温かいうちにつぶす(粒が残っていてよい)。
❸②に砂糖、しょうゆの順に入れてすり混ぜ、だしを加えてとろりとさせる。
❹冷めたにんじんを③に入れてあえる。器に盛りつけて青みを散らす。

342 にんじんのラペ
30分(べったり時間15分)

●材料(2人分)　にんじん100g　レーズン10g　レタス2枚　フレンチドレッシング大さじ1強
●作り方 ❶にんじんはスライサーで細く切るか包丁でせん切りにする。
❷レーズンはぬるま湯につけてやわらかくもどし、水けをふく。
❸①と②を合わせ、ドレッシングであえてしばらくおく。レタスを敷いて盛りつける。
・スライサーを使うと手早く、味なじみがよい。時間がたつほど味がよくなじむ。

343 ピーマンの焼き浸し
15分(べったり時間5分)

●材料(2人分)　ピーマン・赤ピーマン各2個(各80g)　しょうゆ小さじ2　だし大さじ2
●作り方 ❶ピーマンと赤ピーマンは熱した焼き網にのせて、やわらかくなるまで焼く。または温めたオーブントースターで焼く。
❷ボールにしょうゆとだしを合わせておく。
❸焼いたピーマンを熱いうちに浸し、味をしみ込ませる。

344 ブロッコリーとツナのサラダ
15分(べったり時間10分)

●材料(2人分)　ブロッコリー100g　ツナ缶50g　マヨネーズ大さじ½(6g)　粒マスタード大さじ½(9g)　レモン汁小さじ1
●作り方 ❶ブロッコリーは小房に切り分ける。ツナ缶は汁けをきる。
❷たっぷりの沸騰湯に塩少量(分量外)を入れブロッコリーを加えて3～5分ゆでる。
❸ボールにマヨネーズ、粒マスタード、レモン汁を加え混ぜ合わせる。
❹③にブロッコリーとツナ缶を加えてあえる。

345 ブロッコリーのお浸し
25分(べったり時間25分)

●材料(2人分)　ブロッコリー160g　しょうゆ小さじ2　だし大さじ1⅔　削りガツオ少量
●作り方 ❶ブロッコリーは一口大の小房に切り分け、茎の部分は4㎝長さほどに切って2～4つ割りにする。
❷塩少量を加えた沸騰湯に茎のほうから入れ、次につぼみを入れ、3～5分ゆでる。ざるにあけて湯をきり、冷ます。
❸しょうゆをだしで割り、⅓量をブロッコリーにかけて下味をつける。
❹③の汁けをきって器に盛り、残りの割りじょうゆをかけ、削りガツオをのせる。

346 ほうれん草のお浸し
10分(べったり時間10分)

●材料(2人分)　ほうれん草160g　しょうゆ小さじ1⅔　だし大さじ2　とろろこんぶ6g
●作り方 ❶ほうれん草は、株の大きいものは根元に十文字の切り込みを入れ、水洗いし、水けをよくきる。
❷たっぷりの熱湯に塩少量を加え、ほうれん草を根元から入れ、再沸騰後約1分ゆでる。流水にとって、水けを絞る。
❸しょうゆとだしを合わせ、⅓量を②にかけて下味をつける。
❹②を3～4㎝長さに切って絞り、とろろこんぶを混ぜて残りの③であえる。

347 ほうれん草のサラダ
20分(べったり時間10分)

●材料(2人分)　ほうれん草の葉160g　Ⓐ(サラダ油大さじ1½弱　酢小さじ2　塩小さじ⅙　こしょう少量)　かたゆで卵の黄身1個分　リーフレタス20g
●作り方 ❶ほうれん草は軸を除いたやわらかい葉だけを用い、たっぷりの塩少量入り熱湯でゆでる。水にさらし、水けを絞って食べやすく切る。
❷Ⓐを混ぜてドレッシングを作り、①をあえる。
❸ゆで卵の黄身は裏ごしをする。
❹器にレタスを敷いて②を盛り、中央に③をのせる。

348 水菜のサラダ
15分(べったり時間10分)

●材料(2人分)　水菜120g　鶏ささ身50g　Ⓐ{ねぎ(青い部分)・しょうがの皮各適量}　酒大さじ½　塩少量　白いりごま小さじ1　Ⓑ(油・酢各大さじ1　しょうゆ小さじ1)
●作り方 ❶鶏ささ身はすじを抜いて耐熱皿に並べる。Ⓐをのせて酒、塩をふり、ラップをかけて電子レンジ(600W)で1分30秒加熱。粗熱をとり、細かくほぐす。
❷水菜は4㎝長さに切り、水に放し5分ほどおく。ざるに上げて水けをきる。
❸ボールに①②を入れ、混ぜ合わせたⒶと白いりごまを加えてあえる。

料理写真は47ページ

349 モロヘイヤのお浸し

10分（べったり時間10分）

●材料（2人分）　モロヘイヤ1袋（150g）　削りガツオ½袋（2.5g）　しょうゆ小さじ1強（8g）

●作り方 ❶モロヘイヤは洗って、葉を摘みとる。

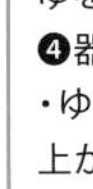

❷たっぷりの沸騰湯でモロヘイヤを色よくゆでる。水にとって冷まし、水けを絞って、細かく刻む。

❸ボールにモロヘイヤを入れ、しょうゆを加えてあえる。

❹器に盛り、削りガツオをのせる。

・ゆでた後、水けをしっかりきると仕上がりが水っぽくならない。

350 わけぎのぬた

20分（べったり時間15分）

●材料（2人分）　わけぎ100g　アオヤギ40g　もどしたわかめ40g　（白みそ大さじ1　砂糖大さじ1弱　酢大さじ1½　酒大さじ1　だし大さじ2　練りがらし小さじ⅔）　しょうが少量

●作り方 ❶わけぎはしんなりゆでて、葉先を切ってぬめりを出し、4cm長さに切る。

❷アオヤギは塩水で洗い、湯通しする。

❸わかめも湯通しして一口大に切る。

❹白みそ、砂糖、酒、だしを弱火で練る。冷まして酢と練りがらしを加える。

❺①～③を④であえる。器に盛り、せん切りしょうがをのせる。

351 青菜のいため物

10分（べったり時間10分）

●材料（2人分）　小松菜180g　ロースハム1枚（20g）　油小さじ2（8g）　塩・こしょう各少量

●作り方 ❶小松菜は株元を十文字に包丁で切り、洗って水けをきる。3～4cm長さに切り、茎と葉を分けておく。

❷ハムは半分に切って3～4mm幅の短冊に切る。

❸フライパンに油を熱し、ハム、小松菜の茎、葉の順に加えていためる。

❹小松菜の茎が透き通ってきたら塩、こしょうをふり、ひと混ぜして火を止める。

352 オクラのソテー カレー風味

10分（べったり時間10分）

●材料（2人分）　オクラ80g　ベビーコーン（びん詰め）20g　トマト40g　油小さじ2　塩小さじ⅙　カレー粉少量

●作り方 ❶オクラは塩少量（分量外）をまぶし、軽くもんで毛羽を取り、水洗いする。コーンとともに斜め2つに切る。

❷トマトは皮をむいて一口大の乱切りにし、種を取り除く。

❸フライパンに油を熱し、オクラをさっといためる。油が回ったらコーンとトマトを入れて手早くいため合わせ、塩とカレー粉をふり入れて調味する。

353 さやいんげんと豚肉のみそいため

20分（べったり時間20分）

●材料（2人分）　さやいんげん120g　豚赤身薄切り肉30g　ねぎ・しょうが各少量　油大さじ1強　みそ大さじ1弱　砂糖大さじ1　酒小さじ1強

●作り方 ❶さやいんげんはすじを取り、半分に切る。豚肉はいんげんと同じ長さに切り、繊維に沿って細く切る。

❷ねぎとしょうがはみじん切りにする。

❸みそと砂糖、酒を混ぜ合わせておく。

❹油を熱し、ねぎとしょうがをいため、香りが出たら肉を加えていためる。

❺肉の色が変わったらさやいんげんを入れて3～4分いため、③を加えて混ぜ合わせる。

354 塌菜（タアツァイ）と豚肉のいため物

15分（べったり時間15分）

●材料（2人分）　塌菜200g　豚赤身ひき肉60g　赤とうがらし½本　にんにく1かけ　油大さじ1½　Ⓐ（だし⅕カップ　しょうゆ大さじ1　酒大さじ1⅓）　Ⓑ（かたくり粉小さじ1⅓　水大さじ1½）

●作り方 ❶塌菜は1枚ずつはがして洗い、水けをきり、ざく切りにする。

❷赤とうがらしは種を除いて2つに切り、にんにくは薄切りにする。

❸油を熱して②をいため、香りが出たら豚肉塌 菜の順に入れて強火でいためる。Ⓐを加えて2～3分煮、Ⓑを加え混ぜてとろみをつける。

355 青梗菜のいため物

10分（べったり時間10分）

●材料（2人分）　青梗菜2株（160g）　にんにく½かけ（3g）　ごま油大さじ1　酒大さじ1　塩小さじ¼　こしょう少量

●作り方 ❶青梗菜は長さを3等分に切り、軸の部分は縦6つ割りにする。

❷にんにくは縦半分に切り、芯を取り除く。繊維と直角に薄切りにする。

❸フライパンにごま油を熱し、にんにくを入れ香りが立ったら青梗菜の軸、葉の順に入れて約1分いためる。塩を全体にふり、酒を回しかけ強火でいためる。

❹汁けをとばしながら、約30秒しんなりするまでいため、こしょうをふる。

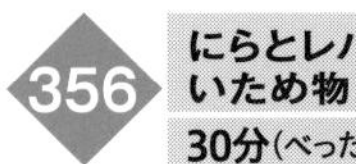

356 にらとレバーのいため物

30分（べったり時間20分）

●材料（2人分）　にら200g　（牛レバー60g　しょうが汁少量　しょうゆ小さじ⅔）　にんにく½かけ　油大さじ1½　塩少量　しょうゆ小さじ1⅓

●作り方 ❶牛レバーは流水につけて血抜きをする。細く切り、しょうが汁としょうゆで下味をつける。

❷にらは4cm長さに切る。にんにくは薄切りにする。

❸油大さじ1を熱し、にらを強火でさっといため、いったん取り出す。

❹③のなべに残りの油を足し、にんにくと汁けをきったレバーをいため、塩としょうゆで調味。にらを戻していためる。

357 にんにくの茎のいため物

5分（べったり時間5分）

●材料（2人分）　にんにくの茎150g　油大さじ1　酒・しょうゆ各大さじ⅓　削りガツオ1パック（5g）

●作り方 ❶にんにくの茎は3～4cm長さに切る。

❷フライパンに油を熱し、にんにくの茎を入れていためる。

❸にんにくの茎の色が鮮やかになったら酒、しょうゆを加えていため、汁けがほぼなくなったら削りガツオ半量を混ぜる。

❹③を器に盛り、残りの削りガツオをのせる。

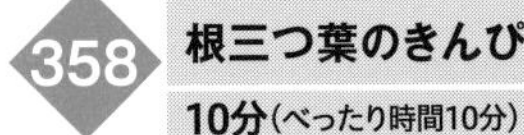

358 根三つ葉のきんぴら

10分（べったり時間10分）

●材料（2人分）　根三つ葉160g　赤とうがらし少量　油小さじ2　塩小さじ¼強　しょうゆ小さじ⅓　白いりごま小さじ⅔

●作り方 ❶根三つ葉は根を切り落とし、4～5cm長さに切る。

❷なべに油ととうがらしを入れて熱し、根三つ葉を加えて強火でいためる。色が冴えてしんなりしたら塩としょうゆを加えていり混ぜ、いりごまをふりかけて火を止める。

・根三つ葉の香りと葉ごたえを失わないように、短時間に仕上げる。

359 野沢菜漬けのいため物

15分（べったり時間15分）

●材料（2人分）　野沢菜の塩漬け160g　ベビーコーン（缶詰）80g　油大さじ1½強　青み（春菊）少量

●作り方 ❶野沢菜漬けは水につけ、塩分が半分になるくらいまで塩出しする。水けを絞り、4cm長さに切る。

❷ベビーコーンはゆでる。

❸油を熱し、①と②を入れて1～2分いためる。盛りつけて青みを添える。

・野沢菜漬けは2.2％ほど塩分があるので塩出しして用い、この塩分だけで調味する。

360 葉玉ねぎのみそいため

15分（べったり時間15分）

●材料（2人分）　葉玉ねぎ2本（160g）　豚肩薄切り肉40g　油大さじ1⅓強　みそ大さじ1弱　砂糖・酒各大さじ1強

●作り方 ❶葉玉ねぎは洗って水けをきり、白い部分と葉を切り離し、白い部分は4つ割り、葉は2cm幅の斜め輪切りにする。

❷豚肉は1.5cm幅くらいの細切りに。

❸みそと砂糖、酒を混ぜ合わせる。

❹なべに油を熱し、豚肉、葉玉ねぎの白い部分、少し遅れて葉を入れ、強火でいためる。しんなりして火が通ったら③を加え、手早く混ぜてからめる。

361 ピーマンとウインナのソテー

5分（べったり時間5分）

●材料（2人分）　緑・赤ピーマン合わせて120g　ウインナソーセージ40g　にんにく½かけ　油小さじ2½　塩小さじ⅙　こしょう少量

●作り方 ❶ピーマンはヘタを切り落として種を除き、縦6つ割りにする。

❷ウインナは1cm幅の斜めに切る。

❸フライパンに油を熱し、みじん切りのにんにく、ピーマンをいため、油が回ったらウインナを加えて手早くいため合わせ、塩とこしょうで調味する。

・ウインナに塩分があるので、塩は控えめにする。

362 ほうれん草のいため物

20分（べったり時間15分）

●材料（2人分）　ほうれん草120g　もやし30g　ゆで竹の子20g　（豚赤身薄切り肉30g　しょうが汁・しょうゆ各少量）　はるさめ10g　薄焼き卵卵大1½個分　油大さじ2⅓　塩小さじ⅓弱　しょうゆ小さじ1　酒小さじ2強

●作り方 ❶ほうれん草は5cm長さに切り、竹の子は5cm長さのせん切りに。

❷豚肉は5cm長さに切り、下味をつける。

❸はるさめはゆでて、食べよく切る。

❹油で肉をいため、色が変わったら①、もやしの順に加え、調味し、③を混ぜる。

❺器に盛り、細切りの薄焼き卵をのせる。

363 かき揚げ

30分（べったり時間25分）

●材料（2人分）　ごぼう60g　春菊40g　卵½個　塩小さじ⅙　冷水大さじ1弱　小麦粉大さじ3　桜エビ6g　揚げ油

●作り方 ❶ごぼうは長めのささがきにして酢水にさらし、ざるにあげて水けをきる。

❷春菊はよく洗って水けをふく。

❸卵と塩をよく混ぜ、冷水でのばし、小麦粉を加えて混ぜる。

❹揚げ油を熱し、春菊に③の衣をつけて揚げる。

❺残った衣に①と桜エビを加えて混ぜ、スプーンですくって平らに入れ、揚げる。

364 カリフラワーの甘酢漬け

40分（べったり時間15分）

●材料（2人分）　カリフラワー140g　にんじん少量　漬け汁（酢大さじ1　塩小さじ⅓　砂糖大さじ1強　赤とうがらしの薄輪切り少量）　サラダ菜2枚

●作り方 ❶カリフラワーは小房に切り分ける。塩と酢各少量を加えた熱湯で7～8分ゆで、ざるにとって冷ます。

❷漬け汁の材料を合わせてひと煮立ちさせ、冷ます。

❸②に①とにんじんの薄切りを漬ける。汁けをきってサラダ菜と盛る。

・漬けた直後から食べられる。新鮮なものなら生のまま漬けてもよい。

365 切り干し大根のあちゃら漬け風
30分(べったり時間10分)

●材料(2人分) 切り干し大根30g にんじん10g しょうが5g きくらげ(乾燥)2枚 赤とうがらしの小口切り½本分 Ⓐ(酢大さじ2 しょうゆ・みりん・酒各大さじ1 砂糖大さじ½)
●作り方 ❶切り干し大根ときくらげはもどして食べよく切る。
❷にんじんは細切りにして塩少量(分量外)をふり、しんなりしたら洗い、水けをきる。しょうがはせん切りにして水洗いし水けをきる。
❸Ⓐをひと煮立ちさせて冷まし、①②と赤とうがらしを混ぜ、冷蔵庫で2〜3日(時間外)おく。

366 紫キャベツのドレッシング漬け
10分(べったり時間10分)

●材料(2人分) 紫キャベツ150g 塩小さじ¼ Ⓐ(オリーブ油大さじ2 ワインビネガー大さじ1 こしょう少量 砂糖小さじ1 ローリエ1枚) パセリ少量
●作り方 ❶紫キャベツは芯を取り除いてせん切りにする。塩をふりしばらくおいてから、水けをよく絞る。
❷ドレッシングを作る。ボールにⒶの材料を入れて混ぜ合わせる。
❸紫キャベツをドレッシングであえる。冷蔵庫で2〜3日(時間外)おいて味をよくなじませる。食べるときは器に盛り、パセリをちぎって散らす。

367 ふろふき大根
60分(べったり時間10分)

●材料(2人分) 大根(4cm厚さの輪切り4切れ)300g ゆで汁用(米大さじ1 こんぶ15cm) 春菊80g しょうゆ小さじ⅔ Ⓐ(赤みそ大さじ1⅓強 砂糖大さじ2弱 みりん小さじ2) だし少量 ゆずの皮少量
●作り方 ❶大根は面取りをし、片面に十文字の切り目を入れる(隠し包丁)。
❷なべにこんぶを敷いて大根を並べ、かぶるくらいの水と米を加え、ゆでる。
❸春菊はゆで、しょうゆ洗いをする。
❹Ⓐを弱火で練り、だしでゆるめる。
❺②に④をかけ③とゆずの皮を添える。

368 新キャベツのひき肉包み蒸し
35分(べったり時間15分)

●材料(2人分) 新キャベツ200g Ⓐ(鶏ひき肉80g 玉ねぎのみじん切り100g 卵白½個分 かたくり粉小さじ1⅓ 塩小さじ⅖強 こしょう少量) パセリのみじん切り少量
●作り方 ❶新キャベツは芯をくりぬいて丸ごと沸騰湯に入れ、しんなりしたら外側から200g分はがし、冷ます。
❷Ⓐの材料を合わせてよく練り混ぜる。
❸小さいボールにキャベツの⅓量を敷き、②とキャベツを交互に重ねる。ボールごと蒸し器に入れて強火で約15分蒸す。
❹器に③を伏せてあけ、パセリをふる。

369 切り干し大根の煮物
40分(べったり時間20分)

●材料(2人分) 切り干し大根30g にんじん20g 干ししいたけ(もどす)2枚 油揚げ⅓枚(10g) ちくわ小⅓本(10g) だし(切り干しとしいたけのもどし汁を合わせて)1カップ 砂糖大さじ1強 しょうゆ大さじ1弱 酒大さじ1
●作り方 ❶切り干し大根は洗って水に15〜20分浸してもどし、水けを絞る。
❷にんじんは薄いいちょう切り、もどしたしいたけは薄切りにする。
❸油揚げは細切り、ちくわは小口切り。
❹だしで①②を煮、調味料を加えて15分、③を加えて煮汁がなくなるまで煮る。

370 根菜の煮物
30分(べったり時間20分)

●材料(2人分) 里芋50g にんじん・ごぼう・ゆで竹の子各30g 干ししいたけ(もどしてそぎ切り)2枚 こんにゃく50g さやいんげん(筋をとる)10g だし½カップ Ⓐ(しょうゆ小さじ1⅓ 砂糖大さじ1弱)
●作り方 ❶里芋、にんじん、ごぼう、竹の子は乱切りに。ごぼうは水につける。こんにゃくは小さめに切る。さやいんげん、ごぼう、こんにゃくの順にゆでる。
❷なべにさやいんげん以外の材料とだしを加え落しぶたをして煮る。煮立ったらⒶを加え約20分弱火で煮、青みを添える。

371 ぜんまいの煮物
30分(べったり時間10分)

●材料(2人分) ゆでぜんまい160g 油揚げ小1枚(20g) 油小さじ1½ だしか水適量 砂糖大さじ1強 しょうゆ小さじ2
●作り方 ❶ゆでぜんまいはさっと洗い、ざるにあげて水けをきり、食べよい長さに切る。
❷油揚げは熱湯をかけて油抜きをし、縦半分に切って端から細く切る。
❸なべに油を熱し、ぜんまいを入れてさっといためる。だしか水をヒタヒタに加え、油揚げと調味料も入れて、煮汁がほぼなくなるまで約20分煮る。

372 大根と油揚げのいため煮
40分(べったり時間20分)

●材料(2人分) 大根200g 油揚げ1½枚(40g) 三つ葉少量 油大さじ1 だし適量 しょうゆ小さじ2 塩小さじ⅙ 酒・みりん各小さじ1
●作り方 ❶大根は皮をむき、1.5cm幅、4cm長さの厚めの短冊切りに。
❷油揚げは熱湯をかけるかさっとゆでて油抜きをし、1cm幅に切る。
❸なべに油を熱し、大根をいためる。しんなりしたらだしをヒタヒタに加え、油揚げと調味料を加え、大根がやわらかくなるまで約15分煮る。三つ葉を3cmに切って散らし、火を消す。

373 大根の中国風いため煮
30分(べったり時間15分)

●材料(2人分) 大根180g ゆで竹の子20g 干ししいたけ2枚 干しエビ5〜6尾 しょうがの薄切り5〜6枚 油大さじ½強 Ⓐ(しいたけとエビのもどし汁½カップ 砂糖小さじ1 しょうゆ小さじ2)
●作り方 ❶大根は大きめの乱切りにする。
❷竹の子は縦に薄く切り、もどしたしいたけは軸を除いて一口大に切る。
❸油でしょうが、大根の順にいため、大根が半透明になったらもどしたエビと②を加えていため、Ⓐを加え、煮汁がなくなるまで煮る。

374 大根の北海煮
60分(べったり時間20分)

●材料(2人分) 大根100g にんじん40g 里芋100g 生しいたけ2枚 こんにゃく¼枚 生ザケ小1切れ(60g) だし適量 塩小さじ⅓ しょうゆ小さじ1 イクラ小さじ2 ゆでたさやえんどう4〜5枚
●作り方 ❶大根、にんじん、里芋、しいたけは食べやすく切る。こんにゃくは短冊切りにしてさっとゆでる。
❷サケは小さめの一口大に切る。
❸①をヒタヒタのだし、塩半量で煮る。②とさやえんどう、残りの塩、しょうゆを加えて5分煮る。イクラを添えて盛る。

375 竹の子とふきの炊き合わせ
60分(べったり時間30分)

●材料(2人分) ゆで竹の子(食べよく切る)160g ふき・わかめ(もどして)各60g Ⓐ(だし1カップ 砂糖・みりん各大さじ½ 塩小さじ⅙弱 しょうゆ小さじ1) Ⓑ(だし大さじ2 砂糖小さじ½ 塩小さじ⅙弱) 木の芽適量
●作り方❶ふきは塩少量をまぶして3分ゆで、水にとり、皮をむいて4cmに切る。
❷わかめは湯通しし、食べやすく切る。
❸竹の子をⒶのだしで5分煮、調味料を加えて約20分煮る。②を加えてひと煮する。
❹Ⓑを煮立て、①を入れてさっと煮る。
❺③と④を盛り合わせ、木の芽を飾る。

376 なすの煮物
25分(べったり時間10分)

●材料(2人分) なす4本(200g) 水½カップ ちりめんじゃこ大さじ1 しょうゆ・みりん各大さじ1
●作り方 ❶なすは、へたを取り、縦半分に切ってから斜めに細かく包丁目を入れる。すぐ水につけ、浮き上がらないように皿などで押さえて5〜6分おき、アクを抜く。ざるにあげて水けをきる。
❷なべに水、ちりめんじゃこ、しょうゆ、みりんを入れて火にかけ、煮立ったら①のなすを入れて10分煮る。

377 夏野菜のいため煮
30分(べったり時間20分)

●材料(2人分) なす2本(100g) ズッキーニ1本(140g) 玉ねぎ100g トマト400g オリーブ油大さじ1 にんにく1かけ 赤とうがらし½本 白ワイン½カップ 塩小さじ½ オレガノ少量
●作り方 ❶なす、ズッキーニは1cm厚さの輪切りにし、なすは水にさらす。玉ねぎ、トマトはくし形切りにする。
❷オリーブ油とにんにくの薄切りをいため、玉ねぎ、なす、ズッキーニを加えてさらにいためる。トマト、赤とうがらし、白ワイン、塩、あればオレガノを加えて調味し、中火で15分ほど煮る。

378 白菜のいため煮
20分(べったり時間15分)

●材料(2人分) 白菜(白い茎の部分)140g にら10g ザーサイ30g 油小さじ2 赤とうがらしの小口切り少量 酒小さじ1 しょうゆ小さじ⅓ 塩少量 ごま油小さじ½
●作り方 ❶白菜は5〜6cm長さに切り、縦に細切りにする。にらは白菜と同じ長さに切る。
❷ザーサイは洗って薄切りにし、水に10分つけて塩抜きし、せん切りにする。
❸フライパンに油を熱し、赤とうがらし、白菜の順に強火でいためる。油が回ったら水けをきった②とにらを加え、酒、しょうゆ、塩を加えてごま油をふる。

379 春の根菜の煮物
50分(べったり時間20分)

●材料(2人分) 大根・れんこん各40g ごぼう・にんじん・ふき各20g こんにゃく40g 干ししいたけ(もどす)2枚 Ⓐ(だし+しいたけのもどし汁1½カップ) 砂糖小さじ2弱 塩・しょうゆ各小さじ⅓ みりん小さじ2
●作り方 ❶根菜は全部一口大の乱切りにし、れんこんとごぼうは水に放す。ふきは下ゆでして斜めに切る。
❷こんにゃくは三角に切って下ゆでし、しいたけは一口大のそぎ切りにする。
❸Ⓐで①②を10分煮、調味料を加えて煮汁がなくなるまで弱火で煮る。

380 みょうがの卵とじ
10分(べったり時間10分)

●材料(2人分) みょうが大6本(100g) さやいんげん1本(10g) 卵大1個(60g) 酒・みりん・うす口しょうゆ各大さじ1 だし1カップ
●作り方 ❶みょうがはせん切りにし、水にさっと放し、ざるにとる。
❷さやいんげんはすじを取り、ゆでてから斜めの小口に切る。卵はときほぐす。
❸だしを火にかけ沸騰したら1〜2分煮出し、調味料を加えて煮る。
❹③にみょうがを加え、煮立ったらとき卵を入れる。卵が半熟状になったら火を消す。
❺器に④を盛り、いんげんをのせる。

料理写真は49ページ

381 野菜の煮しめ
50分（べったり時間25分）

●材料（2人分）　里芋150g　ごぼう60g　れんこん・ゆで竹の子各50g　にんじん40g　干ししいたけ2枚　こんにゃく¼枚　凍り豆腐1枚　ゆでたさやえんどう4枚　Ⓐ（結びこんぶ2個　だし2カップ　しょうゆ大さじ1　塩小さじ⅖　砂糖・みりん各小さじ1⅓）
●作り方 ❶里芋は皮をむき、花形ににんじんは下ゆでする。ごぼうは斜め切り、れんこんは輪切りにして酢入りの湯でゆで、こんにゃくは手綱にして湯通し、もどした凍り豆腐としいたけ、竹の子は一口大に切る。
❷①とⒶを強火で煮、青みを添える。

382 レタスのイタリア風蒸し煮
25分（べったり時間10分）

●材料（2人分）　レタス1個（300g）　トマト100g　玉ねぎ40g　アンチョビー5尾（20g）　オリーブ油小さじ2½　Ⓐ（白ワイン大さじ1　塩・こしょう各少量）　パセリ少量
●作り方 ❶レタスは芯をくりぬき、水けをきり、1.5㎝幅に切る。
❷トマトは皮を湯むきにし、1.5㎝角に切る。玉ねぎは薄切りにする。
❸油で①と②をいためる。表面を平らにし、アンチョビーをちぎって入れ、Ⓐをふる。ふたをし、弱火で約20分蒸し煮にする。
❹器に盛り、みじん切りパセリをふる。

383 若竹煮
30分（べったり時間15分）

●材料（2人分）　ゆで竹の子300g　わかめ（もどして）60g　だし1½カップ　しょうゆ大さじ1　みりん大さじ1⅓　削りガツオ½カップ（5g）
●作り方 ❶竹の子は縦半分に切り、穂先は5～6㎝長さに切って縦半分に切る。他は1㎝厚さの半月かいちょう切りにする。
❷わかめは洗って一口大に切る。
❸なべに①とだし、調味料、削りガツオを入れて約15分煮、竹の子を寄せてわかめを入れ、5～6分煮る。火を止め、しばらくおいて味を含ませる。あれば木の芽適量をたたいて添える。

384 わらびの卵とじ
10分（べったり時間10分）

●材料（2人分）　ゆでわらび120g　卵大1個　だし½カップ　砂糖小さじ2　塩小さじ⅙　しょうゆ小さじ⅔　酒小さじ2
●作り方 ❶ゆでわらびはさっと洗って水けをきり、4㎝長さに切る。
❷なべにわらびとだし、調味料を入れ、味がなじむまで5～6分煮る。
❸卵をときほぐし、箸を伝わらせて②に回し入れる。すぐふたをして弱火にし、30秒～1分蒸らす。煮汁ごと器に盛る。

385 ごぼうの柳川
20分（べったり時間20分）

●材料（2人分）　ごぼう140g　卵1個　だし1カップ　砂糖大さじ1弱　しょうゆ大さじ⅔　酒大さじ1　のり適量
●作り方 ❶ごぼうはたわしでこすって泥を落とし、包丁の背で表面をこそげる。縦に数本切り目を入れ、包丁の刃先で鉛筆を削るように薄くそぎ、水に放す。水を数回替えてアクを抜き、水けをきる。
❷なべにだしと①を入れて煮、やわらかくなったら調味料を入れて4～5分煮る。
❸卵をほぐして②に回し入れ、ふたをして弱火にし、半熟状に仕上げる。
❹煮汁ごと器に盛り、もみのりをふる。

386 とうがんのエビあんかけ
40分（べったり時間20分）

●材料（2人分）　とうがん240g　車エビ（背わたと殻を除いて刻む）2尾　だし¾カップ　塩小さじ¼強　うす口しょうゆ小さじ⅔　酒大さじ1　みりん小さじ2　Ⓐ（かたくり粉小さじ2　水大さじ1½）
●作り方 ❶とうがんは種とわたを除いて皮をむき、3×4㎝に切る。洗った米大さじ1を加えた水で約15分ゆでる。
❷①の汁をきってヒタヒタのだしと調味料でやわらかく煮、取り出して冷やす。
❸②の煮汁を煮立て、Ⓐを加え、エビを入れて熱を通し、冷やす。
❹とうがんを盛り、エビあんをかける。

387 白菜とアサリの煮浸し
20分（べったり時間15分）

●材料（2人分）　白菜200g　アサリのむき身40g　生しいたけ2～3枚　さやえんどう20g　水⅔カップ　酒大さじ1（砂糖小さじ⅔　しょうゆ小さじ1⅓　塩少量）
●作り方 ❶白菜の軸は縦半分に切ってから一口大のそぎ切り、葉はざく切りにする。
❷アサリはざるに入れてふり洗いする。
❸生しいたけは軸を除いて薄切りにし、さやえんどうは斜め2つに切る。
❹なべに白菜としいたけ、水、酒を入れて約10分煮、アサリとさやえんどう、調味料を加えて2～3分煮る。

388 白菜と生揚げの煮物
30分（べったり時間15分）

●材料（2人分）　白菜2枚（200g）　生揚げ80g　しめじ40g　だし1カップ　しょうゆ・酒各小さじ2　塩少量　砂糖大さじ1弱　ゆずの皮のせん切り少量
●作り方 ❶白菜はかためにゆで、ざるにあげて冷ます。食べやすい大きさに切る。
❷生揚げは熱湯をかけて油抜きをし、1㎝厚さの一口大に切る。
❸しめじは石づきを除いてほぐす。
❹なべにだしと調味料を入れて煮立て、①～③を入れ、白菜がやわらかくなって味がしみるまで8～10分煮る。
❺煮汁ごと器に盛り、ゆずをのせる。

389 レタスのスープ煮
20分（べったり時間10分）

●材料（2人分）　レタス⅔個（200g）　豚もも薄切り肉50g　スープ1½カップ　塩小さじ⅕　こしょう少量
●作り方 ❶レタスは1枚を4つぐらいずつにちぎる。
❷豚肉は一口大に切る。
❸なべにスープを入れて煮立て、豚肉を入れる。再び煮立ったら、アクをていねいにすくい除き、レタスを加える。
❹レタスがやわらかくなったら塩とこしょうで調味する。

390 揚げなすのたたき
30分（べったり時間20分）

●材料（2人分）　なす4本（200g）　揚げ油適量　みょうが2個（40g）　レモンの皮少量　Ⓐ（酢・だし各小さじ2　しょうゆ小さじ1）　青じそのせん切り適量
●作り方 ❶なすはヘタを除いて縦半分に切り、茶せんに切り込みを入れ、水にさらしてアクを抜く。
❷①の水けをふいて、170度に熱した揚げ油で揚げる。
❸みょうがは薄切り、レモンの皮はせん切りにし、Ⓐと合わせる。
❹②を③に漬けて味をなじませ、漬け汁ごと器に盛り、青じそをのせる。

391 イクラのみぞれ酢
10分（べったり時間10分）

●材料（2人分）　イクラ大さじ1½強（30g）　なめこ60g　みぞれ酢（大根160g　酢小さじ2　塩小さじ⅕　砂糖小さじ2）　青じそ2枚　あさつき少量
●作り方 ❶大根はすりおろし、軽く水けをきる。ボールで酢、塩、砂糖を混ぜ、砂糖がとけたら大根を混ぜる。
❷①にイクラとなめこを入れ、軽くあえる。
❸器に青じそを敷き、②を汁ごと入れて盛りつけ、あさつきの小口切りを散らす。
・イクラに塩分があるので、みぞれ酢の塩はひかえめに。

392 うどの梅肉あえ
15分（べったり時間15分）

●材料（2人分）　うど100g　しそ漬けうす塩梅干し小1個（4g）　砂糖小さじ1⅓　みりん小さじ1
●作り方 ❶うどは6～7㎝長さに切り、かつらむきの要領で皮を厚めにむく。斜め薄輪切りにし、切ったそばから酢少量を加えた水につけてアクを抜く。
❷梅干しは種を除き、包丁で細かくたたきつぶすか裏ごしをする。砂糖と混ぜ、みりんを加えてときゆるめる。
❸うどの水けをよくきり、食べる直前に②であえる。

393 エスニックサラダ
15分（べったり時間10分）

●材料（2人分）　きゅうり1½本　ミニトマト2個　干しエビ大さじ2　Ⓐ{ピーナッツ（すりつぶす）20g　フレンチドレッシング大さじ1⅔弱　レモン汁大さじ1⅓　砂糖大さじ1強}　香菜少量
●作り方 ❶干しエビはぬるま湯でもどし、殻や足を除き、粗く刻む。
❷きゅうりはせん切りにし、塩少量をまぶして、しんなりしたら洗って絞る。
❸トマトはヘタを取ってくし形に切る。
❹Ⓐの材料全部を混ぜ合わせる。
❺①と②を④であえる。器に盛り、トマトを飾って香菜をあしらう。

394 かぶとサーモンのサラダ
15分（べったり時間15分）

●材料（2人分）　かぶ3個（140g）　塩小さじ¼弱　かぶの葉と茎各少量　スモークサーモン30g　サラダ油大さじ2　酢大さじ1　おろしにんにく¼かけ分　塩・こしょう各少量
●作り方 ❶かぶは茎を2㎝ほどつけて葉を落とし、皮をむき、薄いくし形に切る。塩をふり、軽くもむ。かぶの葉と茎はさっとゆでてしぼり、4㎝長さに切る。
❷スモークサーモンは一口大に切る。
❸サラダ油、酢、おろしにんにく、塩、こしょうを混ぜ合わせてドレッシングを作り、水けをきった①と②をあえる。

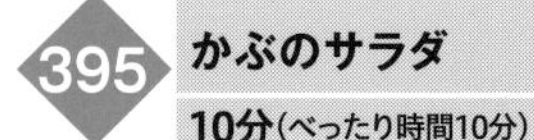

395 かぶのサラダ
10分（べったり時間10分）

●材料（2人分）　かぶ120g　赤ピーマン10g　レタス40g　ローズマリー少量　フレンチドレッシング大さじ1⅗
●作り方 ❶かぶは茎を1㎝ほどつけて皮をむき、縦に薄切りにする。
❷赤ピーマンは薄輪切りにする。
❸①と②、ローズマリーを合わせ、ドレッシングであえる。少しおいて味をなじませる。
❹レタスを食べよくちぎって器に敷き、③を盛る。
・ローズマリーのほか、パセリやチャイブ、バジリコなどのハーブも合う。

396 カリフラワーのクリームソース
50分（べったり時間30分）

●材料（2人分）　カリフラワー1個（240g）　ホワイトソース（バター小さじ2½　小麦粉大さじ1強　牛乳¾強　塩小さじ⅕　こしょう少量）　パセリ少量
●作り方 ❶カリフラワーは小房に切り分け、塩と酢各少量を加えた熱湯でやわらかくゆで、ゆで湯をきる。
❷小なべにバターをとかして小麦粉をいため、粉臭さがなくなったら牛乳を少しずつ加えてなめらかにする。もったりするまで煮つめ、塩とこしょうで調味。
❸カリフラワーを器に盛り、②をかける。みじんパセリをふる。

397 カリフラワーのサラダ
40分(べったり時間20分)

●材料(2人分)　カリフラワー80g　ブロッコリー40g　にんじん20g　生マッシュルーム2個　ラディッシュ1個　レタス1枚　フレンチドレッシング大さじ2
●作り方 ❶カリフラワーとブロッコリーは小房に切り分ける。それぞれ塩少量を入れた熱湯でゆで、冷ます。
❷にんじんは3㎜厚さに切るか星型で抜く。やわらかくゆで、冷ます。
❸マッシュルームは石づきをそぎ落とし、ラディッシュは薄輪切りにする。
❹①～③をドレッシングであえる。
❺レタスを一口大にちぎって器に敷き、④を盛る。

398 黄菊の酢の物
15分(べったり時間10分)

●材料(2人分)　黄菊50g　酢・塩各少量　合わせ酢(酢小さじ2　砂糖小さじ1　塩少量　水小さじ2)
●作り方 ❶黄菊は花びらをはずし、酢、塩を加えた湯で約1分ゆで、水にとってアクを抜く。ざるにあげて水けをきる。
❷合わせ酢の材料を混ぜ合わせる。
❸①を②に浸す。

399 キャベツのからしあえ
20分(べったり時間20分)

●材料(2人分)　キャベツ110g　豚肉しゃぶしゃぶ用30g　塩蔵わかめ30g　Ⓐ(しょうゆ小さじ1⅔　酢大さじ1⅓　練りがらし・砂糖各少量)
●作り方 ❶キャベツは沸騰湯でゆで、かたい軸を除いて一口大に切り、水けを絞る。
❷豚肉はキャベツのあとの湯でゆで、食べやすい大きさに切る。
❸塩蔵わかめは水につけてもどし、沸騰湯に1～2秒入れてすぐ水にとり、水けを絞って一口大に切る。
❹①～③を混ぜ合わせたⒶであえる。

400 キャベツの菜種あえ
20分(べったり時間20分)

●材料(2人分)　キャベツ160g　しょうゆ・酒・だし各小さじ1　いり卵(卵小1個　塩小さじ⅕　砂糖小さじ2)
●作り方 ❶キャベツは芯を除いて1～1.5㎝幅のリボン状に切る。沸騰湯でやわらかくゆで、ざるにとって湯をきる。
❷キャベツが冷めたら軽く絞って、しょうゆと酒、だしで下味をつける。
❸小なべで卵をほぐし、塩と砂糖を加える。弱火にかけ、箸3～4本で絶えずかき混ぜていり卵を作り、冷ます。
❹②のキャベツを軽く絞って汁けをきり、③のいり卵のなべに入れてあえる。

401 キャベツのミモザサラダ
20分(べったり時間20分)

●材料(2人分)　キャベツ3枚(160g)　サラミソーセージ20g　ドレッシング大さじ1⅔　かたゆで卵小½個
●作り方 ❶キャベツはしんなりするまでゆで、ざるにあげて冷ます。芯をそぎ取り、食べやすくざく切りにして水けを絞る。
❷サラミは薄いいちょう切りにする。
❸ゆで卵は白身と黄身に分け、それぞれ裏ごしをする。
❹①と②を合わせ、ドレッシングであえる。器に盛り、③の卵を飾る。食べるときに全体を混ぜる。

402 キャベツのレモンドレッシング
10分(べったり時間10分)

●材料(2人分)　キャベツ260g　わかめ(もどす)60g　しらす干し大さじ2　Ⓐ(フレンチドレッシング大さじ2　レモン汁小さじ2　しょうゆ小さじ⅓)　レモンの皮のせん切り少量
●作り方 ❶キャベツはしんなりゆで、ざるにとって冷ます。芯のかたい部分を除いて3㎝角切り、水けを絞る。
❷わかめはさっと熱湯に通す。水にとり、食べやすく切って水けを絞る。
❸しらす干しは熱湯をかける。
❹ボールでⒶの材料を混ぜ合わせ、①～③、レモンの皮を入れてあえる。

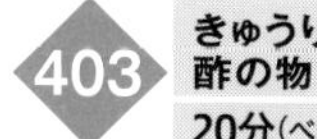

403 きゅうりと黄菊の酢の物
20分(べったり時間15分)

●材料(2人分)　きゅうり2本(200g)　黄菊20g　三杯酢(酢大さじ⅘　塩少量　しょうゆ小さじ⅔　砂糖小さじ1⅓)
●作り方 ❶きゅうりは薄い小口切りにする。ボールに入れ、塩小さじ½と水少量をふってざっと混ぜ、約10分おく。
❷黄菊の花弁を、酢少量(分量外)を加えた熱湯でゆで、水にとり、水けを絞る。
❸①がしんなりしたら洗い、水けを絞る。
❹酢、塩、しょうゆ、砂糖を混ぜて三杯酢を作り、②と③を入れてあえる。
・酢の一部をかんきつ類の搾り汁にするとまろやかな味になってさらに美味。

404 ごぼうのサラダ
30分(べったり時間20分)

●材料(2人分)　ごぼう100g　サニーレタス30g　あさつき少量　Ⓐ(マヨネーズ大さじ1　白あたりごま小さじ1弱　しょうゆ小さじ⅔)
●作り方 ❶ごぼうは4～5㎝長さのせん切りか長めのささがきにする。水にさらしてアク抜きをし、水けをきる。
❷ごぼうは歯ごたえを残すように2～3分ゆでる。さっと水につけて冷ます。
❸Ⓐを混ぜ、水けをきったごぼうをあえる。
❹サニーレタスを大きくちぎって器に敷き、③を盛り、あさつきの小口切りをのせる。

405 コロコロサラダ
25分(べったり時間25分)

●材料(2人分)　スイートコーン(缶詰)20g　きゅうり¼本　ミニトマト4個　枝豆40g　ウインナソーセージ20g　じゃが芋100g　Ⓐ(しょうゆ小さじ⅓　だし・砂糖各小さじ2　裏ごしした梅干しの果肉10g)
●作り方 ❶ウインナソーセージはゆでて約1㎝長さに切る。コーンは汁けをきる。きゅうりはフォークで縦にすじをつけて薄切りにし、ミニトマトは4つ割りに、枝豆はゆでてさやから出す。じゃが芋は1㎝角に切り、やわらかくゆでる。
❷器に①を盛り、混ぜ合わせたⒶをかける。

406 新玉ねぎとタコのサラダ
20分(べったり時間20分)

●材料(2人分)　新玉ねぎ½個(200g)　塩小さじ⅓　ゆでダコの足50g　オクラ1本　Ⓐ(油大さじ½　レモン汁½個分　粒マスタード・塩・こしょう各少量)　赤芽(紅たでの芽)少量
●作り方 ❶新玉ねぎは薄切りにし、水½カップと塩を合わせた塩水につける。ふきんに包み水の中でもみ、水けを絞る。
❷ゆでダコの足は薄切りに。オクラはさっとゆでて水にとり、小口切りにする。
❸Ⓐの材料を混ぜ合わせてドレッシングを作り、①と②を合わせてあえる。
❹器に盛り、赤芽を散らす。

407 せん切り野菜の梅肉あえ
25分(べったり時間25分)

●材料(2人分)　キャベツ2枚(100g)　きゅうり・にんじん各40g　みょうが2個　(梅肉・砂糖各小さじ2　みりん小さじ1)　青じそ2枚
●作り方 ❶キャベツはかたい芯の部分を除いてせん切りにする。
❷きゅうりとにんじんも4㎝長さのせん切りにし、みょうがもせん切りにする。
❸①と②をそれぞれ冷水につけてパリッとさせ、水けをよくきる。
❹梅肉に砂糖とみりんを加えてよく混ぜる。
❺器にキャベツを敷き、他の野菜を彩りよくのせ、青じそに④をのせて添える。

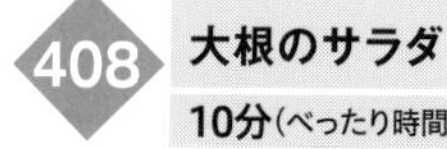

408 大根のサラダ
10分(べったり時間5分)

●材料(2人分)　大根100g　貝割れ菜20g　和風ドレッシング(ごま油・酢各小さじ2　しょうゆ・みりん各小さじ1　白いりごま小さじ⅔)
●作り方 ❶大根は皮をむき、マッチ棒大のせん切りにし、冷水に放してシャキッとさせる。
❷貝割れ菜は根元を切り、3～4㎝長さに切り、同じく冷水に放す。
❸ドレッシングの材料を合わせる。
❹よく水けをきった①と②を器に盛り、ドレッシングをかけていただく。

409 大根のなます
20分(べったり時間20分)

●材料(2人分)　大根120g　にんじん20g　しめサバ60g　合わせ酢(酢大さじ1⅓　塩小さじ⅕　しょうゆ小さじ⅓　砂糖小さじ1)　しょうが少量
●作り方 ❶大根とにんじんは1㎝幅4㎝長さの短冊切りにする。合わせて塩小さじ⅖をふって軽くもみ、しんなりしたら塩を洗い流し、水けを絞る。
❷しめサバは5㎜幅くらいに切る。
❸しょうがはせん切りにし、水に放してパリッとさせ、水けをきる(針しょうが)。
❹合わせ酢を混ぜ、①②をあえる。器に盛って針しょうがを散らす。

410 大豆もやしの韓国風あえ物
25分(べったり時間25分)

●材料(2人分)　大豆もやし200g　にんじん・にら各30g　ねぎ10g　ごま油小さじ1　塩小さじ½　酢小さじ2　こしょう・いりごま各少量
●作り方 ❶大豆もやしは根を取り、沸騰湯でやわらかくゆでて、ざるにあげて水けをよくきる。
❷にんじんはせん切りにし、にらは4㎝長さに切る。それぞれ沸騰湯でさっとゆで、水けをきる。
❸ねぎはみじん切りにする。
❹①②をボールに入れ、③、ごま油、塩、酢、こしょう、ごまを混ぜる。

411 竹の子の木の芽あえ
30分(べったり時間30分)

●材料(2人分)　ゆで竹の子100g　Ⓐ(だし¼カップ　砂糖小さじ½強　塩・しょうゆ各少量)　イカの胴50g　Ⓑ(酢小さじ½　塩少量)　木の芽3～4枚　Ⓒ(だし大さじ2強　甘みそ大さじ1⅓　砂糖・みりん各大さじ½　卵黄1個分)
●作り方 ❶竹の子は穂先のほうのやわらかい部分を小さめの乱切りにし、Ⓐで煮て冷まし、汁けをきる。
❷イカは表側に切り目を入れて短冊に切り、Ⓑを加えた湯でさっとゆでる。ざるにあげて湯をきる。
❸乾いたすり鉢に木の芽の葉を摘んですり、Ⓒをすり混ぜ、①②をあえる。

412 たたきごぼう
30分(べったり時間15分)

●材料(2人分)　ごぼう140g　Ⓐ(練りごま大さじ1弱　砂糖大さじ1⅓　酢小さじ2　塩小さじ¼強　しょうゆ小さじ⅔　だし少量)　ゆで汁用米のとぎ汁適量
●作り方 ❶ごぼうは皮をこそげ、なべに入る長さに切る。かぶるくらいの米のとぎ汁でやわらかくゆでる。
❷Ⓐを混ぜ合わせてごま酢を作る。
❸ごぼうを水洗いし、湯をかけて水けをきる。まな板に並べ、すりこ木などで平均にたたいてしなやかにする。
❹③を4～5㎝長さに切り、②の⅓量であえる。
❺器に盛り、残りの②をかける。

なすの焼き浸し
20分（べったり時間15分）

●材料（2人分） なす4本（200g） だし割りじょうゆ（だし½カップ しょうゆ小さじ2） みょうが2個（40g）
●作り方 ❶だしとしょうゆを合わせてだし割りじょうゆを作る。
❷なすはヘタをつけたまま直火で焼き、皮が充分に焼けたら水をかけ、皮をむく。ヘタを落とし、縦に4～6等分する。
❸②のなすを①のだし割りじょうゆに浸す。
❹みょうがは縦半分にし、薄切りにして水にさらす。なすと同様に、だし割りじょうゆに浸す。

ねぎの焼き浸し
15分（べったり時間10分）

●材料（2人分） 根深ねぎの白い部分140g しょうゆ小さじ1⅔ だし大さじ1⅓ しょうが少量
●作り方 ❶ねぎは5～6cm長さに切る。熱した焼き網に並べのせ、菜箸でころがしながら、軽く焦げ目がつくまで焼く。
❷小さいバットなどにしょうゆとだしを入れて割りじょうゆを作る。焼きたてのねぎを入れ、少しおいて味を含ませる。
❸器に盛り、しょうがのすりおろしをのせる。
・下仁田ねぎで作ると美味。

白菜の韓国風サラダ
15分（べったり時間15分）

●材料（2人分） 白菜2枚（160g） セロリ2本（140g） ラディッシュ1個 せり少量 Ⓐ（酢大さじ1 ごま油小さじ1 塩小さじ⅙ しょうゆ小さじ⅔ ねぎ・しょうが・にんにく・赤とうがらしの各みじん切り少量）
●作り方 ❶白菜の軸は4～5cm長さに切って繊維に平行に細く切り、葉は小さく刻む。
❷セロリは斜め薄切り、ラディッシュは薄い輪切りにし、せりは葉先を摘む。
❸①と②を冷水につけてパリッとさせ、ざるにあけて水けを充分にきる。
❹混ぜ合わせたⒶで③をあえ、器に盛る。

もやしの中国風サラダ
30分（べったり時間30分）

●材料（2人分） もやし200g カニ缶40g レモンのいちょう切り8切れ サラダ菜6枚 Ⓐ（酢大さじ1 塩小さじ⅕ ごま油小さじ1 砂糖小さじ⅔ ねぎの粗みじん切り・しょうがのせん切り各少量）
●作り方 ❶もやしは根を取る。なべに入れ、水少量を加えて強火にかけ、ふたをして2分蒸し煮に。ざるにあげて冷ます。
❷カニは軟骨を除いて身をほぐす。
❸もやしとカニ、レモン（黄色い皮をそぎ取る）を合わせ、Ⓐであえる。
❹器にサラダ菜を敷き、③を盛る。

レタスとわかめ、アジの酢の物
20分（べったり時間15分）

●材料（2人分） レタス⅔個（200g） もどしたわかめ40g 生食用アジ1尾 せん切りみょうが2個 せん切りしょうが¼かけ 小口切りあさつき少量 三杯酢（酢大さじ1⅓ 塩小さじ⅕ しょうゆ小さじ⅔ 砂糖小さじ1）
●作り方 ❶レタスは4cm角にちぎる。
❷わかめは湯通しして水にとり、食べやすく切って水けを絞る。
❸アジは三枚におろして皮をむき、細く切り、塩・酢各少量（分量外）をふる。
❹三杯酢を作り、①～③をあえる。器に盛り、みょうが、しょうが、あさつきを散らす。

レタスとわかめのごまみそあえ
30分（べったり時間15分）

●材料（2人分） レタス⅓玉（120g） わかめ（もどして）40g きゅうり小½本（40g） 塩少量 白いりごま大さじ1⅔ 白みそ大さじ1 酢大さじ½ 砂糖小さじ1
●作り方 ❶レタスは一口大にちぎる。
❷わかめは一口大に切る。きゅうりは小口切りにし、塩をふってしばらくおく。しんなりとしたら軽く絞る。
❸ごまみそだれを作る。白いりごま、白みそ、酢、砂糖を混ぜ合わせる。
❹レタス、わかめ、きゅうりをごまみそだれであえる。

レタスのサラダ
15分（べったり時間10分）

●材料（2人分） レタス⅓個（100g） クレソン4本 ラディッシュ2個 フレンチドレッシング大さじ1½弱
●作り方 ❶レタスは1枚ずつはがし、食べやすい大きさに手でちぎる。クレソンも軸を除いて大きくちぎる。
❷ラディッシュは葉のつけ根を切り落とし、飾り切りをする。
❸ボールに氷を入れて①と②を浸し、5～10分おいてパリッとさせる（ラディッシュは切り口が開いて花のようになる）。
❹③の水けをきり、ドレッシングであえる。食べる直前にかけてもよい。

れんこんの梅肉あえ
25分（べったり時間20分）

●材料（2人分） れんこん½節（100g） （梅肉・砂糖各小さじ2 みりん小さじ⅔ 酒小さじ1）
●作り方 ❶れんこんは5cm長さくらいに切る。穴と穴の間の皮に切り込みを入れ、次にかつらむきの要領で穴の外側をなぞるようになめらかに皮をむき、3～4mm厚さに切る（花れんこん）。切ったそばから酢水にさらす。
❷沸騰湯に酢少量を加え、①を1～2分ゆでる。流水にとり、もむように洗い、水けをきる。
❸梅肉と砂糖をよく混ぜてから、みりんと酒でとき、②をあえる。

きんぴらごぼう
30分（べったり時間20分）

●材料（2人分） ごぼう120g にんじん20g 赤とうがらし少量 油小さじ2 砂糖・しょうゆ各小さじ1½ 酒小さじ2 白いりごま小さじ⅔
●作り方 ❶ごぼうはささがきにし、にんじんは細切りに。ごぼうは水に放し、2回ほど水を替えてアク抜きする。
❷なべに油と赤とうがらしの細切りを入れて熱し、ごぼうの水けをきって入れ、しんなりするまで4～5分いためる。にんじんを加えてさらに1～2分いためる。
❸調味料を加え、汁けがなくなるまで混ぜながら煮て、最後にごまをふる。

ズッキーニのソテー
10分（べったり時間10分）

●材料（2人分） ズッキーニ1本（200g） ピーマン・赤ピーマン・黄色ピーマン各10g オリーブ油大さじ1½ しょうゆ小さじ1 こしょう少量
●作り方 ❶ズッキーニは厚さ1cmくらいの輪切りにする。
❷ピーマンはそれぞれへたと種を除いて短い拍子木に切る。
❸フライパンに油を熱し、ズッキーニとピーマンを入れて色よく焼く。しょうゆとこしょうで味をつける。

423

セロリとザーサイのいため物
20分（べったり時間20分）

●材料（2人分） セロリ2本（160g） ザーサイ40g せん切り赤とうがらし少量 油小さじ1½ 酒小さじ2 しょうゆ小さじ⅓ ごま油小さじ½
●作り方 ❶セロリはすじを取り、5～6cm長さに切って縦に薄切りにし、水にさらしてアクを抜き、水けをきる。
❷ザーサイはさっと洗う。薄切りにし、水に10分つけて塩抜きをする。水けをきり、せん切りにする。
❸フライパンに油を熱し、赤とうがらし、セロリの順に強火でいため、油が回ったら②を入れ、酒としょうゆで調味し、ごま油をふる。

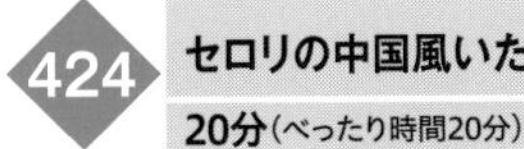

424

セロリの中国風いため
20分（べったり時間20分）

●材料（2人分） セロリ100g 豚バラ薄切り肉40g ザーサイ20g 油大さじ1 酒・薄口しょうゆ各適量
●作り方 ❶セロリはすじを除いて斜めに薄く切る。
❷豚薄切り肉は1枚を3～4つに切り、湯にさっと通して脂を抜き、ざるにあげて水けをよくきる。ザーサイは薄く切る。
❸フライパンに油を熱し、①②をいため、酒と薄口しょうゆで調味する。
・ザーサイの塩分が調味料の役目をするが、塩けが足りなければ、酒、薄口しょうゆを補う。

なすとピーマンのなべしぎ
15分（べったり時間15分）

●材料（2人分） なす100g ピーマン40g 油大さじ1½ Ⓐ{みそ・砂糖各大さじ1 酒小さじ2 いりこ（粉末）小さじ1強}
●作り方 ❶なすはヘタを切り落とし、1.2～1.5cm厚さの輪切りにして水に放す。
❷ピーマンは縦半分に切ってヘタと種を除き、一口大の乱切りにする。
❸なべまたはフライパンに油を熱し、なすの水けをふいて入れる。切り口にやや焦げ目がつくくらいにいため焼く。
❹③に②を入れて軽くいため、混ぜたⒶを加えて汁けがなくなるまでいためる。

麻婆なす
15分（べったり時間15分）

●材料（2人分） なす4本（200g） 豚ひき肉60g Ⓐ（ねぎ10g しょうが・にんにく各½かけ） 油大さじ1½強 Ⓑ（スープ½カップ 酒大さじ½ 砂糖小さじ½強 しょうゆ大さじ½ 豆板醤小さじ½ みそ小さじ1弱） Ⓒ（かたくり粉小さじ2 水大さじ2） ごま油小さじ½
●作り方 ❶なすは縦4つに切る。Ⓐはみじん切りにする。
❷油大さじ1で①をいため、別に取る。
❸残りの油でⒶ、ひき肉の順にいためる。Ⓑを加えてひと煮立ちさせる。②を加えて1～2分煮、Ⓒを加え、ごま油をふる。

野菜いため
25分（べったり時間25分）

●材料（2人分） キャベツ2枚（100g） にんじん30g 干ししいたけ（もどす）2枚 豚もも薄切り肉20g さやえんどう4枚 油大さじ1⅔弱 塩小さじ⅓弱 しょうゆ小さじ⅔ 酒小さじ2 こしょう少量
●作り方 ❶キャベツは食べやすくざく切りに。にんじんは短冊切り、しいたけはそぎ切り、豚肉は一口大に切る。
❷さやえんどうはすじを除き、ゆでる。
❸油で豚肉を色が変わるまでいため、にんじん、キャベツ、しいたけの順に加えて強火でいためる。調味し、②を混ぜる。

レタスと牛肉のカキ油いため
20分（べったり時間20分）

●材料（2人分） レタス200g （牛肩ロース薄切り肉60g しょうゆ・酒・しょうが汁各少量） 油大さじ2強 カキ油大さじ1弱 ごま油小さじ½
●作り方 ❶牛肉は一口大に切り、しょうゆと酒、しょうが汁をからめる。
❷レタスは洗い、一口大にちぎる。
❸油大さじ1½を強火で熱し、レタスを入れてさっといため、皿に取り出す。
❹③のなべに残りの油を足し、牛肉をいためる。色が変わったらレタスを戻し、カキ油を加えて手早くあおりいため、ごま油をふる。すぐ器に盛る。

れんこんのきんぴら
30分(べったり時間20分)

●材料(2人分)　れんこん140g　干ししいたけ(もどす)2枚　赤とうがらし少量　油小さじ2　Ⓐ(しいたけのもどし汁適量　砂糖小さじ1⅓　しょうゆ小さじ2)　白ごま少量
●作り方 ❶れんこんは皮をむいて薄い輪切りか半月切りにし、水にさらす。❷しいたけは軸を除いて薄切りにする。❸油を熱し、赤とうがらしの小口切りと水けをきったれんこん、②をいためる。❹れんこんが透き通ったら、Ⓐを入れ、ときどき混ぜながら汁けがほぼなくなるまで煮る。最後にごまをふって火を消す。

精進揚げ
35分(べったり時間35分)

●材料(2人分)　かぼちゃ4切れ(40g)　さつま芋4切れ(30g)　オクラ4本　なす2切れ　れんこん6切れ(20g)　みょうが小4個　小麦粉大さじ3⅓　卵小½個　冷水大さじ2½〜3　揚げ油　天つゆ(だし⅕カップ　しょうゆ・みりん各小さじ2)　おろし大根大さじ2　おろししょうが少量
●作り方 ❶切った材料のうち、さつま芋、なす、れんこんは水につけてアクを抜く。衣をつけるときに水けをふく。❷卵をほぐして冷水を混ぜ、小麦粉を加えて混ぜる。材料をつけ、油で揚げる。

玉ねぎとエビのかき揚げ
40分(べったり時間20分)

●材料(2人分)　玉ねぎ80g　三つ葉15g　むきエビ60g　衣(小麦粉大さじ2⅔　卵大½個　水大さじ2　塩小さじ⅙)　揚げ油
●作り方 ❶玉ねぎは薄切りにし、三つ葉は3〜4cm長さに切る。❷むきエビはさっと洗い、水けをきる。❸ボールに卵と塩を入れてよく混ぜてから冷水でのばし、小麦粉を加えてさっくり混ぜる。❹③の衣に①と②を入れて軽く混ぜる。170〜175度の揚げ油に、スプーンですくって平たくなるように入れ、揚げる。

枝豆
15分(べったり時間10分)

●材料(2人分)　枝豆220g(正味100g)　塩少量
●作り方 ❶枝豆に塩をふってよくもみ、うぶ毛を取る。すり鉢に入れてこするようにもむと取れやすい。❷なべにたっぷりの湯を沸かし、①の枝豆を入れてゆでる。❸7〜8分たってやわらかくなったら、ざるにあけて広げて冷ます。

いんげん豆の含め煮
600分(べったり時間20分)

●材料(作りやすい分量／約6人分)　いんげん豆1カップ(150g)　水適量　砂糖150g　塩少量
●作り方 ❶豆はさっと洗い、水3カップにつけて1晩おく。厚手のなべにつけ汁ごと入れて中火にかける。❷煮立ったら弱火で1時間ほど煮る。途中、煮汁が少なくなったら湯を足し、豆が水面から出ないように煮る。❸豆がやわらかくなったら砂糖を2〜3回に分けて加え、最後に砂糖を加えるときに塩も加え、20〜30分煮て火を止める。そのままおいて煮汁を含ませる。

うの花のいり煮
20分(べったり時間15分)

●材料(2人分)　おから100g　鶏ひき肉30g　にんじん20g　ねぎ(青い部分)10g　しらたき40g　油揚げ・こんぶ各10g　油大さじ⅔強　砂糖大さじ⅔　しょうゆ小さじ⅔　みりん大さじ1弱　塩小さじ⅙　だし¾カップ
●作り方 ❶にんじんは短いせん切り、しらたきは2cm長さに切ってゆで、水けをきる。油揚げは湯に通して細切りにし、こんぶは細く切る。ねぎは小口切りに。❷油で鶏肉、にんじん、油揚げ、しらたき、ねぎの順にいため、おからを加えほぐすようにいためる。こんぶとだし、調味料を加え、中火で7〜8分煮る。

黒豆のしょうが煮
540分(べったり時間20分)

●材料(2人分)　黒豆(乾燥)20g　しょうが1かけ　砂糖大さじ1⅓　しょうゆ小さじ1
●作り方 ❶黒豆は水洗いしたのち4倍量の水に1晩浸す。❷つけ汁ごと火にかけ、弱中火でやわらかくなるまでゆでる。ゆで汁が常に豆にかかるように差し湯をする。❸砂糖を半量加えて煮とかし、火を止めてしばらくおき、味を含める。❹再び火にかけて残りの砂糖、しょうゆ、せん切りしょうがを加えて約10分煮、火を止め、そのまま冷まして味を含ませる。

そら豆の甘煮
40分(べったり時間20分)

●材料(2人分)　そら豆(さやを取って)140g　砂糖大さじ1½　塩小さじ⅙　かたくり粉小さじ1⅓
●作り方 ❶そら豆はたっぷりの熱湯でかためにゆでる。ゆで汁を豆がヒタヒタにつかる程度残して捨てる。❷砂糖と塩を加え、弱火でゆっくり味を煮含める。❸豆に味がついたら、水どきかたくり粉を加えてとろみをつけ、火を消す。
・薄皮をむいて煮る場合は、生のうちにむいて、ゆで湯をグラクラと沸騰させないように静かにゆでる。

浸し豆の煮物
450分(べったり時間15分)

●材料(2人分)　青大豆(乾燥)30g　にんじん40g　ゆでひじき60g　しょうゆ大さじ⅔　酒大さじ1⅓　みりん小さじ⅓
●作り方 ❶青大豆は⅔カップの水に1晩つけてつけ汁ごと火にかける。沸騰したら水を捨て、かぶるくらいの水を加えて差し水をしながらやわらかくなるまでゆでる。❷にんじんはせん切りにし、ひじきはさっと洗って長い場合は切る。❸なべに豆、ひじき、にんじんを入れて調味料を加え、火にかける。煮汁がほとんどなくなるまで煮る。

いんげん豆のサラダ
540分(べったり時間15分)

●材料(2人分)　いんげん豆(乾燥)100g　セロリ50g　にんにく・青じそ各少量　塩小さじ½　Ⓐ(酢・オリーブ油各大さじ1　こしょう少量)
●作り方 ❶豆はさっと洗い、3倍量の水につけ、1晩おいて中火にかける。❷煮立ったら弱火で約1時間煮る。途中、煮汁が少なくなったら湯または水を足し、煮汁がいつも豆の上まである状態で、やわらかくなるまで煮る。❸セロリはすじを取って角切りに。にんにくとしそはみじん切りに。❹湯をきって冷ました②の豆と③を合わせ、Ⓐの調味料であえる。

うずら豆のサラダ
10分(べったり時間10分)

●材料(2人分)　うずら豆(水煮缶詰)120g　玉ねぎ100g　サラダ菜60g　フレンチドレッシング大さじ2強　パセリ少量
●作り方 ❶うずら豆は缶から出し、汁けをきっておく。❷玉ねぎは角切りにし、さっとゆで、ざるにあげて冷ます。❸①と②をフレンチドレッシングであえ、食べやすくちぎったサラダ菜を敷いた皿に盛りつけ、ちぎったパセリを飾る。

枝豆の白あえ
30分(べったり時間30分)

●材料(2人分)　枝豆(ゆでてさやから出して)60g　もめん豆腐⅓丁(100g)　白ごま20g　砂糖大さじ⅔　しょうゆ小さじ⅓　塩小さじ⅙　だし適量
●作り方 ❶豆腐は粗くほぐし、沸騰湯で20〜30秒ゆでて、ふきんを敷いたざるにあけ、ふきんに包んで水けを絞る。❷ごまをいり、すり鉢で油が出てねっとりするまですり、①を加えてさらにする。砂糖、しょうゆ、塩を混ぜ、かたいようならだしでのばしてぽってりさせる。裏ごしするとなおよい。❸枝豆を②であえる。

長芋の梅ソースかけ
15分(べったり時間10分)

●材料(2人分)　長芋160g　青じそ2枚　梅ソース(練り梅6g　だし・みりん各小さじ2　しょうゆ・酒各小さじ1)
●作り方 ❶長芋は皮をむき、4cm長さの拍子木切りにする。❷青じそはせん切りにする。❸梅ソースを作る。練り梅、だし、みりん、しょうゆ、酒をよく混ぜ合わせる。❹器に長芋を盛り、梅ソースをかけ、青じそをのせる。
・長芋は皮をむいたあと酢水にひたしてから調理すると、変色や手のかゆみが起こりにくくなる。

ポテトのチーズ焼き
60分(べったり時間20分)

●材料(2人分)　じゃが芋300g　グリエールチーズ・玉ねぎ各100g　パン粉大さじ3⅓　塩小さじ⅕　バター大さじ2⅔
●作り方 ❶じゃが芋は皮をむき、1cm厚さの輪切りにし、さっと水洗いして、塩湯でかためにゆでる。❷フライパンにバターを熱し、薄切りの玉ねぎをいためる。しんなりしたら、①を入れていため、塩をふる。❸バター少量(分量外)を塗った耐熱皿に②を入れ、チーズをのせ、パン粉をふる。オーブントースターで、チーズがとけ、こんがり色づくまで焼く。

粉吹き芋
30分(べったり時間10分)

●材料(2人分)　じゃが芋200g　塩小さじ⅙　こしょう・パセリ各少量
●作り方 ❶じゃが芋は皮をむいて4〜6つ割りにし、さっと洗ってかぶる程度の水に入れ、火にかける。沸騰後、弱めの中火にし、芋がやわらかくなるまでゆでる。❷①の湯を捨て、弱火にかけ、なべを揺すりながら芋の表面の水分をとばし、粉を吹かせる。塩、こしょうをふり、パセリのみじん切りを散らす。

こんにゃく田楽
20分(べったり時間20分)

●材料(2人分)　こんにゃく大1枚(300g)　みそ大さじ1⅔　砂糖大さじ1強　みりん大さじ⅔　白ごま少量
●作り方 ❶こんにゃくは4等分に切って、半分にし、さっとゆでてざるにあげ、湯をきって1切れずつ串に刺す。❷なべにみそ、砂糖、みりんを合わせて弱火にかけ、木じゃくしでぽってりするまで充分に練る。❸こんにゃくに②を塗り、ごまをふる。

里芋のゆずみそかけ

40分（べったり時間20分）

●材料（2人分）　里芋6個（240g）　みそ大さじ1⅓　砂糖大さじ1⅔　酒大さじ1強　ゆずの皮少量

●作り方 ❶里芋はよく洗い、皮つきのまま蒸気の上がった蒸し器で蒸す。里芋がやわらかくなったら熱いうちに皮をむく。

❷なべにみそ、砂糖、酒を入れ、弱火にかけて木じゃくしでよく練る。すぐに火からおろし、みじん切りにしたゆずの皮を加える。

❸②に①の里芋を加えてあえ、器に盛る。

サケとポテトのクリーム煮

30分（べったり時間20分）

●材料（2人分）　じゃが芋2個（240g）　チキンスープ½カップ　生ザケの切り身1切れ（70g）　牛乳½カップ　生クリーム大さじ2　塩・こしょう・万能ねぎの小口切り各少量

●作り方 ❶じゃが芋は1cm厚さの半月切りにする。

❷①をなべに入れ、チキンスープを加えて火にかける。煮立ったら火を弱め、芋がやわらかくなるまで煮る。

❸サケは2cm幅に切り、牛乳とともに②に加え、サケに火を通す。

❹最後に生クリームを加え、塩、こしょうで調味。器に盛り、万能ねぎを散らす。

さつま芋と切りこんぶの煮物

40分（べったり時間10分）

●材料（2人分）　さつま芋150g　切りこんぶ（乾燥）5g　しょうゆ小さじ⅔　塩小さじ⅙　砂糖・みりん各小さじ2　水1カップ強

●作り方 ❶切りこんぶは水でもどし、ざるにあげて水けをきる。

❷さつま芋は皮つきのまま1.5〜2cm厚さの輪切りにし、水洗いする。

❸なべに切りこんぶを敷いてさつま芋をのせ、水を加えて5〜6分煮る。しょうゆ、塩、砂糖、みりんを加えて約20分、煮汁がなくなるまでゆっくり弱火で煮る。

さつま芋とりんごの重ね煮

30分（べったり時間15分）

●材料（2人分）　さつま芋100g　りんご½個（100g）　レーズン10g　砂糖大さじ1⅔　バター大さじ½　塩少量

●作り方 ❶さつま芋は皮つきのまま3mm厚さの輪切りにし、水洗いする。

❷りんごは6つ割りにし、皮をむいていちょう切りにする。

❸なべにバターを塗り、りんご、さつま芋、レーズン、調味料を⅓量ずつ3層にしながらすき間なく入れる。

❹水¼カップを注ぎ、紙ぶたをし沸騰後、中弱火で約20分煮る。なべをゆすり、焦がさないように煮汁がなくなるまで煮る。

里芋の中国風煮

60分（べったり時間20分）

●材料（2人分）　里芋3〜4個（220g）　鶏手羽肉2本（正味40g）　油大さじ⅔強　砂糖大さじ⅔　しょうゆ大さじ1弱　ねぎ（5cm長さのぶつ切り）　しょうがの薄切り2枚　水適量

●作り方 ❶里芋は洗って皮をむく。

❷フライパンに油を熱し、鶏肉の表面に色がつく程度まで焼く。

❸なべに②の鶏肉、ねぎ、しょうが、水をヒタヒタに入れ、砂糖、しょうゆを加えて火にかける。沸騰したら里芋を加え、煮立ったら弱火にし、煮汁が少し残るまで上下を返して煮含める。

じゃが芋の煮物

30分（べったり時間10分）

●材料（2人分）　じゃが芋240g　豚肩肉60g　玉ねぎ100g　にんじん40g　さやえんどう4枚　しょうゆ小さじ1⅓　Ⓐ（砂糖大さじ2強　酒小さじ2強　塩小さじ⅓）　水1カップ　油小さじ1

●作り方 ❶肉は一口大に。じゃが芋は4〜6つ割りにし、水に放す。にんじんは輪切りにし、面取りする。玉ねぎはくし形に、さやえんどうはゆで斜め切りに。

❷油で玉ねぎ、じゃが芋、にんじん、肉の順にいため、水を加え、アクを除きながら煮、Ⓐとしょうゆ半量を加え10分煮る。残りのしょうゆを加えて煮、青みを散らす。

こんにゃくの白あえ

30分（べったり時間20分）

●材料（2人分）　こんにゃく100g　にんじん40g　さやえんどう20g　Ⓐ（塩小さじ⅙　しょうゆ小さじ⅓　砂糖小さじ1⅓　だし⅓カップ）　もめん豆腐（ゆでて水けを絞る）80g　Ⓑ（すりごま大さじ1½　砂糖小さじ1⅓　塩小さじ⅙）　しょうがのせん切り少量

●作り方 ❶こんにゃくとにんじんは短冊に切り、こんにゃくは湯通しする。

❷さやえんどうは塩ゆでして細切り。

❸①をⒶで煮、味がしみたら②を入れてさっと煮、具と汁を別々に冷ます。

❹豆腐はすり鉢でⒷとすり、③の汁でのばし③の具をあえ、しょうがをのせる。

さつま芋のサラダ

40分（べったり時間20分）

●材料（2人分）　さつま芋200g　レーズン10g　スライスアーモンド10g　生クリーム大さじ2　マヨネーズ大さじ2⅓　サラダ菜4枚

●作り方 ❶さつま芋は皮をむき、1cm角に切り、やわらかくなるまでゆでて冷ます。

❷生クリームとマヨネーズを混ぜ合わせる。

❸レーズンは湯でもどし、水けをきる。

❹ボールに①のさつま芋、③のレーズン、軽くいったアーモンドを入れ、②であえる。

❺器にサラダ菜を敷き、④を盛る。

じゃが芋のめんたいこあえ

15分（べったり時間15分）

●材料（2人分）　じゃが芋200g　めんたいこ20g　塩・のり・三つ葉の茎各少量

●作り方 ❶じゃが芋はせん切りにし、水につけておく。水けをきり、さっとゆでる。三つ葉の茎もさっとゆで、4〜5cm長さに切る。

❷めんたいこを薄皮からはずしてほぐし、じゃが芋と三つ葉をあえ、塩で味を調える。

❸器に盛り、のりの細切りを散らす。

ポテトサラダ

50分（べったり時間25分）

●材料（2人分）　じゃが芋140g　きゅうり40g　にんじん20g　サラダ菜4枚　マヨネーズ大さじ2½　塩小さじ⅙　こしょう少量

●作り方 ❶芋は皮つきのまま、やわらかくゆでる。ゆで湯を捨て、再び弱火にかけ、なべを揺すって水けをとばす。

❷芋の皮を熱いうちにむき、1.5cm角に切り、塩、こしょうをふり、冷ます。

❸にんじんはいちょう切りにし、ゆでる。きゅうりは小口切りにして塩もみし、洗って絞る。

❹②③をマヨネーズであえ、サラダ菜を敷いた器に盛る。

山芋の三杯酢

15分（べったり時間15分）

●材料（2人分）　長芋140g　のり少量　しょうゆ小さじ1⅓　酢小さじ⅘　砂糖小さじ⅔

●作り方 ❶長芋は皮をむき、包丁で細かくたたく。

❷しょうゆ、酢、砂糖を混ぜ合わせ、三杯酢を作り、①をあえる。

❸のりはさっと焼いてビニール袋に入れてもみ、細かくする。

❹②を器に盛り、③をのせる。

・長芋はたたかずにせん切りにしただけでも。

こんにゃくのきんぴら

15分（べったり時間15分）

●材料（2人分）　こんにゃく140g　ごま油・しょうゆ・みりん各小さじ2　だし½カップ　赤とうがらしの小口切り少量　白ごま小さじ⅔

●作り方 ❶こんにゃくは1cm厚さに切る。縦に1本切り目を入れ、一方の端をくぐらせ、手綱にする。ざるに並べて熱湯をかける。

❷ごま油を熱してこんにゃくを入れ、ふたで押しつけ、片面5〜6分ずつ焼く。

❸②をさっとゆでて油抜きをする。

❹なべにこんにゃく、だし、しょうゆ、みりん、赤とうがらしを入れ、煮汁がなくなるまで煮、器に盛ってごまをふる。

フライドポテト

25分（べったり時間20分）

●材料（2人分）　じゃが芋160g　塩少量　揚げ油

●作り方 ❶じゃが芋は拍子木切りにし、水からゆでる。

❷煮立ったらざるにあげて水けをきり、160度の油に入れ、徐々に180度まで上げて4〜5分揚げる。

❸油をきって塩をふる。

・ゆでずに揚げる場合は低い温度でゆっくりと揚げ、次に高い温度でさっと揚げる（二度揚げ）。

ポテトコロッケ

60分（べったり時間25分）

●材料（2人分）　じゃが芋120g　豚ひき肉・玉ねぎ各30g　油小さじ1弱　Ⓐ（塩小さじ⅓弱　こしょう少量　小麦粉小さじ1）　衣（小麦粉・卵・パン粉各適量）　揚げ油　つけ合わせ（せん切りキャベツ20g　ミニトマト4個　パセリ少量）　ウスターソース小さじ1弱

●作り方 ❶じゃが芋は丸ごとゆでて皮をむき、熱いうちにつぶす。

❷油で玉ねぎのみじん切りを透き通るまでいためてひき肉を加え、肉の色が変わったらⒶを加え、いため合わせる。

❸①に②を混ぜ、冷ます。4等分し、衣をつけ、180〜185度の油で揚げる。

きのこのマリネ

30分（べったり時間10分）

●材料（2人分）　しめじ160g　玉ねぎ20g　にんじん10g　パセリ少量　ドレッシング大さじ1⅓　白ワイン小さじ1弱　塩小さじ⅕

●作り方 ❶しめじは石づきを取って小房に分け、にんじんはせん切り、玉ねぎは薄切りに。

❷①をさっとゆでて熱いうちに塩をふり、ドレッシングと白ワインを合わせたマリネ液につける。

❸冷蔵庫で冷やし、器に盛ってちぎったパセリを散らす。

きのこのホイル焼き

20分（べったり時間10分）

●材料（2人分）　しいたけ4枚　にんじん20g　しめじ・えのきたけ・かまぼこ・ねぎ各40g　ぎんなん8個　しょうゆ小さじ1　塩少量　酒大さじ1弱

●作り方 ❶しいたけは細切り、しめじはほぐし、えのきは根元を切る。花形にんじんは下ゆでし、かまぼこは細切り、ねぎは斜め薄切りにする。

❷アルミ箔に①とぎんなんをのせ、調味料をふってオーブントースターで約10分焼く。

461 えのきたけの煮浸し
15分(べったり時間15分)

●材料(2人分)　えのきたけ80g　しらたき120g　かまぼこ40g　あさつき少量　砂糖・しょうゆ各小さじ1½　酒大さじ1

●作り方 ❶えのきは根元を切り、かまぼこは細くせん切りに、しらたきはさっとゆで、食べよい長さに切る。
❷なべに調味料を煮立て、①を加えてさっと煮る。
❸器に盛り、あさつきの小口切りをのせる。

462 きのこの当座煮
20分(べったり時間15分)

●材料(2人分)　生しいたけ・しめじ・えのきたけ・エリンギ各25g　煮汁(水¼カップ　酒大さじ1　しょうゆ・みりん各小さじ1　赤とうがらしの輪切り少量)

●作り方 ❶生しいたけは軸を除いて薄切りにする。
❷しめじとえのきたけは石づきを取って小房に分ける。
❸エリンギは石づきを取って長さを半分に切ってから薄切りにする。
❹なべに①〜③と煮汁の材料を入れ、汁けがなくなるまで5分ほど煮る。

463 しめじのおろしあえ
15分(べったり時間15分)

●材料(2人分)　しめじ・春菊各60g　黄菊10g　酢少量　大根100g　塩小さじ⅓　酢大さじ¾　砂糖小さじ2　しょうゆ・レモンの皮各少量

●作り方 ❶しめじは石づきを除いてほぐし、さっとゆでて水けをきる。
❷春菊はさっとゆでて水にとり、水けを絞って食べやすく切る。
❸黄菊は酢を加えた湯でさっとゆで、すぐ水にとり、水けを絞る。
❹おろした大根、塩、酢、砂糖、しょうゆを混ぜ合わせる。
❺①〜③を④であえ、器に盛り、レモンの皮のせん切りをのせる。

464 マッシュルームサラダ
10分(べったり時間10分)

●材料(2人分)　マッシュルーム(生)120g　黄ピーマン・クレソン・スタッフドオリーブ各20g　レタス60g　ドレッシング大さじ2強

●作り方 ❶マッシュルームは薄切りにし、ピーマンはせん切り、レタスは一口大にちぎる。オリーブは半分に切る。クレソンは葉先をちぎる。
❷①をドレッシングの半量であえ、器に盛り、残りのドレッシングをかける。

465 まいたけのソテー
10分(べったり時間10分)

●材料(2人分)　まいたけ1パック(120g)　バター10g　塩・こしょう各少量　しょうゆ小さじ½　万能ねぎの小口切り少量

●作り方 ❶まいたけは食べやすい大きさに手でさく。
❷フライパンにバターを熱し、まいたけを入れていためる。火が通ったら万能ねぎの小口切りを加え、塩、こしょう、しょうゆで味をつける。
・数種類のきのこを組み合わせたり、にんにくのみじん切りや赤とうがらしの輪切りを加えても美味。

466 切りこんぶの煮物
20分(べったり時間10分)

●材料(2人分)　切りこんぶ(乾燥)20g　しいたけ2枚　しらす干し大さじ1強　しょうゆ小さじ1　砂糖小さじ1⅓　だし¼カップ

●作り方 ❶切りこんぶは水でもどして水けをきり、食べやすい長さに切る。しいたけは軸を除いて細く切る。
❷なべにだし、しょうゆ、砂糖を入れて煮立て、こんぶ、しいたけ、しらす干しを入れていりつけるように煮る。

467 こんぶとじゃこの当座煮
30分(べったり時間15分)

●材料(2人分)　早煮こんぶ2枚(20g)　ちりめんじゃこ大さじ2(6g)　水1カップ　みりん・酒各大さじ1　しょうゆ小さじ1

●作り方 ❶こんぶは水少量(分量外)をふりかけてやわらかくし、細く切る。
❷なべに分量の水を入れて①を加えてもどす。
❸②のなべにちりめんじゃこを加え、みりん、酒、しょうゆを加えて煮汁がなくなるまで煮る。
・こんぶに塩けがあるので、しょうゆの量は味をみて調整する。

468 ひじきの煮物
30分(べったり時間20分)

●材料(2人分)　ゆでひじき80g　にんじん20g　こんにゃく40g　油揚げ10g　油小さじ2½弱　砂糖大さじ1強　しょうゆ大さじ⅔　酒大さじ⅔弱　だし1カップ　グリーンピース10g

●作り方 ❶ひじきは洗う。長い場合は食べよく切る。油揚げとこんにゃくはゆでて細切り、にんじんもせん切りにする。
❷なべに油を熱し、水けをきったひじきとにんじんを入れていため、油揚げ、こんにゃく、だし、調味料を加え、中火で煮汁が少し残るまで煮る。最後にピースを加える。

469 糸かんてんの酢の物
20分(べったり時間15分)

●材料(2人分)　糸かんてん30g　かまぼこ・山菜ミックスの水煮各40g　酢小さじ2　砂糖・しょうゆ各小さじ1　白すりごま少量

●作り方 ❶糸かんてんは水につけてもどす。
❷かまぼこは細く切る。
❸山菜ミックスはさっとゆで、ざるにあげて水けをきり、さます。
❹酢、砂糖、しょうゆ、白すりごまを混ぜ合わせる。
❺①〜③を混ぜ合わせて器に盛り、④をかける。

470 海藻とツナのサラダ
10分(べったり時間10分)

●材料(2人分)　マグロ油漬け缶詰60g　青と赤のとさかのり・わかめ各40g　まつも(乾燥)4g　しょうゆ小さじ1　酢大さじ⅔　しょうがのせん切り少量

●作り方 ❶とさかのりとわかめは食べよい大きさに切り、まつもは水でもどして水けをきり、同様に切る。
❷器に①を盛り、中央にマグロの油漬け、せん切りしょうがをのせる。酢としょうゆを合わせて回しかける。

471 もずく酢
5分(べったり時間5分)

●材料(2人分)　もずく140g　きゅうりの輪切り・しょうがのせん切り各少量　酢大さじ½　しょうゆ小さじ⅔　砂糖小さじ1

●作り方 ❶もずくは充分に水洗いをし、水けをきって食べやすい長さに切る(塩漬けのものは塩抜きする)。
❷調味料を合わせてもずくをあえる。
❸②を器に盛り、きゅうりとしょうがをのせる。

472 アボカドのサラダ
15分(べったり時間15分)

●材料(2人分)　アボカド・トマト各100g　スライスアーモンド少量　レモン⅙個　生クリーム大さじ2　砂糖小さじ1⅓　塩少量

●作り方 ❶アボカドは縦半分に切り、種を除いて皮を傷つけないように中身を取り出し、1〜1.5㎝角に切る。皮は器の代わりに使う。
❷トマトは湯むきし、種を除いて1〜1.5㎝角に切る。
❸生クリームに砂糖、塩を入れて混ぜ、アボカドとトマトを加えてあえる。アボカドの皮に盛り、アーモンドをのせて、くし形のレモンを添える。

473 カッテージチーズのフルーツサラダ
10分(べったり時間10分)

●材料(2人分)　キーウィ40g　みかん(缶詰)60g　パイナップル(缶詰)40g　梨(缶詰)60g　カッテージチーズ60g

●作り方 ❶キーウィは皮をむき、5㎜厚さのいちょう切りにする。みかん、パイナップル、梨は汁けをきる。パイナップルは1切れを8つに、梨は一口大に切る。
❷①のくだものとカッテージチーズをさっくり合わせ、器に盛る。
・季節によって、くだものを替えても。

474 菜果なます
15分(べったり時間15分)

●材料(2人分)　りんご⅓個(80g)　柿½個(80g)　キーウィ½個(40g)　大根100g　サラダ菜40g　酢大さじ1⅔　砂糖大さじ1⅓　塩小さじ⅙

●作り方 ❶りんご、柿、キーウィは1㎝角に切る。りんごは塩水につけ、水けをきる。
❷酢、砂糖、塩を合わせておく。
❸大根は皮をむき、すりおろして軽く水けをきり、②と混ぜ合わせる。
❹③で①のくだものをあえ、サラダ菜を敷いた器に盛りつける。

475 フルーツサラダ
10分(べったり時間10分)

●材料(2人分)　キャベツ60g　夏みかん½個(正味80g)　レーズン4g　ラディッシュ(葉つき)2個　フレンチドレッシング大さじ2

●作り方 ❶キャベツはせん切りにして水に放してシャキッとさせる。夏みかんは小房に分けて皮をむき、2つに切る。レーズンは湯につけてもどし、水けをきる。
❷ボールにキャベツ、夏みかん、レーズンを入れ、混ぜ合わせて器に盛り、ラディッシュを飾る。食べる直前にフレンチドレッシングをかける。

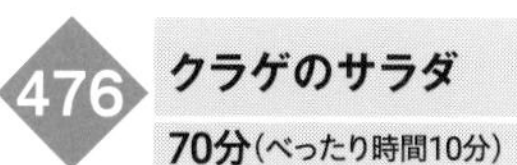

476 クラゲのサラダ
70分(べったり時間10分)

●材料(2人分)　きゅうり2本(180g)　塩少量　クラゲ100g　しょうゆ小さじ1⅓　酢小さじ1強　砂糖小さじ⅔　ごま油小さじ1

●作り方 ❶クラゲは1時間水に浸して途中、2、3度水を替えて塩抜きする。さっと熱湯につけて冷やし、水けをきり、食べやすい大きさに切る。
❷きゅうりは縦に薄切りにし、塩をふってしんなりさせ、ざっと水洗いする。
❸しょうゆ、酢、砂糖、ごま油を合わせて①のクラゲをあえる。
❹皿にきゅうりを並べ、③を盛る。

料理写真は55ページ

477 タイ風はるさめサラダ
20分(べったり時間20分)

●材料(2人分)　はるさめ(乾燥)40g　きゅうり50g　玉ねぎ20g　Ⓐ(にんにく½かけ　ピーナッツ20g)　油小さじ1　Ⓑ(ナンプラー・レモン汁各小さじ2　一味とうがらし・こしょう各少量)　牛もも肉(細切り)50g　Ⓒ(しょうゆ小さじ½　こしょう少量)　Ⓓ(トマト1個　香菜適量)
●作り方 ❶もどしたはるさめと野菜は切り、玉ねぎは水にさらす。❷刻んだⒶを油でいためⒷと混ぜる。❸肉をいためⒸで調味し①と②であえ、Ⓓと盛る。

478 はるさめの辛みいため
25分(べったり時間15分)

●材料(2人分)　はるさめ(乾燥)40g　豚肩薄切り肉30g　Ⓐ(しょうゆ・酒各少量)　にんじん・ピーマン各30g　赤とうがらしの小口切り1本分　油大さじ1強　しょうゆ小さじ2弱　酒大さじ1⅓　塩少量
●作り方 ❶はるさめはもどして切る。豚肉は細切りにしてⒶをまぶす。❷油でとうがらしと豚肉をいため、色が変わったら食べよく切った野菜を加え、熱が通ったら、はるさめを加え調味料で調味する。

479 マカロニサラダ
40分(べったり時間20分)

●材料(2人分)　マカロニ(乾燥)50g　セロリ½本(40g)　きゅうり½本(50g)　ハム2枚　玉ねぎ40g　かたゆで卵½個　Ⓐ(油大さじ½強　酢大さじ½　塩少量)　Ⓑ(マヨネーズ大さじ3　トマトケチャップ大さじ⅘)
●作り方 ❶マカロニはたっぷりの湯でゆでる。
❷野菜とハムは食べよく切り、玉ねぎは水にさらす。
❸Ⓐを合わせて②に下味をつける。マカロニ、Ⓑ、角切りのゆで卵を加えてあえる。

480 かぼちゃのポタージュ
60分(べったり時間40分)

●材料(2人分)　スープ1カップ　牛乳½カップ　かぼちゃ正味200g　玉ねぎ20g　バター大さじ1½強　小麦粉大さじ1強　塩小さじ⅕　こしょう・刻みパセリ各少量
●作り方 ❶バター大さじ½で玉ねぎをいため、しんなりしたらかぼちゃを加え、さっといためる。スープでやわらかく煮て裏ごす。
❷残りのバターで小麦粉をいため、牛乳でのばし、とろりとするまで煮る。①を加え、調味しパセリをふる。

481 トマトスープ
20分(べったり時間10分)

●材料(2人分)　スープ2カップ　鶏胸肉40g　トマト60g　きゅうり40g　シェルマカロニ(乾燥)10g　塩・こしょう各少量
●作り方 ❶トマトは湯むきし、種を除き、1cm角に切る。鶏肉ときゅうりも1cm角に切る。
❷マカロニはかためにゆでておく。
❸なべにスープを沸かし、①と②のマカロニを入れ、アクを除きながら鶏肉に火が通るまで煮、塩、こしょうで味を調える。

482 粕汁
50分(べったり時間25分)

●材料(2人分)　だし1½カップ　大根40g　にんじん・こんにゃく(湯通し)・ごぼう各20g　油揚げ(油抜き)⅓枚　ねぎの小口切り20g　酒粕40g　みそ大さじ1強(20g)
●作り方 ❶酒粕は浸る程度のだしか水(分量外)につけ、やわらかくなったらすりつぶす。
❷野菜は乱切りにし、ごぼうは水に放す。こんにゃくと油揚げは一口大に。❸だしで②を煮、①、みそを加え、ひと煮立ちしたら、ねぎを加える。

483 クラムチャウダー
30分(べったり時間15分)

●材料(2人分)　Ⓐ{固形スープ½個(2g)　水1½カップ}　牛乳½カップ　にんじん30g　ベーコン10g　アサリのむき身(塩水で洗う)70g　玉ねぎ80g　油大さじ½弱　小麦粉大さじ1　塩・こしょう・刻みパセリ各少量
●作り方 ❶油でベーコンと玉ねぎをいため、小麦粉とⒶを加える。❷アクを除き、にんじんを加えて煮、アサリも加えて3〜4分煮る。牛乳と調味料を加え、パセリをふる。

484 コーンスープ
50分(べったり時間15分)

●材料(2人分)　スープ1カップ　牛乳½カップ　スイートコーン(缶詰・クリーム状)100g　玉ねぎ20g　小麦粉大さじ⅓　バター大さじ½強　Ⓐ(塩・こしょう各少量)　刻みパセリ少量　生クリーム大さじ1⅔
●作り方 ❶とうもろこしは裏ごしする。❷バターで刻み玉ねぎをいため、小麦粉をふる。スープを少しずつ加え、約3分煮る。❸①と牛乳を加え、Ⓐで調味。生クリームを入れ、火を消し、パセリをふる。

485 せん切り野菜のスープ
40分(べったり時間15分)

●材料(2人分)　キャベツ60g　にんじん・玉ねぎ各40g　セロリ・ゆでたさやえんどう各10g　スープ2カップ　バター大さじ⅔強　塩・こしょう各少量
●作り方 ❶玉ねぎは繊維に沿って薄切り、ほかの野菜はせん切りにする。❷なべにバターをとかし、さやえんどう以外の①を入れていため、スープを加える。煮立ったら弱火で約10分煮てアクを取り、さらに20〜30分煮込む。塩、こしょうで調味し、さやえんどうを散らす。

486 大根と牛肉のスープ
20分(べったり時間10分)

●材料(2人分)　中国風だし1½カップ　大根150g　牛赤身薄切り肉50g　Ⓐ(酒大さじ1弱　しょうゆ小さじ⅓　しょうが汁少量　かたくり粉小さじ⅔)　塩小さじ⅓　ゆでたさやえんどう2枚
●作り方 ❶大根と牛肉はせん切りにし、肉はⒶで下味をつける。さやえんどうは同様に切る。
❷だしを沸かして肉をほぐす。ひと煮したらアクを除き弱火に。大根を入れて7〜8分煮る。塩で調味し、青みを散らす。

487 中華スープ
30分(べったり時間15分)

●材料(2人分)　中国風だし1½カップ　鶏ささ身30g　スイートコーン(缶詰・クリーム状)120g　卵白1個分　かたくり粉小さじ⅔　刻みパセリ少量　塩小さじ¼弱
●作り方 ❶鶏肉は細かくたたきつぶす。卵白はつのが立つまで泡立てる。❷だしを煮立て、スイートコーンと鶏肉を入れ、ひと煮立ち。塩と水でといたかたくり粉を加えて、卵白を加え、泡立て器で混ぜる。すぐ火を止め、パセリをふる。

488 ピーナッツ汁
30分(べったり時間20分)

●材料(2人分)　だし1½カップ　ピーナッツ40g　にんじん・里芋・ごぼう各60g　大根80g　ねぎの小口切り10g　みそ大さじ1
●作り方 ❶ピーナッツはすり鉢ですりつぶす。❷野菜は切り、ごぼうは水にさらす。
❸なべにだしと②を入れて火にかける。煮立ったらみそ½量を入れ、弱火で煮る。野菜がやわらかくなったら、①、ねぎ、残りのみそを加え、ひと煮立ちさせて火を止める。

489 冷や汁
50分(べったり時間20分)

●材料(2人分)　だし2カップ　きゅうりの輪切り100g　玉ねぎの薄切り60g　青じそ4枚　白ごま大さじ2⅔　みそ大さじ1　砂糖大さじ1強
●作り方 ❶玉ねぎは、だしでやわらかく煮て冷ます。
❷ごまはいって油が出るまですりつぶし、砂糖、みそを加えてさらにする。①のだしを少しずつ加え、のばす。
❸玉ねぎごと②に加え、きゅうりを入れる。冷たく冷やして刻んだ青じそをのせる。

490 呉汁（ごじる）
480分(べったり時間20分)

●材料(2人分)　だし1½カップ　大豆(乾燥)30g　里芋100g　こんにゃく(湯通し)60g　にんじん・ごぼう・ねぎの小口切り各20g　みそ大さじ1強
●作り方 ❶大豆はたっぷりの水に1晩つけ、すり鉢でなめらかにする。
❷野菜とこんにゃくは食べよく切り、ごぼうは水に放す。
❸①②をだしで煮、煮立ったらみそ½量を加え、弱火で芋をやわらかく煮る。残りのみそをとき、ねぎを散らす。

491 じゃが芋とさやえんどうのみそ汁
25分(べったり時間10分)

●材料(2人分)　だし1½カップ(水2カップ　煮干し4尾)　じゃが芋100g　さやえんどう20g　みそ大さじ1強(20g)　七味とうがらし少量
●作り方 ❶煮干しの頭とはらわたを除き、水に浸す。火にかけ、沸騰後5〜6分煮出し、だしを作る。❷さやえんどうはゆでる。❸なべに①と食べよく切った芋を入れ、火にかける。芋がやわらかくなったら、みそをとき、②を入れる。好みで薬味をふる。

492 つくね芋の吸い物
30分(べったり時間20分)

●材料(2人分)　つくね芋(かたまり型の山芋)60g　Ⓐ(卵白⅔個分　かたくり粉小さじ½強塩少量)　(かぶ20g　にんじん・しめじ各10g)　Ⓑ(二番だし約1カップ　塩小さじ⅕　うす口しょうゆ小さじ⅓)　Ⓒ(だし1½カップ　塩小さじ⅙　しょうゆ小さじ1)　ねぎのせん切り少量
●作り方 ❶野菜をⒷで煮る。
❷芋はすりおろし、Ⓐと混ぜ、楕円にまとめ、煮立てたⒸに落とし汁ごと①と盛り、ねぎをのせる。

493 のっぺい汁
30分(べったり時間15分)

●材料(2人分)　大根80g　にんじん30g　里芋50g　生しいたけ10g　さやいんげん4本　だし2カップ　塩小さじ⅙　しょうゆ小さじ1　Ⓐ(かたくり粉小さじ1　水小さじ2)
●作り方 ❶大根、にんじん、里芋は一口大に切る。❷しいたけは軸を除いて一口大に切る。❸さやいんげんはゆでて食べよく切る。❹だしと①を煮、芋に火が通ったら②を加えて調味する。沸騰後、Ⓐを入れ弱火にし③を加えて火を止める。

494 ロシア風きのことじゃが芋のスープ
30分(べったり時間10分)

●材料(2人分)　スープ2カップ　しいたけ20g　にんじん30g　玉ねぎ・じゃが芋各40g　油大さじ⅔強　塩・こしょう各少量
●作り方 ❶しいたけと玉ねぎはせん切りに。にんじんはいちょう切りに。じゃが芋は色紙切りにし、水にさらす。
❷油で玉ねぎ、にんじん、しいたけ、じゃが芋の順にいため、全体に油が回ったらスープを加えて煮る。材料に火が通ったら、塩、こしょうで味を調える。

495 白玉団子汁(八代風雑煮)
40分(べったり時間20分)

●材料(2人分)　だし1½カップ　白玉粉50g　大根80g　にんじん・ごぼう各20g　しいたけ2枚　ねぎの小口切り10g　Ⓐ(塩・しょうゆ各小さじ⅓)　水どきかたくり粉適量
●作り方 ❶白玉粉は水(分量外)でこね、一口大に丸め、沸騰湯でゆでる。浮き上がったら、冷水にとる。❷野菜は切ってごぼうは水に放す。
❸だしで②を煮、①を加え、Ⓐで調味し水どきかたくり粉でとろみをつけ、ねぎを加える。

その他

材料と作り方

そうめんのすまし汁

30分(べったり時間15分)

●材料(2人分)　だし1½カップ　ゆでそうめん⅓束分(100g)　かまぼこ20g　錦糸卵小½個分(20g)　青じそ4枚　塩小さじ⅕　しょうゆ小さじ⅓　しょうが少量

●作り方 ❶なべにだしを温め、塩としょうゆで調味する。

❷わんにそうめん、薄切りのかまぼこ、錦糸卵を形よく盛り、①のだしを注ぐ。青じそのせん切り、おろししょうがをのせる。

パスタのスープ

40分(べったり時間10分)

●材料(2人分)　スープ1½カップ　マカロニ(乾燥)40g　ベーコン20g　キャベツ40g　にんじん・さやえんどう各20g　油小さじ½　塩・こしょう各少量

●作り方 ❶さやえんどうはすじを取り、塩ゆでして斜め切り、ベーコン、キャベツはせん切り、にんじんは短冊切りに。

❷なべに油を入れて温め、ベーコン、にんじん、キャベツの順に入れていため、スープを加える。煮立ったところに、マカロニを加える。マカロニがやわらかくなったら塩、こしょうで味を調え、さやえんどうを加える。

あら汁

30分(べったり時間15分)

●材料(2人分)　あら100g　こんぶ少量　しょうがの薄切り3～4枚　水2カップ　Ⓐ(塩小さじ¼　しょうゆ小さじ½)　万能ねぎの小口切り4g

●作り方 ❶あらは適宜切る。塩少量(分量外)をふり、約15分おき、臭みを抜く。

❷沸騰湯にさっと通し、水にとってうろこや汚れを洗い落とす。

❸なべに②、水2カップ、こんぶ、しょうがの薄切りを入れて火にかける。煮立ったらアクと泡を取り除きながら強めの弱火で15～20分煮る。こんぶは沸騰直前に取り出しⒶで調味し、万能ねぎを加えて火を消す。

シジミのみそ汁

10分(べったり時間3分)

●材料(2人分)　水1½カップ　シジミ(殻つき)70g　八丁みそ大さじ1強(20g)　粉ざんしょう少量

●作り方 ❶シジミは水につけ、暗い所に2～3時間おいて砂を吐かせる。水を替えながら、殻をこすり合わせてよく洗う。

❷なべに分量の水とシジミを入れて火にかけ、煮立ったら弱火にし、4～5分煮る。

❸みそをとき入れ、すぐに火を消す。

❹わんに盛り、好みで粉ざんしょうをふる。

船場汁(せんば)

25分(べったり時間15分)

●材料(2人分)　水2カップ　サバ正味40g　大根40g　ねぎ少量　塩小さじ⅕　しょうゆ小さじ⅓　酒大さじ⅔　しょうがのせん切り少量

●作り方 ❶なべに水とサバ、ぶつ切りのねぎを入れて火にかけ、煮立ったら短冊切りの大根を加え、火を弱める。浮き上がってくるアクをていねいに除きながら15分煮る。

❷酒、塩で調味し、しょうゆを入れてすぐに火を止める。ねぎを取り除き、汁をわんに盛り、せん切りしょうがをこんもりとのせる。

501 肉団子のスープ

15分(べったり時間10分)

●材料(2人分)　中国風だし2カップ　肉団子(市販品)4個　しいたけ2枚　ほうれん草40g　酒大さじ1強　塩小さじ¼強　ごま油小さじ½　しょうゆ小さじ⅓　こしょう少量

●作り方 ❶しいたけはせん切りに、ほうれん草はゆでて4cm長さに切る。

❷なべに中国風だしを煮立て、肉団子を入れてアクを除きながら3分煮る。しいたけを加えてひと煮し、酒と塩、しょうゆで調味する。ほうれん草を加え、煮立ったら火を止め、ごま油とこしょうをふる。

502 ハマグリの潮汁(うしお)

10分(べったり時間3分)

●材料(2人分)　水2カップ　ハマグリ小4個　塩・しょうゆ各小さじ⅓　酒大さじ1弱　三つ葉少量

●作り方 ❶なべに水とよく洗ったハマグリを入れ、強火にかける。ハマグリの口が開いたら弱火にし、ていねいにアクをすくい取りながら3分煮る。

❷塩、酒、しょうゆで調味する。

❸身のついた貝を写真のように合わせてわんに入れ、2～3本ずつ束ねて結んだ三つ葉を中央にのせて熱い汁を注ぎ入れる。

503 みょうがとシラウオのすまし汁

10分(べったり時間5分)

●材料(2人分)　だし1½カップ　みょうが2個　シラウオ20g　青じそ2枚　塩小さじ⅕　しょうゆ小さじ⅓

●作り方 ❶みょうがは縦半分に切り、縦に薄切りにする。

❷なべにだしを入れて煮立たせ、シラウオを入れ、ひと煮したら、塩、しょうゆで味を調え、みょうがを入れる。

❸わんに盛り、青じそのせん切りをのせる。

かきたま汁

15分(べったり時間10分)

●材料(2人分)　卵1個　だし1½カップ　塩小さじ⅙　しょうゆ小さじ½　Ⓐ(かたくり粉小さじ1　水小さじ2)　三つ葉10g

●作り方 ❶卵はときほぐす。

❷なべにだしを温め、塩としょうゆで調味する。Ⓐを入れて軽く混ぜ、とろみをつける。

❸煮立ってきたら、汁を全体にかき混ぜ、弱火にする。とき卵を糸のように細く流し入れる。

❹卵に火が通ってふんわりと浮いてきたら、すぐに火を止め、わんに盛り、三つ葉を散らす。

コンソメスープ

※栄養価計算は固形ブイヨンを使用

70分(べったり時間20分)

●材料(2人分)　Ⓐ(牛ひき肉150g　卵白⅓個分　にんじん・セロリの各薄切り各15g　玉ねぎ30g　水2カップ)　固形スープ¼個　塩小さじ⅙　こしょう・パセリ・薄焼き卵各少量

●作り方 ❶なべにⒶを入れ、強火にかける。汁が濁り、沸騰するまで木じゃくしで混ぜ、弱火に。汁が澄み、肉などが全部浮いてきたら、中火で約40分煮る。

❷ペーパータオルなどで①をこし、再び煮立たせ、浮いた脂を和紙などで吸い取り、固形スープ、塩、こしょうで味を調える。みじん切りパセリと1cm角に切った薄焼き卵を散らす。

506 豆腐と生しいたけのスープ

15分(べったり時間10分)

●材料(2人分)　鶏ガラスープ1½カップ　もめん豆腐⅓丁(100g)　しいたけ3枚　ゆで竹の子40g　ねぎ20g　しょうがの薄切り少量　塩小さじ¼弱　しょうゆ小さじ⅔　酒大さじ⅔

●作り方 ❶豆腐は縦半分に切り、横に1cm厚さの角切りにする。熱湯をかけて2～3回洗い、水けをきる。

❷しいたけはせん切り、竹の子は縦に薄切り、ねぎは斜め切りにする。

❸なべにスープを煮立て、②を入れ、中火で約5分煮る。調味料で味をつけ、豆腐としょうがを入れ、ひと煮立ちしたら火を止める。

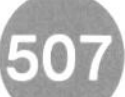

豆腐のすまし汁

25分(べったり時間10分)

●材料(2人分)　だし1½カップ　絹ごし豆腐⅓丁(100g)　わかめ(もどして)40g　ねぎ5g　塩少量　しょうゆ小さじ1

●作り方 ❶豆腐とわかめは一口大に切っておく。

❷なべにだしを温め、塩、しょうゆで調味する。

❸②に①の豆腐とわかめを加え、ひと煮立ちしたら火を止める。

❹わんに盛り、小口に切ったねぎを散らす。

・豆腐は煮すぎないように注意。

・豆腐汁はしょうゆをきかせると美味。

料理写真は57ページ

508 豆腐のみそ汁
15分(べったり時間10分)

●材料(2人分)　だし1½カップ　もめん豆腐⅓丁(100g)　わかめ(もどして)20g　三つ葉少量　みそ大さじ1強(20g)
●作り方 ❶豆腐とわかめは食べよい大きさに切っておく。
❷なべにだしを入れて温め、①の豆腐とわかめを加え、ひと煮する。
❸②にみそをとき、2〜3cmに切った三つ葉も加え、沸騰する直前に火を止める。
❹③をわんに盛る。
・三つ葉は火を通さず、盛りつけてから散らしても。

509 納豆汁
15分(べったり時間10分)

●材料(2人分)　だし1½カップ　納豆小1パック(50g)　ねぎ10g　みそ大さじ1(18g)
●作り方 なべにだしを入れて沸かし、みそをとき入れる。刻んだ納豆、小口切りのねぎを入れ、ひと煮立ちしたら火を止める。

510 韓国風わかめスープ
10分(べったり時間5分)

●材料(2人分)　わかめ(もどして)40g　ねぎ20g　鶏胸肉60g　ごま油小さじ1　顆粒ブイヨン小さじ½(2g)　水1½カップ　しょうゆ小さじ⅔　こしょう少量
●作り方 ❶わかめと鶏肉は食べよい大きさに切る。
❷ねぎは小口切りにする。
❸なべにごま油を熱し、鶏肉を入れていためる。ブイヨンと水を加えて煮立て、わかめとねぎを加えてわかめがやわらかくなるまで煮る。仕上げにしょうゆとこしょうで味を調える。

511 さやえんどうの卵とじ汁
30分(べったり時間10分)

●材料(2人分)　だし1½カップ　さやえんどう40g　卵大½個(30g)　みそ大さじ1(18g)　ねぎ少量
●作り方 ❶すじを取ったさやえんどうは塩をまぶしてゆで、冷めたら割りほぐした卵と混ぜ合わせておく。
❷なべにだしを煮立ててみそをとき、ひと煮立ちしたら弱火にして①を流し入れ、沸騰寸前に火を止め、ふたをして蒸らし、半熟にする。好みで小口切りのねぎを散らす。

512 つまみ菜のみそ汁
15分(べったり時間10分)

●材料(2人分)　だし1½カップ　つまみ菜60g　油揚げ½枚(15g)　みそ大さじ1(18g)
●作り方 ❶油揚げは湯通しし、縦半分に切り、5mm幅の細切りにする。
❷なべにだしを沸かし、油揚げとつまみ菜を加え、ひと煮立ちさせたのち、みそをとき入れ、火を止める。

513 とろろこんぶ即席汁
5分(べったり時間5分)

●材料(2人分)　とろろこんぶ10g　削りガツオ小1袋(4g)　カットわかめ2g　しょうゆ小さじ1強(8g)　湯1½カップ　あさつき1本(2g)
●作り方 ❶あさつきは小口切りに。
❷汁わんに、とろろこんぶ、削りガツオ、カットわかめ、しょうゆを入れる。
❸②に湯を注ぎ、全体をひと混ぜし、あさつきを加える。

514 若竹汁
10分(べったり時間5分)

●材料(2人分)　だし1½カップ　わかめ(もどして)50g　ゆで竹の子(穂先)20g　塩小さじ¼強　しょうゆ小さじ⅓　木の芽2枚
●作り方 ❶わかめはざく切りにし、竹の子は縦に薄切りにする。
❷なべにだしを入れて煮立たせ、塩、しょうゆで調味し、①を加えてひと煮立ちさせ、火を止める。
❸わんに盛り、木の芽をあしらう。

515 わかめのスープ
10分(べったり時間5分)

●材料(2人分)　スープ1½カップ　わかめ(もどして)40g　ねぎ10g　塩小さじ¼強　こしょう少量
●作り方 なべにスープを入れて煮立たせ、塩、こしょうで調味し、一口大に切ったわかめと斜め薄切りにしたねぎを加えてさっと煮、火を止める。
・いただくときに好みでこしょうなどのスパイスをふるとよい。

633 クレープ(135g)
35分(べったり時間20分)

●材料(6人分)　薄力粉50g　卵1個　塩少量　グラニュー糖大さじ1強　牛乳½カップ　バター小さじ2½　サラダ油・いちごジャム各適量
●作り方 ❶卵を割りほぐして軽く泡立て、グラニュー糖を加えてよく混ぜる。❷①に牛乳を加え、薄力粉をふるいながら加えてさらに混ぜ、塩を加える。ラップをかけて30分ねかせる。❸焼く直前にバターをとかして生地に混ぜる。❹フライパンを熱し、油を薄く引き、③を玉じゃくしで六分目ぐらいを流し込む。薄く広げ、弱火で両面焼く。6枚作る。❺皿に盛り、いちごジャムを添える。

663 ぜんざい(155g)
180分(べったり時間15分)

●材料(2人分)　あずき(乾燥)・砂糖各60g塩少量　もち2個(100g)
●作り方 ❶なべにあずき、6倍容量の水を入れ、火にかけ、やわらかくなるまで弱火で煮る。やわらかくなったら砂糖と塩を加え、ひと混ぜする。
❷金網を熱し、もちをこんがりと焼き、器に入れ、①を注ぐ。
・生あんを使って、砂糖、塩、水を加えて作るとお汁粉になる。
・箸休めに漬物、塩こぶ、つくだ煮、しその実の塩漬けなど添えると味が引き立ち、後口もよい。

My 料理メモ

その他
汁物 508—515
菓子(洋菓子) 633
菓子(和菓子) 663

 料理写真は58、63、65ページ

弁当

材料と作り方

679 厚焼き卵弁当
540分(べったり時間30分)

●材料(2人分)　ご飯330g　白ごま少量　卵焼き(卵4個　だし大さじ4　塩少量　砂糖小さじ2)　うどの皮のきんぴら(うどの皮や穂先50g　油小さじ1　しょうゆ・砂糖各小さじ1　酒大さじ1　削りガツオ少量)　菜の花のこんぶ漬け(菜の花60g　こんぶ適量)　豆の甘煮{(6人分)金時豆1カップ　水適量　砂糖120g　塩ひとつまみ}　ミニトマト2個

●作り方 ❶卵はときほぐし、だし、塩、砂糖を混ぜる。卵焼き器に油を薄く引いて熱し、卵液の⅓量を流し入れて半熟状になったら端にまとめ、残りの⅓量を流し入れて巻き、同量に残りを流し入れて巻く。あれば巻きすで形を整える。

❷うどの皮と穂先はせん切りにして水にさらし、アクを抜く。なべに油を熱していため、しょうゆ、砂糖、酒で調味し、削りガツオを混ぜる。

❸菜の花はさっとゆで、水にさらして絞った後、ぬれぶきんに包んでやわらかくした昆布ではさんで一晩おく。食べやすく切る。

❹金時豆は水1カップに漬けて1晩おく。なべに豆と水3カップを入れて火にかけ、煮立ったら弱火で約1時間煮る。途中水がなくなったら加える。豆が充分やわらかくなったら、砂糖を2回に分けて加え、塩をかくし味として加え、さらに20～30分煮る。このうち60gを詰める。

682 魚の洋風つみれ弁当
80分(べったり時間30分)

●材料(2人分)　ご飯330g　きゃらぶき10g　洋風つみれ(サバ120g　塩小さじ¼強　こしょう少量　玉ねぎの薄切り少量　白ワイン・水各大さじ2　小麦粉・とき卵・パン粉各適量　揚げ油)　ごぼうのごま酢あえ(ごぼう60g　酢・塩各少量　すりごま大さじ2　塩少量　砂糖小さじ1　酢小さじ2)　ブロッコリーのうま煮(ブロッコリー100g　塩小さじ⅕強　こしょう少量　干し貝柱1個　湯1カップ　かたくり粉小さじ1　水小さじ2)　赤かぶの漬物30g

●作り方 ❶サバは塩、こしょうをふって玉ねぎとともに平なべに並べ、白ワインと水を加え、5分蒸し煮にする。サバをほぐして団子状にし、小麦粉、とき卵、パン粉の順に衣をつけて170度の油で約2分、カラリと揚げる。

❷ごぼうはせん切りにし、酢、塩を加えた湯でやわらかくなるまでゆで、すりごま、塩、砂糖、酢を合わせた衣であえる。

❸干し貝柱は湯でもどして火にかけ、小房に分けたブロッコリーを加えて煮、塩、こしょうし、かたくり粉を水でといて加え、とろみをつける。

680 エビフライ弁当
80分(べったり時間40分)

●材料(2人分)　しょうがご飯{米1カップ弱(140g)　しょうが15g　水1カップ　塩小さじ⅓}　エビフライ{エビ6尾(正味80g)　小麦粉大さじ½弱　とき卵小⅙個　パン粉⅓カップ　揚げ油　トマトケチャップまたはウスターソース大さじ⅗}　にんじんのグラッセ(にんじん140g　レーズン6g　水½カップ　バター小さじ2　砂糖小さじ1⅓　塩小さじ⅕弱)　コロコロサラダ{きゅうり25g　ウインナソーセージ(ミニタイプ)20g　スイートコーン(缶詰)20g　ゆでた枝豆12～16粒　ミニトマト2個　ドレッシング(しょうゆ小さじ⅓　だし・砂糖各小さじ2　裏ごしした梅干しの果肉10g)}

●作り方 ❶米は炊く30分～1時間前に洗う。しょうがは刻み、さっと洗って、水けをふく。炊飯器に米、水、しょうが、塩を入れてひと混ぜし、普通に炊く。

❷エビは背わたを取って、尾の1節を残して殻をむき、曲がらないように腹側に数か所浅く包丁目を入れて、のばす。エビに小麦粉、とき卵、パン粉の順に衣をつけ、180度の揚げ油で揚げ、詰めやすく切る。トマトケチャップまたはウスターソースは容器に入れて添える。

❸にんじんは5㎜厚さの輪切りにし、面取りをする。レーズンはぬるま湯につけもどし、水けをふく。なべににんじんとレーズン、水、バター、砂糖、塩を入れて落としぶたをし、煮立ったら弱火で煮汁がほとんどなくなるまで煮る。落としぶたをはずし、あおりいためる。

❹きゅうりは小口切りにし、皮を等間隔でむく。ソーセージはゆで、1㎝長さに切る。コーン、枝豆、トマトとともに詰め、ドレッシングは別容器に詰める。

683 サケのムニエル弁当
80分(べったり時間40分)

●材料(2人分)　きのこご飯{米1カップ弱(140g)　しめじ50g　酒・しょうゆ各小さじ1　だし1カップ強　塩小さじ⅙}　サケのムニエル{生ザケの切り身2切れ(120g)　塩小さじ⅕　こしょう少量　小麦粉小さじ2　油・バター各小さじ1　レモン・パセリ各少量}　ブロッコリーのサラダ(ブロッコリー160g　紫キャベツ40g　ドレッシング適量　マヨネーズ大さじ1⅓)　さつま芋と切りこんぶの煮物{切りこんぶ(乾燥)5g　さつま芋150g　水1カップ強　しょうゆ小さじ⅔　塩小さじ⅙　砂糖・みりん各小さじ2}

●作り方 ❶米は炊く30分～1時間前に洗い、ざるにあげておく。しめじは石づきを除き、ほぐしてなべに入れ、酒、しょうゆを加えて強火で混ぜながらさっと火を通す。炊飯器に米、しめじの煮汁、だし、塩を入れて炊き始め、沸騰したらしめじを加えて普通に炊く。

❷サケに塩、こしょうをふり、ざるにのせてしばらくおき、水けをふいて小麦粉をまぶす。フライパンに油とバターを熱し、サケを両面焼く。食べやすい大きさに切り、レモンとパセリを添える。

❸ブロッコリーは小房に分け、塩を加えた沸騰湯で3～5分ゆで、ざるにあけて湯をきり、冷ます。紫キャベツはせん切りにし、好みでドレッシングをかけてなじませ、ブロッコリーに添える。マヨネーズは別容器に詰める。

❹切りこんぶは水でもどし、ざるにあけて水けをきる。さつま芋は1㎝厚さの輪切りにし、水にさらす。なべに切りこんぶを敷き、水けをきったさつま芋をのせ、水を加えて5～6分煮る。調味料を加えて煮汁がなくなるまで約20分弱火で煮る。

681 ごぼうの牛そぼろ煮弁当
80分(べったり時間25分)

●材料(2人分)　ご飯330g　白ごま小さじ⅔　たくあん4切れ　ごぼうの牛そぼろ煮[ごぼう50g　牛そぼろ100g{(作りやすい量)合いびき肉200g　ごま油小さじ1　ねぎのみじん切り大さじ1　甜麺醤大さじ1⅕　しょうゆ小さじ1　一味とうがらし少量}　水½カップ]　えのきたけとハムの酢の物(えのきたけ60g　ハム1枚　塩少量　砂糖小さじ⅔　酢小さじ2)　オクラの塩ゆで(オクラ80g　塩少量)　ぶどう⅔房(皮つき100g)

●作り方 ❶牛そぼろを作る。なべにごま油を熱してねぎのみじん切りをいため、香りが出たら合いびき肉を加えていためる。甜麺醤、しょうゆ、一味とうがらしで調味する。

❷ごぼうは斜め切りにし、水(分量外)にさらしてアク抜きをし、①の牛そぼろ60gと分量の水とともになべに入れて火にかけ、10分煮る。

❸えのきたけは石づきを落とし、ハムはせん切りにする。さっとゆで、塩、砂糖、酢で調味する。

❹オクラは塩を加えた湯でゆで、食べやすく切って詰める。

684 千草(ちぐさ)焼き弁当
80分(べったり時間30分)

●材料(2人分)　菜飯{米1カップ弱(140g)　水1カップ強　大根の葉25g　塩小さじ⅙}　卵の千草焼き(にんじん・生しいたけ各20g　さやえんどう10g　卵2個　砂糖・みりん各小さじ2　しょうゆ小さじ1　塩小さじ⅕　油小さじ1)　白菜のいため煮{白菜(茎の白い部分)140g　にら少量　ザーサイ6g　油小さじ2　赤とうがらしの小口切り少量　酒小さじ1　しょうゆ小さじ⅓　ごま油小さじ½}　かぼちゃのチーズ焼き(かぼちゃ160g　ベーコンの薄切り20g　粉チーズ大さじ1　パン粉大さじ2)

●作り方 ❶米は炊く30分～1時間前に洗い、普通に炊く。大根の葉は塩少量を入れた沸騰湯でゆで、水にさらし、細かく刻んで分量の塩とともに炊きたてのご飯に混ぜる。

❷にんじんと生しいたけはせん切りにし、にんじんはさっとゆでる。さやえんどうはゆで、斜め細切りにする。卵はときほぐし、調味料と野菜を加える。卵焼き器に油を熱し、卵液の½量を流し入れ、半熟状になったら端にまとめ、残りの卵液を流し入れて巻く。

❸白菜は5～6㎝長さの細切りにする。ザーサイは洗って薄切りにし、水に約10分つけ、せん切りにする。フライパンに油を熱し、赤とうがらし、白菜の順に強火でいため、ザーサイを入れ、酒、しょうゆで調味し、ごま油を加える。切ったにらと詰める。

❹かぼちゃは約4㎝角に切り、蒸し器で15～20分蒸す(ラップに包み、電子レンジ(600W)で3～4分加熱してもよい)。ベーコンは1㎝幅の細切りにする。耐熱皿にかぼちゃを並べ、ベーコン、粉チーズ、パン粉をのせ、オーブントースターまたはオーブンで焼き色がつくまで焼く。

料理写真は66ページ

685 豆腐ハンバーグ弁当

80分(べったり時間35分)

●材料(2人分)　ご飯330g　豆腐ハンバーグ(もめん豆腐・鶏ささ身各80g　生パン粉1カップ　塩小さじ⅓弱　こしょう少量　とき卵½個分　油小さじ1　紅しょうが少量)　ほうれん草のサラダ(ほうれん草160g　サラダ油大さじ1½弱　酢小さじ2　塩小さじ⅙　こしょう少量　ゆで卵の黄身½個分)　じゃが芋の煮物(じゃが芋180g　にんじん30g　玉ねぎ60g　さやいんげん2本　油小さじ1　だし1カップ　砂糖小さじ2強　酒小さじ1強　塩小さじ⅙　しょうゆ小さじ1)

●作り方 ❶豆腐はふきんに包んで重石をのせ、厚みが半分になるまで水けをきり、細かくほぐす。鶏肉は包丁で細かくたたく。ボールに豆腐、鶏肉、パン粉、塩、こしょうの順に入れて練り混ぜ、とき卵を加えて練る。4等分して小判形にまとめ、中央をくぼませる。フライパンに油を熱し強火で30秒、弱火で約3分焼く。裏返して同様に焼き、半分に切る。紅しょうがをのせる。

❷かたい軸を除いたほうれん草は塩少量を加えた沸騰湯でゆで、水にさらして絞り、食べやすい長さに切る。油、酢、塩、こしょうを合わせてドレッシングを作り、ほうれん草をあえる。ゆで卵の黄身を裏ごしし、彩りよくのせる。

❸じゃが芋は皮をむいて4～6つ割りにし、水にさらす。にんじんは乱切り、玉ねぎはくし形切りにする。さやいんげんは塩ゆでにして斜め2つに切る。なべに油を熱し、玉ねぎ、じゃが芋、にんじんの順にいため、だしを加える。煮立ったら火を弱め、砂糖、酒、塩としょうゆ半量を加えて約10分煮、残りのしょうゆを加えて煮る。途中アクが出てきたら取り除く。煮汁がなくなってきたら、さやいんげんを加え、火を消す。

686 鶏肉の野菜ロール焼き弁当

80分(べったり時間30分)

●材料(2人分)　ご飯330g　鶏肉の野菜ロール巻き{鶏胸肉(皮つき)120g　しょうゆ小さじ2　水大さじ2⅓　生しいたけ・にんじん・さやいんげん各20g}　根菜の煮物(大根・れんこん各40g　ごぼう・にんじん・ふき各20g　こんにゃく40g　干ししいたけ2枚　だし＋干ししいたけのもどし汁1½カップ　砂糖小さじ2弱　塩・しょうゆ各小さじ⅓　みりん小さじ2)　アスパラガスのマスタードサラダ(グリーンアスパラガス100g　ロースハム1枚　ミニトマト2個　マヨネーズ大さじ1½強　粒マスタード適量)

●作り方 ❶鶏肉は身の厚いところを切り開いて厚みを均一にする。しょうゆと水を合わせしばらく漬ける。しいたけは薄切り、にんじんは6～7㎜角の棒状に切ってゆでる。さやいんげんもゆでる。汁けをきった肉を皮目を下にし、野菜類を芯にして巻き、油を薄く塗ったアルミ箔で包み、アルミ箔の両端をひねる。中火のオーブンで15～20分焼き、食べやすい幅に切り分ける。

❷大根、れんこん、ごぼう、にんじんはすべて一口大の乱切りにし、れんこんとごぼうは水にさらす。ふきはゆで、斜め切りに。こんにゃくは三角に切って熱湯をかける。干ししいたけはもどし、そぎ切りに。なべにすべての材料を入れ、だしと干ししいたけのもどし汁を加えて強火にかける。煮立ったらアクを取り、調味料を加えて弱火で煮汁がほとんどなくなるまで煮る。

❸アスパラガスは根元の部分は切り捨て、長さを半分に切る。塩少量を加えた湯でゆでて冷まし、切ったハムと詰め、ミニトマトに十文字の切り目を入れて飾る。マヨネーズとマスタードを合わせて容器に詰める。

687 ハムのチーズ焼き弁当

80分(べったり時間20分)

●材料(2人分)　ご飯330g　ゆかり少量　ハムのチーズ焼き(玉ねぎ50g　セロリ30g　ロースハム3枚　スライスチーズ3枚　青じそ3枚)　さつま芋の茶巾絞り{(作りやすい分量)さつま芋200g　水½カップ　砂糖大さじ1　塩少量　レモンの薄切り2枚}　きのこの当座煮(えのきたけ60g　生しいたけ4枚　なめこ少量　酒大さじ4　しょうゆ・みりん各小さじ2　赤とうがらし少量)　ゆで枝豆(さやつき)30g

●作り方 ❶玉ねぎとセロリはせん切りにする。

❷ハムにチーズ、青じそ、①の⅓量の順にのせて巻き、ようじで止める。これを3つ作り、オーブントースターで約4分焼く。半分に切って詰める。

❸さつま芋は1㎝厚さの輪切りにして水にさらし、なべに分量の水、砂糖、塩、レモンの薄切りとともに入れて火にかけ、煮立ったら弱火で10～15分煮る。このうち100gの皮を除き、つぶして2等分し、ラップで包む。

❹えのきたけは3㎝長さに切り、生しいたけは薄切り、なめこはさっと洗う。なべに入れ、酒、しょうゆ、みりん、赤とうがらしを加えて煮立て、弱火で5～6分煮る。

料理写真は67ページ

食事コーディネートの参考に

食塩量からみた料理地図

縦軸はそれぞれの料理に含まれる食塩の重量パーセント、横軸はその料理1人分1食中に実際に含まれている食塩量をグラムで表しています。

左上に位置するほど塩分濃度がうすく、1食中の食塩量も少ない料理です。1日の塩分摂取量や献立のバランスを考えて、料理を選ぶ参考にしてください。

円の範囲はその料理を作って得たデータや調理の本などに基づいた、各料理の食塩濃度と量の幅を示しています。

横長の楕円であれば、1食の分量の差が個人によって大きいけれど食塩濃度は変わらないことを示し、円が全体に大きい場合は、食塩含有率も1食の量もともに個人差があることを示します。

出典：足立己幸.食事単位で調味する.木村修一、足立己幸編著.「食塩」減塩から適塩へ.東京：女子栄養大学出版部；1981.284-298.(図作成協力.針谷順子)

副菜

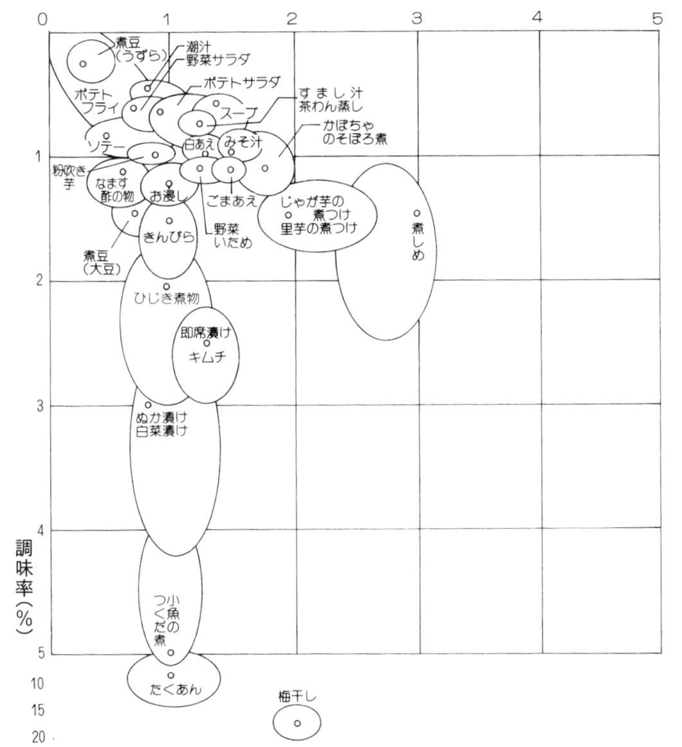

688 ブリ大根弁当

80分（べったり時間40分）

●材料（2人分） ご飯400g ブリ大根240g｛（作りやすい量）ブリの切り身140g 塩適量 大根300g Ⓐ（だし¾カップ 酒¼カップ みりん・しょうゆ各大さじ1⅔弱 砂糖大さじ1 しょうが少量） Ⓑ（酒¼カップ みりん大さじ¾ 砂糖大さじ⅓〜½ しょうゆ大さじ¼） みりん大さじ½｝ 小松菜のいため煮｛小松菜80g 切り干し大根10g 油小さじ2 Ⓒ（ちりめんじゃこ10g だし⅔カップ 砂糖小さじ1 塩少量 しょうゆ小さじ½）｝ 卵焼き（卵2個 塩少量 砂糖小さじ1） 大学芋｛さつま芋100g 揚げ油 Ⓓ（砂糖大さじ1 しょうゆ・酒各小さじ½） 黒ごま少量｝ 赤かぶの甘酢漬け20g レタス・貝割れ菜各少量 オレンジ60g

●作り方 ❶ブリは半分に切って強めに塩をふって15分おき、沸騰湯に入れ、表面が白くなったら水にとって洗う。大根は2㎝厚さの半月切りにして面取りをし、下ゆでする。Ⓐを煮立て、ブリを入れて30分煮る。Ⓑと大根を加え、弱火で30分煮る。最後にみりんを加え、強火でさっと煮立てて火を消す。このうち240gを詰める。

❷切り干し大根はかためにもどし、水けを絞って食べやすく切る。油でいため、小松菜を加え、Ⓒを加えて5〜6分煮る。

❸さつま芋は一口大の乱切りにして水にさらし、水けをふいて180度の揚げ油で色づくまで揚げる。Ⓓを煮立て、揚げたての芋を入れて手早くからめ、いった黒ごまをふる。

689 帆立貝の黄金焼き弁当

80分（べったり時間20分）

●材料（2人分） ご飯330g ふりかけ適量 帆立貝の黄金焼き（帆立貝柱4個 塩・酒各少量 卵黄1個 みりん小さじ1） 小松菜の煮浸し（小松菜140g しめじ60g だし½カップ しょうゆ・みりん各大さじ1⅓） 切りこんぶのいため煮（生切りこんぶ10g にんじん40g 油小さじ2 だし⅓カップ しょうゆ・みりん各小さじ2）

●作り方 ❶帆立貝柱は塩、酒をふりかける。温めたオーブントースターで焼き、卵黄にみりんを混ぜたものをかけて、焼き色がつくまでさらに焼く。

❷小松菜はゆでて水けを絞り、4㎝長さに切る。なべにだし、しょうゆ、みりん、しめじを入れて煮立て、小松菜を加えてさっと煮る。

❸生切りこんぶは食べやすい長さに切る。にんじんはせん切りにする。なべに油を熱し、切りこんぶとにんじんをいため、だし、しょうゆ、みりんを加えて約2分煮る。

690 ミートボールのケチャップ煮弁当

80分（べったり時間30分）

●材料（2人分） ご飯330g ごま塩少量 ミートボールのケチャップ煮（合いびき肉120g 玉ねぎのみじん切り20g パン粉15g 牛乳大さじ1 卵⅓個 塩小さじ¼強 こしょう少量 かたくり粉適量 揚げ油 水大さじ4 トマトケチャップ大さじ2） 野菜の煮物120g｛（作りやすい量）こんにゃく⅒枚 ごぼう・れんこん各20g 大根40g 竹の子・にんじん各20g だし½カップ 塩小さじ⅙ しょうゆ小さじ1 砂糖小さじ1強 酒小さじ2 里芋60g さやいんげん10g｝ かぶのサラダ（かぶ100g ハム½枚 酢・油各小さじ2 塩・こしょう各少量 万能ねぎ少量）

●作り方 ❶ひき肉、玉ねぎのみじん切り、牛乳でやわらかくしたパン粉、卵、塩、こしょうをよく混ぜてボール状に丸め、かたくり粉をまぶし、170度の油で2分揚げる。なべに水とトマトケチャップ、揚げたミートボールを入れ、2〜3分煮る。

❷こんにゃくは一口大にちぎり、野菜は乱切りにし、それぞれ下ゆでしておく。なべに下ゆでした材料とだしを入れて火にかけ、煮立ったら5分煮る。塩、しょうゆ、砂糖、酒を加えて5分煮る。皮をむいて大きめに切った里芋も加え、10分煮る。最後にゆでたさやいんげんを加えてひと煮立ちさせる。このうち120gを詰める。

❸かぶは半分に切り、薄切りにして塩少量をまぶす。ハムはせん切りにする。水けをきったかぶをボールに入れ、酢、油、塩、こしょうを混ぜ、ハム、万能ねぎの小口切りを加える。

料理写真は67ページ

主菜

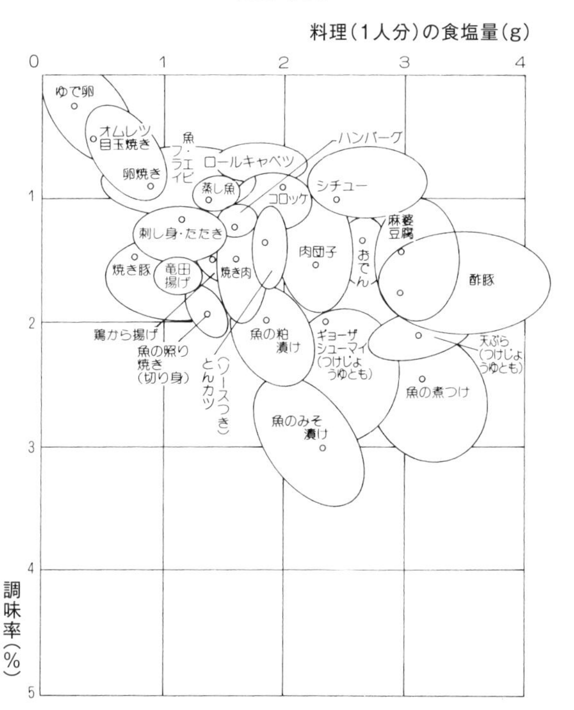

主食

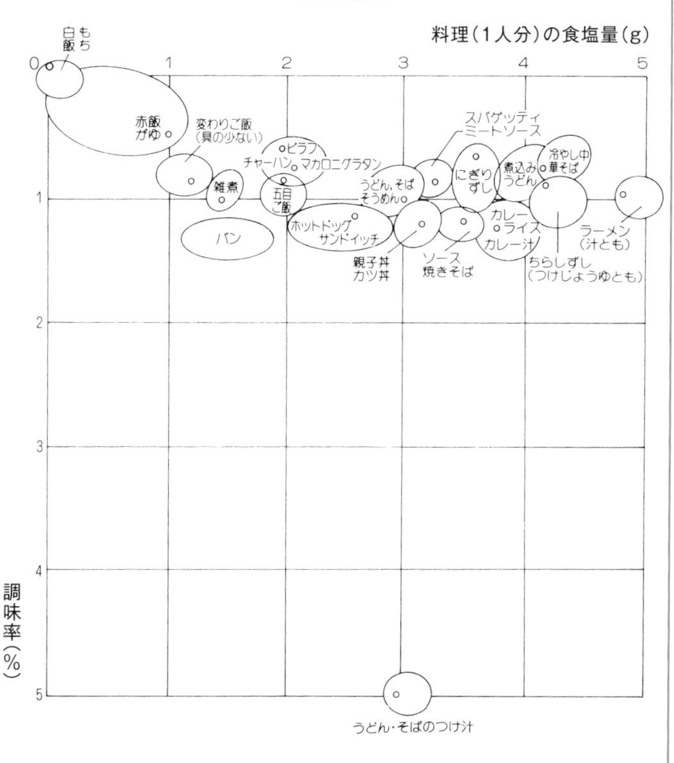

料理の栄養成分値一覧（1人分あたり）・カロリーベースの食料自給率

◉成分値は、『日本食品標準成分表2020 年版（八訂）』（文部科学省科学技術・学術審議会資源調査分科会）に基づいています。

●栄養価計算は、『日本食品標準成分表2020 年版（八訂）』対応の栄養計算ソフト「栄養Proクラウド」（女子栄養大学出版部）を用いて算出しました。

主材料群	料理番号	料理名＼成分値	ページ	エネルギー	熱量点数	たんぱく質	脂質	脂肪酸			コレステロール	炭水化物	食物繊維総量	糖アルコール	有機酸	灰分	無機質			
								飽和	n-3系多価不飽和	n-6系多価不飽和							ナトリウム	カリウム	カルシウム	マグネシウム
				kcal	点	g	g	g	g	g	mg	g	g	g	g	g	mg	mg	mg	mg
●主食																				
ご飯物	1	ご飯（軽く1膳 120g）	18	187	2.3	2.4	0.2	0.12	0	0.10	0	41.5	1.8	0	0	0.1	1	35	4	8
	2	ご飯（1膳 150g）	18	234	2.9	3.0	0.3	0.15	0	0.12	0	51.9	2.3	0	0	0.2	2	44	5	11
	3	ご飯（丼1膳 240g）	18	374	4.7	4.8	0.5	0.24	0	0.19	0	83.0	3.6	0	0	0.2	2	70	7	17
	4	雑穀入りご飯（150g）	18	233	2.9	3.1	0.5	0.18	0	0.17	0	51.3	2.2	0	0	0.3	2	58	5	20
	5	重湯（200g、米12g相当量）	18	38	0.5	0.4	0	0	0	0	0	8.6	0	0	0	0	0	8	0	2
	6	全がゆ（165g、米33g相当量）	18	108	1.4	1.5	0.2	0.05	0	0.05	0	24.3	0.2	0	0.1	0.5	144	24	2	5
	7	おにぎり・小3個（梅干し、塩ザケ、おかか 150g）	18	250	3.1	5.3	0.5	0.19	0.05	0.13	6	52.7	2.7	0	0.1	1.8	582	108	10	18
	8	おにぎり・大2個（梅干し、塩ザケ 200g）	18	322	4.0	5.2	0.6	0.25	0.05	0.17	3	69.7	3.5	0	0.2	1.8	604	110	11	20
	9	のり茶漬け	18	175	2.2	2.5	0.4	0.12	0.01	0.10	0	37.7	2.2	0	0.3	1.9	610	89	13	14
	10	芋ご飯	19	271	3.4	3.2	0.3	0.17	0	0.13	0	60.1	3.1	0	0.1	1.4	398	157	16	19
	11	かやくご飯	19	360	4.5	8.2	5.2	0.75	0.33	1.33	17	64.6	4.1	0	0.1	1.9	533	159	37	31
	12	きのこご飯	19	214	2.7	3.5	0.4	0.13	0	0.10	0	45.2	2.5	0	0	1.3	393	120	8	16
	13	山菜おこわ	19	280	3.5	6.1	1.9	0.37	0.10	0.73	0	54.9	1.7	0	0.1	2.0	619	111	25	20
	14	赤飯	19	309	3.9	6.7	1.7	0.41	0.03	0.71	0	63.0	3.3	0	0	1.0	195	140	34	27
	15	ピースご飯	19	222	2.8	3.6	0.3	0.13	0	0.11	0	47.0	3.4	0	0	1.5	470	97	10	17
	16	わかめご飯	19	265	3.3	5.8	1.5	0.40	0.12	0.48	8	53.2	4.0	0	0	1.7	212	455	76	51
	17	栗ご飯	19	319	4.0	4.3	0.5	0.20	0.02	0.21	0	68.9	4.5	0	0	1.6	449	187	12	27
	18	カキ雑炊	19	278	3.5	7.8	1.4	0.47	0.50	0.18	30	54.8	2.7	0	0.1	2.9	778	281	49	48
	19	クッパ	19	212	2.7	5.3	3.8	1.08	0.05	0.94	93	37.0	2.1	0	0	1.5	436	111	31	15
	20	卵雑炊	19	302	3.8	9.5	5.0	1.71	0.07	0.78	185	51.3	2.9	0	0	2.3	585	276	43	30
	21	中国風魚のかゆ	19	252	3.2	11.8	7.1	1.64	0.90	1.60	35	33.1	0.5	0	0.1	2.7	677	295	36	35
	22	リゾット	20	409	5.1	6.5	20.5	4.69	1.18	3.17	16	44.0	3.7	0.5	0.1	2.9	564	360	83	30
	23	ドリア・ライスグラタン	20	564	7.1	14.4	30.0	18.32	0.35	1.43	162	55.1	3.2	0.3	0.6	4.4	1023	450	217	52
	24	エビピラフ	20	410	5.1	11.5	8.3	5.34	0.07	0.47	89	69.2	1.9	0.3	0	3.2	926	229	37	37
	25	パエリア	20	517	6.5	17.7	14.6	1.64	1.07	2.85	69	74.7	2.4	0	0.8	3.5	761	479	39	63
	26	ウナ丼	20	666	8.3	21.2	16.0	4.50	2.30	0.62	184	101.5	3.6	0	0.1	4.4	1266	369	132	39
	27	オムライス	20	420	5.3	11.7	14.9	4.60	0.55	2.14	205	57.4	2.4	0.1	0.8	4.2	1152	508	53	39
	28	親子丼	20	633	7.9	20.5	11.9	3.99	0.10	1.74	230	101.5	4.4	0	0.2	4.3	1198	425	49	50
	29	海鮮丼	20	362	4.5	13.4	1.9	0.56	0.31	0.28	54	68.9	2.9	0	0.5	2.8	741	285	17	39
	30	カツ丼	20	814	10.2	22.7	26.9	7.22	0.89	4.10	249	107.5	5.4	0	0.2	5.1	1418	489	57	56
	31	カレーライス（ビーフ）	20	917	11.5	19.3	41.6	15.52	0.98	2.67	71	106.1	9.4	0	0.3	5.0	1167	734	75	62

●たんぱく質は「アミノ酸組成によるたんぱく質」（そのデータがないものは「たんぱく質」）、脂質は「脂肪酸組成によるトリアシルグリセロール当量」（そのデータがないものは「脂質」）、炭水化物は「利用可能炭水化物（質量計）」あるいは「差引き法による利用可能炭水化物」のデータを用いて算出しました。
●最小記載量に達していない「微量」「Tr」などは、本表では「0」と表示しています。
●熱量点数は、四群点数法による80kcal＝1点として計算しています。0.1 点に満たない場合は「+」と表示しています。
◎カロリーベースの食料自給率は、農林水産省「やってみよう！自給率計算」（令和2年度データ、国内平均）を用いて算出しました。
●料理名に入っている主材料で、自給率のデータがないものについては、「－」と表示しています。
●主材料以外の材料で、自給率のデータがないものについては、それに近い食品の自給率に置き換えて算出しました。置き換える食品がないものは、除外して算出しました。

料理の栄養成分値一覧（1人分あたり）

無機質									ビタミン																		
									A				E														
リン	鉄	亜鉛	銅	マンガン	ヨウ素	セレン	クロム	モリブデン	レチノール	β-カロテン当量	レチノール活性当量	D	α-トコフェロール	K	B_1	B_2	ナイアシン当量	B_6	B_{12}	葉酸	パントテン酸	ビオチン	C	アルコール	食塩相当量	この料理の食料自給率	料理番号
mg					μg								mg	μg	mg				μg		mg	μg	mg	g		%	
41	0.1	0.7	0.12	0.42	0	1	0	36	0	0	0	0	0	0	0.02	0.01	1.0	0.02	0	4	0.30	0.6	0	0	0	98	1
51	0.2	0.9	0.15	0.53	0	2	0	45	0	0	0	0	0	0	0.03	0.02	1.2	0.03	0	5	0.38	0.8	0	0	0	98	2
82	0.2	1.4	0.24	0.84	0	2	0	72	0	0	0	0	0	0	0.05	0.02	1.9	0.05	0	7	0.60	1.2	0	0	0	98	3
72	0.3	0.9	0.15	0.68	0	2	0	46	0	0	0	0	0.1	0	0.06	0.02	1.8	0.07	0	6	0.46	1.2	0	0	0	98	4
8	0	0.2	0.02	0.08	0	2	0	16	0	0	0	0	0	0	0	0	0.2	0	0	0	0.06	0.2	0	0	0	98	5
24	0	0.5	0.07	0.25	0	0	1	21	0	0	0	0	0	0	0.02	0	0.7	0.02	0	2	0.18	0.5	0	0	0.4	98	6
82	0.5	1.0	0.17	0.59	21	3	1	48	1	270	24	1.0	0.1	4	0.05	0.06	2.8	0.06	1.2	25	0.45	1.8	2	0	1.5	96	7
88	0.4	1.3	0.21	0.74	21	4	2	62	1	270	24	1.5	0.1	4	0.05	0.05	2.3	0.07	0.8	26	0.58	2.0	2	0	1.5	96	8
48	0.3	0.7	0.14	0.72	21	1	3	34	0	271	23	0	0.1	5	0.03	0.06	1.3	0.05	0.6	28	0.28	1.1	4	0	1.5	97	9
64	0.3	1.0	0.19	0.63	0	1	0	46	0	12	1	0	0.3	0	0.06	0.02	1.4	0.09	0	19	0.52	2.2	8	0	1.0	97	10
121	0.7	1.6	0.21	0.77	0	3	1	56	2	757	66	0.1	0.6	12	0.06	0.07	3.6	0.12	0	17	0.67	2.4	1	0.7	1.4	79	11
82	0.3	1.0	0.18	0.52	1	6	0	40	0	0	0	0.2	0	0	0.04	0.06	3.5	0.08	0.5	7	0.57	1.1	0	0.7	1.1	97	12
68	0.6	1.4	0.17	0.84	0	3	1	65	0	438	37	0	0.3	9	0.06	0.05	2.1	0.05	0	22	0.50	2.3	1	1.3	1.6	91	13
73	0.9	1.6	0.24	0.76	0	2	1	105	0	2	0	0	0	2	0.10	0.03	2.2	0.06	0	20	0.50	2.1	0	0	0.5	85	14
58	0.5	1.0	0.16	0.58	0	1	0	38	0	77	6	0	0	5	0.08	0.04	1.6	0.05	0	16	0.42	0.6	3	0.6	1.2	96	15
95	0.7	1.3	0.19	0.64	0	2	0	46	1	425	37	1.0	0.2	90	0.07	0.11	2.9	0.08	0.3	34	0.46	1.0	1	0	0.5	93	16
81	0.4	1.2	0.28	0.93	0	2	0	52	0	11	1	0	0	0	0.08	0.04	1.9	0.11	0	28	0.74	1.0	8	0.6	1.1	94	17
189	1.9	9.9	0.88	1.08	39	45	2	48	21	318	49	0.1	1.6	29	0.07	0.14	7.3	0.15	13.2	33	0.77	5.4	3	0.1	2.1	95	18
89	0.6	1.0	0.13	0.39	51	7	0	32	53	773	117	1.0	0.4	5	0.05	0.12	1.9	0.07	0.3	24	0.60	7.0	1	0	1.1	77	19
196	1.0	1.5	0.18	0.60	20	26	0	44	105	835	175	1.9	1.3	68	0.07	0.26	7.4	0.16	1.8	44	1.14	13.1	2	0	1.7	77	20
173	0.4	1.1	0.13	0.44	3	19	1	32	6	3	6	3.5	1.2	1	0.20	0.06	6.0	0.25	0.8	12	0.95	5.7	2	0.5	1.7	85	21
160	1.1	1.6	0.25	0.56	0	2	0	35	37	305	62	0.4	3.1	23	0.14	0.16	4.0	0.24	0.1	33	0.92	3.8	7	1.4	1.4	49	22
347	1.4	2.8	0.29	0.53	24	8	0	41	207	117	217	1.2	1.6	13	0.13	0.39	4.9	0.19	4.1	60	1.49	7.6	8	0.5	2.6	51	23
212	1.4	1.8	0.38	0.80	0	2	0	60	51	43	55	0.1	0.9	3	0.09	0.09	4.9	0.18	0.5	37	0.83	2.9	2	0	2.3	76	24
271	2.6	3.1	0.35	0.90	2	6	0	60	7	682	64	0	4.6	49	0.20	0.23	8.4	0.45	5.7	92	1.41	3.0	72	0	1.9	-	25
347	1.1	3.7	0.31	1.00	62	38	2	81	1200	0	1200	15.2	3.9	0	0.66	0.64	7.8	0.15	1.8	23	1.70	11.0	0	1.7	3.2	73	26
232	1.9	1.9	0.24	0.57	11	20	4	43	106	400	140	2.3	3.0	25	0.22	0.30	6.1	0.29	0.7	49	1.39	17.0	11	0	3.0	55	27
303	1.7	3.0	0.31	1.13	17	27	1	85	125	93	132	2.1	1.0	26	0.15	0.33	8.8	0.32	0.9	50	1.76	17.5	4	2.5	3.1	12	28
198	0.5	1.5	0.27	0.70	7	31	0	56	16	247	36	1.9	1.2	14	0.14	0.07	8.0	0.32	0.9	13	0.96	3.9	2	0	1.9	91	29
351	2.1	4.0	0.38	1.20	20	22	1	84	121	25	123	2.3	2.5	22	0.50	0.42	10.2	0.39	1.3	51	2.27	17.1	3	3.9	3.6	58	30
280	2.9	4.4	0.44	1.39	1	4	2	76	59	3412	346	0.4	4.2	97	0.20	0.20	8.7	0.59	1.1	80	1.74	6.0	28	1.4	3.0	50	31

主材料群	料理番号	料理名	ページ	エネルギー	熱量点数	たんぱく質	脂質	脂肪酸 飽和	脂肪酸 n-3系多価不飽和	脂肪酸 n-6系多価不飽和	コレステロール	炭水化物	食物繊維総量	糖アルコール	有機酸	灰分	無機質 ナトリウム	無機質 カリウム	無機質 カルシウム	無機質 マグネシウム
				kcal	点	g	g	g	g	g	mg	g	g	g	g	g	mg	mg	mg	mg
ご飯物	32	キーマカレー	20	844	10.6	18.2	32.1	11.45	0.91	2.50	69	112.0	8.6	0	0.3	4.0	827	724	59	60
	33	牛丼	20	667	8.3	16.0	16.9	7.09	0.09	0.82	49	101.3	5.8	0	0.2	3.8	1070	382	62	46
	34	三色丼	21	524	6.6	16.3	11.8	3.17	0.32	2.02	222	79.6	3.6	0	0	2.2	542	282	46	39
	35	シーフードカレー	21	605	7.6	16.4	9.2	3.47	0.44	1.22	98	108.1	6.9	0.2	0.2	4.7	1079	840	76	84
	36	中華丼・五目丼	21	637	8.0	20.4	14.1	1.45	1.09	2.79	110	99.0	5.8	0	0.2	3.7	844	626	34	68
	37	天丼	21	570	7.1	15.5	7.6	1.06	0.50	1.56	105	102.1	4.0	0	0.2	3.9	1121	361	38	52
	38	ビビンバ	21	782	9.8	21.4	31.8	8.91	0.18	7.47	220	95.0	8.6	0	0.2	5.3	1148	584	241	91
	39	チキンライス	21	622	7.8	12.3	19.5	4.09	1.11	3.23	45	93.5	5.7	0	0.3	3.2	860	385	30	39
	40	チャーハン	21	768	9.6	15.7	36.0	4.47	2.35	6.68	202	89.4	5.4	0.1	0.3	3.7	1108	334	45	36
すし	41	いなりずし	21	685	8.6	19.8	14.3	2.08	1.09	5.84	0	113.1	5.0	0	0.5	5.7	1675	193	167	105
	42	押しずし	21	458	5.7	11.9	5.7	2.08	0.86	0.37	24	84.2	5.0	0	0.7	4.2	1158	462	49	57
	43	ちらしずし	21	555	6.9	13.2	4.9	1.22	0.23	0.94	121	106.3	8.5	0	0.8	4.7	1348	434	85	51
	44	にぎりずし	21	391	4.9	19.7	6.2	1.74	1.10	0.62	229	60.8	2.4	0	0.4	3.1	799	313	50	51
	45	太巻きずし	21	531	6.6	13.3	6.2	1.88	0.17	1.05	193	98.4	7.8	0	0.6	4.5	1314	339	75	45
	46	細巻きずし	22	163	2.0	2.7	0.2	0.09	0.01	0.07	0	34.2	4.2	0	0.2	1.9	566	148	27	21
パン	47	クロワッサン(2個 80g)	22	350	4.4	5.8	20.3	9.73	0.18	2.34	28	35.3	1.4	0	0	1.1	376	72	17	14
	48	食パン(2枚 90g)	22	223	2.8	6.7	3.3	1.35	0.05	0.69	0	39.8	3.8	0	0	1.3	423	77	20	16
	49	ナン(1枚 70g)	22	180	2.3	6.5	2.2	0.37	0.13	0.57	0	32.8	1.4	0	0	1.1	371	68	8	15
	50	バターロール(2個 60g)	22	185	2.3	5.1	5.1	2.41	0.07	0.68	0	29.2	1.2	0	0	1.0	294	66	26	13
	51	フランスパン(2切れ 60g)	22	173	2.2	5.2	0.7	0.17	0.02	0.36	0	34.9	1.6	0	0	1.1	372	66	10	13
	52	ベーグル(1個 95g)	22	257	3.2	7.8	1.8	0.67	0.04	0.56	0	50.9	2.4	0	0	1.3	437	92	23	23
	53	トースト(食パン1枚 70g+バター8g)	22	229	2.9	5.4	8.6	5.09	0.06	0.69	17	31.3	2.9	0	0	1.2	395	62	18	13
	54	ピザトースト	22	374	4.7	13.4	16.1	8.87	0.16	1.08	33	41.4	5.4	0	0.2	3.8	690	605	280	49
	55	フレンチトースト	22	285	3.6	7.7	9.2	5.07	0.08	0.87	71	41.7	2.9	0	0	1.5	410	116	50	16
	56	サンドイッチ	22	745	9.3	19.6	40.4	13.82	1.56	10.31	164	71.7	7.4	0	0.3	4.2	1217	428	77	51
	57	ハンバーガー	22	467	5.8	17.0	25.2	9.67	0.60	2.47	85	42.0	2.4	0	0.4	3.7	977	453	56	40
	58	ホットドッグ	23	341	4.3	8.1	18.0	9.10	0.13	1.62	38	35.8	1.8	0	0.4	2.7	827	246	34	24
	59	レーズンパン(2個 60g)	23	158	2.0	4.4	2.0	0.94	0.02	0.34	0	29.9	1.3	0	0	0.9	240	126	19	14
めん	60	ざるそば	23	286	3.6	8.3	1.7	0.36	0.05	0.68	0	52.0	5.4	0	0.2	3.3	1070	181	27	64
	61	冷やしそうめん	23	368	4.6	13.4	1.4	0.36	0.06	0.75	10	69.6	2.8	0	0.1	3.4	1111	129	40	33
	62	かけうどん	23	346	4.3	10.9	0.9	0.30	0.06	0.48	6	64.7	3.4	0	0.2	5.7	2011	214	34	42
	63	担々麺	23	820	10.3	26.5	42.6	8.05	0.52	14.73	37	75.1	10.5	0	0.2	7.8	2236	605	260	150
	64	鶏南蛮そば	23	352	4.4	18.8	2.3	0.58	0.08	0.84	36	54.3	5.4	0	0.3	5.8	1789	464	37	90
	65	なべ焼きうどん	23	491	6.1	21.5	8.9	2.16	0.39	1.87	236	72.0	4.6	0.1	0.2	6.6	2030	447	84	65
	66	即席中華そば・インスタントラーメン	23	448	5.6	10.6	18.0	8.09	0.12	2.08	3	56.8	5.4	0	0.1	6.6	2158	255	266	37
	67	ほうとう	23	382	4.8	16.4	3.9	0.76	0.28	1.73	22	64.9	7.5	0	0.3	5.4	1350	606	79	70
	68	山かけそば	23	297	3.7	9.0	1.7	0.38	0.04	0.72	0	55.1	5.6	0	0.2	3.9	1097	414	36	73
	69	肉みそそば・炸醤麺	23	683	8.5	25.0	31.6	5.72	1.71	5.85	132	67.9	9.1	0	0.3	6.0	1721	620	118	64
	70	冷やし中華そば・涼拌麺	24	525	6.6	29.7	12.4	3.60	0.18	3.38	94	66.6	7.9	0	1.2	7.0	2130	654	87	71
	71	韓国風冷やしめん・냉면	24	680	8.5	27.3	25.6	9.04	0.23	3.34	147	77.4	9.3	0.8	0.9	6.5	1834	707	113	56
	72	きつねうどん	24	383	4.8	12.0	4.7	0.76	0.32	2.07	0	64.4	3.6	0	0.2	5.7	1903	230	75	61
	73	五目中華そば・什錦湯麺	24	699	8.7	28.4	27.9	3.72	1.64	6.40	165	71.3	10.4	0	0.1	6.5	1487	1197	152	81

料理の栄養成分値一覧（1人分あたり）

無機質									ビタミン																	この料理の食料自給率	料理番号
									A				E														
リン	鉄	亜鉛	銅	マンガン	ヨウ素	セレン	クロム	モリブデン	レチノール	β-カロテン当量	レチノール活性当量	D	α-トコフェロール	K	B1	B2	ナイアシン当量	B6	B12	葉酸	パントテン酸	ビオチン	C	アルコール	食塩相当量		
mg	mg	mg	mg	mg	μg	μg	μg	μg	μg	μg	μg	μg	mg	μg	mg	mg	mg	mg	μg	μg	mg	μg	mg	g	g	%	
239	3.7	5.9	0.48	1.50	2	12	4	79	59	227	78	0.1	2.7	26	0.22	0.22	9.1	0.57	1.2	47	1.64	6.0	11	0.7	2.1	58	32
222	1.5	5.1	0.33	1.09	0	4	1	81	5	23	7	0.1	0.4	8	0.11	0.18	7.2	0.27	1.2	34	1.33	3.4	4	3.1	2.7	69	33
229	1.6	2.5	0.26	0.98	12	24	1	66	100	114	110	2.3	1.7	28	0.14	0.32	7.3	0.34	0.6	46	1.73	15.3	9	2.6	1.4	68	34
396	2.2	3.4	0.57	1.21	1	8	1	75	32	113	42	0	2.0	8	0.19	0.31	8.8	0.46	4.4	73	2.05	2.7	9	0	2.9	78	35
338	0.9	2.7	0.46	1.22	2	20	1	78	6	817	75	0.2	3.1	29	0.30	0.20	13.7	0.53	0.6	43	2.35	5.5	9	1.4	2.2	67	36
270	1.1	2.3	0.43	1.10	6	23	1	83	21	52	25	0.4	1.7	11	0.12	0.13	6.4	0.15	1.1	29	1.34	7.0	0	1.5	2.9	72	37
355	3.8	5.5	0.56	1.46	18	19	1	92	109	2421	311	2.0	1.9	172	0.21	0.40	9.4	0.37	1.4	144	1.98	16.8	17	0.3	2.9	54	38
189	1.0	2.4	0.32	0.98	1	11	1	82	29	399	63	0.1	3.0	55	0.15	0.13	6.6	0.26	0.1	32	1.21	4.5	10	0.2	2.2	66	39
264	1.5	2.7	0.32	1.04	12	22	1	77	86	23	87	2.6	5.5	46	0.35	0.33	8.5	0.18	0.8	50	1.54	15.5	7	0.1	2.8	51	40
345	2.6	3.3	0.36	2.06	1	13	4	108	0	1	0	0	0.6	29	0.11	0.08	7.2	0.12	0.4	18	0.78	7.6	0	0.4	4.3	68	41
175	0.8	1.8	0.27	0.80	8	30	1	66	15	43	18	2.0	0.6	6	0.20	0.17	8.4	0.28	5.2	20	0.83	3.1	1	0	3.0	96	42
257	1.4	2.3	0.42	1.28	33	18	1	81	53	329	80	1.2	1.1	14	0.15	0.23	7.8	0.18	1.8	64	1.41	10.1	13	0.1	3.5	-	43
302	1.2	1.9	0.37	0.60	173	36	0	46	185	83	192	8.3	2.7	4	0.19	0.26	8.3	0.28	8.5	44	1.36	9.3	3	0	2.0	-	44
236	1.7	2.2	0.34	1.06	60	20	1	77	105	563	153	2.2	1.0	17	0.14	0.33	6.5	0.15	2.2	82	1.39	16.3	4	0.2	3.4	-	45
69	0.4	0.7	0.12	0.46	22	6	0	29	0	270	23	0	0.1	4	0.06	0.05	2.5	0.05	1.0	27	0.28	1.7	2	0.1	1.5	-	46
54	0.5	0.5	0.08	0.23	0	0	0	0	0	55	5	0.1	1.5	0	0.06	0.02	2.1	0.02	0	26	0.35	0	0	0	1.0	15	47
60	0.5	0.5	0.08	0.23	1	20	1	14	0	4	0	0	0.4	0	0.06	0.05	2.3	0.03	0	27	0.38	2.1	0	0	1.1	15	48
54	0.6	0.5	0.08	0.21	0	0	0	0	0	0	0	0	0.4	0	0.09	0.04	2.4	0.04	0	25	0.39	0	0	0	0.9	-	49
58	0.4	0.5	0.07	0.17	0	0	0	0	0	9	1	0.1	0.3	0	0.06	0.04	1.9	0.02	0	23	0.37	0	0	0	0.7	15	50
43	0.5	0.5	0.08	0.23	0	17	1	12	0	0	0	0	0.1	0	0.05	0.03	1.7	0.02	0	20	0.27	1.1	0	0	1.0	15	51
77	1.2	0.7	0.10	0.43	0	0	0	0	0	0	0	0	0.2	0	0.18	0.08	3.5	0.06	0	45	0.27	0	0	0	1.1	-	52
51	0.4	0.4	0.06	0.18	1	16	1	11	40	15	42	0	0.4	1	0.04	0.04	1.9	0.02	0	20	0.29	1.4	0	0	1.0	15	53
266	1.2	1.8	0.36	0.38	7	18	1	13	66	572	118	0.1	3.3	12	0.19	0.21	5.7	0.25	0.3	48	0.95	3.0	22	0	1.7	19	54
97	0.6	0.7	0.07	0.19	9	20	1	13	70	13	71	0.7	0.6	3	0.06	0.13	2.6	0.04	0.2	28	0.59	5.4	0	0	1.0	19	55
240	1.9	1.4	0.22	0.51	9	44	2	27	129	544	177	1.4	4.7	86	0.17	0.21	9.1	0.21	0.7	92	1.23	14.1	13	0	3.1	17	56
168	2.2	3.3	0.17	0.37	5	13	2	3	64	185	79	0.5	2.2	22	0.35	0.24	7.9	0.29	0.7	64	1.32	5.0	7	0	2.4	15	57
121	1.0	0.9	0.12	0.30	2	6	1	3	49	182	64	0.2	1.0	13	0.18	0.10	3.5	0.10	0.2	52	0.70	2.6	13	0	2.1	15	58
52	0.5	0.4	0.09	0.19	0	0	0	0	0	1	0	0	0.2	0	0.07	0.03	1.7	0.04	0	20	0.25	0	0	0	0.6	-	59
184	1.8	0.9	0.19	0.88	22	24	4	30	0	274	23	0	0.2	4	0.10	0.10	3.8	0.12	0.8	42	0.69	7.3	3	2.1	2.7	49	60
131	1.4	0.9	0.19	0.57	0	18	3	17	1	220	19	0.2	0.4	14	0.09	0.09	5.6	0.06	1.1	15	0.83	3.1	1	1.2	2.8	23	61
138	1.0	0.5	0.12	0.59	2	16	3	18	0	4	0	0.4	0.3	0	0.08	0.11	5.8	0.12	0.8	18	0.55	4.1	1	3.0	5.2	33	62
379	3.6	3.7	0.64	1.26	1	57	4	69	5	635	58	0.2	2.0	31	0.49	0.25	11.6	0.40	0.3	59	1.41	9.5	5	0.4	5.7	10	63
345	2.1	1.4	0.20	0.99	3	42	4	34	5	14	6	0.1	0.3	10	0.16	0.17	15.1	0.51	1.1	41	1.80	10.0	4	3.0	4.7	43	64
299	2.4	1.7	0.26	0.74	16	37	4	19	86	762	154	1.8	2.1	55	0.13	0.31	10.3	0.23	1.9	68	1.36	18.0	4	2.8	5.2	-	65
136	1.3	0.7	0.19	0.65	102	15	7	19	0	108	9	0	2.2	96	0.56	0.81	3.0	0.10	0	61	0.56	3.4	16	0	5.5	19	66
246	2.0	1.1	0.25	0.52	3	22	3	19	3	3144	263	0	3.3	44	0.14	0.16	12.8	0.43	1.1	61	1.46	4.9	23	0	3.5	24	67
217	1.9	1.0	0.23	0.85	3	31	4	28	0	4	0	0	0.3	0	0.15	0.10	6.1	0.19	0.8	27	1.04	8.1	4	1.2	2.9	51	68
256	2.8	2.7	0.31	0.76	7	59	2	32	47	2068	221	1.3	4.2	55	0.44	0.31	9.3	0.32	0.6	69	1.86	13.8	11	0.3	4.4	14	69
374	1.9	1.9	0.24	0.85	5	53	6	26	29	166	43	0.6	0.9	45	0.48	0.25	14.8	0.43	0.5	54	2.05	9.2	18	0.5	5.5	16	70
282	2.3	4.8	0.30	0.67	11	51	1	21	45	171	62	0.7	1.4	40	0.14	0.29	10.0	0.32	1.6	53	1.92	9.4	14	0.1	4.7	19	71
202	1.5	0.9	0.14	0.82	3	21	4	25	0	4	0	0	0.4	9	0.07	0.11	7.4	0.14	1.2	18	0.59	5.4	1	2.8	5.0	31	72
494	2.6	2.5	0.37	0.97	29	56	1	23	72	1013	156	0.7	4.6	92	1.02	0.49	15.3	0.54	1.4	154	2.83	8.6	30	3.2	4.0	18	73

料理の栄養成分値一覧（1人分あたり）

主材料群	料理番号	料理名	ページ	エネルギー	熱量点数	たんぱく質	脂質	脂肪酸 飽和	脂肪酸 n-3系多価不飽和	脂肪酸 n-6系多価不飽和	コレステロール	炭水化物	食物繊維総量	糖アルコール	有機酸	灰分	無機質 ナトリウム	無機質 カリウム	無機質 カルシウム	無機質 マグネシウム
				kcal	点	g	g	g	g	g	mg	g	g	g	g	g	mg	mg	mg	mg
めん	74	チャーシューめん	24	389	4.9	20.5	3.4	1.11	0.08	0.98	15	62.8	7.5	0.1	0.4	6.6	2052	726	97	60
めん	75	月見うどん	24	401	5.0	15.3	5.4	1.79	0.12	1.13	192	63.9	4.0	0	0.2	5.9	1886	368	68	54
めん	76	天ぷらうどん	24	426	5.3	15.7	7.4	0.90	0.52	1.76	86	67.3	3.6	0	0.2	5.5	1785	324	61	55
めん	77	鶏肉のフォー	24	387	4.8	18.6	11.8	3.82	0.09	1.73	71	50.2	1.6	0	0.7	4.2	1242	358	30	40
めん	78	たぬきうどん	24	400	5.0	8.6	5.8	0.61	0.41	1.48	0	69.5	3.6	0	0.2	4.9	1721	211	31	40
めん	79	いためビーフン・炒米粉	24	601	7.5	15.9	27.4	3.31	1.79	5.20	64	69.2	2.5	0	0.2	3.4	832	426	29	36
めん	80	五目焼きそば・什錦炒麺	24	987	12.3	27.5	67.2	9.20	4.26	12.65	194	61.3	7.6	0.3	0.2	5.4	1329	757	81	65
めん	81	ソース焼きそば	24	688	8.6	12.0	45.0	5.04	3.02	8.76	21	54.8	6.1	0.4	0.8	5.1	1466	503	69	44
パスタ	82	マカロニグラタン	25	523	6.5	15.9	28.2	15.81	0.41	2.00	61	48.2	4.3	0.2	0.3	5.1	1513	337	215	47
パスタ	83	ラザーニア	25	772	9.7	26.4	48.4	23.74	0.75	2.91	120	51.9	4.9	0.1	0.4	6.5	1756	711	189	69
パスタ	84	ラビオリ	25	721	9.0	20.1	41.5	14.57	0.45	3.47	153	61.9	4.4	0.2	0.1	4.2	851	735	190	53
パスタ	85	スパゲッティカルボナーラ	25	674	8.4	22.5	31.9	9.72	0.96	4.59	208	69.1	6.9	0	0.2	4.8	1628	177	66	59
パスタ	86	スパゲッティナポリタン	25	677	8.5	21.8	26.4	8.09	1.07	4.05	44	80.8	10.8	0	0.9	7.2	2119	712	87	82
パスタ	87	スパゲッティミートソース	25	649	8.1	23.1	23.4	8.77	0.35	2.27	53	79.1	9.6	0	0.1	5.9	1570	651	91	83
パスタ	88	スパゲッティボンゴレ	25	490	6.1	15.5	14.9	2.23	0.18	1.81	24	67.7	7.2	0	0	5.7	2014	136	63	101
その他	89	磯辺焼き	25	234	2.9	4.1	0.5	0.17	0.01	0.17	0	52.3	0.7	0	0.1	1.0	345	68	6	11
その他	90	関西風雑煮	25	323	4.0	7.9	2.5	0.46	0.17	1.06	0	64.5	4.3	0.1	0.1	2.6	527	566	61	38
その他	91	関東風雑煮	25	275	3.4	8.8	3.5	1.11	0.02	0.57	27	51.5	1.2	0.1	0	1.8	499	190	22	20
その他	92	安倍川もち	25	290	3.6	6.3	2.5	0.46	0.16	1.13	0	59.9	1.9	0	0	0.6	39	192	18	27
その他	93	お好み焼き	25	511	6.4	20.9	24.6	7.10	0.90	4.30	315	49.0	2.7	0	0.3	4.1	928	555	118	70
その他	94	たこ焼き	26	309	3.9	10.5	8.0	1.35	0.46	1.67	119	46.5	1.9	0	0.2	2.0	499	203	40	36
その他	95	ピザ	26	506	6.3	20.3	25.9	14.39	0.33	1.72	76	43.5	3.7	0	0.4	5.5	1089	520	288	44
その他	96	ホットケーキ	26	479	6.0	8.4	21.9	13.15	0.20	1.34	144	60.6	1.3	0	0.1	2.4	389	293	150	16
その他	97	コーンフレーク（25g+牛乳200ml）	26	262	3.3	8.0	7.7	5.00	0.05	0.34	25	39.7	0.6	0	0.4	2.1	294	339	231	25
その他	98	オートミール	26	233	2.9	10.0	8.9	5.20	0.07	0.81	25	26.5	2.8	0	0.4	2.9	477	393	245	52
●主菜																				
魚	99	アジのエスカベージュ	27	225	2.8	10.7	16.3	1.71	1.72	2.82	41	8.0	0.5	0	0.3	1.4	235	291	45	25
魚	100	ワカサギのカレー南蛮漬け	27	137	1.7	7.8	5.7	0.55	0.65	1.04	126	12.7	0.9	0	0.4	2.2	444	157	281	21
魚	101	アコウダイの粕漬け焼き	27	97	1.2	11.1	1.3	0.16	0.16	0.03	39	7.0	0.5	0	0.1	1.7	407	263	13	20
魚	102	アジの塩焼き	27	70	0.9	9.5	2.2	0.68	0.66	0.09	41	3.0	0.1	0	0.1	1.5	352	203	45	20
魚	103	アジのつくね焼き	27	145	1.8	12.6	6.6	1.10	1.06	0.98	48	8.2	0.7	0	0	1.6	307	301	58	28
魚	104	アマダイの木の芽焼き	27	95	1.2	10.2	1.0	0.31	0.30	0.07	46	8.9	0.4	0	0.1	1.7	454	234	31	20
魚	105	ウナギのかば焼き	27	230	2.9	11.3	13.6	3.96	1.36	0.45	132	12.7	0.1	0	0.2	2.9	854	234	89	20
魚	106	カジキのソテー	27	368	4.6	13.8	21.4	8.27	1.22	1.87	73	28.1	3.6	0	0.5	3.4	846	576	21	43
魚	107	カジキのハーブ焼き	27	281	3.5	12.4	16.2	6.08	1.08	1.24	65	19.8	2.6	0	0.5	3.4	512	792	151	76
魚	108	カマスの塩焼き	28	114	1.4	12.2	2.6	0.85	0.64	0.11	52	9.0	1.1	1.7	0	1.9	406	332	47	33
魚	109	カマスの干物の焼き物	28	54	0.7	7.5	1.6	0.53	0.40	0.07	33	2.2	0.3	0	0	1.2	294	151	26	18
魚	110	キンメダイのみそ漬け焼き	28	126	1.6	8.2	4.1	1.11	0.70	0.19	30	11.6	1.0	0	0.4	2.0	542	229	25	42
魚	111	サケのグラタン	28	504	6.3	33.4	20.7	11.74	1.26	0.65	119	42.6	6.4	0	0.9	5.7	714	1389	271	96
魚	112	サケのけんちん焼き	28	173	2.2	17.8	7.0	1.34	0.91	1.16	97	8.1	0.8	0	0.2	2.1	387	381	47	42
魚	113	サケの照り焼き	28	152	1.9	11.8	7.7	1.56	1.35	1.13	48	7.5	0.2	0	0.8	1.6	206	323	14	24
魚	114	サケのムニエル	28	188	2.4	13.1	5.7	1.65	0.72	0.50	40	19.0	3.2	0	0.7	2.8	524	574	21	36

料理の栄養成分値一覧（1人分あたり）

無機質 リン	鉄	亜鉛	銅	マンガン	ヨウ素	セレン	クロム	モリブデン	ビタミン A レチノール	A β-カロテン当量	A レチノール活性当量	D	E α-トコフェロール	K	B1	B2	ナイアシン当量	B6	B12	葉酸	パントテン酸	ビオチン	C	アルコール	食塩相当量	この料理の食料自給率	料理番号
mg	mg	mg	mg	mg	μg	μg	μg	μg	μg	μg	μg	μg	mg	μg	mg	mg	mg	mg	μg	μg	mg	μg	mg	g	g	%	
347	1.4	1.1	0.15	0.69	2	46	1	22	0	558	47	0.2	0.5	28	0.90	0.25	13.6	0.31	0.4	33	1.92	4.3	10	0.4	5.5	15	74
230	1.9	1.2	0.17	0.64	13	31	4	18	80	1136	179	1.5	1.4	73	0.11	0.28	7.9	0.18	1.5	60	1.16	17.0	4	2.8	4.9	29	75
234	1.6	1.1	0.25	0.63	9	30	4	18	13	5	13	0.2	1.9	8	0.09	0.13	8.8	0.19	1.6	35	0.75	6.2	1	1.6	4.6	-	76
199	1.3	1.9	0.11	0.31	6	20	3	18	32	321	58	0.3	0.8	48	0.15	0.19	9.2	0.25	0.4	48	0.93	4.4	12	0	3.2	61	77
137	1.0	0.5	0.12	0.60	3	18	3	18	0	4	0	0	1.0	6	0.08	0.10	5.9	0.13	1.0	17	0.60	4.1	1	2.8	4.5	27	78
212	1.4	2.0	0.13	0.51	7	17	4	24	19	790	85	0.5	4.0	34	0.60	0.24	8.7	0.24	0.2	34	0.99	5.8	5	1.2	2.1	49	79
385	2.3	3.2	0.34	0.72	5	26	5	14	47	2736	274	2.1	10.4	197	0.58	0.62	11.8	0.37	0.9	89	1.80	9.7	13	1.2	3.4	11	80
152	1.8	1.6	0.21	0.46	2	12	4	27	2	1353	115	0.2	6.9	103	0.28	0.36	5.4	0.28	0.1	92	1.28	4.7	35	0	3.8	17	81
307	1.2	2.2	0.23	0.47	19	46	4	25	127	131	138	0.5	1.0	22	0.28	0.33	6.4	0.16	0.7	16	1.25	6.0	8	0	3.9	19	82
384	3.1	5.7	0.30	0.55	12	53	6	24	152	1061	241	0.5	2.4	34	0.44	0.44	12.9	0.45	1.8	29	1.90	5.7	11	1.4	4.6	17	83
301	2.6	4.2	0.19	0.51	15	16	4	15	112	3847	434	1.1	3.5	136	0.20	0.42	8.9	0.34	1.5	76	1.61	10.7	10	0.7	2.3	16	84
305	2.6	2.9	0.38	0.82	38	91	3	33	120	12	120	2.1	2.6	19	0.33	0.32	7.6	0.15	0.8	34	1.46	18.0	12	0	4.2	11	85
348	2.5	3.0	0.53	1.09	0	84	7	35	48	998	132	0.3	3.9	29	0.55	0.24	11.4	0.47	0.3	67	1.75	9.4	51	0	5.4	20	86
281	3.2	4.2	0.50	1.03	1	82	4	34	48	1796	198	0.2	2.7	26	0.43	0.28	10.4	0.47	0.8	47	1.76	7.9	13	0.7	4.1	18	87
179	3.7	2.3	0.37	0.91	30	95	4	35	1	254	22	0.1	1.6	19	0.16	0.17	5.7	0.12	26.6	21	0.90	16.2	1	0.5	5.2	14	88
35	0.3	1.0	0.13	0.66	11	3	0	60	0	135	12	0	0	2	0.04	0.03	1.4	0.04	0.3	15	0.37	1.6	1	0.3	0.9	97	89
122	1.4	1.5	0.26	0.80	1801	8	1	69	0	909	76	0.1	0.5	17	0.11	0.08	4.5	0.16	0.4	45	0.73	4.0	8	0.4	1.4	83	90
84	0.5	1.4	0.16	0.63	1800	8	0	56	10	273	33	0.1	0.2	38	0.07	0.09	4.6	0.11	0.4	16	0.71	0.9	2	0	1.3	83	91
75	0.7	1.2	0.22	0.80	0	2	1	86	0	0	0	0	0.1	2	0.04	0.03	2.1	0.07	0	22	0.42	3.1	0	0	0.1	82	92
286	2.7	2.2	0.38	0.45	46	28	3	10	113	270	136	2.2	3.5	57	0.31	0.31	8.4	0.25	2.3	84	1.57	16.8	18	0	2.4	20	93
108	1.7	0.8	0.15	0.38	37	13	3	9	54	242	73	1.0	1.7	9	0.10	0.14	3.7	0.07	1.0	21	0.65	9.2	1	0	1.3	17	94
463	1.8	2.3	0.23	0.34	5	26	1	15	125	696	181	0.4	2.5	15	0.36	0.39	6.8	0.28	0.7	84	1.14	6.0	21	0.9	2.8	17	95
217	0.7	0.8	0.06	0.42	17	10	2	10	180	46	185	1.2	1.0	9	0.09	0.19	2.5	0.05	0.5	19	0.87	7.7	1	0	1.0	19	96
207	0.3	0.9	0.04	0	34	8	1	12	80	43	82	0.6	0.3	4	0.09	0.32	2.1	0.07	0.6	12	1.21	4.2	2	0	0.7	26	97
306	1.2	1.5	0.11	0	34	12	0	41	80	13	80	0.6	0.4	4	0.14	0.34	3.2	0.10	0.6	20	1.54	10.4	2	0	1.2	23	98
151	0.5	0.7	0.06	0.07	12	28	1	1	4	143	16	5.3	2.8	19	0.10	0.09	5.9	0.22	4.3	11	0.34	2.7	5	0	0.6	31	99
228	0.8	1.3	0.14	0.19	18	14	1	3	59	833	129	1.2	1.3	8	0.03	0.10	2.8	0.15	4.7	20	0.42	3.2	3	0	1.1	-	100
128	0.3	0.4	0.04	0.09	1	0	0	0	18	0	18	0.7	2.4	0	0.09	0.04	3.2	0.10	0.5	12	0.36	0.3	5	1.6	1.0	-	101
138	0.4	0.7	0.04	0.02	11	34	1	0	4	0	4	5.2	0.3	0	0.10	0.07	5.2	0.11	3.1	2	0.20	2.3	0	0	0.9	89	102
176	0.8	0.9	0.07	0.08	14	32	1	3	5	114	14	6.2	1.1	13	0.10	0.11	6.8	0.22	5.0	10	0.31	2.9	1	0	0.8	58	103
124	0.6	0.3	0.03	0.07	1	1	1	3	13	0	13	0.5	0.6	0	0.02	0.04	3.1	0.06	1.8	4	0.27	0.7	0	1.2	1.2	-	104
191	0.8	1.3	0.03	0.18	0	2	0	6	900	0	900	10.2	3.2	0	0.36	0.29	3.9	0.08	1.6	14	0.76	1.6	0	1.6	2.2	41	105
232	1.0	1.0	0.15	0.40	1	16	1	9	104	2375	303	4.6	4.4	26	0.12	0.09	8.8	0.29	1.1	22	0.61	1.8	9	0	2.2	-	106
233	6.7	0.9	0.21	0.78	3	1	2	13	84	239	104	4.6	4.6	52	0.11	0.13	9.0	0.42	1.1	39	0.66	3.6	27	0	1.3	-	107
129	0.5	0.5	0.07	0.08	0	0	0	0	8	278	31	6.2	0.8	20	0.03	0.10	5.7	0.24	2.1	10	0.38	0.1	0	0	1.0	85	108
75	0.2	0.3	0.02	0.01	0	0	0	0	5	0	5	3.9	0.4	0	0.01	0.06	3.3	0.12	1.3	6	0.21	0	0	0	0.7	100	109
260	0.5	0.3	0.03	0.05	0	0	0	2	32	20	33	1.0	0.9	7	0.03	0.04	3.2	0.18	0.6	23	0.28	0.3	11	1.1	1.4	84	110
552	2.1	2.2	0.33	0.35	27	42	5	12	140	1935	301	38.9	2.9	118	0.39	0.60	18.3	1.15	7.7	102	3.12	14.8	36	0	1.9	32	111
244	1.1	0.8	0.11	0.18	9	29	3	15	35	424	70	23.9	1.4	6	0.15	0.23	9.6	0.40	3.7	35	1.23	12.0	4	0.7	1.0	29	112
186	0.4	0.5	0.05	0.05	6	21	0	2	20	207	37	11.5	1.6	6	0.09	0.12	6.8	0.19	4.1	16	0.96	4.1	10	0.4	0.6	30	113
179	1.1	0.5	0.15	0.15	3	19	3	4	17	192	33	19.2	1.2	24	0.17	0.16	8.0	0.56	3.5	36	1.20	5.9	23	0	1.4	33	114

料理の栄養成分値一覧（1人分あたり）

主材料群	料理番号	料理名	ページ	エネルギー	熱量点数	たんぱく質	脂質	脂肪酸 飽和	脂肪酸 n-3系多価不飽和	脂肪酸 n-6系多価不飽和	コレステロール	炭水化物	食物繊維総量	糖アルコール	有機酸	灰分	無機質 ナトリウム	無機質 カリウム	無機質 カルシウム	無機質 マグネシウム
				kcal	点	g	g	g	g	g	mg	g	g	g	g	g	mg	mg	mg	mg
魚	115	サバのゆず風味焼き	28	157	2.0	10.6	8.0	2.72	1.44	0.29	37	8.0	0.7	0	0.1	2.2	594	265	15	23
魚	116	サワラのみそ漬け焼き	28	134	1.7	10.9	5.7	1.42	0.97	0.50	41	7.7	0.7	0.1	0	2.2	523	366	19	23
魚	117	サンマの塩焼き	28	222	2.8	15.2	15.4	3.36	3.86	0.37	56	5.4	0.2	0	0	2.2	606	218	32	26
魚	118	白身魚の香り焼き	28	233	2.9	14.4	16.1	7.62	1.30	0.90	72	6.9	0.7	0	0.7	2.3	458	432	33	30
魚	119	タラのホイル焼き	28	100	1.3	10.6	1.2	0.10	0.12	0.20	41	6.3	1.3	0	0.1	2.2	512	348	33	23
魚	120	ブリの塩焼き	29	174	2.2	15.0	9.5	3.20	2.45	0.28	58	6.8	0.1	0	0.7	2.5	614	327	7	21
魚	121	ブリの照り焼き	29	187	2.3	13.6	8.3	2.79	2.14	0.24	51	11.1	0.2	0	0.1	2.2	521	313	9	23
魚	122	マグロの照り焼き	29	238	3.0	15.2	11.1	1.86	1.82	1.35	38	16.6	2.1	0	0.3	2.6	557	507	12	41
魚	123	サケのワイン蒸し	29	270	3.4	20.1	16.4	9.04	0.83	0.44	77	6.8	2.7	0	0.8	3.0	421	478	151	39
魚	124	サバのレンジ蒸し煮（ラビゴットソース）	29	270	3.4	14.4	19.0	4.30	2.37	2.02	49	6.8	0.3	0	0.3	1.7	362	315	9	27
魚	125	アジの姿煮	29	126	1.6	12.2	2.8	0.89	0.82	0.11	49	8.8	0.4	0	0.1	2.6	711	335	63	40
魚	126	イサキのオランダ煮	29	207	2.6	13.0	9.1	1.72	1.59	1.24	57	14.9	0.3	0	0.1	3.1	898	336	28	40
魚	127	イワシの酢煮	29	319	4.0	24.5	9.7	3.12	2.49	0.95	83	21.0	1.3	0.2	0.6	4.0	895	501	126	60
魚	128	サバのみそ煮	29	227	2.8	11.5	9.3	3.17	1.58	0.57	40	17.4	1.0	0.2	0	2.1	559	270	22	26
魚	129	タイの揚げおろし煮	29	191	2.4	15.1	10.2	2.10	1.73	1.20	55	7.6	0.6	0	0	2.7	655	425	18	33
魚	130	トビウオのつくね煮	29	170	2.1	17.3	1.8	0.59	0.18	0.28	84	19.4	1.4	0	0.1	2.9	616	406	31	42
魚	131	ブリ大根	29	211	2.6	14.7	9.8	3.32	2.53	0.29	54	14.5	1.2	0	0.1	2.5	545	462	23	33
魚	132	小アジの揚げ浸し	30	213	2.7	13.3	10.7	1.39	1.37	1.70	48	13.3	1.1	0	0.1	2.7	638	446	64	40
魚	133	アジのしそ揚げ	30	150	1.9	11.3	7.4	1.15	1.02	1.14	52	8.4	0.7	0	0.1	1.4	245	258	56	26
魚	134	アジのロールフライ	30	450	5.6	23.9	27.0	7.55	2.25	3.40	127	26.0	3.1	0	0.5	3.8	592	758	201	59
魚	135	キスの天ぷら	30	199	2.5	11.9	10.7	1.02	0.80	2.06	83	12.4	0.6	0	0.1	1.7	365	286	26	25
魚	136	サバの竜田揚げ	30	263	3.3	14.8	14.2	3.94	2.00	1.09	49	17.0	0.2	0	0.2	2.1	511	339	10	31
魚	137	シシャモのフライ	30	244	3.1	13.2	14.5	2.16	1.59	2.05	166	14.4	0.8	0	0.4	2.3	360	308	212	37
魚	138	白身魚のフリッター	30	247	3.1	14.4	13.0	1.63	1.31	2.28	84	17.1	1.3	0	0.5	2.7	537	488	49	31
魚	139	タラのフライ	30	225	2.8	10.9	16.2	2.00	1.17	4.60	72	7.8	2.4	0	0.2	2.0	396	361	47	26
刺し身（魚）	140	刺し身盛り合わせ	30	91	1.1	10.9	2.7	0.75	0.64	0.14	36	5.2	0.6	0	0	1.8	343	360	23	30
刺し身（魚）	141	ハマチのぬた	30	142	1.8	11.8	6.3	1.74	1.04	0.67	47	8.5	1.7	0	0.3	1.7	271	407	32	29
刺し身（魚）	142	マグロの刺し身	30	94	1.2	16.0	0.8	0.18	0.13	0.02	35	5.5	0.4	0	0.1	2.1	315	365	14	39
刺し身（魚）	143	アジのたたき	30	63	0.8	8.8	1.6	0.50	0.45	0.08	28	2.8	0.6	0	0.1	1.6	387	239	18	23
刺し身（魚）	144	カツオのたたき	31	123	1.5	15.7	0.3	0.10	0.12	0.05	43	13.1	2.2	0	0.3	3.0	594	527	34	46
刺し身（魚）	145	カツオのドレッシングあえ	31	231	2.9	15.1	12.7	2.11	1.75	3.42	41	12.9	1.5	0	0.9	3.4	779	497	21	37
刺し身（魚）	146	カツオの山かけ	31	94	1.2	9.7	0.2	0.08	0.07	0.06	24	12.5	1.1	0	0.1	2.1	362	485	22	33
刺し身（魚）	147	しめサバ	31	159	2.0	12.7	9.0	3.20	1.49	0.31	43	6.2	0.7	0	0.4	2.4	590	359	17	29
刺し身（魚）	148	ハマチの中国風刺し身	31	221	2.8	13.0	11.1	2.35	1.17	2.23	47	15.7	1.5	0	0.6	1.8	315	411	31	34
刺し身（イカ・貝・カニ）	149	イカの刺し身	31	71	0.9	10.2	0.4	0.07	0.13	0.01	126	6.0	0.7	0	0.1	2.0	420	367	25	44
刺し身（イカ・貝・カニ）	150	帆立の刺し身	31	152	1.9	8.6	5.9	0.44	0.57	1.10	21	14.1	2.5	0	1.9	2.3	351	553	44	45
刺し身（イカ・貝・カニ）	151	カニの刺し身	31	33	0.4	5.4	0.3	0.05	0.11	0.02	17	1.9	0.3	0	0.2	1.4	342	179	33	24
エビ・イカ・貝類・その他	152	タコ酢	31	50	0.6	6.4	0.1	0.03	0.04	0.01	60	5.6	0.4	0	0.3	1.3	345	163	16	27
エビ・イカ・貝類・その他	153	イカのマリネ	31	188	2.4	8.0	13.9	1.06	1.16	2.63	90	6.1	2.0	0	1.1	2.0	457	307	26	34
エビ・イカ・貝類・その他	154	イカの一夜干し	31	58	0.7	9.8	0.3	0.09	0.15	0.01	175	3.8	0.5	0	0	1.1	148	235	21	40
エビ・イカ・貝類・その他	155	エビのマカロニグラタン	31	349	4.4	17.2	19.6	12.24	0.20	0.93	109	25.1	1.0	0	0.3	3.2	635	425	232	40
エビ・イカ・貝類・その他	156	帆立のガーリック焼き	32	123	1.5	6.3	6.1	0.84	0.07	0.46	16	9.3	1.2	0	1.1	2.2	448	407	12	30

料理の栄養成分値一覧（1人分あたり）

無機質									ビタミン																		
									A																		
リン	鉄	亜鉛	銅	マンガン	ヨウ素	セレン	クロム	モリブデン	レチノール	β-カロテン当量	レチノール活性当量	D	E α-トコフェロール	K	B_1	B_2	ナイアシン当量	B_6	B_{12}	葉酸	パントテン酸	ビオチン	C	アルコール	食塩相当量	この料理の食料自給率	料理番号
mg					μg								mg	μg	mg				μg		mg	μg	mg	g		%	
147	0.9	0.8	0.08	0.09	11	10	3	4	16	12	17	2.3	1.1	2	0.15	0.19	8.6	0.29	10.1	21	0.50	4.9	13	1.3	1.5	95	115
161	0.7	0.6	0.06	0.03	0	0	0	3	8	223	26	5.7	0.8	4	0.04	0.17	8.0	0.16	2.5	9	0.55	0.6	0	1.1	1.3	-	116
176	1.4	0.7	0.12	0.04	20	35	1	2	9	0	9	10.1	0.8	0	0	0.23	11.0	0.34	12.5	14	0.74	7.6	0	0	1.5	98	117
202	0.7	0.6	0.04	0.09	11	27	1	3	53	395	87	5.0	2.1	56	0.29	0.09	7.6	0.33	1.1	28	1.10	6.6	23	0	1.1	57	118
182	0.3	0.6	0.09	0.13	245	22	0	1	7	1515	134	0.9	0.8	4	0.10	0.11	3.8	0.13	0.9	12	0.55	2.3	4	2.8	1.3	55	119
115	1.6	0.6	0.07	0.02	0	0	0	0	27	1	27	3.5	1.4	0	0.17	0.26	9.9	0.26	2.5	10	0.94	0	8	0	1.6	99	120
113	1.5	0.6	0.06	0.11	0	1	0	4	24	166	38	3.1	1.2	0	0.15	0.24	8.8	0.24	2.2	10	0.85	1.0	3	1.9	1.3	96	121
204	1.1	0.6	0.08	0.20	24	55	1	4	631	115	641	2.9	2.2	15	0.18	0.07	14.7	0.30	1.9	28	0.51	1.7	19	0.8	1.4	34	122
387	0.8	1.3	0.11	0.12	4	3	1	3	120	826	189	26.6	2.0	48	0.26	0.25	10.1	0.38	8.2	44	1.27	2.9	12	1.1	1.0	24	123
183	1.0	0.9	0.11	0.06	17	56	2	0	30	92	37	4.1	2.5	16	0.18	0.25	12.9	0.50	10.4	19	0.57	4.3	3	1.8	0.9	70	124
174	0.7	0.9	0.05	0.28	169	40	0	5	5	94	13	6.7	0.2	14	0.09	0.11	6.1	0.18	3.6	9	0.30	4.8	2	2.1	1.8	87	125
214	0.8	0.7	0.06	0.26	0	1	1	7	33	21	35	12.0	1.5	8	0.07	0.13	6.2	0.29	4.7	33	0.71	1.6	1	1.7	2.3	-	126
338	3.2	2.4	0.30	0.42	1331	2	1	7	6	43	10	15.8	1.7	4	0.08	0.38	12.5	0.50	21.9	28	1.16	1.8	3	6.4	2.3	91	127
135	1.2	0.7	0.13	0.17	12	34	3	8	16	300	40	2.2	1.2	1	0.13	0.16	8.2	0.29	9.6	12	0.44	5.7	0	3.7	1.4	80	128
206	0.3	0.5	0.02	0.07	455	31	1	2	9	15	10	5.6	2.5	6	0.27	0.08	8.2	0.34	1.3	8	1.13	6.7	3	1.0	1.6	74	129
322	0.8	1.0	0.09	0.20	753	5	0	3	23	2309	217	2.0	2.2	9	0.06	0.15	10.3	0.44	2.9	27	0.65	3.5	5	0.7	1.6	-	130
122	1.3	0.7	0.07	0.23	20	45	0	6	38	0	38	6.0	1.5	0	0.19	0.29	10.9	0.36	2.9	29	0.86	7.1	8	0.6	1.4	92	131
203	0.8	1.0	0.08	0.17	1514	37	1	6	5	171	19	6.2	2.3	15	0.13	0.14	8.0	0.32	5.3	35	0.49	4.0	28	1.0	1.6	52	132
153	0.6	0.8	0.06	0.22	13	29	1	3	11	441	46	5.5	1.3	34	0.14	0.11	5.9	0.20	4.3	10	0.36	3.2	1	0.3	0.6	47	133
403	1.5	2.0	0.19	0.24	32	51	2	6	90	2453	295	9.4	3.5	43	0.24	0.31	11.9	0.46	7.7	58	1.17	7.9	13	0	1.5	36	134
142	0.4	0.4	0.03	0.15	545	26	1	4	17	27	20	0.7	1.9	16	0.08	0.06	4.5	0.17	1.5	16	0.31	4.3	4	0.4	1.0	-	135
197	1.2	1.0	0.11	0.21	18	57	2	3	30	1	30	4.1	1.7	6	0.18	0.26	13.0	0.50	10.4	12	0.65	4.9	6	1.0	1.3	77	136
294	1.5	1.3	0.10	0.16	47	23	1	2	76	225	94	0.6	2.1	23	0.05	0.20	4.2	0.07	4.6	41	1.38	12.7	5	0	0.9	-	137
192	0.9	0.6	0.07	0.31	11	33	1	7	38	681	95	1.6	3.3	58	0.13	0.29	7.3	0.34	1.0	37	0.87	11.4	18	0	1.4	23	138
192	0.7	0.6	0.07	0.15	213	22	0	2	23	2548	237	0.9	3.9	94	0.11	0.13	3.6	0.13	0.9	53	0.72	6.8	19	0	1.0	15	139
164	0.6	0.6	0.05	0.12	9	23	1	4	4	330	31	3.8	1.0	21	0.12	0.11	5.8	0.25	3.5	27	0.55	3.9	5	0.1	0.9	94	140
160	1.2	0.5	0.11	0.11	10	22	1	5	25	1229	126	2.6	3.6	29	0.13	0.18	7.9	0.37	4.0	32	0.74	5.0	10	0	0.7	88	141
205	1.0	0.4	0.05	0.07	11	78	0	3	58	33	61	3.5	0.6	3	0.08	0.05	13.5	0.62	0.9	18	0.37	2.0	6	0.1	0.8	43	142
124	0.7	0.4	0.06	0.38	10	21	0	3	4	361	32	4.0	0.6	23	0.08	0.12	5.3	0.24	4.9	18	0.35	3.0	2	0.1	1.0	85	143
245	1.8	0.9	0.15	0.24	9	32	0	4	4	294	27	2.8	0.4	19	0.15	0.15	17.4	0.77	5.9	36	0.76	3.0	13	0.1	1.5	76	144
215	1.7	0.8	0.12	0.15	18	71	0	1	14	413	48	6.3	2.1	26	0.13	0.14	16.8	0.67	6.0	43	0.65	5.7	24	0	2.0	47	145
145	1.2	0.6	0.12	0.14	5	18	0	4	2	8	3	1.6	0.3	1	0.13	0.09	10.3	0.40	3.4	15	0.72	3.1	5	0.1	0.9	85	146
166	1.0	0.8	0.09	0.11	16	50	2	2	26	1	26	3.6	0.9	1	0.16	0.23	11.4	0.44	9.1	25	0.53	3.8	6	0	1.5	98	147
175	1.1	0.6	0.11	0.27	9	22	1	5	25	1024	110	2.6	3.9	47	0.16	0.19	8.3	0.41	4.0	45	0.92	5.8	20	0.1	0.8	58	148
210	0.3	1.2	0.22	0.12	5	28	1	4	8	286	31	0.1	1.2	21	0.06	0.05	5.5	0.24	3.0	18	0.35	4.6	7	0.1	1.1	42	149
186	0.6	1.1	0.12	0.13	1	16	2	4	1	422	36	0	2.7	31	0.05	0.08	3.3	0.19	1.0	86	0.49	4.2	64	0	0.9	44	150
120	0.3	1.7	0.22	0.08	22	13	1	2	0	214	18	0	1.1	15	0.03	0.05	2.3	0.08	2.9	16	0.37	2.8	2	0.1	0.9	34	151
61	0.2	0.8	0.21	0.10	4	12	1	2	2	99	10	0	0.9	10	0.02	0.03	2.0	0.05	0.5	9	0.17	2.8	4	0	0.9	48	152
169	0.4	0.9	0.17	0.11	3	20	1	2	6	1107	98	0.1	3.8	82	0.07	0.06	4.2	0.24	2.2	48	0.49	5.5	26	0	1.2	15	153
190	0.2	1.1	0.21	0.09	8	29	0	2	9	475	49	0.2	2.0	50	0.07	0.07	5.1	0.20	3.4	28	0.31	4.8	12	0	0.4	36	154
315	0.6	1.5	0.14	0.16	26	17	1	11	146	46	150	0.6	1.1	12	0.13	0.32	8.7	0.27	0.8	27	1.67	4.3	3	0	1.6	22	155
136	0.3	0.8	0.06	0.11	1	9	1	3	0	551	46	0	1.7	7	0.07	0.05	2.8	0.17	0.8	54	0.34	3.1	22	0	1.1	42	156

料理の栄養成分値一覧（1人分あたり）

主材料群	料理番号	料理名	ページ	エネルギー	熱量点数	たんぱく質	脂質	脂肪酸 飽和	脂肪酸 n-3系多価不飽和	脂肪酸 n-6系多価不飽和	コレステロール	炭水化物	食物繊維総量	糖アルコール	有機酸	灰分	無機質 ナトリウム	無機質 カリウム	無機質 カルシウム	無機質 マグネシウム
				kcal	点	g	g	g	g	g	mg	g	g	g	g	g	mg	mg	mg	mg
エビ・イカ・貝類・その他	157	アサリの酒蒸し	32	23	0.3	2.4	0.1	0.01	0.02	0.01	20	1.7	0.1	0	0	1.5	435	80	35	51
	158	しいたけのエビ詰め蒸し	32	87	1.1	8.6	0.5	0.06	0.06	0.13	68	9.3	2.6	0.6	0.2	2.1	543	300	30	26
	159	イカと大根の煮物	32	141	1.8	11.2	0.2	0.08	0.14	0.02	189	19.6	1.8	0	0.1	3.3	853	486	41	53
	160	エビのうま煮	32	87	1.1	11.0	0.1	0.03	0.03	0.01	96	6.5	0.3	0	0.1	1.7	369	275	27	31
	161	魚卵の炊き合わせ	32	109	1.4	11.1	1.5	0.36	0.60	0.05	175	10.2	0.8	0	0.1	4.6	1450	300	24	16
	162	魚介のブイヤベース	32	261	3.3	33.8	5.9	0.73	0.36	0.75	227	17.1	2.7	0	0	5.2	616	1142	114	124
	163	エビのあんかけ	32	273	3.4	12.1	14.1	1.40	1.04	2.66	144	22.5	0.4	0	0.7	2.4	628	260	54	30
	164	八宝菜	32	277	3.5	12.2	15.5	1.88	1.14	2.85	177	17.6	2.3	0.1	0.1	3.2	717	526	49	44
	165	イカのリングフライ	32	195	2.4	10.6	11.2	1.49	0.90	2.05	203	12.3	0.6	0	0	1.3	263	216	25	41
	166	エビフライ	32	215	2.7	10.8	13.5	2.05	0.87	3.87	136	11.6	1.5	0	0.3	1.6	208	379	45	33
	167	カキフライ	32	407	5.1	8.6	32.0	3.95	2.61	7.70	110	19.8	1.3	0	0.8	3.2	767	292	109	72
	168	カニコロッケ	33	358	4.5	13.3	18.4	6.60	0.72	2.32	80	32.4	3.1	0.1	0.2	3.2	701	373	142	43
	169	天ぷら	33	360	4.5	10.4	16.3	1.58	1.18	3.17	98	39.3	3.2	0	0.4	3.1	605	634	56	45
	170	さつま揚げの網焼き	33	85	1.1	7.8	1.8	0.31	0.18	0.73	12	9.2	0.4	0	0	1.8	552	82	38	12
	171	おでん	33	324	4.1	23.6	11.2	2.66	0.62	3.37	212	28.8	5.4	0.3	0.1	6.5	1459	981	222	98
牛肉	172	牛レバーのハーブ漬け	33	187	2.3	12.8	4.8	1.18	0.29	1.52	168	21.7	1.6	0.5	1.2	2.4	299	463	64	27
	173	牛肉の網焼き	33	256	3.2	11.5	18.8	7.83	0.07	0.71	56	8.0	0.4	0	0.2	1.6	351	304	14	21
	174	牛肉のたたき	33	170	2.1	12.5	10.2	3.79	0.03	0.33	50	5.3	0.8	0	0	1.6	313	337	21	22
	175	牛肉のみそ漬け焼き	33	241	3.0	10.5	18.8	7.05	0.24	1.18	49	6.1	0.5	0	0.1	1.6	370	223	16	18
	176	牛レバーの七味焼き	33	238	3.0	18.1	12.5	2.01	0.58	3.45	240	12.3	0.8	0	0.1	2.6	397	399	10	25
	177	鉄板焼き	33	491	6.1	14.7	33.4	9.41	1.02	3.80	58	29.7	5.4	0	0.7	4.0	780	811	63	67
	178	ビーフステーキ	33	329	4.1	14.5	22.0	7.01	0.70	2.04	61	16.7	2.2	0.2	0.5	3.2	733	567	20	35
	179	牛肉と新じゃがの煮物	33	317	4.0	8.8	14.1	3.60	0.66	1.68	28	35.7	5.1	0	0.7	3.0	597	687	13	40
	180	牛肉の有馬煮	34	246	3.1	9.5	16.1	6.02	0.21	0.92	42	11.9	1.3	0	0.1	2.0	488	315	29	21
	181	牛肉の筑前煮風	34	188	2.4	9.9	11.1	2.32	0.50	1.49	34	10.3	3.6	0	0.2	2.1	472	384	24	26
	182	肉豆腐	34	196	2.5	9.8	12.1	4.51	0.23	1.52	28	8.7	2.1	0	0.2	2.5	570	327	79	48
	183	ビーフシチュー	34	297	3.7	22.3	13.5	3.60	0.64	1.50	59	15.1	4.9	0.1	0.3	4.1	708	892	53	54
	184	ポトフー	34	231	2.9	25.0	3.6	0.79	0.04	0.11	54	21.5	6.2	0.2	0.6	2.3	324	635	59	34
	185	牛肉のエスニックサラダ	34	141	1.8	9.0	4.4	1.74	0.02	0.19	31	14.4	1.3	0	1.4	1.6	366	277	10	19
	186	牛肉とさやいんげんのいため物	34	308	3.9	17.2	21.3	5.34	0.82	2.46	51	7.7	2.8	0	0.3	3.1	589	624	51	41
	187	牛肉とレタスのいため物	34	393	4.9	11.6	32.5	8.58	1.07	3.96	53	11.4	0.8	0	0	2.5	618	368	17	26
	188	牛肉のザーサイいため	34	459	5.7	12.8	41.8	11.69	1.47	3.54	54	4.2	2.3	0.1	0.2	2.3	512	441	18	24
	189	ビーフストロガノフ	34	293	3.7	16.2	19.1	4.29	0.86	2.48	57	12.0	3.5	0.9	0.3	3.0	621	513	60	33
	190	牛肉のカツレツワイン風味	34	337	4.2	15.8	21.2	5.57	0.87	2.76	73	18.7	1.4	0	0.4	2.0	375	419	25	31
豚肉	191	豚レバーの南蛮漬け	34	145	1.8	9.4	5.3	0.71	0.41	1.14	126	11.8	0.8	0	0.2	1.9	370	233	16	18
	192	豚肉のしょうが焼き	35	201	2.5	9.3	14.5	4.61	0.34	1.85	41	6.4	0.3	0	0.1	1.7	413	241	6	17
	193	豚肉の南蛮焼き	35	279	3.5	19.7	17.7	7.48	0.10	1.94	61	8.6	1.7	0	0.2	2.3	428	461	24	34
	194	ゆで豚の梅肉ソース	35	148	1.9	10.3	10.8	4.58	0.08	1.23	35	2.0	0.6	0	0.1	1.0	193	184	18	13
	195	東坡肉	35	462	5.8	14.3	37.9	15.06	0.20	4.55	70	11.6	0.6	0	0.2	3.9	1145	400	51	33
	196	豚肉のロベール風	35	388	4.9	19.4	22.1	8.70	0.27	2.41	76	25.9	4.9	0	0.4	5.1	665	1143	70	65
	197	ロールポーク	35	240	3.0	15.6	12.8	2.03	0.73	2.19	47	14.1	2.8	0.1	0.3	2.7	431	581	38	35
	198	ポークカレー	35	373	4.7	15.4	16.3	6.77	0.44	1.72	67	38.1	5.3	0.7	1.0	4.3	907	901	50	52

料理の栄養成分値一覧（1人分あたり）

無機質									ビタミン																	この料理の食料自給率	料理番号
									A				E														
リン	鉄	亜鉛	銅	マンガン	ヨウ素	セレン	クロム	モリブデン	レチノール	β-カロテン当量	レチノール活性当量	D	α-トコフェロール	K	B_1	B_2	ナイアシン当量	B_6	B_{12}	葉酸	パントテン酸	ビオチン	C	アルコール	食塩相当量		
mg	mg	mg	mg	mg	μg	μg	μg	μg	μg	μg	μg	μg	mg	μg	mg	mg	mg	mg	μg	μg	mg	μg	mg	g	g	%	
44	1.9	0.5	0.03	0.07	28	19	2	5	1	15	2	0	0.2	0	0.01	0.08	1.2	0.03	26.0	9	0.20	11.6	1	0.9	1.1	49	157
165	0.8	0.9	0.20	0.21	0	4	1	4	1	43	4	0.2	0.7	3	0.08	0.18	4.7	0.16	0.4	53	0.80	4.9	1	0.4	1.4	37	158
212	0.5	1.4	0.25	0.20	760	30	0	8	10	0	10	0	1.5	0	0.07	0.08	5.9	0.21	3.4	41	0.42	5.1	10	1.7	2.2	47	159
190	0.1	0.9	0.37	0.06	1	1	0	1	4	4	4	0	1.1	0	0.02	0.03	3.8	0.07	1.3	34	0.41	0.3	4	2.3	0.9	37	160
222	0.5	1.7	0.06	0.13	2716	67	1	1	12	1571	144	0.9	3.7	7	0.38	0.24	28.0	0.17	9.2	37	1.96	9.8	21	1.3	3.8	46	161
595	2.9	2.4	0.55	0.27	376	78	2	5	11	557	57	1.0	4.7	9	0.29	0.26	12.9	0.51	23.8	77	1.98	14.0	64	0	1.5	31	162
177	1.2	0.9	0.22	0.27	10	20	2	2	27	56	32	0.5	3.3	19	0.08	0.09	5.1	0.13	0.9	35	0.42	4.8	2	0.5	1.6	-	163
226	1.3	1.5	0.26	0.41	31	22	1	5	73	878	146	0.6	3.5	45	0.19	0.27	7.4	0.34	1.5	84	1.33	7.1	13	1.8	1.8	-	164
162	0.5	1.3	0.35	0.13	8	20	0	1	35	26	37	0.6	3.2	16	0.05	0.10	3.3	0.07	1.1	23	0.63	4.9	1	0	0.7	13	165
190	0.9	1.0	0.22	0.17	6	19	0	3	30	306	56	0.5	3.1	46	0.11	0.10	4.2	0.15	0.9	56	0.87	6.9	20	0	0.5	10	166
152	2.8	13.1	1.00	0.55	66	47	3	7	58	310	84	0.7	6.0	79	0.12	0.21	3.7	0.13	20.9	68	0.87	9.3	14	0	2.0	18	167
238	1.0	3.0	0.32	0.33	16	7	1	6	81	183	96	0.7	3.0	31	0.18	0.26	4.4	0.16	2.2	46	1.03	5.4	16	0	1.8	21	168
196	1.2	1.0	0.27	0.66	308	17	1	12	26	1319	136	0.5	3.9	27	0.17	0.13	4.4	0.25	0.8	54	1.38	8.7	28	0.6	1.5	27	169
49	0.6	0.2	0.06	0.11	0	1	0	1	0	53	4	0.6	0.4	5	0.04	0.07	1.8	0.06	0.7	7	0.07	0.7	6	0	1.4	37	170
334	3.4	1.7	0.24	0.64	8015	31	3	25	80	85	92	2.2	1.8	58	0.20	0.34	10.2	0.25	2.7	96	1.22	18.1	16	0.5	3.7	39	171
259	4.5	2.9	3.78	0.17	3	35	1	67	770	500	809	0	0.7	9	0.19	2.13	13.0	0.71	37.1	713	4.62	54.1	31	0	0.7	25	172
130	0.9	3.9	0.10	0.06	0	1	0	3	6	134	17	0.1	0.5	20	0.06	0.15	5.7	0.20	1.4	16	0.82	0.8	6	1.0	0.9	19	173
121	2.6	3.3	0.07	0.10	0	10	1	4	0	565	46	0	0.6	34	0.07	0.17	6.3	0.24	1.0	33	0.71	2.1	6	0.8	0.8	37	174
110	0.9	3.5	0.08	0.07	0	1	0	4	5	222	23	0.1	0.8	22	0.08	0.13	5.1	0.17	1.2	11	0.62	0.8	1	0.7	0.9	15	175
350	4.2	3.9	5.32	0.10	4	51	0	98	1100	123	1107	0	1.5	17	0.24	3.02	18.4	1.00	53.0	1012	6.50	77.4	38	0.1	1.0	9	176
233	2.1	4.7	0.23	0.44	1	2	1	18	6	2049	173	0.1	5.1	32	0.21	0.27	8.4	0.44	1.4	91	1.47	5.8	41	0.1	2.0	20	177
187	2.6	3.7	0.17	0.22	1	1	1	3	18	170	33	0.1	2.0	24	0.12	0.24	8.1	0.40	1.3	24	1.28	2.4	8	0	1.9	30	178
125	1.6	2.8	0.20	0.26	0	1	3	8	4	62	9	0.2	1.7	16	0.16	0.15	5.1	0.39	0.7	37	1.11	1.2	32	0.1	1.5	24	179
125	1.1	3.1	0.06	0.16	0	1	0	4	4	443	42	0.2	0.9	31	0.09	0.17	5.3	0.20	1.0	36	0.76	3.0	9	1.8	1.2	22	180
130	1.1	2.7	0.10	0.20	0	11	1	3	1	785	67	0.7	1.4	14	0.08	0.20	6.0	0.22	0.6	33	1.01	3.5	3	0.1	1.2	17	181
129	1.5	2.4	0.13	0.36	2653	3	2	26	3	29	5	0	0.3	9	0.09	0.12	4.0	0.17	0.7	34	0.46	3.2	4	1.1	1.4	24	182
264	2.1	5.8	0.29	0.36	0	2	2	8	5	4670	396	0.3	4.1	86	0.20	0.35	8.5	0.56	2.3	79	1.77	9.4	29	2.3	1.7	17	183
87	1.6	0.5	0.18	0.28	0	0	3	6	0	2321	194	0	0.4	55	0.13	0.10	5.9	0.30	0.3	66	0.78	2.0	33	0	0.8	35	184
103	0.9	2.4	0.06	0.12	1	9	1	4	0	420	34	0	1.6	8	0.07	0.16	5.2	0.29	0.7	35	0.55	1.8	68	0.1	0.9	15	185
203	1.5	4.5	0.16	0.58	0	1	0	3	3	412	37	0	2.3	54	0.14	0.28	7.2	0.38	2.0	64	1.31	0.7	8	1.4	1.5	15	186
142	1.1	3.9	0.09	0.20	1	1	0	3	5	122	15	0.1	2.6	36	0.08	0.16	5.6	0.28	1.4	49	0.80	1.2	4	1.0	1.5	12	187
145	1.6	2.9	0.11	0.33	0	0	0	3	19	976	101	0.4	3.9	42	0.09	0.16	6.1	0.35	1.0	36	0.83	0.9	27	1.3	1.3	8	188
243	1.5	4.6	0.22	0.16	6	19	1	2	12	2	12	0.2	2.1	17	0.12	0.34	8.9	0.43	1.0	27	1.25	7.4	7	0	1.6	28	189
189	2.2	2.7	0.12	0.19	4	13	1	4	28	488	68	0.3	2.5	34	0.14	0.23	7.7	0.38	2.2	40	0.95	4.6	13	0.5	0.9	11	190
190	6.7	3.6	0.51	0.14	1	34	0	64	6500	25	6502	0.7	0.9	8	0.19	1.82	9.8	0.34	12.5	429	3.68	41.0	14	1.4	0.9	24	191
111	0.6	1.7	0.06	0.15	0	1	0	4	4	81	10	0.2	0.9	6	0.39	0.15	4.4	0.20	0.3	7	0.76	1.1	3	1.0	1.0	13	192
226	0.7	2.0	0.08	0.14	2	24	2	3	2	30	4	0.1	0.2	14	0.75	0.20	12.5	0.35	0.4	50	1.27	4.9	21	0.3	1.1	14	193
77	0.7	1.1	0.04	0.02	0	12	2	0	1	515	43	0.1	0.3	29	0.27	0.10	4.8	0.17	0.3	20	0.37	2.1	4	0	0.5	10	194
169	1.2	2.0	0.06	0.27	0	15	1	9	11	923	89	0.5	0.8	49	0.53	0.18	7.8	0.28	0.5	27	0.77	5.9	7	2.2	2.9	12	195
302	1.9	3.4	0.31	1.44	0	0	2	6	26	668	81	0.3	2.2	14	0.80	0.38	11.1	0.70	0.8	55	2.23	0.9	45	0	1.7	18	196
197	0.8	2.0	0.14	0.22	0	17	1	4	1	1118	94	0.1	2.0	40	0.70	0.19	9.5	0.43	0.3	51	0.94	3.8	26	0	1.1	27	197
264	2.0	1.9	0.24	0.31	1	17	4	6	51	1608	186	0.1	1.6	14	0.79	0.27	10.8	0.54	0.5	28	1.44	5.0	17	0	2.4	26	198

料理の栄養成分値一覧（1人分あたり）

主材料群	料理番号	料理名	ページ	エネルギー	熱量点数	たんぱく質	脂質	脂肪酸 飽和	脂肪酸 n-3系多価不飽和	脂肪酸 n-6系多価不飽和	コレステロール	炭水化物	食物繊維総量	糖アルコール	有機酸	灰分	無機質 ナトリウム	無機質 カリウム	無機質 カルシウム	無機質 マグネシウム
				kcal	点	g	g	g	g	g	mg	g	g	g	g	g	mg	mg	mg	mg
豚肉	199	ボルシチ	35	298	3.7	9.7	21.8	9.28	0.12	2.04	45	13.7	3.5	0	0.6	3.1	638	577	53	32
	200	酢豚	35	615	7.7	18.2	41.2	9.12	1.82	6.35	99	39.3	3.9	0	0.7	4.5	1053	738	35	44
	201	肉野菜いため	35	366	4.6	13.7	28.7	5.78	1.40	4.59	86	8.7	3.8	0	0.3	2.9	631	556	20	31
	202	豚肉とにがうりのいため物	35	233	2.9	7.9	20.3	4.43	0.91	3.13	35	3.6	2.0	0	0	1.9	418	340	12	21
	203	豚肉とまいたけのいため物	35	287	3.6	9.1	22.8	7.92	0.32	3.30	35	9.1	4.1	0	0	2.4	391	565	25	36
	204	揚げ豚の野菜あんかけ	36	340	4.3	13.6	23.5	5.63	0.94	3.47	55	14.9	1.5	0.1	0.2	2.5	564	444	16	29
	205	串カツ	36	368	4.6	17.9	20.7	3.29	1.19	3.65	87	25.6	2.9	0	0.9	2.7	474	563	60	44
	206	とんカツ	36	213	2.7	9.4	16.0	4.07	0.64	2.12	28	6.9	1.9	0	0.2	0.9	54	311	42	24
	207	ねぎロールカツ	36	368	4.6	19.8	23.7	4.38	1.21	3.94	89	17.7	2.3	0	0.2	2.7	520	517	42	37
	208	春巻き	36	418	5.2	10.4	26.8	1.98	0.56	2.97	20	30.9	3.8	0	0.1	2.3	619	312	20	22
	209	豚肉のから揚げ	36	250	3.1	11.0	18.8	5.51	0.54	2.52	48	7.3	0.3	0	0.1	2.2	551	284	8	20
鶏肉	210	タンドリーチキン	36	601	7.5	44.6	40.8	12.26	0.29	4.96	226	10.8	3.2	0.1	1.5	4.6	699	1108	77	79
	211	鶏肉のチーズはさみ焼き	36	184	2.3	17.7	9.7	4.18	0.34	0.84	55	5.9	0.6	0	0.4	2.0	242	345	254	29
	212	鶏肉の千草焼き	36	148	1.9	15.6	6.8	1.51	0.15	1.72	59	4.8	1.4	0.2	0.2	2.5	576	393	14	32
	213	鶏肉のディアブル風	36	306	3.8	16.7	19.7	3.79	1.10	3.34	66	14.5	1.6	0	0.4	3.1	671	495	24	42
	214	鶏肉のなべ照り焼き	36	194	2.4	12.5	13.4	3.35	0.37	1.98	62	4.0	1.3	0	0.1	1.7	386	297	13	22
	215	鶏肉のピカタ	36	338	4.2	16.1	23.3	2.84	1.46	4.25	107	13.8	4.0	0	0	2.4	452	454	38	39
	216	焼きとり	37	154	1.9	12.5	5.4	1.73	0.04	0.72	56	10.8	1.9	0	0.1	2.2	553	359	27	28
	217	ローストチキン	37	360	4.5	25.4	22.3	4.46	0.94	3.57	119	11.8	2.3	0	0.3	3.0	592	695	24	45
	218	蒸しどり	37	119	1.5	13.3	3.3	0.56	0.04	1.34	40	6.1	2.0	0	0.6	3.1	613	569	66	59
	219	鶏肉と里芋の煮物	37	293	3.7	14.7	16.6	3.32	0.64	2.66	77	17.0	4.1	0	0.2	3.6	662	976	35	42
	220	鶏肉と大豆のカレー	37	318	4.0	25.6	14.4	2.45	0.82	3.96	87	17.2	8.4	0	0.6	4.9	802	1117	90	106
	221	鶏肉のクリーム煮	37	295	3.7	16.7	20.0	6.44	0.50	2.58	83	8.6	2.7	0.6	0.4	2.8	416	620	94	41
	222	鶏もも肉のワイン煮込み	37	624	7.8	26.0	42.6	14.51	1.03	5.11	148	23.1	4.5	0	0.8	4.3	804	895	35	57
	223	鶏レバーのソース煮	37	93	1.2	8.2	1.0	0.36	0.13	0.19	185	7.2	0.1	0	0.2	2.0	472	199	11	14
	224	鶏レバーの煮込み	37	194	2.4	11.7	9.8	4.03	0.46	1.14	236	12.1	2.3	0.5	0.1	3.2	643	483	23	32
	225	クリームシチュー	37	270	3.4	15.8	10.3	4.84	0.30	0.95	53	26.1	3.7	0.3	0.9	3.9	665	878	128	50
	226	鶏肉とピーマンのみそいため	37	358	4.5	17.7	25.6	2.96	1.70	4.85	87	11.4	1.4	0	0.1	2.8	661	465	20	38
	227	鶏肉のから揚げ	37	236	3.0	11.4	12.4	1.87	0.65	2.45	89	18.5	0.7	0	0.1	1.9	422	295	13	23
	228	鶏肉の南部揚げ	38	284	3.6	15.9	18.1	2.77	0.59	5.25	107	12.1	2.4	0	0.1	2.2	255	296	195	73
ひき肉・肉加工品	229	鶏の松風焼き	38	226	2.8	14.8	13.4	3.65	0.30	2.20	169	10.0	0.4	0	0.2	2.1	472	311	29	26
	230	なすのミートソースグラタン	38	378	4.7	13.3	25.4	9.64	0.52	1.80	59	22.3	3.0	0	0.5	2.8	471	564	79	34
	231	肉ギョーザ	38	383	4.8	12.4	16.1	3.89	0.58	2.69	37	43.6	3.1	0	0.2	2.7	685	302	59	34
	232	ハンバーグステーキ	38	434	5.4	13.9	31.8	6.45	1.55	4.32	86	20.9	3.6	0.2	0.5	3.6	868	583	37	38
	233	ミートローフ	38	382	4.8	17.1	22.4	6.46	0.69	2.93	98	25.8	4.1	0	0.6	3.6	726	697	47	44
	234	肉シューマイ	38	266	3.3	14.7	13.4	4.92	0.09	1.69	56	19.1	3.6	0.1	0.4	2.8	613	490	44	40
	235	スタッフドピーマンのトマト煮	38	353	4.4	18.2	21.4	8.43	0.28	1.47	116	19.7	4.4	0	0.2	3.1	173	818	49	54
	236	鶏のそぼろ煮	38	113	1.4	6.1	4.0	1.16	0.08	0.64	28	11.3	1.6	0	0	2.0	520	341	30	24
	237	ロールキャベツ	38	196	2.5	9.8	8.4	3.20	0.08	0.91	62	18.6	3.3	0	0.4	3.4	827	549	67	38
	238	エスニックスープ煮	38	124	1.6	10.5	6.2	1.74	0.23	0.65	80	5.1	0.7	0	0.2	1.0	149	224	32	23
	239	ミートボールシチュー	38	505	6.3	20.1	29.6	12.18	0.57	3.02	128	35.7	4.1	0	0.1	4.2	862	854	61	58
	240	なすのはさみ揚げ	39	394	4.9	12.9	27.6	3.98	1.60	5.06	72	19.9	4.0	0	0.6	2.9	625	537	43	51

料理の栄養成分値一覧（1人分あたり）

無機質									ビタミン																	この料理の食料自給率	料理番号
									A																		
リン	鉄	亜鉛	銅	マンガン	ヨウ素	セレン	クロム	モリブデン	レチノール	β-カロテン当量	レチノール活性当量	D	E α-トコフェロール	K	B_1	B_2	ナイアシン当量	B_6	B_{12}	葉酸	パントテン酸	ビオチン	C	アルコール	食塩相当量		
mg	mg	mg	mg	mg	μg	μg	μg	μg	μg	μg	μg	μg	mg	μg	mg	mg	mg	mg	μg	μg	mg	μg	mg	g	g	%	
148	1.0	1.4	0.13	0.20	0	9	1	4	11	1906	171	0.3	1.1	24	0.41	0.16	6.0	0.33	0.3	40	0.92	4.8	24	0	1.6	18	199
267	1.4	3.4	0.20	0.40	3	4	2	8	23	1966	188	1.1	4.3	36	0.77	0.39	9.5	0.48	0.6	46	2.05	5.7	15	0.9	2.7	19	200
185	1.2	2.7	0.16	0.31	4	3	1	6	25	205	42	1.3	3.4	32	0.52	0.33	7.1	0.37	0.4	48	1.66	5.7	42	1.4	1.6	15	201
104	0.7	1.5	0.09	0.09	1	0	1	6	3	167	17	0.2	2.2	45	0.36	0.17	3.9	0.19	0.3	59	0.89	0.4	55	0	1.0	12	202
153	1.2	1.7	0.27	0.60	0	7	0	1	6	797	72	4.5	1.3	70	0.37	0.25	8.4	0.23	0.4	86	1.10	2.7	14	0	1.0	22	203
186	0.8	2.7	0.12	0.32	0	1	1	5	5	463	43	0.3	2.3	18	0.59	0.26	6.8	0.36	0.3	25	1.32	1.3	12	1.4	1.4	18	204
233	1.5	2.1	0.15	0.31	4	20	2	6	23	75	29	0.5	2.8	81	0.79	0.24	9.8	0.42	0.3	83	1.16	6.8	44	0	1.2	14	205
112	0.5	1.0	0.05	0.18	0	11	1	5	5	41	8	0.3	1.8	66	0.37	0.10	5.3	0.23	0.3	63	0.54	3.6	36	0	0.2	13	206
217	1.1	2.8	0.14	0.25	3	3	0	4	24	397	57	0.5	3.2	64	0.65	0.27	8.5	0.39	0.4	66	1.39	4.1	25	0	1.3	10	207
108	0.6	1.3	0.11	0.33	0	8	1	8	1	457	39	0.4	3.8	57	0.25	0.15	4.3	0.16	0.1	32	0.78	1.9	5	0.4	1.5	14	208
132	0.7	2.0	0.07	0.13	0	1	1	5	4	182	19	0.2	1.8	12	0.46	0.20	5.3	0.27	0.4	15	0.92	1.1	27	1.1	1.4	12	209
502	2.4	4.5	0.21	0.27	5	44	1	10	108	1875	266	1.0	3.3	101	0.33	0.49	22.6	0.83	0.8	76	2.57	11.5	19	0	1.9	12	210
286	0.4	1.3	0.18	0.07	0	13	0	4	43	145	56	0	1.4	34	0.06	0.18	11.6	0.31	0.3	32	1.36	2.9	15	0	0.6	15	211
188	0.5	0.8	0.05	0.19	0	15	1	7	14	811	82	0.2	0.4	29	0.10	0.16	13.0	0.37	0.2	25	1.57	4.8	3	0.3	1.5	14	212
203	0.9	0.8	0.10	0.18	0	20	2	7	29	528	73	0.1	3.0	51	0.12	0.12	13.3	0.40	0.2	34	1.49	8.3	28	0	1.7	13	213
139	0.8	1.2	0.04	0.11	0	13	0	4	28	222	46	0.3	1.3	37	0.08	0.13	6.2	0.20	0.2	24	0.65	3.2	6	0.7	1.0	14	214
217	1.0	1.0	0.10	0.29	5	16	1	16	44	2717	266	0.6	3.9	86	0.17	0.20	12.4	0.54	0.3	58	1.72	7.7	27	0	1.2	10	215
133	0.8	1.3	0.06	0.19	0	14	1	8	11	162	24	0.1	0.4	25	0.10	0.15	6.2	0.25	0.2	50	0.73	4.4	31	1.0	1.4	35	216
252	1.4	2.5	0.12	0.31	1	27	0	7	23	377	54	0.3	2.2	89	0.19	0.24	13.3	0.39	0.5	30	1.38	5.7	15	0.7	1.4	17	217
191	1.0	0.7	0.09	0.17	320	15	1	9	3	2138	181	0	0.8	57	0.11	0.15	11.2	0.45	0.2	40	1.48	4.4	11	0.7	1.5	20	218
199	1.2	1.8	0.20	0.81	2	11	1	15	33	10	33	0.3	2.5	39	0.14	0.15	8.6	0.46	0.3	69	1.39	6.2	11	1.3	1.7	23	219
398	3.0	3.3	0.29	0.89	0	22	1	44	16	554	62	0.2	3.2	39	0.32	0.32	14.0	0.71	0.5	75	1.89	11.7	24	0	2.1	30	220
243	1.2	1.9	0.22	0.27	0	14	1	14	57	328	84	0.6	1.8	64	0.16	0.37	9.2	0.29	0.3	46	1.56	4.9	20	1.0	1.1	18	221
321	1.7	2.7	0.21	0.32	9	25	3	7	110	2301	304	0.7	3.0	58	0.30	0.27	13.5	0.64	0.5	46	1.74	7.5	27	4.7	2.1	18	222
154	4.7	1.7	0.17	0.36	1	30	2	42	7000	21	7001	0.1	0.2	7	0.19	0.90	4.6	0.35	22.0	650	5.03	115.9	10	3.1	1.2	40	223
235	6.1	2.5	0.32	0.36	1	38	2	54	8433	247	8452	0.3	1.6	25	0.29	1.21	7.0	0.48	26.5	802	6.35	143.4	19	0.7	1.6	21	224
298	1.0	1.1	0.20	0.15	17	14	2	10	62	17	63	0.5	1.2	14	0.18	0.36	12.5	0.49	0.6	35	2.47	4.0	20	0	1.7	31	225
224	1.3	2.0	0.09	0.12	0	20	0	11	16	202	33	0.2	4.0	57	0.14	0.22	10.2	0.43	0.3	27	1.25	5.9	41	1.1	1.7	15	226
151	0.8	1.3	0.05	0.10	3	14	1	4	31	281	53	0.5	2.7	29	0.10	0.19	6.5	0.30	0.3	29	0.87	5.2	47	0.4	1.1	21	227
223	2.2	2.4	0.30	0.52	4	8	1	18	33	7	33	0.5	1.6	28	0.20	0.21	8.3	0.31	0.3	37	0.95	5.4	2	0.5	0.6	7	228
146	1.2	1.2	0.06	0.04	11	20	1	3	89	2	89	1.2	1.4	27	0.10	0.24	8.5	0.47	0.6	37	1.52	9.6	6	0.6	1.2	16	229
155	1.8	2.6	0.12	0.28	1	8	1	3	66	538	111	0.2	1.8	24	0.35	0.22	6.9	0.22	0.6	40	0.97	1.5	7	0	1.2	-	230
127	1.3	1.8	0.11	0.44	1	10	2	7	5	56	9	0.2	1.4	79	0.41	0.15	5.8	0.27	0.3	55	1.00	3.7	16	0.6	1.7	16	231
161	2.4	3.4	0.19	0.35	5	14	3	5	28	247	49	0.6	3.7	46	0.35	0.24	7.8	0.41	0.9	38	1.19	6.7	16	0	2.2	20	232
184	1.8	2.8	0.21	0.21	7	18	4	6	35	93	42	0.8	2.0	19	0.66	0.28	9.5	0.53	0.6	37	1.72	6.4	21	0	1.8	21	233
151	1.4	2.6	0.14	0.33	1	15	2	11	7	106	15	0.3	0.7	46	0.60	0.24	8.2	0.38	0.5	62	1.43	5.9	13	0.1	1.5	20	234
202	2.8	4.3	0.24	0.34	6	21	3	8	52	855	122	0.7	2.5	35	0.48	0.31	9.7	0.60	1.1	69	1.63	7.7	54	0	0.4	20	235
79	0.6	0.6	0.04	0.25	751	9	1	3	13	57	18	0	0.4	13	0.08	0.11	4.3	0.25	0.3	51	0.74	1.8	16	0.8	1.3	38	236
187	1.2	1.5	0.13	0.28	7	10	2	6	24	151	36	0.5	0.8	71	0.34	0.24	6.5	0.36	0.7	67	1.29	6.0	21	0	2.2	25	237
123	1.1	1.5	0.16	0.10	4	15	1	1	2	171	17	0.1	1.4	5	0.11	0.08	4.9	0.19	0.7	19	0.38	1.6	2	0.5	0.4	-	238
279	2.0	3.2	0.26	0.45	5	19	3	5	90	1864	245	0.8	2.5	22	0.72	0.38	11.8	0.66	1.0	56	2.21	8.6	13	0.9	2.2	22	239
154	1.4	1.3	0.15	0.42	3	13	1	19	35	209	52	0.3	4.2	57	0.16	0.21	7.6	0.45	0.3	71	1.51	7.7	22	0.8	1.6	15	240

料理の栄養成分値一覧（1人分あたり）

主材料群	料理番号	料理名	ページ	エネルギー	熱量点数	たんぱく質	脂質	脂肪酸 飽和	脂肪酸 n-3系多価不飽和	脂肪酸 n-6系多価不飽和	コレステロール	炭水化物	食物繊維総量	糖アルコール	有機酸	灰分	無機質 ナトリウム	無機質 カリウム	無機質 カルシウム	無機質 マグネシウム
				kcal	点	g	g	g	g	g	mg	g	g	g	g	g	mg	mg	mg	mg
ひき肉・肉加工品	241	肉コロッケ	39	458	5.7	10.8	32.9	5.64	1.83	4.60	51	27.2	4.0	0	0.6	2.9	632	544	27	36
	242	ソーセージゆでじゃが芋添え	39	170	2.1	5.2	12.5	4.57	0.16	1.45	24	8.3	1.5	0	0.3	1.6	401	238	8	16
	243	ウインナのスープ煮	39	265	3.3	8.6	18.1	6.83	0.16	2.07	37	15.1	3.5	0	0.5	2.9	685	553	39	33
	244	肉団子のあんかけ	39	384	4.8	10.1	23.7	4.13	1.24	4.41	23	29.4	3.3	0	0.2	3.6	1049	399	37	43
卵	245	ゆで卵のマリネ	39	101	1.3	6.1	6.4	1.73	0.18	1.30	190	4.3	0.7	0	0.4	1.2	222	201	32	13
	246	厚焼き卵	39	133	1.7	8.6	8.0	2.41	0.16	1.18	278	5.5	0.2	0	0	1.3	312	117	38	10
	247	ウ巻き卵	39	139	1.7	9.6	9.0	2.66	0.67	0.86	231	4.1	0.1	0	0.1	1.5	363	131	55	9
	248	オムレツ	39	196	2.5	10.8	14.2	5.48	0.46	1.63	275	5.3	1.5	0.1	0	2.3	457	292	105	28
	249	カニ玉	39	242	3.0	10.5	18.7	3.12	1.04	3.25	292	7.4	0.1	0	0.3	1.7	418	187	58	20
	250	スパニッシュオムレツ	39	269	3.4	11.9	21.1	5.78	0.80	3.08	379	7.5	1.1	0.2	0.2	1.9	401	248	50	16
	251	卵のグラタン	39	234	2.9	9.3	15.2	8.56	0.17	1.16	230	14.1	1.1	0	0.4	2.1	300	389	144	36
	252	卵のココット焼き	40	104	1.3	6.1	6.7	1.66	0.26	1.08	202	4.3	1.4	0	0.1	1.3	276	215	58	17
	253	千草焼き	40	129	1.6	6.5	6.7	1.71	0.21	1.06	185	8.8	1.4	0.1	0.1	1.9	508	192	33	13
	254	目玉焼き	40	108	1.4	5.7	8.3	1.77	0.38	1.40	202	2.4	0.7	0	0.1	1.1	273	122	29	10
	255	しめ卵	40	153	1.9	11.3	8.9	2.89	0.15	1.41	333	6.7	0.5	0	0	1.8	401	204	51	19
	256	ゆで卵	40	67	0.8	5.6	4.5	1.52	0.05	0.65	190	1.1	0	0	0	0.7	148	65	24	6
	257	卵豆腐	40	138	1.7	11.0	8.3	2.57	0.17	1.64	278	4.4	0.4	0	0.1	2.4	575	246	69	35
	258	茶わん蒸し	40	47	0.6	4.7	2.4	0.79	0.03	0.35	110	1.4	0.5	0.1	0	0.9	232	109	19	9
	259	ウナギとごぼうの卵とじ	40	284	3.6	15.9	14.5	4.14	1.76	0.74	249	18.3	3.0	0	0.1	3.0	706	377	131	37
	260	ポーチドエッグ	40	137	1.7	5.8	9.6	1.90	0.46	1.75	200	6.0	1.3	0	0.5	1.7	290	318	41	19
	261	卵と青梗菜のいため物	40	244	3.1	9.2	19.4	3.13	1.11	3.41	285	6.2	1.2	0	0.1	2.4	671	219	85	21
	262	ミニトマトのスクランブルエッグ	40	134	1.7	6.2	10.0	3.68	0.28	1.21	198	4.3	0.7	0	0.3	0.8	108	213	34	13
	263	スコッチエッグ	40	479	6.0	17.2	30.6	10.68	0.97	3.34	197	31.0	3.8	0	0.7	4.2	922	678	73	67
大豆・大豆製品	264	五目豆	41	142	1.8	8.7	5.1	0.73	0.43	2.44	0	11.1	7.8	0.3	0.3	2.7	470	546	90	78
	265	納豆	41	103	1.3	7.6	5.0	0.73	0.35	2.52	0	5.0	3.5	0	0	1.7	287	359	49	54
	266	冷ややっこ	41	92	1.2	8.6	4.8	0.86	0.33	2.45	0	2.2	1.5	0	0.4	2.4	530	272	120	82
	267	ぎせい豆腐	41	171	2.1	10.4	7.8	1.65	0.42	2.83	93	12.1	2.4	0	0.3	2.6	601	251	115	69
	268	豆腐のステーキ	41	260	3.3	15.6	13.5	1.97	0.98	5.62	0	15.3	4.1	0	0.4	3.0	478	355	217	133
	269	豆腐ハンバーグ	41	203	2.5	16.8	8.2	1.53	0.48	2.26	78	13.6	2.0	0	0.4	2.8	548	429	74	59
	270	生揚げの素焼き	41	151	1.9	10.6	10.7	1.62	0.80	4.73	0	2.2	1.4	0	0	1.7	121	219	247	61
	271	生揚げのみそ焼き	41	168	2.1	11.0	11.0	1.66	0.82	4.87	0	5.1	1.4	0	0.1	2.3	383	179	249	62
	272	いり豆腐	41	203	2.5	11.9	11.8	1.89	0.73	3.52	17	10.7	3.4	0	0.3	2.9	592	378	112	75
	273	がんもどきの煮物	41	248	3.1	14.6	15.2	2.26	1.14	6.57	0	11.1	4.1	0.5	0.1	3.9	703	487	302	123
	274	凍り豆腐の卵とじ	41	118	1.5	6.9	6.5	1.27	0.34	1.78	93	7.4	1.4	0.1	0.1	2.0	469	216	71	20
	275	凍り豆腐のひき肉はさみ煮	41	187	2.3	14.1	8.2	1.66	0.47	3.19	16	12.7	1.6	0	0	2.9	726	210	172	45
	276	凍り豆腐の含め煮	42	111	1.4	6.0	3.5	0.56	0.27	1.69	0	12.7	0.9	0	0.1	2.3	677	127	89	24
	277	炊き寄せ風煮	42	365	4.6	17.7	10.5	3.07	2.22	1.45	43	44.8	5.8	0	0.1	4.2	765	951	103	66
	278	豆腐となまり節の炊き合わせ	42	213	2.7	24.6	4.1	0.80	0.36	1.88	57	15.5	1.3	0	0.2	2.9	477	598	100	81
	279	福袋	42	261	3.3	20.6	9.0	1.33	0.63	3.38	43	20.5	3.9	0	0.1	3.6	667	464	163	75
	280	豆腐の野菜あんかけ	42	128	1.6	10.9	5.5	1.04	0.36	2.55	7	7.3	1.8	0	0.4	3.0	643	392	121	84
	281	豆腐のごまみそだれ	42	227	2.8	11.6	10.5	1.71	0.41	4.97	0	19.5	4.1	0	0.3	3.0	454	406	256	120
	282	チャンプルー	42	194	2.4	12.8	13.8	3.39	0.51	4.58	15	3.3	3.0	0	0.2	3.0	606	392	116	80

料理の栄養成分値一覧（1人分あたり）

無機質 リン	無機質 鉄	無機質 亜鉛	無機質 銅	無機質 マンガン	無機質 ヨウ素	無機質 セレン	無機質 クロム	無機質 モリブデン	ビタミン A レチノール	ビタミン A β-カロテン当量	ビタミン A レチノール活性当量	ビタミン D	ビタミン E α-トコフェロール	ビタミン K	ビタミン B_1	ビタミン B_2	ビタミン ナイアシン当量	ビタミン B_6	ビタミン B_{12}	ビタミン 葉酸	ビタミン パントテン酸	ビタミン ビオチン	ビタミン C	アルコール	食塩相当量	この料理の食料自給率	料理番号
mg	mg	mg	mg	mg	μg	μg	μg	μg	μg	μg	μg	μg	mg	μg	mg	mg	mg	mg	μg	μg	mg	μg	mg	g	g	%	
115	2.3	3.0	0.17	0.23	2	7	3	5	17	217	35	0.2	4.2	37	0.14	0.17	5.9	0.36	0.9	40	0.98	3.7	42	0	1.6	19	241
102	0.6	0.7	0.07	0.08	1	9	2	3	1	2	1	0.1	0.2	3	0.18	0.06	2.9	0.15	0.2	9	0.40	2.5	20	0	1.0	18	242
212	1.1	1.2	0.14	0.21	2	10	3	5	1	28	3	0.2	0.4	39	0.31	0.18	5.9	0.35	0.7	42	1.01	3.4	37	0	1.8	20	243
123	1.9	1.0	0.13	0.48	910	10	2	8	6	391	39	1.8	3.2	39	0.17	0.17	4.9	0.25	0.4	39	0.78	5.8	28	0.8	2.7	-	244
101	1.0	0.7	0.05	0.08	12	13	0	3	80	529	129	1.3	1.4	22	0.07	0.19	2.2	0.11	0.5	45	0.68	14.4	17	0	0.5	16	245
134	1.2	0.9	0.04	0.03	25	19	0	4	158	5	158	2.9	1.1	10	0.05	0.28	2.7	0.08	0.9	38	0.89	18.2	0	0.6	0.8	22	246
148	0.9	1.1	0.04	0.04	32	21	1	3	405	4	405	5.7	1.7	7	0.21	0.33	3.2	0.07	1.0	27	0.84	14.1	0	0.5	0.9	23	247
216	1.4	1.2	0.07	0.15	20	14	0	3	183	415	217	8.5	1.9	49	0.11	0.28	4.1	0.12	1.3	87	1.02	15.0	9	0	1.2	29	248
177	1.5	1.4	0.11	0.09	16	23	0	6	129	3	129	3.4	3.3	26	0.09	0.39	4.1	0.11	1.6	41	1.07	19.3	1	0.1	1.1	13	249
188	1.7	1.3	0.10	0.06	33	25	0	5	230	123	240	3.9	2.9	24	0.09	0.41	3.8	0.14	1.1	57	1.29	25.5	6	0	1.1	12	250
200	1.7	1.3	0.10	0.16	14	4	1	6	157	1295	264	0.7	1.4	90	0.11	0.38	2.9	0.11	0.8	90	1.25	2.4	11	0	0.8	22	251
119	1.1	0.8	0.04	0.14	11	15	1	6	86	38	89	1.7	1.0	67	0.06	0.20	1.9	0.13	0.5	84	0.72	12.8	31	0	0.7	25	252
112	1.0	0.9	0.06	0.16	17	13	0	4	105	790	171	1.9	1.1	12	0.06	0.23	2.3	0.09	0.6	42	0.83	13.4	4	0.6	1.3	26	253
106	1.1	0.7	0.04	0.05	11	15	0	4	86	121	96	1.7	1.2	15	0.04	0.18	1.8	0.10	0.5	33	0.65	12.1	23	0	0.7	21	254
178	1.6	1.1	0.08	0.10	780	24	0	4	189	36	191	3.4	1.2	14	0.08	0.35	3.7	0.10	1.1	72	1.12	21.8	2	0	1.1	17	255
85	0.8	0.6	0.03	0.02	10	13	0	1	80	2	85	1.3	0.6	6	0.03	0.16	1.7	0.05	0.5	24	0.59	12.5	0	0	0.3	12	256
175	1.6	1.0	0.10	0.17	1900	24	0	32	158	5	158	2.9	1.0	13	0.10	0.31	4.2	0.11	1.2	44	0.97	19.8	0	0.2	1.5	18	257
92	0.5	0.5	0.06	0.04	9	10	0	1	53	4	53	1.0	0.5	3	0.03	0.13	2.8	0.07	0.7	23	0.48	6.8	0	0	0.6	16	258
274	1.4	2.3	0.14	0.17	57	35	1	5	963	65	968	12.5	3.7	10	0.49	0.58	6.2	0.15	1.9	54	1.27	14.0	1	1.4	1.8	37	259
132	1.3	0.9	0.12	0.12	0	1	0	3	76	649	129	0.5	2.2	26	0.09	0.22	2.4	0.14	0.5	52	0.96	2.7	19	0	0.7	15	260
161	2.1	1.2	0.07	0.16	16	22	1	5	128	1305	237	4.2	3.5	72	0.07	0.34	2.8	0.10	0.8	63	0.90	19.0	9	0.7	1.7	18	261
110	1.1	0.8	0.06	0.07	13	15	0	5	106	488	146	2.3	1.7	14	0.07	0.23	2.1	0.11	0.5	41	0.64	14.2	16	0	0.3	16	262
205	3.0	3.3	0.22	0.45	13	31	3	12	124	2216	311	1.3	3.8	156	0.34	0.38	7.7	0.33	1.0	139	1.38	13.8	21	0	2.3	16	263
133	1.6	1.5	0.18	0.74	1995	2	0	44	0	1177	99	0	1.2	10	0.12	0.08	2.6	0.10	0	45	0.33	6.4	2	0.1	1.2	29	264
105	1.8	1.0	0.31	0.05	0	8	1	147	0	4	0	0	0.3	300	0.04	0.29	2.7	0.13	0	65	1.83	9.6	1	0.1	0.7	23	265
118	2.0	0.9	0.25	0.66	2	3	2	108	0	220	18	0	0.2	27	0.17	0.08	2.6	0.11	0	23	0.20	6.4	1	0.2	1.3	22	266
155	2.1	1.0	0.19	0.54	389	12	4	49	53	786	118	1.1	0.7	14	0.13	0.19	3.5	0.11	0.4	36	0.49	12.1	1	0.7	1.5	30	267
230	3.7	1.5	0.40	0.96	12	9	8	95	0	204	17	0	1.3	35	0.26	0.14	4.8	0.16	0	58	0.20	9.6	22	0.9	1.2	25	268
211	1.5	1.0	0.14	0.38	11	16	2	27	29	124	39	0.5	1.4	26	0.12	0.15	10.6	0.30	0.2	50	1.27	7.6	10	0.1	1.4	16	269
161	2.7	1.2	0.24	0.90	1	1	0	2	0	53	4	0	0.9	30	0.08	0.04	3.1	0.13	0	35	0.24	0.7	8	0	0.3	23	270
164	2.9	1.2	0.25	0.89	0	1	0	4	0	53	4	0	1.0	31	0.08	0.04	3.2	0.13	0	29	0.22	1.2	6	0.2	1.0	24	271
164	2.1	1.7	0.23	0.55	6	4	4	48	1	1729	145	0.4	1.3	20	0.33	0.19	4.9	0.21	0.1	47	0.70	5.8	11	0.1	1.5	28	272
225	3.6	1.6	0.22	1.24	5611	10	8	56	0	1579	132	0	1.5	49	0.07	0.08	5.4	0.14	0.5	53	0.40	8.1	8	0.1	1.8	28	273
123	1.1	0.8	0.06	0.44	3188	8	0	4	53	2042	224	1.0	0.8	23	0.04	0.12	2.2	0.06	0.3	21	0.45	8.0	1	0.1	1.3	23	274
228	2.2	1.4	0.11	1.01	2250	14	1	5	7	590	56	0	1.1	78	0.06	0.09	6.2	0.16	0.5	53	0.47	4.0	11	0.7	1.9	29	275
116	1.0	0.7	0.06	0.60	1500	7	1	3	0	1542	129	0	0.2	12	0.02	0.03	2.5	0.04	0.3	8	0.11	2.4	1	0.6	1.8	39	276
246	2.3	1.4	0.26	0.87	3015	45	1	9	30	1583	163	5.0	1.8	12	0.27	0.33	13.1	0.45	2.9	76	1.33	9.5	16	1.6	2.0	75	277
441	4.4	1.3	0.26	0.66	1505	8	3	38	0	82	7	12.6	0.4	12	0.34	0.21	27.8	0.30	6.9	26	0.53	3.9	1	2.0	1.2	57	278
301	2.0	1.6	0.13	0.69	2250	20	2	18	5	2902	249	0.1	1.0	94	0.11	0.13	14.2	0.46	0.6	46	1.38	5.5	7	1.3	1.7	31	279
154	2.1	0.9	0.27	0.57	2	3	2	107	2	764	66	0	0.2	20	0.20	0.14	5.6	0.19	0.2	30	0.78	6.6	2	0.1	1.6	26	280
188	3.5	1.5	0.46	0.78	2	5	2	121	0	5	0	0	0.2	17	0.23	0.11	4.3	0.18	0	50	0.23	7.9	4	0	1.1	21	281
167	2.0	1.3	0.25	0.66	6	9	5	44	2	955	80	0	1.4	81	0.32	0.15	5.5	0.21	0.1	84	0.57	5.0	7	0	1.5	25	282

料理の栄養成分値一覧（1人分あたり）

主材料群	料理番号	料理名	ページ	エネルギー	熱量点数	たんぱく質	脂質	脂肪酸 飽和	脂肪酸 n-3系多価不飽和	脂肪酸 n-6系多価不飽和	コレステロール	炭水化物	食物繊維総量	糖アルコール	有機酸	灰分	無機質 ナトリウム	無機質 カリウム	無機質 カルシウム	無機質 マグネシウム
				kcal	点	g	g	g	g	g	mg	g	g	g	g	g	mg	mg	mg	mg
大豆・大豆製品	283	生揚げとレバーのみそいため	42	373	4.7	18.0	26.7	3.04	2.04	8.06	75	10.5	2.9	0	0	3.9	632	482	269	77
	284	麻婆豆腐	42	283	3.5	14.2	20.8	3.77	1.07	5.73	22	7.4	2.0	0	0.3	3.5	857	351	125	88
	285	レバーにら豆腐	42	337	4.2	16.7	24.4	2.64	1.82	6.19	120	9.5	3.0	0	0.3	4.0	784	578	119	83
	286	揚げ出し豆腐	42	240	3.0	12.0	16.2	1.85	1.20	5.11	4	9.9	2.5	0	0.5	2.7	529	298	145	93
	287	豆腐のコロッケ	42	324	4.1	17.0	21.0	3.35	1.25	5.89	31	14.7	3.4	0	0.5	3.3	607	459	168	106
	288	豆腐のつくね揚げ	43	324	4.1	15.4	23.5	5.70	0.93	3.79	96	10.7	1.8	0	0.3	3.0	688	478	47	45
実だくさんの汁物・なべ物	289	石狩なべ	43	309	3.9	19.7	14.7	7.56	0.89	1.69	75	21.0	6.9	0.2	0.2	6.4	1195	1168	171	89
	290	カキの土手なべ	43	266	3.3	13.9	5.4	1.14	0.98	1.92	46	29.2	4.0	0	0.1	7.0	1783	623	237	130
	291	カニちりなべ	43	153	1.9	18.1	2.8	0.49	0.34	1.24	81	10.7	3.6	0	1.2	5.9	1211	821	249	101
	292	タラちりなべ	43	126	1.6	15.9	1.6	0.29	0.21	0.75	46	8.5	3.8	0.2	1.4	4.8	1134	659	123	65
	293	タラのチゲ	43	233	2.9	21.2	8.1	1.32	0.48	3.67	46	12.3	5.6	0	0.4	6.9	1722	857	194	104
	294	すり流し汁	43	40	0.5	5.3	0.6	0.11	0.09	0.27	12	3.0	0.5	0	0	1.8	519	137	16	17
	295	トムヤムクン	43	90	1.1	7.3	3.4	0.39	0.19	0.97	58	5.6	2.2	0.5	0.9	2.4	520	409	40	29
	296	すき焼き	43	544	6.8	21.2	33.3	11.12	0.28	2.59	250	30.8	4.9	0.2	0.3	5.6	1488	499	185	61
	297	牛肉のチゲ	43	332	4.2	17.3	21.2	8.37	0.23	1.47	59	15.1	5.2	0	0.2	5.5	1200	936	108	60
	298	牛肉のみぞれなべ	43	313	3.9	16.4	22.2	8.33	0.31	2.18	56	8.8	3.6	0	0.9	4.1	920	631	144	58
	299	しゃぶしゃぶ	43	584	7.3	15.9	53.5	19.54	0.24	2.00	88	6.3	4.5	0	0.9	4.5	1184	518	108	57
	300	常夜なべ	44	409	5.1	21.1	18.5	7.76	0.17	2.17	59	36.0	3.9	0	1.2	4.0	1054	509	58	60
	301	鶏肉の水炊き	44	311	3.9	26.2	15.6	4.38	0.37	3.41	109	13.1	5.1	0.2	0.3	4.2	912	487	153	92
	302	肉団子の土なべ煮	44	456	5.7	19.9	33.4	7.90	1.34	4.77	122	16.2	2.6	0.2	0.2	4.3	996	673	57	43
	303	豚汁	44	126	1.6	10.1	4.9	1.06	0.28	1.55	20	8.7	3.4	0	0	2.8	567	477	80	46
	304	湯豆腐	44	102	1.3	9.8	4.8	0.87	0.34	2.45	4	3.3	1.5	0	0.4	2.4	475	281	117	83
●副菜																				
緑黄色野菜	305	かぼちゃのチーズ焼き	45	127	1.6	3.7	5.0	2.13	0.06	0.42	8	15.1	2.9	0	0.4	1.4	140	389	53	25
	306	トマトのバター焼き	45	135	1.7	0.8	11.5	7.70	0.04	0.31	32	6.0	1.6	0	0.6	1.3	235	306	13	14
	307	かぼちゃのレンジ蒸し	45	76	1.0	1.6	1.6	0.25	0.02	0.69	0	11.3	2.1	0	0.3	1.6	343	261	45	27
	308	アスパラと帆立貝柱のクリーム煮	45	268	3.4	6.5	22.0	4.56	1.37	3.43	19	9.1	3.5	0	0.1	2.5	449	451	89	36
	309	かぼちゃのいとこ煮	45	167	2.1	2.0	0.2	0.05	0.03	0.05	0	36.9	4.6	0	0.4	2.2	424	444	17	30
	310	かぼちゃの含め煮	45	84	1.1	1.0	0.2	0.03	0.02	0.03	0	17.1	3.2	0	0.3	1.9	366	376	13	23
	311	小松菜のいため煮	45	92	1.2	1.5	6.5	0.49	0.55	1.24	0	5.0	3.7	0	0	1.9	372	378	145	20
	312	さやいんげんの当座煮	45	46	0.6	3.0	0.2	0.06	0.06	0.03	6	4.6	1.7	0	0.3	1.4	300	222	41	21
	313	さやえんどうの卵とじ	45	89	1.1	4.8	2.9	0.96	0.04	0.45	111	10.0	2.1	0	0	1.3	262	186	40	22
	314	青梗菜のいため煮	45	54	0.7	2.3	3.1	0.29	0.27	0.63	4	3.4	0.8	0	0.1	1.6	470	173	59	14
	315	にらの煮浸し	45	58	0.7	5.1	1.1	0.41	0.04	0.15	13	4.0	2.2	0	0.1	1.7	370	299	31	21
	316	にんじんのグラッセ	45	62	0.8	0.4	3.1	2.03	0.01	0.10	8	7.6	1.8	0	0.2	1.0	202	170	20	7
	317	にんじんの含め煮	46	32	0.4	0.9	0.1	0.02	0.01	0.04	0	4.7	2.4	0	0.2	1.4	346	229	21	13
	318	ピーマンの土佐煮	46	48	0.6	2.9	0.1	0.04	0.03	0.03	6	5.8	1.8	0	0.2	1.4	366	216	13	17
	319	ミックスベジタブルのくず煮	46	119	1.5	3.9	0.8	0	0	0	0	18.8	7.1	0	0	1.8	409	336	27	31
	320	オクラとエビの黄身酢かけ	46	92	1.2	6.8	2.4	0.79	0.05	0.38	144	8.9	2.6	0	0.5	1.9	441	233	71	33
	321	オクラのおろしあえ	46	19	0.2	1.2	0.1	0.02	0.03	0.01	0	1.9	2.7	0	0.1	1.6	324	314	79	34
	322	貝割れ菜のサラダ	46	64	0.8	2.0	5.4	0.64	0.29	1.74	0	1.3	0.6	0	0	1.0	264	57	31	19
	323	かぼちゃの素揚げサラダ	46	93	1.2	0.9	5.5	0.41	0.44	1.06	0	8.8	2.0	0	0.3	1.1	178	281	16	16

料理の栄養成分値一覧（1人分あたり）

無機質									ビタミン																食塩相当量	この料理の食料自給率	料理番号
									A																		
リン	鉄	亜鉛	銅	マンガン	ヨウ素	セレン	クロム	モリブデン	レチノール	β-カロテン当量	レチノール活性当量	D	E α-トコフェロール	K	B1	B2	ナイアシン当量	B6	B12	葉酸	パントテン酸	ビオチン	C	アルコール	食塩相当量	この料理の食料自給率	料理番号
mg	mg	mg	mg	mg	μg	μg	μg	μg	μg	μg	μg	μg	mg	μg	mg	mg	mg	mg	μg	μg	mg	μg	mg	g	g	%	
305	7.2	3.9	0.62	1.13	1	21	0	45	3900	15	3901	0.4	3.7	46	0.20	1.17	9.5	0.32	7.5	306	2.63	25.7	11	2.0	1.6	18	283
190	2.5	1.7	0.24	0.71	8	12	6	59	3	66	8	0.1	1.9	21	0.41	0.16	6.0	0.27	0.2	27	0.61	7.4	5	0.6	2.2	15	284
288	4.1	2.8	2.86	0.76	8	30	4	95	550	2099	723	0	4.9	119	0.23	1.63	11.8	0.64	26.5	573	3.54	43.2	24	0.8	2.0	19	285
173	2.6	1.1	0.26	0.77	10	14	6	67	0	5	0	0.1	1.8	21	0.17	0.09	4.3	0.17	0.3	32	0.21	7.5	4	0.2	1.3	19	286
203	3.1	1.5	0.30	0.79	11	12	7	66	14	674	70	0	2.6	89	0.22	0.16	7.2	0.36	0.1	73	0.78	8.9	27	0	1.5	15	287
166	1.7	2.5	0.16	0.44	9	19	3	17	32	134	43	0.7	2.6	31	0.57	0.23	7.9	0.41	0.6	24	1.36	8.6	29	0.5	1.7	15	288
321	3.0	1.9	0.33	0.57	10604	19	3	13	74	3298	350	17.1	2.2	211	0.21	0.29	10.2	0.50	5.6	156	1.36	8.3	26	0	3.1	39	289
265	4.8	18.0	1.54	0.97	81	58	4	23	29	1020	113	0.4	2.3	99	0.17	0.29	6.7	0.25	27.6	116	1.20	9.7	13	5.4	4.6	69	290
289	2.4	3.6	0.68	0.65	10602	7	1	7	0	1237	104	0.2	2.8	77	0.25	0.55	10.3	0.25	6.0	74	0.93	2.6	14	0.3	3.1	-	291
289	1.5	1.1	0.16	0.58	282	28	2	22	8	2706	234	0.9	1.4	160	0.18	0.19	5.6	0.21	1.1	82	0.84	5.8	18	0.4	2.9	44	292
358	2.9	1.5	0.31	0.63	295	31	5	52	8	969	90	0.8	1.9	146	0.23	0.20	7.1	0.30	1.3	95	0.75	9.5	23	1.9	4.4	42	293
78	0.8	0.3	0.06	0.01	2	9	0	7	1	15	2	0.8	0.1	2	0.03	0.05	5.2	0.17	1.7	10	0.18	1.9	1	0	1.3	57	294
139	0.9	0.7	0.26	0.23	5	12	1	2	0	376	32	0.2	1.5	14	0.07	0.13	4.3	0.20	0.5	42	0.70	2.5	17	0	1.3	-	295
298	3.2	4.8	0.22	0.72	17	15	1	14	107	1274	213	2.0	1.6	128	0.16	0.41	8.4	0.32	1.4	80	1.60	14.9	4	3.8	3.8	36	296
273	2.5	4.6	0.26	0.52	6	4	1	26	9	1562	140	0.2	1.3	151	0.23	0.37	11.6	0.41	1.7	104	2.37	5.4	23	0	3.1	23	297
230	2.3	4.7	0.19	0.63	0	2	0	8	6	3220	276	0.7	1.1	63	0.15	0.27	9.2	0.33	1.4	65	1.30	2.6	16	0.3	2.3	17	298
190	3.0	3.8	0.18	0.62	3	12	2	23	7	2914	250	0.5	1.7	225	0.16	0.23	7.5	0.28	1.1	93	0.89	6.9	13	0.4	3.1	33	299
183	1.2	2.9	0.22	0.72	1	24	3	44	2	1899	160	0.1	1.1	115	0.49	0.21	9.4	0.38	0.5	77	0.96	7.1	16	0.4	2.7	42	300
280	2.9	2.8	0.24	0.69	7	7	4	44	40	469	79	0.2	0.8	91	0.20	0.31	11.0	0.38	0.3	77	1.31	6.4	18	0.3	2.3	19	301
232	1.9	3.6	0.15	0.42	5	25	3	9	36	100	45	1.0	3.4	91	0.75	0.38	11.7	0.48	0.9	62	2.17	8.5	10	0.8	2.5	10	302
175	1.4	1.3	0.14	0.26	3	15	1	15	1	1143	97	0	0.5	10	0.32	0.11	7.0	0.22	0.7	37	0.54	4.2	6	0	1.5	32	303
132	2.1	0.9	0.25	0.61	2	9	2	107	0	14	1	0.1	0.2	15	0.18	0.08	3.8	0.12	0.3	23	0.20	6.5	0	0.4	1.2	29	304
87	0.5	0.7	0.07	0.12	6	2	0	4	8	3204	272	0.1	4.0	21	0.11	0.11	2.5	0.20	0.1	36	0.59	2.0	38	0	0.4	37	305
39	0.3	0.2	0.06	0.12	0	1	0	4	76	791	142	0.1	1.5	11	0.07	0.04	1.2	0.13	0	33	0.28	3.3	31	0	0.6	23	306
48	0.6	0.4	0.09	0.20	0	2	0	9	0	2000	165	0	2.5	13	0.05	0.06	1.4	0.14	0	27	0.35	2.0	22	0.7	0.9	54	307
149	1.2	1.1	0.11	0.29	2	6	1	15	19	1155	115	0	4.0	131	0.17	0.19	3.2	0.22	0.5	167	0.61	1.9	29	0	1.1	25	308
55	0.7	0.4	0.10	0.23	0	0	0	12	0	3528	291	0	4.2	20	0.08	0.08	1.9	0.19	0	37	0.62	0.9	28	0.1	1.1	50	309
44	0.4	0.3	0.06	0.14	750	2	0	1	0	3136	258	0	3.7	18	0.06	0.07	1.9	0.16	0.2	31	0.52	0.3	25	0.4	0.9	66	310
43	2.0	0.3	0.05	0.16	496	2	1	7	0	1860	156	0	1.5	134	0.07	0.09	1.5	0.09	0.1	72	0.25	2.0	23	0	0.9	51	311
57	0.8	0.3	0.06	0.29	0	1	0	2	1	382	32	0.1	0.2	34	0.06	0.09	2.3	0.08	0.7	37	0.16	0.6	4	1.3	0.8	73	312
102	1.0	0.8	0.08	0.29	760	9	0	2	63	400	96	1.1	0.9	31	0.12	0.19	2.1	0.08	0.5	54	0.70	7.4	30	0	0.7	31	313
38	0.7	0.3	0.05	0.09	300	1	0	1	0	1827	153	0.2	1.1	68	0.03	0.05	1.0	0.03	0.2	39	0.09	0.2	13	0.2	1.2	61	314
59	0.5	0.6	0.07	0.37	1005	8	0	3	0	2218	187	0	1.6	167	0.15	0.11	3.0	0.14	0.3	42	0.36	1.3	6	1.0	1.0	46	315
19	0.2	0.2	0.04	0.11	0	1	0	1	20	5306	465	0	0.3	12	0.04	0.03	0.5	0.07	0	12	0.16	1.7	2	0	0.5	34	316
35	0.3	0.2	0.04	0.15	1125	4	0	2	0	3839	322	0.3	0.2	13	0.05	0.07	1.5	0.08	0.2	20	0.34	2.2	3	0.7	0.9	68	317
52	0.7	0.3	0.06	0.15	375	2	1	5	1	320	27	0.1	0.7	16	0.04	0.05	2.6	0.18	0.7	23	0.31	2.0	61	1.2	0.9	81	318
102	0.9	0.6	0.10	0.27	1500	5	1	30	0	4680	384	0	0.4	12	0.18	0.10	3.3	0.13	0.3	62	0.47	4.4	11	1.0	1.1	-	319
140	1.1	0.9	0.17	0.25	12	12	1	1	55	212	73	1.0	1.2	25	0.07	0.08	2.9	0.16	0.7	63	0.58	5.8	6	0.2	1.1	-	320
40	0.5	0.3	0.06	0.30	0	0	0	1	0	999	83	0	0.8	93	0.05	0.07	1.0	0.08	0	87	0.22	0.2	18	0	0.8	90	321
43	0.4	0.3	0.02	0.22	3	1	0	8	0	530	44	0	1.1	56	0.03	0.05	1.0	0.09	0	30	0.11	2.3	20	0.1	0.7	17	322
31	0.5	0.2	0.04	0.14	0	1	0	4	0	2200	182	0	3.4	35	0.05	0.06	1.1	0.13	0	34	0.34	1.3	23	0.1	0.5	31	323

料理の栄養成分値一覧（1人分あたり）

主材料群	料理番号	料理名	ページ	エネルギー	熱量点数	たんぱく質	脂質	脂肪酸 飽和	脂肪酸 n-3系多価不飽和	脂肪酸 n-6系多価不飽和	コレステロール	炭水化物	食物繊維総量	糖アルコール	有機酸	灰分	無機質 ナトリウム	無機質 カリウム	無機質 カルシウム	無機質 マグネシウム
				kcal	点	g	g	g	g	g	mg	g	g	g	g	g	mg	mg	mg	mg
緑黄色野菜	324	カラーピーマンのナムル	46	55	0.7	1.3	2.4	0.37	0.02	1.03	0	6.0	2.1	0	0.1	1.3	271	217	40	21
	325	グリーンアスパラガスの黄身酢かけ	46	72	0.9	2.8	2.9	0.96	0.04	0.44	120	7.1	1.6	0	0.5	1.5	321	213	29	12
	326	グリーンアスパラガスのマスタードサラダ	46	62	0.8	2.7	4.0	0.92	0.20	1.11	11	3.1	1.2	0	0.2	0.8	128	199	13	11
	327	小松菜とアサリのからしじょうゆあえ	46	24	0.3	1.8	0.2	0.01	0.03	0.01	4	1.8	1.7	0	0.1	2.0	453	137	114	24
	328	小松菜とにんじんの白あえ	46	111	1.4	6.0	6.4	1.01	0.21	2.95	0	5.8	3.6	0	0.2	2.3	380	221	205	69
	329	小松菜のごまあえ	46	74	0.9	2.9	4.3	0.63	0.04	1.85	0	4.7	2.5	0	0.1	2.0	352	154	203	43
	330	小松菜のゆずあえ	46	37	0.5	3.3	0.4	0.08	0.06	0.08	4	3.9	2.4	0	0.1	2.2	484	180	138	20
	331	さやいんげんのサラダ	46	111	1.4	3.2	9.2	1.35	0.75	3.23	52	2.8	1.8	0	0.3	1.4	273	223	45	17
	332	さやえんどうのサラダ	46	48	0.6	2.2	2.3	0.27	0.17	0.80	0	3.7	1.9	0	0.1	1.0	197	177	29	16
	333	春菊ともやしのナムル	47	66	0.8	2.4	4.6	0.71	0.12	1.99	0	2.3	2.7	0	0	1.6	383	148	82	27
	334	春菊のサラダ	47	69	0.9	1.6	2.4	0.37	0.05	1.00	0	8.4	2.5	0.2	0.5	2.0	456	349	69	22
	335	春菊ののりあえ	47	23	0.3	2.0	0.2	0.03	0.08	0.03	0	1.6	2.7	0	0	1.4	291	216	80	22
	336	スナップえんどうのマヨネーズあえ	47	67	0.8	1.0	4.6	0.64	0.32	1.65	8	4.8	1.3	0	0	0.6	115	86	18	12
	337	せりのお浸し	47	29	0.4	1.7	1.6	0.24	0	0.71	0	0.9	1.6	0	0	1.1	235	121	55	23
	338	トマトともやしの酢じょうゆ	47	41	0.5	1.8	1.2	0.19	0.06	0.53	0	4.2	2.1	0	0.8	1.6	352	244	30	23
	339	菜の花のからしあえ	47	29	0.4	2.9	0.2	0.02	0.06	0.03	1	2.4	2.7	0	0	1.5	270	276	106	23
	340	にらの酢みそあえ	47	39	0.5	1.8	0.5	0.10	0.07	0.24	0	5.6	2.2	0	0.2	1.7	409	215	33	16
	341	にんじんのピーナッツあえ	47	86	1.1	3.0	4.7	0.83	0.01	1.37	0	6.8	2.4	0	0.3	1.4	300	229	23	25
	342	にんじんのラペ	47	59	0.7	0.5	2.5	0.29	0.17	0.88	0	7.9	1.6	0	0.4	1.0	218	212	20	8
	343	ピーマンの焼き浸し	47	24	0.3	1.0	0.1	0.02	0.02	0.04	0	3.9	1.6	0	0.1	1.3	348	193	9	13
	344	ブロッコリーとツナのサラダ	47	114	1.4	5.4	8.3	1.22	0.61	3.63	12	3.0	2.4	0	0.2	1.0	183	186	31	21
	345	ブロッコリーのお浸し	47	34	0.4	3.4	0.2	0.06	0.06	0.03	2	2.8	3.8	0	0.1	1.5	354	222	39	20
	346	ほうれん草のお浸し	47	22	0.3	1.7	0.2	0.04	0.09	0.03	0	1.8	2.8	0	0	2.0	357	442	60	42
	347	ほうれん草のサラダ	47	123	1.5	2.7	11.1	1.54	0.76	2.00	120	1.8	2.2	0	0.2	1.4	207	333	58	25
	348	水菜のサラダ	47	109	1.4	6.6	6.8	0.58	0.46	1.48	17	2.9	2.0	0	0.5	1.9	301	409	146	34
	349	モロヘイヤのお浸し	48	34	0.4	3.6	0.4	0.08	0.01	0.22	2	2.1	4.0	0	0	2.0	234	206	193	33
	350	わけぎのぬた	48	75	0.9	3.7	0.7	0.11	0.09	0.31	24	10.0	3.0	0	0.5	2.4	595	232	68	55
	351	青菜のいため物	48	65	0.8	2.7	5.1	0.90	0.31	1.48	6	1.4	1.9	0	0	1.5	254	140	119	13
	352	オクラのソテー カレー風味	48	54	0.7	0.9	4.0	0.30	0.30	0.77	0	2.4	2.5	0	0.1	1.0	197	177	39	25
	353	さやいんげんと豚肉のみそいため	48	119	1.5	4.6	7.1	0.70	0.54	1.42	10	7.6	1.8	0	0.2	1.6	316	248	39	23
	354	塌菜と豚肉のいため物	48	187	2.3	6.9	13.7	2.54	0.77	2.16	22	4.9	2.6	0	0.1	3.1	564	620	127	39
	355	青梗菜のいため物	48	53	0.7	0.6	4.2	0.48	0.20	1.25	0	1.1	1.0	0	0.1	1.2	314	168	64	12
	356	にらとレバーのいため物	48	135	1.7	6.9	9.0	0.91	0.70	1.79	72	5.0	3.0	0	0.1	2.8	476	624	44	28
	357	にんにくの茎のいため物	48	108	1.4	5.8	5.3	0.67	0.39	0.97	15	7.4	3.0	0	0.1	1.6	368	231	40	22
	358	根三つ葉のきんぴら	48	57	0.7	1.7	4.5	0.36	0.30	0.97	0	1.3	2.4	0	0	2.0	373	408	54	22
	359	野沢菜漬けのいため物	48	112	1.4	1.5	9.7	0.71	0.76	1.85	0	3.3	3.1	0	0	2.2	488	332	112	27
	360	葉玉ねぎのみそいため	48	176	2.2	5.7	10.7	1.31	0.69	1.96	13	11.1	2.7	0	0	1.8	371	331	64	21
	361	ピーマンとウインナのソテー	48	119	1.5	2.6	10.1	2.52	0.38	1.50	12	3.6	1.3	0	0.1	1.3	344	167	7	10
	362	ほうれん草のいため物	48	201	2.5	6.7	15.5	1.66	1.13	2.90	65	5.9	2.6	0	0	2.1	440	341	45	30
	363	かき揚げ	48	201	2.5	4.6	13.2	1.31	0.95	2.52	67	14.6	2.7	0	0	1.6	269	255	106	34
淡色野菜	364	カリフラワーの甘酢漬け	48	43	0.5	1.5	0.1	0.05	0.02	0.02	0	7.6	2.8	0	0.5	1.1	241	207	20	12
	365	切り干し大根のあちゃら漬け風	49	105	1.3	1.8	0.1	0.02	0.02	0.02	0	18.2	4.2	0	0.7	2.7	549	597	85	35

料理の栄養成分値一覧（1人分あたり）

無機質									ビタミン																		
									A																		
リン	鉄	亜鉛	銅	マンガン	ヨウ素	セレン	クロム	モリブデン	レチノール	β-カロテン当量	レチノール活性当量	D	E α-トコフェロール	K	B1	B2	ナイアシン当量	B6	B12	葉酸	パントテン酸	ビオチン	C	アルコール	食塩相当量	この料理の食料自給率	料理番号
mg					μg								mg	μg	mg				μg		mg	μg	mg	g		%	
38	0.6	0.4	0.09	0.19	0	0	1	4	0	530	43	0	2.1	13	0.07	0.07	1.4	0.27	0	46	0.30	1.3	118	0	0.7	40	324
103	1.0	0.9	0.11	0.19	68	5	0	1	69	286	92	1.2	1.7	39	0.13	0.15	1.5	0.10	0.4	153	0.78	6.5	12	0.3	0.8	41	325
66	0.4	0.5	0.07	0.13	1	3	1	1	2	322	29	0	1.3	29	0.15	0.09	2.0	0.09	0.1	92	0.37	1.3	15	0	0.3	20	326
51	1.9	0.4	0.06	0.20	6	4	1	4	0	2185	184	0	1.1	226	0.04	0.07	1.0	0.06	5.2	64	0.23	3.0	15	0.7	1.1	73	327
117	2.4	0.9	0.25	0.50	604	5	3	34	0	2333	196	0	0.6	92	0.15	0.07	2.6	0.12	0.1	41	0.18	4.0	6	0	0.9	22	328
85	2.3	0.7	0.18	0.36	0	1	1	10	0	2183	183	0	1.0	226	0.11	0.07	1.6	0.10	0	70	0.23	1.7	14	0.1	0.9	20	329
69	2.1	0.4	0.07	0.23	225	1	0	3	0	2736	230	0.2	1.6	283	0.06	0.08	1.5	0.07	0.2	81	0.27	0.8	21	0.1	1.2	57	330
78	0.7	0.6	0.06	0.25	14	14	0	0	9	409	43	0.2	2.2	53	0.12	0.12	6.1	0.08	1.8	43	0.53	2.7	8	0	0.7	15	331
41	0.9	0.3	0.06	0.19	0	2	0	0	0	724	60	0	0.9	45	0.08	0.11	1.0	0.04	0	42	0.32	1.3	24	0	0.5	30	332
52	0.9	0.4	0.11	0.43	0	1	0	4	0	2094	174	0	1.1	203	0.05	0.05	1.0	0.06	0	60	0.15	0.7	3	0.1	1.0	35	333
46	1.0	0.3	0.08	0.27	3	2	2	10	0	2639	222	0	0.8	103	0.07	0.09	1.0	0.12	0	95	0.21	3.0	13	0.1	1.2	44	334
45	0.9	0.2	0.08	0.39	21	1	0	4	0	3620	301	0	1.3	294	0.04	0.08	1.2	0.06	0.6	84	0.12	1.0	5	0.1	0.8	86	335
37	0.4	0.3	0.04	0.12	1	0	0	0	3	206	21	0	0.9	25	0.07	0.05	0.6	0.05	0	27	0.14	0.5	22	0	0.3	-	336
42	1.0	0.3	0.10	0.71	150	1	0	5	0	782	69	0	0.3	74	0.04	0.05	1.0	0.06	0	32	0.19	0.9	5	0.1	0.6	-	337
53	0.5	0.3	0.09	0.28	0	1	0	4	0	540	45	0	1.2	25	0.07	0.04	1.3	0.11	0	41	0.26	2.7	16	0	0.9	53	338
67	2.0	0.5	0.06	0.25	1	1	1	6	0	1430	117	0	1.9	163	0.11	0.19	2.0	0.18	0.1	222	0.50	8.3	85	0.1	0.7	87	339
28	0.6	0.2	0.07	0.27	0	1	0	6	0	1940	163	0	1.4	146	0.02	0.06	0.8	0.07	0	38	0.20	1.1	5	0	1.0	53	340
61	0.4	0.4	0.09	0.30	0	3	1	12	0	4921	413	0	1.3	10	0.08	0.04	2.9	0.12	0	20	0.42	11.2	2	0.1	0.8	23	341
21	0.3	0.2	0.05	0.09	0	1	1	1	0	4199	349	0	0.7	19	0.05	0.04	0.6	0.07	0	27	0.21	1.9	4	0	0.6	30	342
29	0.4	0.2	0.04	0.15	225	1	1	4	0	600	48	0	2.0	11	0.04	0.08	1.1	0.24	0.1	40	0.27	1.4	98	0.1	0.9	69	343
95	0.8	0.4	0.05	0.14	0	5	0	3	4	462	42	0.5	2.6	121	0.05	0.06	3.8	0.15	0.3	69	0.46	5.2	32	0	0.5	37	344
84	1.0	0.4	0.06	0.24	0	2	0	6	0	737	62	0	2.4	169	0.06	0.10	1.8	0.15	0.3	109	0.70	7.1	49	0.1	0.9	62	345
40	0.7	0.5	0.07	0.24	1	3	1	5	0	3047	254	0	1.5	184	0.04	0.08	1.0	0.06	0.1	64	0.11	2.4	11	0.1	0.9	73	346
81	1.1	0.8	0.08	0.23	22	5	1	4	52	3258	324	0.7	3.2	209	0.06	0.12	1.1	0.09	0.3	87	0.37	7.5	13	0	0.5	13	347
112	1.5	0.6	0.08	0.32	4	7	2	16	1	780	67	0	2.2	82	0.08	0.13	5.4	0.28	0.1	91	0.84	3.2	34	0.5	0.8	16	348
75	0.9	0.5	0.23	1.19	0	0	0	2	0	7425	619	0.1	3.8	506	0.07	0.16	1.6	0.10	0.3	77	0.82	0.5	13	0.1	0.6	91	349
70	0.9	0.6	0.07	0.22	605	2	1	6	1	1060	90	0	1.0	79	0.07	0.08	1.8	0.10	1.6	69	0.27	1.8	10	0.9	1.5	-	350
63	1.7	0.4	0.06	0.14	0	2	1	0	0	2455	206	0	1.7	261	0.10	0.06	1.9	0.07	0.1	69	0.26	0.3	18	0	0.6	18	351
34	0.3	0.3	0.06	0.27	0	0	0	0	0	391	33	0	1.3	35	0.06	0.05	0.8	0.07	0	58	0.24	0.5	7	0	0.5	26	352
68	0.9	0.7	0.08	0.31	0	1	1	25	0	356	30	0	1.2	45	0.15	0.11	2.2	0.11	0.1	35	0.32	3.2	6	0.4	0.8	19	353
115	1.3	1.5	0.09	0.51	0	7	1	5	3	2370	198	0.1	3.3	233	0.30	0.19	4.7	0.36	0.2	73	0.71	2.1	32	1.4	1.5	-	354
21	0.7	0.3	0.05	0.10	0	0	0	0	0	2088	174	0	1.0	77	0.03	0.04	0.4	0.06	0	45	0.09	0	15	0.9	0.8	64	355
144	2.0	1.5	1.66	0.47	1	16	0	31	330	3830	645	0	4.1	188	0.12	1.04	6.6	0.48	15.9	420	2.45	23.5	26	0.1	1.2	47	356
85	0.8	0.7	0.07	0.34	0	4	0	5	1	562	49	0.1	1.4	49	0.24	0.14	3.8	0.31	0.6	95	0.41	1.3	34	0.1	0.9	24	357
58	1.6	0.2	0.07	0.37	0	0	0	2	0	1360	112	0	1.5	101	0.05	0.11	1.2	0.06	0	55	0.27	0.3	18	0	0.9	27	358
56	0.5	0.6	0.08	0.34	0	0	0	0	0	1294	105	0	2.2	100	0.08	0.13	1.2	0.11	0	95	0.26	0	25	0	1.2	-	359
89	0.9	0.9	0.07	0.30	0	1	0	5	1	1200	97	0	2.3	85	0.19	0.15	2.7	0.21	0.1	99	0.37	1.0	26	1.2	0.9	25	360
57	0.5	0.4	0.04	0.08	1	3	0	2	0	438	37	0.1	1.9	12	0.10	0.08	1.8	0.23	0.1	30	0.31	1.3	81	0	0.9	28	361
94	1.0	1.1	0.11	0.22	5	4	0	2	32	2647	251	0.6	3.7	202	0.17	0.17	2.8	0.13	0.2	76	0.57	4.0	9	0.8	1.1	20	362
93	0.9	0.6	0.20	0.20	6	4	1	5	26	901	102	0.5	2.7	66	0.06	0.10	1.7	0.08	0.5	73	0.37	4.3	5	0	0.7	13	363
32	0.7	0.3	0.03	0.13	0	0	0	0	0	457	39	0	0.5	28	0.05	0.06	0.7	0.13	0	65	0.64	0.1	37	0	0.6	67	364
54	1.2	0.5	0.03	0.44	3	2	1	9	0	415	35	1.3	0	1	0.07	0.06	1.2	0.08	0	37	0.27	2.5	5	2.0	1.4	80	365

主材料群	料理番号	料理名	ページ	エネルギー	熱量点数	たんぱく質	脂質	脂肪酸 飽和	脂肪酸 n-3系多価不飽和	脂肪酸 n-6系多価不飽和	コレステロール	炭水化物	食物繊維総量	糖アルコール	有機酸	灰分	無機質 ナトリウム	無機質 カリウム	無機質 カルシウム	無機質 マグネシウム
				kcal	点	g	g	g	g	g	mg	g	g	g	g	g	mg	mg	mg	mg
淡色野菜	366	紫キャベツのドレッシング漬け	49	138	1.7	1.0	11.9	1.60	0.08	0.81	0	5.2	2.2	0	0.4	1.4	296	244	33	11
	367	ふろふき大根	49	96	1.2	2.6	0.7	0.13	0.13	0.35	0	16.8	3.9	0	0	3.0	754	418	87	32
	368	新キャベツのひき肉包み蒸し	49	116	1.5	7.9	4.5	1.34	0.06	0.73	33	10.1	2.6	0	0.2	2.4	549	387	55	30
	369	切り干し大根の煮物	49	75	0.9	3.1	1.4	0.21	0.12	0.58	1	8.9	3.2	0	0.1	1.9	506	145	58	25
	370	根菜の煮物	49	51	0.6	1.5	0.1	0.02	0	0.05	0	9.1	3.7	0	0.1	1.5	266	380	32	20
	371	ぜんまいの煮物	49	99	1.2	3.6	5.9	0.56	0.42	1.62	0	6.3	2.9	0	0.1	1.3	344	56	46	24
	372	大根と油揚げのいため煮	49	152	1.9	5.9	11.1	1.14	0.87	3.25	0	5.0	1.7	0	0.1	2.4	554	284	86	40
	373	大根の中国風いため煮	49	74	0.9	1.6	3.5	0.27	0.29	0.69	5	7.5	2.5	0	0.1	2.0	374	349	96	23
	374	大根の北海煮	49	93	1.2	8.1	1.7	0.37	0.49	0.08	44	9.5	3.6	0.1	0.1	3.1	669	606	50	36
	375	竹の子とふきの炊き合わせ	49	60	0.8	2.8	0.1	0.05	0.03	0.07	0	8.5	4.7	0	0.1	2.7	593	558	65	54
	376	なすの煮物	49	50	0.6	2.1	0	0.04	0.02	0	10	7.2	2.1	0	0.4	2.0	582	223	34	25
	377	夏野菜のいため煮	49	155	1.9	2.5	4.5	0.38	0.34	0.86	0	15.0	5.0	0	1.3	3.6	595	870	52	53
	378	白菜のいため煮	49	60	0.8	0.8	4.8	0.43	0.31	1.14	0	1.8	1.7	0	0	3.0	949	272	52	11
	379	春の根菜の煮物	49	53	0.7	1.5	0.1	0.02	0	0.05	0	9.6	3.8	0	0.1	1.6	266	407	33	21
	380	みょうがの卵とじ	49	88	1.1	4.6	2.9	0.94	0.04	0.40	111	7.0	1.2	0	0.1	2.3	590	256	35	29
	381	野菜の煮しめ	50	154	1.9	7.2	2.8	0.46	0.20	1.37	0	20.3	7.5	0.2	0.2	4.0	721	944	117	63
	382	レタスのイタリア風蒸し煮	50	98	1.2	3.3	5.4	0.72	0.18	0.55	9	6.4	2.6	0	0.2	2.8	642	463	54	23
	383	若竹煮	50	99	1.2	6.4	0.2	0.10	0.05	0.13	5	11.5	6.7	0	0.2	3.4	635	868	71	67
	384	わらびの卵とじ	50	70	0.9	4.3	2.9	0.94	0.03	0.40	111	4.9	1.8	0	0	1.3	368	85	23	13
	385	ごぼうの柳川	50	98	1.2	4.0	2.5	0.80	0.03	0.37	93	11.4	3.9	0	0.1	1.7	418	253	47	36
	386	とうがんのエビあんかけ	50	64	0.8	3.2	0.2	0.03	0.12	0.06	24	9.0	1.7	0	0	1.8	486	314	38	18
	387	白菜とアサリの煮浸し	50	36	0.5	2.1	0.1	0.03	0.02	0.04	8	4.1	2.0	0.2	0.1	2.0	523	208	49	33
	388	白菜と生揚げの煮物	50	97	1.2	5.4	4.3	0.66	0.34	1.90	0	7.1	2.1	0.1	0.1	2.3	482	269	131	36
	389	レタスのスープ煮	50	63	0.8	5.6	2.4	0.91	0.03	0.31	17	4.4	1.1	0	0	2.3	518	453	28	24
	390	揚げなすのたたき	50	148	1.9	1.1	13.7	1.02	1.05	2.60	1	3.5	2.7	0	0.6	1.1	173	282	26	26
	391	イクラのみぞれ酢	50	62	0.8	4.8	1.8	0.37	0.71	0.06	72	5.5	1.8	0	0.2	1.3	376	139	27	22
	392	うどの梅肉あえ	50	25	0.3	0.4	0.1	0	0	0	0	4.8	0.8	0	0.1	0.6	144	115	4	5
	393	エスニックサラダ	50	153	1.9	7.0	8.6	1.35	0.29	2.70	51	10.1	2.0	0	1.2	3.8	434	325	736	85
	394	かぶとサーモンのサラダ	50	144	1.8	4.2	12.4	1.00	1.09	2.26	8	3.1	1.0	0	0.3	1.8	502	216	20	9
	395	かぶのサラダ	50	54	0.7	0.4	3.7	0.43	0.29	1.30	0	4.1	1.1	0	0.2	1.2	303	201	19	7
	396	カリフラワーのクリームソース	50	132	1.7	5.1	6.7	4.44	0.04	0.21	20	10.9	4.0	0	0.5	2.0	313	387	116	25
	397	カリフラワーのサラダ	51	71	0.9	1.6	4.7	0.56	0.34	1.63	0	4.1	2.8	0.1	0.4	1.5	383	204	24	12
	398	黄菊の酢の物	51	12	0.2	0.2	0	0	0	0	0	2.3	0.7	0	0.2	0.4	118	34	4	3
	399	キャベツのからしあえ	51	50	0.6	3.1	2.4	0.92	0.04	0.25	10	2.8	1.4	0	0.5	1.2	344	112	29	13
	400	キャベツの菜種あえ	51	59	0.7	2.9	1.9	0.64	0.03	0.27	74	6.1	1.4	0	0.1	1.5	436	105	39	11
	401	キャベツのミモザサラダ	51	101	1.3	3.0	7.7	1.87	0.33	1.79	46	4.1	1.4	0	0.4	1.5	449	103	37	9
	402	キャベツのレモンドレッシング	51	85	1.1	2.2	4.8	0.57	0.39	1.64	13	5.7	4.1	0	0.8	2.3	608	202	101	54
	403	きゅうりと黄菊の酢の物	51	26	0.3	0.9	0	0.01	0.01	0	0	4.5	1.4	0	0.6	1.1	232	221	28	18
	404	ごぼうのサラダ	51	73	0.9	1.0	5.0	0.72	0.31	1.86	8	4.3	3.2	0	0	0.9	166	170	46	25
	405	コロコロサラダ	51	119	1.5	4.2	4.2	1.33	0.14	0.82	6	14.0	3.3	0	0.6	2.2	510	393	25	31
	406	新玉ねぎとタコのサラダ	51	80	1.0	4.4	3.3	0.26	0.27	0.64	38	7.0	1.8	0	0.7	1.6	452	173	28	24
	407	せん切り野菜の梅肉あえ	51	41	0.5	0.8	0.1	0.02	0.01	0.02	0	7.7	2.0	0	0.4	1.5	370	231	38	16

料理の栄養成分値一覧（1人分あたり）

料理の栄養成分値一覧（1人分あたり）

無機質									ビタミン																		
									A																		
リン	鉄	亜鉛	銅	マンガン	ヨウ素	セレン	クロム	モリブデン	レチノール	β-カロテン当量	レチノール活性当量	D	E α-トコフェロール	K	B1	B2	ナイアシン当量	B6	B12	葉酸	パントテン酸	ビオチン	C	アルコール	食塩相当量	この料理の食料自給率	料理番号
mg	mg	mg	mg	mg	μg	μg	μg	μg	μg	μg	μg	μg	mg	μg	mg	mg	mg	mg	μg	μg	mg	μg	mg	g	g	%	
33	0.5	0.2	0.03	0.16	0	0	0	0	0	123	10	0	1.0	35	0.05	0.02	0.5	0.15	0	46	0.27	0.1	52	0	0.7	-	366
60	1.2	0.4	0.10	0.24	5	3	0	13	0	1675	139	0	0.7	147	0.05	0.05	1.3	0.08	0	79	0.18	2.4	14	0.6	1.9	61	367
88	0.8	0.7	0.06	0.24	1	9	2	5	15	51	19	0	0.5	88	0.10	0.13	4.5	0.39	0.1	90	0.88	3.8	45	0	1.4	38	368
58	0.8	0.4	0.04	0.25	0	1	1	6	0	757	64	0.2	0.1	4	0.02	0.07	1.7	0.06	0	15	0.74	2.2	0	1.1	1.3	50	369
55	0.5	0.5	0.09	0.24	2900	3	0	4	0	1165	98	0.2	0.4	5	0.04	0.07	1.8	0.10	0.1	35	0.37	2.3	3	0.1	0.7	55	370
63	0.7	0.7	0.10	0.39	0	1	1	7	0	344	29	0	1.0	36	0.01	0.05	1.5	0.01	0	50	0.13	1.4	2	0.1	0.9	26	371
106	1.1	0.7	0.06	0.43	3	3	1	14	0	85	7	0	1.2	24	0.03	0.03	1.8	0.07	0	39	0.16	2.4	12	0.7	1.4	27	372
51	0.6	0.4	0.10	0.31	3	2	0	5	0	1	0	0.3	0.7	4	0.04	0.08	1.4	0.09	0.1	45	0.66	1.8	11	0.1	0.9	33	373
151	0.8	0.7	0.15	0.21	1503	13	1	6	20	1539	149	10.7	1.1	5	0.13	0.14	5.5	0.26	4.0	47	0.85	4.9	9	0.1	1.7	50	374
83	0.6	1.1	0.13	0.60	796	3	0	2	0	387	32	0	0.9	39	0.05	0.11	2.1	0.10	0.2	68	0.56	1.5	7	0.5	1.5	41	375
61	0.5	0.3	0.06	0.25	1	3	0	4	8	98	16	0.5	0.3	10	0.05	0.06	1.0	0.05	0.1	26	0.35	1.6	1	1.0	1.5	88	376
120	1.1	0.7	0.19	0.46	0	2	1	8	0	1377	115	0	3.0	39	0.18	0.11	2.7	0.37	0	93	0.79	6.5	48	4.6	1.5	53	377
36	0.7	0.2	0.04	0.15	1	0	0	5	0	166	14	0	0.8	54	0.03	0.04	0.7	0.08	0	48	0.24	1.1	14	0.3	2.4	23	378
57	0.6	0.5	0.10	0.25	2900	3	0	4	0	1166	98	0.2	0.4	5	0.05	0.07	1.9	0.11	0.1	36	0.39	2.4	4	0.1	0.7	78	379
88	0.9	0.6	0.05	0.71	1511	13	0	10	63	45	67	1.1	0.5	16	0.06	0.17	2.3	0.10	0.6	34	0.54	8.9	1	2.0	1.5	48	380
197	1.7	1.4	0.26	0.97	5000	11	1	14	0	1560	131	0.3	1.2	11	0.13	0.13	5.0	0.22	0.6	73	0.98	6.0	13	0.5	1.8	57	381
72	0.9	0.8	0.12	0.29	8	6	0	1	0	711	60	0.2	1.5	57	0.11	0.09	2.0	0.17	1.4	128	0.48	5.2	17	0.7	1.6	51	382
154	1.1	2.0	0.22	0.94	571	5	1	5	1	378	32	0.1	1.6	39	0.09	0.20	4.8	0.15	1.0	112	1.07	2.3	13	1.3	1.6	47	383
75	0.8	0.7	0.05	0.08	760	9	0	2	63	98	71	1.1	1.2	13	0.02	0.15	1.9	0.04	0.5	36	0.38	7.5	0	0.7	1.0	31	384
95	0.9	0.8	0.12	0.18	1508	11	0	4	53	2	53	1.0	0.7	3	0.05	0.13	2.1	0.10	0.6	54	0.48	6.8	1	1.0	1.1	44	385
68	0.6	0.3	0.07	0.07	1127	7	1	1	0	0	0	0	0.4	0	0.03	0.03	2.3	0.07	0.4	35	0.29	0.5	30	1.5	1.2	-	386
65	1.2	0.5	0.05	0.23	11	8	1	4	0	155	14	0.1	0.3	67	0.04	0.08	1.5	0.08	10.4	41	0.44	5.1	12	1.0	1.3	67	387
116	1.4	0.7	0.12	0.53	750	3	0	4	0	96	8	0.2	0.5	73	0.07	0.06	2.9	0.09	0.2	46	0.49	2.1	9	0.7	1.2	38	388
128	0.6	0.9	0.08	0.15	1	0	0	0	1	240	21	0	0.4	30	0.31	0.16	4.5	0.22	0.4	78	0.79	1.2	5	0	1.4	23	389
39	0.5	0.3	0.07	0.44	75	1	0	13	0	216	17	0	2.5	38	0.06	0.07	0.9	0.07	0	39	0.40	2.9	5	0.1	0.4	14	390
104	0.6	0.6	0.15	0.06	0	1	0	1	50	118	59	6.6	1.4	7	0.09	0.12	2.7	0.04	7.1	39	0.77	2.4	2	0	0.9	42	391
13	0.1	0.1	0.03	0.02	0	0	1	0	0	0	0	0	0.1	1	0.01	0.01	0.4	0.02	0	10	0.06	0.3	2	0.3	0.4	69	392
167	1.9	0.9	0.67	0.67	1	1	1	13	1	297	27	0	2.0	32	0.06	0.06	4.4	0.11	1.1	33	0.57	12.3	17	0	1.1	17	393
55	0.3	0.2	0.03	0.04	0	0	0	1	6	0	6	4.2	2.0	14	0.06	0.06	2.5	0.14	1.2	36	0.39	0.7	13	0	1.3	14	394
21	0.2	0.1	0.03	0.06	0	0	0	1	0	103	8	0	0.8	13	0.03	0.03	0.6	0.07	0	47	0.19	0.8	20	0	0.8	32	395
121	0.9	0.8	0.05	0.23	13	3	0	4	55	33	57	0.3	0.4	40	0.10	0.18	1.7	0.18	0.2	109	1.46	1.5	63	0	0.8	46	396
43	0.6	0.3	0.05	0.14	0	1	0	1	0	972	81	0	1.3	67	0.05	0.06	0.8	0.11	0	74	0.62	2.5	35	0	1.0	30	397
5	0.1	0.1	0.01	0.06	0	0	0	0	0	15	1	0	1.0	3	0.02	0.02	0.1	0.01	0	10	0.04	0	1	0	0.3	-	398
47	0.4	0.6	0.03	0.12	75	1	1	4	1	52	5	0	0.1	56	0.12	0.05	1.4	0.08	0.1	26	0.26	1.4	9	0.1	0.9	29	399
54	0.5	0.3	0.03	0.13	44	5	0	5	42	43	45	0.8	0.3	57	0.03	0.09	0.9	0.06	0.2	45	0.33	6.0	12	0.4	1.1	41	400
52	0.5	0.5	0.03	0.11	2	4	0	3	17	42	21	0.3	0.8	63	0.05	0.06	1.9	0.06	0.2	40	0.26	3.8	13	0	1.1	19	401
64	0.5	0.3	0.04	0.19	571	3	0	5	10	428	45	0.6	0.9	133	0.05	0.04	0.9	0.06	0.2	72	0.18	3.2	23	0	1.5	39	402
41	0.4	0.2	0.11	0.11	1	1	1	5	0	336	29	0	0.7	35	0.04	0.04	0.5	0.06	0	29	0.35	1.6	15	0	0.6	-	403
39	0.7	0.5	0.10	0.19	1	1	0	2	3	300	29	0	1.1	33	0.04	0.03	0.5	0.06	0	48	0.15	0.8	3	0	0.4	27	404
88	1.0	0.6	0.16	0.25	1	2	3	3	0	267	22	0	0.5	13	0.14	0.07	2.4	0.16	0.1	70	0.45	1.6	21	0	1.3	36	405
54	0.3	0.6	0.16	0.14	2	7	0	0	1	37	4	0	1.0	8	0.05	0.03	1.4	0.12	0.3	19	0.22	1.4	11	0	1.1	40	406
29	0.4	0.2	0.05	0.26	0	1	3	4	0	1864	155	0	0.3	59	0.05	0.04	0.6	0.10	0	52	0.27	1.8	25	0.3	0.9	74	407

料理の栄養成分値一覧（1人分あたり）

主材料群	料理番号	料理名	ページ	エネルギー (kcal)	熱量点数 (点)	たんぱく質 (g)	脂質 (g)	脂肪酸 飽和 (g)	脂肪酸 n-3系多価不飽和 (g)	脂肪酸 n-6系多価不飽和 (g)	コレステロール (mg)	炭水化物 (g)	食物繊維総量 (g)	糖アルコール (g)	有機酸 (g)	灰分 (g)	無機質 ナトリウム (mg)	無機質 カリウム (mg)	無機質 カルシウム (mg)	無機質 マグネシウム (mg)
淡色野菜	408	大根のサラダ	51	62	0.8	0.7	4.5	0.69	0.04	1.87	0	3.4	1.0	0	0.2	0.9	180	141	30	14
	409	大根のなます	51	109	1.4	5.6	6.2	1.74	1.47	0.21	20	6.8	1.0	0	0.5	1.8	497	232	20	16
	410	大豆もやしの韓国風あえ物	51	50	0.6	2.2	3.1	0.49	0.13	1.41	0	1.7	2.8	0	0.3	2.0	590	122	30	21
	411	竹の子の木の芽あえ	51	112	1.4	6.2	3.1	0.98	0.14	0.62	161	12.7	2.3	0	0.1	2.2	513	373	36	24
	412	たたきごぼう	51	104	1.3	2.0	4.1	0.62	0.01	1.76	0	12.1	4.7	0	0.2	1.9	512	175	73	51
	413	なすの焼き浸し	52	26	0.3	1.3	0	0.03	0	0	1	3.5	2.6	0	0.5	1.7	359	317	26	29
	414	ねぎの焼き浸し	52	29	0.4	1.0	0	0.01	0	0.01	1	5.0	1.8	0	0	1.1	288	167	27	13
	415	白菜の韓国風サラダ	52	45	0.6	1.1	2.1	0.33	0.02	0.85	0	3.7	2.4	0.7	0.3	2.1	335	510	65	18
	416	もやしの中国風サラダ	52	72	0.9	5.3	3.1	0.50	0.16	1.41	12	3.6	3.0	0	0.6	1.7	354	204	55	29
	417	レタスとわかめ、アジの酢の物	52	65	0.8	6.8	1.1	0.36	0.34	0.05	20	5.3	2.6	0	0.4	2.3	447	419	53	51
	418	レタスとわかめのごまみそあえ	52	84	1.1	3.0	4.2	0.62	0.06	1.83	0	6.8	3.5	0	0.2	2.0	373	274	140	64
	419	レタスのサラダ	52	41	0.5	0.5	3.1	0.36	0.23	1.08	0	2.2	0.9	0	0.2	1.1	254	155	23	6
	420	れんこんの梅肉あえ	52	51	0.6	0.4	0	0.01	0	0.02	0	10.5	1.2	0	0.2	1.1	367	120	11	7
	421	きんぴらごぼう	52	97	1.2	1.2	4.4	0.37	0.30	0.98	0	10.0	3.8	0	0.1	1.4	271	242	43	40
	422	ズッキーニのソテー	52	101	1.3	1.2	8.9	1.19	0.10	0.65	0	3.2	1.4	0	0	1.3	172	352	26	28
	423	セロリとザーサイのいため物	52	55	0.7	0.8	4.0	0.38	0.23	0.99	0	1.6	2.1	0.8	0	4.0	1160	468	60	12
	424	セロリの中国風いため	52	139	1.7	3.0	13.4	3.39	0.52	1.89	14	0.9	1.2	0.5	0	2.1	564	321	34	9
	425	なすとピーマンのなべしぎ	52	132	1.7	2.7	8.8	0.72	0.70	1.82	11	8.5	1.8	0	0.2	1.9	493	212	67	22
	426	麻婆なす	52	198	2.5	6.6	14.5	2.70	0.70	2.58	22	7.9	2.4	0	0.4	2.2	516	406	28	32
	427	野菜いため	52	130	1.6	2.7	10.3	1.05	0.72	1.91	7	4.6	2.2	0	0.2	1.9	517	219	29	16
	428	レタスと牛肉のカキ油いため	52	234	2.9	5.4	20.7	4.01	1.02	3.11	21	5.5	1.1	0	0	2.1	536	315	23	20
	429	れんこんのきんぴら	53	103	1.3	1.7	4.2	0.33	0.30	0.89	0	13.1	2.4	0	0.1	1.7	359	380	22	19
	430	精進揚げ	53	221	2.8	3.5	10.9	1.09	0.77	2.12	37	24.1	2.5	0	0.2	1.7	368	331	34	26
	431	玉ねぎとエビのかき揚げ	53	305	3.8	7.7	24.0	2.15	1.77	4.57	107	13.7	1.1	0	0.1	1.4	292	208	37	18
豆類	432	枝豆	53	59	0.7	4.9	2.9	0.43	0.27	1.14	0	2.2	2.3	0	0	1.0	118	245	38	36
	433	いんげん豆の含め煮	53	171	2.1	4.2	0.4	0.08	0.16	0.09	0	34.0	7.9	0	0	0.9	39	238	36	27
	434	うの花のいり煮	53	174	2.2	7.0	9.1	1.26	0.60	2.52	12	10.5	8.3	0.5	0	2.5	441	515	118	61
	435	黒豆のしょうが煮	53	66	0.8	3.6	2.2	0.31	0.19	1.06	0	6.8	2.1	0	0.1	0.9	172	153	20	27
	436	そら豆の甘煮	53	105	1.3	5.5	0.1	0.02	0	0.04	0	19.4	2.8	0	0	1.3	198	274	16	27
	437	浸し豆の煮物（ステンレス釜）	53	74	0.9	5.2	2.6	0.37	0.21	1.23	0	2.8	4.2	0	0.2	1.7	363	257	58	38
	437	浸し豆の煮物（鉄釜）	53	73	0.9	5.1	2.5	0.39	0.22	1.24	0	2.8	4.2	0	0.2	1.7	363	257	58	38
	438	いんげん豆のサラダ	53	205	2.6	8.5	6.8	0.95	0.35	0.58	0	18.9	16.1	0.3	0.3	3.4	592	581	83	56
	439	うずら豆のサラダ	53	197	2.5	4.1	5.3	0.63	0.51	1.83	0	30.6	4.9	0	0.3	2.1	469	320	52	23
	440	枝豆の白あえ	53	145	1.8	8.3	9.2	1.41	0.34	4.07	0	5.7	3.2	0	0.1	2.0	257	247	190	87
いも	441	長芋の梅ソースかけ	53	72	0.9	1.5	0.1	0.03	0.01	0.06	0	14.1	1.0	0	0.2	1.8	391	369	18	17
	442	ポテトのチーズ焼き	53	445	5.6	15.1	28.3	18.48	0.19	0.67	84	29.2	5.5	0	1.4	4.2	780	624	389	43
	443	粉吹き芋	53	69	0.9	1.4	0	0.01	0.01	0.02	0	14.2	3.1	0	0.4	1.2	196	340	7	17
	444	こんにゃく田楽	53	71	0.9	2.0	1.1	0.17	0.08	0.51	0	10.6	4.0	0	0	2.7	780	118	90	17
	445	里芋のゆずみそかけ	54	125	1.6	2.8	0.8	0.13	0.07	0.40	0	22.7	3.6	0	0.7	3.2	588	818	26	32
	446	サケとポテトのクリーム煮	54	219	2.7	9.8	9.1	5.44	0.34	0.30	39	22.5	3.6	0	0.6	2.0	183	614	74	34
	447	さつま芋と切りこんぶの煮物	54	126	1.6	0.8	0.1	0.05	0.01	0.03	0	27.1	3.1	0.3	0.3	2.2	434	498	54	38
	448	さつま芋とりんごの重ね煮	54	157	2.0	0.6	2.3	1.55	0.01	0.09	6	31.7	2.3	0.4	0.5	1.1	191	288	25	15

料理の栄養成分値一覧（1人分あたり）																											
無機質									ビタミン																	この料理の食料自給率	料理番号
									A				E														
リン	鉄	亜鉛	銅	マンガン	ヨウ素	セレン	クロム	モリブデン	レチノール	β-カロテン当量	レチノール活性当量	D	α-トコフェロール	K	B1	B2	ナイアシン当量	B6	B12	葉酸	パントテン酸	ビオチン	C	アルコール	食塩相当量		
mg	mg	mg	mg	mg	µg	µg	µg	µg	µg	µg	µg	µg	mg	µg	mg	mg	mg	mg	µg	µg	mg	µg	mg	g	g	%	
25	0.3	0.2	0.03	0.11	3	1	0	4	0	190	16	0	0.2	20	0.02	0.03	0.5	0.06	0	29	0.10	1.2	10	0.3	0.4	29	408
63	0.5	0.2	0.07	0.10	131	23	1	2	4	830	73	2.4	0.2	2	0.06	0.10	3.9	0.15	3.3	24	0.32	2.9	7	0	1.2	94	409
44	0.4	0.4	0.09	0.38	0	0	0	0	0	1555	131	0	0.9	76	0.05	0.05	0.8	0.06	0	47	0.24	0.4	3	0	1.5	61	410
143	1.1	1.4	0.22	0.29	914	11	0	5	63	8	64	1.1	1.5	5	0.05	0.11	2.5	0.08	0.8	49	0.78	7.0	4	0.4	1.3	30	411
80	0.9	0.8	0.21	0.25	0	2	0	12	0	1	0	0	0.4	0	0.04	0.03	1.2	0.10	0	47	0.15	1.2	1	0	1.3	31	412
49	0.5	0.3	0.07	0.45	750	3	0	14	0	106	9	0	0.3	14	0.07	0.08	1.4	0.08	0.2	39	0.42	3.3	4	0.1	0.9	83	413
28	0.3	0.3	0.03	0.15	150	1	0	4	0	58	5	0	0.1	6	0.04	0.04	0.6	0.09	0	52	0.15	1.3	10	0.1	0.7	80	414
65	0.5	0.4	0.05	0.32	2	0	0	8	0	150	13	0	0.3	58	0.05	0.06	0.8	0.17	0	78	0.43	2.3	22	0	0.9	48	415
98	1.1	1.6	0.21	0.37	0	0	0	0	0	664	54	0	1.7	75	0.06	0.10	1.5	0.07	1.2	60	0.33	0.2	16	0	0.9	49	416
115	0.8	0.5	0.08	0.39	388	15	0	2	2	498	44	2.8	0.7	56	0.12	0.13	4.1	0.22	3.4	93	0.44	3.9	6	0	1.1	81	417
84	1.4	0.7	0.20	0.29	381	3	1	12	0	451	38	0	0.3	50	0.09	0.07	1.6	0.10	0	71	0.23	3.3	6	0	0.9	22	418
21	0.3	0.1	0.03	0.07	1	0	0	2	0	390	33	0	0.7	39	0.04	0.04	0.3	0.05	0	57	0.15	1.0	7	0	0.6	22	419
37	0.3	0.2	0.03	0.38	0	0	2	0	0	2	0	0	0.3	0	0.03	0	0.2	0.03	0	4	0.23	0	8	0.5	0.9	80	420
53	0.6	0.6	0.15	0.20	1	1	1	4	0	829	69	0	1.0	6	0.05	0.04	0.6	0.09	0	46	0.20	1.5	2	0.7	0.7	40	421
44	0.6	0.4	0.07	0.19	0	0	1	7	0	398	34	0	1.4	39	0.06	0.06	0.8	0.13	0	43	0.26	3.1	36	0.1	0.4	21	422
47	0.8	0.3	0.04	0.17	1	0	0	2	0	37	3	0	0.7	16	0.03	0.04	0.3	0.09	0	26	0.28	1.1	6	0.6	3.0	-	423
52	0.5	0.5	0.03	0.09	1	3	0	1	2	23	4	0.1	1.2	16	0.12	0.05	1.6	0.09	0.1	16	0.29	1.3	4	0	1.4	7	424
68	1.0	0.4	0.08	0.10	0	1	0	7	0	153	13	0.4	1.6	16	0.04	0.04	1.4	0.08	0.8	24	0.27	1.6	16	0.6	1.3	44	425
104	0.9	1.1	0.09	0.30	0	6	1	4	3	169	17	0.1	2.0	15	0.34	0.15	4.4	0.23	0.2	36	0.85	1.9	3	0.6	1.3	38	426
49	0.4	0.4	0.04	0.16	0	0	0	1	0	1318	111	0.2	1.7	61	0.14	0.09	1.7	0.13	0	64	0.39	1.0	23	0.7	1.3	38	427
78	0.7	1.8	0.08	0.22	1	0	0	1	2	241	22	0	2.4	47	0.07	0.09	2.5	0.13	0.7	77	0.48	1.4	5	0.3	1.3	10	428
71	0.6	0.3	0.09	0.64	6	2	0	4	0	2	0	0.3	1.0	5	0.09	0.06	1.2	0.09	0	18	0.89	3.6	34	0.1	0.9	50	429
71	0.7	0.4	0.09	0.42	304	5	1	8	21	882	94	0.4	3.1	27	0.08	0.09	1.8	0.14	0.2	41	0.66	5.4	19	0.7	0.9	29	430
131	0.8	0.6	0.15	0.18	5	4	0	2	32	135	43	0.6	4.3	38	0.05	0.09	2.6	0.11	0.5	36	0.44	4.0	5	0	0.7	7	431
85	1.3	0.7	0.18	0.37	0	0	0	0	0	145	12	0	0.3	17	0.12	0.07	1.8	0.04	0	130	0.23	0	8	0	0.3	39	432
81	1.2	0.6	0.19	0.49	0	0	0	16	0	2	0	0	0	2	0.13	0.04	1.3	0.05	0	19	0.09	2.2	0	0	0.1	26	433
119	1.3	0.7	0.11	0.34	5576	10	2	26	6	968	86	0	1.3	29	0.10	0.08	4.1	0.15	0.5	21	0.49	4.0	3	0.8	1.1	29	434
52	0.6	0.5	0.06	0.52	0	1	0	20	0	1	0	0	0.4	2	0.04	0.03	1.0	0.04	0	11	0.09	2.8	0	0.1	0.4	27	435
162	1.5	1.3	0.23	0.27	0	0	0	0	0	147	13	0	0	13	0.15	0.13	1.8	0.09	0	84	0.27	0	13	0	0.5	-	436
90	1.5	0.6	0.14	0.43	288	2	0	31	0	1614	135	0	0.7	21	0.06	0.03	1.6	0.07	0	17	0.10	4.6	1	1.5	0.9	38	437
90	0.8	0.6	0.14	0.43	288	2	0	31	0	1614	135	0	0.7	21	0.06	0.03	1.6	0.07	0	17	0.10	4.6	1	1.5	0.9	38	437
172	2.4	1.2	0.38	1.01	0	0	0	32	0	80	6	0	0.5	12	0.26	0.09	2.7	0.12	0	45	0.25	4.6	2	0	1.5	13	438
86	2.3	0.5	0.12	0.07	0	0	1	1	0	735	60	0	1.1	52	0.05	0.05	1.3	0.09	0	42	0.23	0.2	7	0	1.2	-	439
153	2.5	1.3	0.36	0.69	3	5	2	33	0	88	7	0	0.3	14	0.17	0.08	3.1	0.11	0	99	0.20	3.7	5	0	0.6	18	440
29	0.4	0.3	0.09	0.08	1	1	1	3	0	110	9	0	0.2	7	0.08	0.03	0.9	0.08	0	8	0.52	2.2	5	0.9	1.0	97	441
321	1.3	2.5	0.22	0.26	11	7	3	9	235	141	248	0.1	1.2	9	0.15	0.28	5.1	0.36	1.0	52	0.94	2.2	29	0	2.0	28	442
32	0.7	0.2	0.10	0.11	0	0	2	3	0	77	6	0	0.1	9	0.07	0.03	1.3	0.17	0	19	0.40	0.3	18	0	0.5	53	443
41	1.3	0.4	0.09	0.05	0	1	0	11	0	0	0	0	0.1	2	0.01	0.02	0.6	0.05	0	9	0.04	2.2	0	0.6	2.0	49	444
87	1.1	0.5	0.23	0.24	0	2	0	17	0	13	1	0	0.9	1	0.09	0.04	2.3	0.20	0	45	0.60	5.3	12	1.0	1.5	59	445
177	1.0	0.6	0.16	0.13	11	12	3	8	46	38	49	10.1	0.6	5	0.15	0.22	6.1	0.38	1.8	31	1.28	4.6	21	0	0.5	36	446
46	0.6	0.2	0.10	0.31	5751	0	1	5	0	32	2	0	0.8	2	0.08	0.03	0.7	0.15	0	38	0.37	4.1	19	0.6	1.1	88	447
34	0.4	0.1	0.11	0.21	1	0	1	3	15	34	18	0	0.6	1	0.07	0.01	0.5	0.13	0	26	0.27	2.9	15	0	0.5	60	448

料理の栄養成分値一覧（1人分あたり）

主材料群	料理番号	料理名	ページ	エネルギー	熱量点数	たんぱく質	脂質	脂肪酸 飽和	脂肪酸 n-3系多価不飽和	脂肪酸 n-6系多価不飽和	コレステロール	炭水化物	食物繊維総量	糖アルコール	有機酸	灰分	無機質 ナトリウム	無機質 カリウム	無機質 カルシウム	無機質 マグネシウム
				kcal	点	g	g	g	g	g	mg	g	g	g	g	g	mg	mg	mg	mg
いも	449	里芋の中国風煮	54	152	1.9	5.2	7.2	1.13	0.37	1.24	22	14.9	2.7	0	0.1	2.6	501	677	22	28
	450	じゃが芋の煮物	54	216	2.7	8.2	4.6	1.14	0.18	0.71	19	31.5	5.0	0	0.6	3.0	642	611	22	35
	451	こんにゃくの白あえ	54	100	1.3	4.5	5.5	0.85	0.14	2.50	0	6.7	3.2	0	0.2	2.2	472	174	153	56
	452	さつま芋のサラダ	54	328	4.1	2.7	18.8	5.62	0.73	4.53	29	34.4	3.2	0	0.5	1.7	127	631	70	43
	453	じゃが芋のめんたいこあえ	54	75	0.9	3.7	0.3	0.10	0.14	0.03	35	9.2	9.3	0	0.5	2.0	303	477	10	24
	454	ポテトサラダ	54	149	1.9	1.6	11.0	1.57	0.76	4.01	21	7.0	7.1	0	0.5	1.9	315	433	25	21
	455	山芋の三杯酢	54	54	0.7	1.5	0.1	0.03	0.01	0.05	0	11.1	0.9	0	0.1	1.3	233	329	15	16
	456	こんにゃくのきんぴら	54	65	0.8	0.7	4.4	0.68	0.01	1.86	0	3.6	1.7	0	0.1	1.3	366	83	46	11
	457	フライドポテト	54	98	1.2	1.1	4.7	0.35	0.37	0.91	0	11.5	2.4	0	0.3	1.2	235	264	3	13
	458	ポテトコロッケ	54	241	3.0	5.5	14.7	2.13	0.90	2.59	37	19.9	3.0	0	0.5	1.7	323	391	21	23
きのこ	459	きのこのマリネ	54	53	0.7	1.6	3.4	0.35	0.22	1.08	0	2.4	2.2	0	0.2	1.6	486	148	7	7
	460	きのこのホイル焼き	54	64	0.8	4.2	0.3	0.05	0.05	0.08	3	7.8	3.0	0.3	0.1	2.0	491	326	17	19
	461	えのきたけの煮浸し	55	54	0.7	3.2	0.1	0.03	0.05	0.01	3	6.6	3.4	0	0	1.6	435	145	52	12
	462	きのこの当座煮	55	29	0.4	1.0	0.1	0.01	0	0.04	0	2.9	1.8	0.1	0.1	0.7	172	112	1	6
	463	しめじのおろしあえ	55	29	0.4	1.2	0.2	0.01	0.03	0.01	0	4.1	2.2	0	0.3	1.5	432	134	36	11
	464	マッシュルームサラダ	55	83	1.0	1.4	6.4	0.58	0.35	1.79	0	3.1	2.3	0.8	0.3	2.3	607	326	28	12
	465	まいたけのソテー	55	49	0.6	0.8	3.9	2.56	0.01	0.18	11	1.5	2.1	0	0	0.9	221	145	1	7
海藻	466	切りこんぶの煮物	55	28	0.4	1.4	0.1	0.03	0.02	0.03	8	2.6	4.4	1.3	0	3.6	661	875	104	79
	467	こんぶとじゃこの当座煮	55	49	0.6	1.3	0.1	0.05	0.03	0.03	8	4.7	4.4	1.4	0	2.2	407	463	110	65
	468	ひじきの煮物（ステンレス釜）	55	95	1.2	2.5	5.6	0.35	0.28	0.99	0	6.3	2.9	0	0.1	1.8	407	219	76	35
	468	ひじきの煮物（鉄釜）	55	94	1.2	2.4	5.5	0.50	0.43	1.32	0	6.3	2.9	0	0.1	1.8	407	219	76	35
	469	糸かんてんの酢の物	55	40	0.5	2.9	0.7	0.11	0.04	0.24	3	4.6	1.0	0	0.7	1.2	373	46	23	11
	470	海藻とツナのサラダ	55	100	1.3	5.7	6.5	1.04	0.44	3.24	13	2.8	2.9	0	0.2	2.4	539	321	87	96
	471	もずく酢	55	12	0.2	0.3	0.1	0.02	0.01	0.01	0	1.9	1.0	0	0.2	0.7	177	18	17	10
果物	472	アボカドのサラダ	55	173	2.2	1.5	14.3	5.51	0.09	1.16	10	7.8	3.4	0	0.4	1.2	129	422	18	26
	473	カッテージチーズのフルーツサラダ	55	97	1.2	4.4	1.3	0.83	0.03	0.05	6	16.5	1.0	0	0.5	0.7	123	144	26	9
	474	菜果なます	55	89	1.1	0.5	0.1	0.03	0.04	0.03	0	19.4	2.7	0.2	1.1	1.6	395	276	27	13
	475	フルーツサラダ	55	79	1.0	0.5	4.7	0.53	0.33	1.62	0	8.0	1.2	0	0.3	1.3	378	162	22	9
その他	476	クラゲのサラダ	55	48	0.6	3.5	2.0	0.32	0.02	0.82	16	3.2	1.0	0	0.4	1.6	401	196	26	18
	477	タイ風はるさめサラダ	56	217	2.7	7.4	9.8	2.26	0.16	1.86	17	23.0	2.1	0	0.7	2.1	444	364	29	38
	478	はるさめの辛みいため	56	166	2.1	3.5	7.0	0.90	0.44	1.22	10	19.5	0.9	0	0.1	1.2	328	146	16	11
	479	マカロニサラダ	56	310	3.9	8.3	20.7	3.68	1.19	6.13	85	20.6	2.6	0.2	0.5	2.6	787	258	34	25
汁物	480	かぼちゃのポタージュ	56	207	2.6	3.7	9.4	6.23	0.06	0.31	27	24.5	4.4	0	0.5	2.9	510	642	81	37
	481	トマトスープ	56	64	0.8	5.5	1.2	0.34	0.03	0.23	15	7.3	0.9	0	0.2	2.1	537	393	19	26
	482	粕汁	56	95	1.2	5.8	2.2	0.28	0.16	0.84	0	8.3	3.2	0	0	2.0	529	188	49	28
	483	クラムチャウダー	56	116	1.5	4.4	6.3	2.19	0.23	0.73	23	9.7	1.1	0	0.2	2.2	541	216	92	45
	484	コーンスープ	56	177	2.2	3.7	9.6	6.24	0.05	0.42	21	18.4	1.3	0	0.1	2.0	479	306	76	23
	485	せん切り野菜のスープ	56	60	0.8	1.6	3.3	2.18	0.02	0.10	9	5.3	1.5	0.1	0.1	1.9	517	336	33	19
	486	大根と牛肉のスープ	56	66	0.8	5.5	2.1	0.85	0.02	0.10	16	4.1	1.2	0	0	1.9	490	319	23	20
	487	中華スープ	56	78	1.0	6.3	0.4	0.07	0.01	0.15	9	11.8	1.1	0	0.1	1.9	490	297	10	25
	488	ピーナッツ汁	56	176	2.2	7.0	9.9	1.76	0.08	3.01	0	11.9	6.0	0	0.2	2.8	507	636	58	69
	489	冷や汁	56	128	1.6	4.3	6.7	1.01	0.08	2.97	0	10.7	3.1	0	0.2	2.5	485	281	179	67

料理の栄養成分値一覧（1人分あたり）																											
無機質									ビタミン																		
									A																		
リン	鉄	亜鉛	銅	マンガン	ヨウ素	セレン	クロム	モリブデン	レチノール	β-カロテン当量	レチノール活性当量	D	E α-トコフェロール	K	B_1	B_2	ナイアシン当量	B_6	B_{12}	葉酸	パントテン酸	ビオチン	C	アルコール	食塩相当量	この料理の食料自給率	料理番号
mg					μg								mg	μg	mg				μg		mg	μg	mg	g		%	
95	0.7	0.7	0.14	0.32	0	4	0	13	9	9	10	0.1	1.4	14	0.09	0.06	3.5	0.24	0.1	39	0.67	4.7	7	0.2	1.3	34	449
119	1.1	1.3	0.18	0.27	0	1	3	6	1	1541	130	0.1	0.6	7	0.33	0.13	4.5	0.39	0.1	33	1.00	1.5	25	0.8	1.6	38	450
94	1.6	0.8	0.21	0.48	497	5	2	26	0	1571	132	0	0.2	10	0.10	0.06	2.1	0.11	0.1	25	0.15	3.3	5	0	1.2	20	451
105	1.4	0.5	0.26	0.55	4	1	2	7	30	376	61	0.1	4.8	38	0.14	0.14	1.7	0.29	0.1	64	1.05	5.5	31	0	0.3	41	452
94	0.6	0.5	0.10	0.41	35	13	4	5	2	288	27	0.2	0.8	6	0.17	0.10	7.4	0.23	2.4	45	0.89	2.7	34	0	0.8	52	453
63	0.9	0.3	0.10	0.29	2	2	3	3	8	1265	113	0.1	2.0	52	0.09	0.07	1.6	0.18	0.1	35	0.55	1.9	26	0	0.8	20	454
29	0.4	0.3	0.07	0.08	11	1	0	4	0	135	12	0	0.2	2	0.08	0.03	0.8	0.07	0.3	16	0.45	2.3	5	0.1	0.6	91	455
26	0.5	0.2	0.03	0.10	750	3	0	4	0	0	0	0	0	0	0.01	0.02	0.7	0.04	0.2	5	0.05	0.9	0	0.7	0.9	29	456
25	0.5	0.2	0.08	0.08	0	0	2	2	0	2	0	0	0.8	6	0.06	0.02	1.0	0.14	0	14	0.32	0.2	14	0	0.6	30	457
74	0.9	0.8	0.12	0.18	4	5	2	5	16	297	41	0.3	2.3	25	0.19	0.10	3.0	0.23	0.2	37	0.66	3.9	25	0	0.8	17	458
41	0.4	0.5	0.17	0.13	0	0	0	1	0	453	38	0.6	0.4	15	0.04	0.10	2.4	0.08	0	10	0.65	0.2	2	0.2	1.2	35	459
87	0.7	0.6	0.14	0.19	0	2	0	3	0	791	66	0.8	0.3	3	0.12	0.16	4.3	0.15	0.1	50	0.99	4.9	4	0.9	1.2	63	460
65	0.8	0.4	0.04	0.10	0	1	0	2	0	15	1	0.7	0.1	1	0.07	0.06	2.1	0.06	0.1	17	0.36	4.3	1	1.0	1.1	63	461
41	0.3	0.3	0.05	0.09	0	1	0	2	0	0	0	0.5	0	0	0.05	0.06	1.7	0.06	0	9	0.41	1.5	0	1.3	0.4	88	462
28	0.5	0.3	0.09	0.17	0	0	0	0	0	1259	105	0.2	0.7	109	0.03	0.06	1.2	0.05	0	30	0.28	0.1	2	0	1.1	67	463
75	0.4	0.4	0.23	0.08	1	9	0	3	0	415	35	0.2	1.7	37	0.07	0.21	2.5	0.12	0	59	1.04	7.4	20	0	1.5	28	464
36	0.2	0.4	0.13	0.04	0	1	1	1	25	10	26	3.0	0.1	1	0.06	0.12	3.3	0.04	0	32	0.35	14.6	0	0	0.6	37	465
60	1.0	0.3	0.02	0.09	23376	3	3	3	6	6	6	0.4	0.1	9	0.03	0.05	1.0	0.02	0.2	5	0.13	1.9	0	0.1	1.7	72	466
32	0.4	0.2	0.02	0.07	9501	2	1	2	6	180	21	0.4	0.3	16	0.02	0.02	0.5	0.01	0.1	10	0.05	1.6	1	1.8	1.0	94	467
53	1.6	0.3	0.03	0.21	2020	5	1	9	0	1005	84	0	1.0	25	0.05	0.04	1.6	0.05	0.3	10	0.13	1.8	1	0.7	1.1	31	468
53	0.6	0.3	0.03	0.21	2020	5	1	9	0	1005	84	0	1.0	25	0.05	0.04	1.7	0.05	0.3	10	0.13	1.8	1	0.7	1.1	31	468
28	0.3	0.2	0.04	0.12	3	0	0	3	0	46	4	0.4	0.2	4	0.01	0.02	0.9	0.02	0.1	12	0.03	0.5	0	0.1	0.9	35	469
76	1.0	0.4	0.03	0.43	446	1	0	2	2	847	73	0.6	1.1	72	0.03	0.10	4.3	0.09	0.4	24	0.13	1.3	3	0.1	1.4	41	470
6	0.5	0.2	0.01	0.09	0	0	0	1	0	136	11	0	0.1	11	0	0.01	0.1	0.01	0.1	3	0.02	0.3	0	0	0.4	-	471
56	0.5	0.5	0.16	0.16	1	1	0	4	23	330	50	0	2.5	15	0.08	0.14	1.7	0.19	0	54	0.89	4.0	15	0	0.3	13	472
51	0.3	0.3	0.06	0.35	3	4	0	1	11	142	22	0	0.5	4	0.04	0.06	1.2	0.06	0.3	20	0.25	0.9	20	0	0.3	-	473
28	0.7	0.2	0.06	0.24	0	0	1	1	0	629	52	0	0.7	25	0.04	0.04	0.5	0.08	0	32	0.25	1.4	48	0	1.0	63	474
21	0.2	0.1	0.03	0.07	0	0	0	1	0	49	4	0	0.8	32	0.05	0.02	0.4	0.06	0	36	0.19	0.6	28	0	0.9	17	475
52	0.5	0.2	0.13	0.10	1	1	1	6	0	297	25	0	0.3	31	0.03	0.04	0.9	0.05	0.1	25	0.32	1.7	13	0.1	1.0	-	476
131	0.9	1.5	0.14	0.32	0	4	2	14	1	354	30	0	2.1	14	0.10	0.09	5.3	0.23	0.3	33	0.74	11.6	14	0.2	1.1	-	477
55	0.4	0.6	0.03	0.11	0	1	1	3	1	1302	109	0	1.0	11	0.13	0.06	1.6	0.11	0.1	9	0.30	0.9	12	1.3	0.8	-	478
142	1.0	1.0	0.14	0.27	5	27	4	10	30	123	42	0.5	3.0	42	0.21	0.11	3.9	0.14	0.3	24	0.70	7.0	11	0	2.0	10	479
136	0.7	0.7	0.09	0.20	9	2	0	3	69	4022	401	0.2	4.9	25	0.12	0.21	3.5	0.28	0.4	46	1.21	1.1	33	0	1.3	40	480
135	0.5	0.5	0.08	0.10	0	7	1	3	4	228	23	0	0.4	13	0.09	0.14	5.7	0.27	0.4	20	1.00	1.7	8	0	1.4	17	481
77	0.9	0.9	0.15	0.13	2	8	1	9	0	765	64	0	0.2	6	0.03	0.09	4.1	0.27	0.6	61	0.23	2.1	3	1.6	1.4	-	482
106	1.5	0.7	0.06	0.12	31	16	2	6	21	1147	117	0.2	0.7	7	0.08	0.15	1.9	0.10	18.4	14	0.57	9.9	5	0	1.4	26	483
127	0.5	0.6	0.05	0.10	10	2	0	5	55	122	65	0.2	0.3	12	0.07	0.18	2.3	0.11	0.4	19	0.78	1.3	4	0	1.3	29	484
94	0.4	0.3	0.05	0.13	0	0	0	2	22	1568	153	0	0.2	27	0.07	0.12	2.5	0.18	0.4	29	0.64	0.9	8	0	1.4	35	485
100	0.5	1.2	0.03	0.10	2	5	0	2	0	17	1	0	0	2	0.26	0.09	3.9	0.17	0.3	26	0.59	0.8	7	0.9	1.3	37	486
118	0.4	0.3	0.03	0.07	0	2	0	1	0	104	9	0	0.1	10	0.25	0.14	5.1	0.17	0	16	0.81	1.0	3	0	1.4	35	487
150	1.1	0.9	0.25	0.47	2251	12	1	26	0	2277	191	0	2.6	6	0.15	0.07	7.3	0.23	0.5	67	0.85	21.2	6	0	1.3	28	488
145	1.8	1.0	0.31	0.41	3	13	2	21	0	386	32	0	0.3	33	0.09	0.08	4.8	0.19	0.8	42	0.37	4.0	9	0	1.3	22	489

主材料群	料理番号	料理名 ＼ 成分値	ページ	エネルギー	熱量点数	たんぱく質	脂質	脂肪酸 飽和	脂肪酸 n-3系多価不飽和	脂肪酸 n-6系多価不飽和	コレステロール	炭水化物	食物繊維総量	糖アルコール	有機酸	灰分	無機質 ナトリウム	無機質 カリウム	無機質 カルシウム	無機質 マグネシウム
				kcal	点	g	g	g	g	g	mg	g	g	g	g	g	mg	mg	mg	mg
汁物	490	呉汁	56	112	1.4	6.9	3.7	0.53	0.31	1.78	0	9.4	6.2	0	0.2	2.8	529	592	69	59
汁物	491	じゃが芋とさやえんどうのみそ汁	56	58	0.7	2.1	0.8	0.11	0.06	0.32	0	9.5	2.3	0	0.2	2.0	548	256	20	21
汁物	492	つくね芋の吸い物	56	50	0.6	2.5	0.1	0.04	0.01	0.04	0	8.7	0.9	0	0.3	1.7	419	293	13	16
汁物	493	のっぺい汁	56	35	0.4	1.2	0.1	0.01	0.01	0.03	0	6.1	1.9	0.1	0.1	1.8	455	324	22	19
汁物	494	ロシア風きのことじゃが芋のスープ	56	75	0.9	1.8	4.2	0.32	0.33	0.83	0	6.7	1.7	0.1	0.1	1.9	481	359	18	19
汁物	495	白玉団子汁(八代風雑煮)	56	114	1.4	2.2	0.3	0.08	0.01	0.11	0	23.6	2.1	0.1	0.1	1.7	486	193	22	17
●その他																				
汁物	496	そうめんのすまし汁	57	85	1.1	4.3	1.1	0.37	0.04	0.23	39	13.5	0.6	0	0	1.5	479	86	18	12
汁物	497	パスタのスープ	57	133	1.7	4.7	5.1	1.64	0.12	0.70	5	15.8	2.2	0	0.1	2.2	672	245	25	25
汁物	498	あら汁	57	27	0.3	2.6	1.2	0.37	0.29	0.06	12	1.2	0.1	0	0	1.3	433	79	4	7
汁物	499	シジミのみそ汁	57	25	0.3	2.1	0.6	0.12	0.08	0.27	10	2.6	0.4	0	0	1.6	518	49	33	9
汁物	500	船場汁	57	52	0.7	3.4	2.9	1.03	0.51	0.10	13	1.6	0.3	0	0	1.0	309	90	6	8
汁物	501	肉団子のスープ	57	90	1.1	4.7	4.5	1.13	0.11	1.05	7	5.2	1.4	0.1	0	2.1	549	347	23	26
汁物	502	ハマグリの潮汁	57	14	0.2	0.8	0	0.01	0.02	0	5	0.9	0	0	0	1.3	479	18	9	6
汁物	503	みょうがとシラウオのすまし汁	57	12	0.2	1.6	0.1	0.03	0.06	0.01	22	0.7	0.2	0	0	1.1	340	88	22	12
汁物	504	かきたま汁	57	45	0.6	3.3	2.3	0.78	0.03	0.33	93	2.5	0.1	0	0	1.3	386	107	17	10
汁物	505	コンソメスープ	57	10	0.1	0.7	0.5	0.18	0.01	0.07	19	0.6	0.1	0	0	1.0	372	19	6	1
汁物	506	豆腐と生しいたけのスープ	57	67	0.8	5.1	2.9	0.58	0.18	1.28	2	2.5	2.2	0.2	0.2	2.0	452	298	55	37
汁物	507	豆腐のすまし汁	57	39	0.5	3.5	1.6	0.29	0.13	0.82	0	1.2	1.7	0	0.1	1.6	383	190	68	58
汁物	508	豆腐のみそ汁	58	60	0.8	4.9	2.9	0.49	0.22	1.45	0	2.6	1.6	0	0.1	2.1	555	168	73	54
汁物	509	納豆汁	58	68	0.9	5.0	3.0	0.45	0.22	1.52	0	4.1	2.2	0	0	1.9	473	250	36	37
汁物	510	韓国風わかめスープ	58	60	0.8	6.3	2.5	0.46	0.05	0.92	22	2.3	1.4	0	0	1.5	356	188	31	37
汁物	511	さやえんどうの卵とじ汁	58	48	0.6	3.4	2.0	0.56	0.07	0.49	56	3.6	1.1	0	0	1.7	494	132	26	18
汁物	512	つまみ菜のみそ汁	58	51	0.6	3.7	2.5	0.36	0.22	1.07	0	2.5	1.2	0	0	2.1	479	215	97	30
汁物	513	とろろこんぶ即席汁	58	21	0.3	1.9	0.1	0.03	0.04	0.02	4	1.9	1.8	0	0	1.7	379	277	44	35
汁物	514	若竹汁	58	12	0.2	1.0	0	0.01	0.02	0.02	0	0.9	1.8	0	0	1.6	473	159	37	39
汁物	515	わかめのスープ	58	9	0.1	0.6	0	0	0.02	0.01	0	0.7	1.3	0	0	1.3	402	103	30	32
漬物・つくだ煮	516	数の子(25g)	58	29	0.4	4.2	0.4	0.13	0.12	0.01	58	1.3	0	0	0	0.7	239	16	3	3
漬物・つくだ煮	517	焼きタラコ(20g)	58	32	0.4	5.0	0.7	0.18	0.31	0.02	82	1.3	0	0	0	1.3	420	68	5	3
漬物・つくだ煮	518	コウナゴのくぎ煮(15g)	58	41	0.5	3.6	0.4	0.10	0.16	0.01	42	5.7	0	0	0	1.3	330	101	71	12
漬物・つくだ煮	519	ごまめの田作り(10g)	58	49	0.6	4.0	0.7	0.16	0.06	0.21	50	4.9	0	0	0	1.0	107	116	176	14
漬物・つくだ煮	520	フナの甘露煮(30g)	58	80	1.0	3.9	0.7	0.18	0.10	0.21	48	14.4	0	0	0	2.3	390	72	360	17
漬物・つくだ煮	521	かぶの漬物(35g)	58	6	0.1	0.3	0	0.01	0.02	0.01	0	0.9	0.6	0	0	1.0	301	86	21	4
漬物・つくだ煮	522	菊の甘酢漬け(40g)	58	19	0.2	0.2	0	0	0	0	0	4.0	0.8	0	0.2	0.4	118	40	5	3
漬物・つくだ煮	523	菊花かぶの甘酢漬け(40g)	58	30	0.4	0.2	0	0	0.02	0	0	6.6	0.6	0	0.4	1.2	393	101	10	4
漬物・つくだ煮	524	キャベツのもみ漬け(40g)	58	9	0.1	0.4	0	0.01	0	0	0	1.4	0.9	0	0	1.0	314	90	22	8
漬物・つくだ煮	525	きゅうりの塩麹漬け(40g)	58	14	0.2	0.4	0.1	0.02	0	0.01	0	2.6	0.5	0	0.1	0.8	219	84	11	7
漬物・つくだ煮	526	ザワークラウト(30g)	58	9	0.1	0.3	0	0.01	0	0	0	1.6	0.6	0	0.2	0.6	158	70	16	5
漬物・つくだ煮	527	山菜漬け(30g)	58	6	0.1	0.5	0	0.01	0	0.01	0	0.5	0.9	0	0	1.2	390	64	4	4
漬物・つくだ煮	528	しば漬け(10g)	58	3	+	0.1	0	0	0	0	0	0.3	0.4	0	0	0.5	160	5	3	2
漬物・つくだ煮	529	しょうがの甘酢漬け(15g)	58	7	0.1	0	0	0.02	0	0.01	0	1.3	0.3	0	0.2	0.3	120	2	6	1
漬物・つくだ煮	530	白うりの奈良漬け(20g)	58	43	0.5	0.9	0	0	0	0	0	7.4	0.5	0	0	1.1	380	19	5	2

料理の栄養成分値一覧（1人分あたり）																											
無機質									ビタミン																	この料理の食料自給率	料理番号
									A			D	E	K	B1	B2	ナイアシン当量	B6	B12	葉酸	パントテン酸	ビオチン	C	アルコール	食塩相当量		
リン	鉄	亜鉛	銅	マンガン	ヨウ素	セレン	クロム	モリブデン	レチノール	β-カロテン当量	レチノール活性当量		α-トコフェロール														
mg					µg								mg	µg	mg				µg		mg	µg	mg	g		%	
140	1.6	1.0	0.20	0.46	2	8	0	35	0	768	64	0	0.9	6	0.10	0.07	4.6	0.17	0.6	49	0.40	6.3	4	0	1.4	42	490
49	0.8	0.3	0.10	0.09	0	1	1	7	0	58	5	0	0.2	5	0.07	0.04	1.6	0.10	0.3	22	0.25	1.4	13	0	1.4	45	491
59	0.3	0.2	0.08	0.06	2	8	0	3	0	382	32	0	0.1	1	0.06	0.08	3.1	0.09	0.6	13	0.42	2.1	4	0.1	1.1	83	492
67	0.3	0.2	0.05	0.13	3	9	0	4	0	1159	97	0	0.2	4	0.04	0.05	3.6	0.11	0.8	24	0.31	1.7	7	0.1	1.2	71	493
95	0.4	0.4	0.06	0.10	0	0	1	1	0	1136	95	0.1	0.7	8	0.08	0.13	2.9	0.20	0.4	15	0.72	0.5	5	0	1.3	23	494
61	0.5	0.5	0.08	0.22	3	7	0	15	0	761	64	0.1	0.1	2	0.04	0.04	3.1	0.08	0.6	27	0.22	0.9	4	0	1.3	92	495
65	0.3	0.3	0.04	0.14	5	12	1	3	21	221	39	0.6	0.3	15	0.02	0.07	3.2	0.05	0.7	9	0.33	3.0	1	0	1.3	20	496
114	0.7	0.7	0.10	0.25	6	16	1	7	1	824	70	0.1	0.4	20	0.13	0.12	3.1	0.14	0.4	22	0.65	1.8	11	0	1.8	15	497
33	0.1	0.1	0.01	0.22	1	6	0	1	1	2	1	0.6	0.4	0	0.02	0.01	1.4	0.06	0.3	3	0.18	1.3	1	0	1.1	93	498
36	1.6	0.4	0.08	0.57	0	1	0	7	4	18	6	0.1	0.4	2	0.01	0.05	0.7	0.02	6.4	7	0.05	1.4	0	0	1.3	41	499
40	0.3	0.2	0.03	0.08	4	11	1	1	5	0	5	0.7	0.3	0	0.05	0.05	2.6	0.09	3.2	8	0.15	1.6	2	0.6	0.8	98	500
121	0.4	0.4	0.05	0.17	48	3	1	2	2	831	71	0.1	0.7	51	0.36	0.13	4.2	0.18	0.1	26	0.79	1.6	3	1.0	1.5	-	501
15	0.3	0.2	0.02	0.04	0	0	0	1	1	24	3	0	0.2	2	0.01	0.02	0.3	0.01	1.3	2	0.04	0.1	0	0.9	1.2	63	502
57	0.1	0.2	0.01	0.10	2	6	0	1	5	112	14	0.1	0.2	8	0.01	0.03	2.6	0.05	0.9	8	0.18	0.4	1	0	0.9	-	503
75	0.5	0.3	0.01	0.04	10	12	0	2	53	162	66	1.0	0.4	14	0.02	0.12	3.0	0.06	0.9	16	0.37	6.3	1	0	1.1	22	504
10	0.2	0.1	0.01	0.01	2	1	0	1	11	74	17	0.2	0.1	9	0	0.02	0.2	0.01	0.1	5	0.07	1.2	1	0	0.9	14	505
95	1.1	0.7	0.14	0.43	3	4	2	25	2	9	2	0.1	0.3	7	0.09	0.12	3.3	0.10	0.2	30	0.75	3.0	3	0.7	1.1	30	506
77	0.8	0.3	0.09	0.22	382	7	1	36	0	259	22	0	0.1	30	0.07	0.06	3.2	0.08	0.6	21	0.14	3.0	1	0.1	1.0	30	507
93	1.2	0.4	0.12	0.22	195	9	2	28	0	152	13	0	0.2	18	0.05	0.05	3.5	0.07	0.6	18	0.08	3.8	0	0	1.5	27	508
91	1.2	0.6	0.19	0	2	11	0	78	0	3	0	0	0.2	151	0.02	0.17	3.8	0.10	0.6	39	0.97	5.7	1	0	1.3	27	509
82	0.3	0.3	0.02	0.05	380	6	0	2	3	247	23	0	0.2	30	0.05	0.06	5.4	0.21	0.1	19	0.62	1.9	3	0	0.9	12	510
81	0.8	0.4	0.06	0.08	7	10	0	6	32	122	42	0.6	0.4	11	0.04	0.10	3.1	0.07	0.8	27	0.33	4.8	9	0	1.3	29	511
87	1.6	0.4	0.07	0.18	2	7	1	9	0	570	48	0	0.6	86	0.02	0.07	3.5	0.07	0.6	26	0.16	1.7	14	0	1.3	-	512
33	0.5	0.2	0.02	0.06	85	1	0	2	0	67	6	0.1	0.1	8	0.03	0.03	1.3	0.02	0.5	5	0.05	0.8	1	0.1	1.0	75	513
46	0.2	0.2	0.02	0.08	477	6	0	1	0	301	25	0	0.2	30	0.02	0.05	2.5	0.04	0.6	18	0.14	1.2	2	0	1.3	43	514
38	0.1	0	0.01	0.02	382	6	0	0	0	243	20	0	0	24	0.01	0.03	2.3	0.04	0.6	12	0.08	0.9	1	0	1.1	63	515
31	0.1	0.3	0.02	0.03	0	1	0	1	1	0	1	4.3	0.2	0	0	0.01	1.7	0.02	1.2	1	0.02	0.3	0	0.5	0.6	-	516
94	0.1	0.8	0.02	0.01	0	0	0	0	7	0	7	0.3	1.6	0	0.15	0.11	12.4	0.05	4.6	10	0.74	0	4	0	1.1	37	517
123	0.3	0.5	0.01	0.07	0	0	0	0	0	0	0	3.5	0.1	0	0	0.04	2.4	0.01	1.2	13	0.11	0	0	0	0.8	-	518
163	0.2	0.6	0.03	0.08	0	0	0	1	0	0	0	2.1	0.1	0	0.01	0.01	2.0	0.03	4.6	16	0.27	0.1	0	1.0	0.3	74	519
213	2.0	1.6	0.03	0.19	0	0	0	0	18	3	18	0.6	0.2	0	0.05	0.05	1.2	0.01	2.0	4	0.07	0	0	0	1.0	-	520
11	0.2	0	0.01	0.03	0	0	0	0	0	49	4	0	0.1	15	0.01	0.01	0.3	0.06	0	15	0.11	0	6	0	0.8	100	521
6	0.2	0.1	0.01	0.07	0	0	0	0	0	18	2	0	1.2	3	0.02	0.02	0.2	0.01	0	11	0.04	0	2	0	0.3	-	522
10	0.1	0.1	0.01	0.02	0	0	0	1	0	0	0	0	0	0	0.01	0.01	0.3	0.03	0	20	0.09	0.4	7	0	1.0	55	523
12	0.2	0.1	0.01	0.10	0	0	0	2	0	240	19	0	0.1	45	0.02	0.02	0.2	0.05	0	33	0.11	0.7	17	0	0.8	98	524
17	0.1	0.1	0.05	0.05	0	0	0	3	0	132	11	0	0.1	14	0.02	0.02	0.2	0.02	0	12	0.14	0.7	6	0	0.6	95	525
9	0.2	0.1	0.01	0.06	0	0	0	2	0	89	7	0	0.1	32	0.01	0.01	0.2	0.04	0	26	0.07	0.5	14	0	0.4	82	526
11	0.1	0.2	0.03	0.08	0	0	0	0	0	40	3	0	0.3	4	0.01	0.02	0.3	0.01	0	14	0.08	0	1	0	1.0	43	527
3	0.2	0	0.01	0.03	0	0	0	0	0	58	5	0	0.1	7	0	0	0	0	0	1	0.01	0	0	0	0.4	99	528
0	0	0	0	0.06	0	0	0	0	0	1	0	0	0	0	0.09	0	0	0	0	0	0	0	0	0	0.3	32	529
16	0.1	0.2	0.01	0.10	0	0	0	16	0	5	0	0	0	1	0.01	0.02	0.3	0.08	0	10	0.11	0.2	0	1.2	1.0	32	530

主材料群	料理番号	料理名	ページ	料理の栄養成分値一覧（1人分あたり）																
								脂肪酸									無機質			
				エネルギー	熱量点数	たんぱく質	脂質	飽和	n-3系多価不飽和	n-6系多価不飽和	コレステロール	炭水化物	食物繊維総量	糖アルコール	有機酸	灰分	ナトリウム	カリウム	カルシウム	マグネシウム
				kcal	点	g	g	g	g	g	mg	g	g	g	g	g	mg	mg	mg	mg
漬物・つくだ煮	531	たくあん（10g）	58	4	0.1	0.1	0	0	0	0	0	0.9	0.2	0	0	0.3	130	6	2	1
	532	なすのからし漬け（40g）	58	16	0.2	0.9	0.3	0.03	0.03	0.05	0	1.9	0.9	0	0.2	1.3	391	106	12	15
	533	ぬかみそ漬け（35g）	59	10	0.1	0.5	0	0	0	0	0	1.5	0.8	0	0	1.5	465	170	8	13
	534	野沢菜の漬物（20g）	59	3	+	0.2	0	0	0.01	0	0	0.4	0.5	0	0	0.5	122	60	26	4
	535	白菜キムチ（40g）	59	11	0.1	0.9	0	0	0	0	0	1.1	0.9	0	0.1	1.4	440	116	20	4
	536	白菜漬け（30g）	59	4	0.1	0.2	0	0	0	0	0	0.4	0.4	0	0.1	0.6	180	53	8	3
	537	ピクルス（40g）	59	26	0.3	0.3	0	0.01	0	0.01	0	5.5	0.8	0.1	0.4	0.9	241	111	11	6
	538	べったら漬け（30g）	59	15	0.2	0.1	0.1	0	0	0	0	3.2	0.6	0	0.1	1.0	350	44	5	2
	539	松前漬け（30g）	59	37	0.5	3.2	0.1	0.04	0.05	0.01	54	3.8	0.6	0.1	0.1	1.3	328	175	15	19
	540	水菜の漬物（30g）	59	7	0.1	0.4	0	0	0	0	0	0.7	0.9	0	0	0.9	230	115	51	8
	541	みょうがの漬物（25g）	59	4	0.1	0.3	0	0	0	0	0	0.2	0.7	0	0.1	0.6	156	62	14	9
	542	らっきょうの梅酢漬け（20g）	59	21	0.3	0.2	0	0.01	0	0.01	0	2.9	4.1	0	0.1	0.6	157	46	3	3
	543	きゃらぶき（30g）	59	37	0.5	0.7	0	0	0	0	0	8.1	0.3	0	0.1	1.6	577	107	13	8
	544	黒豆（30g）	59	124	1.6	7.4	4.6	0.67	0.44	2.20	0	11.2	4.2	0	0.2	1.3	114	299	54	35
	545	こんぶのつくだ煮（10g）	59	15	0.2	0.5	0.1	0.02	0	0.03	0	2.6	0.7	0.2	0.1	1.0	290	77	15	10
	546	古漬けのいり煮（35g）	59	63	0.8	3.5	3.2	0.49	0.06	1.23	18	2.1	1.2	0	0.2	1.9	694	74	32	12
	547	梅干し（10g）	59	3	+	0.1	0.1	0	0	0.01	0	0.1	0.3	0	0.4	1.8	720	22	3	2
果物	548	いちご（110g）	59	34	0.4	0.8	0.1	0.01	0.02	0.03	0	6.5	1.5	0	0.9	0.6	0	187	19	14
	549	さくらんぼ（50g）	59	32	0.4	0.4	0.1	0.02	0.02	0.02	0	7.1	0.6	0	0	0.3	1	105	7	3
	550	オレンジ・ネーブル（180g）	59	86	1.1	0.9	0.2	0.02	0.02	0.04	0	18.5	1.8	0	1.6	0.7	2	324	43	16
	551	キーウィフルーツ（70g）	59	36	0.5	0.6	0.1	0.01	0.07	0.02	0	6.7	1.8	0	1.4	0.5	1	210	18	10
	552	グレープフルーツ（100g）	59	40	0.5	0.5	0.1	0.01	0.01	0.02	0	8.3	0.6	0	1.1	0.4	1	140	15	9
	553	すいか（100g）	59	41	0.5	0.3	0.1	0.01	0	0.03	0	9.5	0.3	0	0	0.2	1	120	4	11
	554	梨（100g）	59	38	0.5	0.2	0.1	0.01	0	0.02	0	8.1	0.9	1.5	0	0.3	0	140	2	5
	555	パイナップル（140g）	59	76	1.0	0.6	0.1	0.01	0.03	0.04	0	17.1	1.7	0	1.3	0.6	0	210	15	20
	556	バナナ（95g）	59	88	1.1	0.7	0.1	0.07	0.02	0.03	0	20.0	1.0	0	0.7	0.8	0	342	6	30
	557	ぶどう（100g）	59	58	0.7	0.2	0	0.01	0	0.01	0	14.4	0.5	0	0.6	0.3	1	130	6	6
	558	マンゴー（100g）	59	68	0.9	0.5	0.1	0.02	0.01	0.01	0	15.7	1.3	0	0	0.4	1	170	15	12
	559	みかん・温州（100g）	59	49	0.6	0.4	0	0.01	0	0.01	0	11.3	1.0	0	0	0.3	1	150	21	11
	560	メロン（100g）	60	45	0.6	0.6	0.1	0.03	0.02	0.02	0	10.3	0.5	0	0	0.6	6	350	6	12
	561	桃（200g）	60	76	1.0	0.8	0.2	0.02	0	0.06	0	16.0	2.6	0.6	0.8	0.8	2	360	8	14
	562	りんご（100g）	60	53	0.7	0.1	0	0.01	0	0.03	0	12.2	1.4	0.7	0.5	0.2	0	120	3	3
	563	パイナップル・缶詰（100g）	60	76	1.0	0.3	0.1	0.01	0.01	0.02	0	19.4	0.5	0	0	0.3	1	120	7	9
	564	干しあんず（17g）	60	50	0.6	1.1	0	0	0	0.01	0	10.2	1.7	0.6	0	0.5	3	221	12	8
	565	干し柿（30g）	60	82	1.0	0.3	0.2	0.05	0.06	0.01	0	17.6	4.2	0	0	0.5	1	201	8	8
	566	干しぶどう（12g）	60	39	0.5	0.2	0	0	0	0	0	9.1	0.5	0	0.1	0.2	1	89	8	4
	567	干しプルーン（20g）	60	42	0.5	0.3	0	0.01	0	0	0	8.3	1.4	2.4	0	0.4	0	146	11	8
	568	みかん・缶詰（75g）	60	47	0.6	0.4	0	0.01	0	0.01	0	11.2	0.4	0	0	0.2	3	56	6	5
	569	桃・缶詰（100g）	60	83	1.0	0.4	0.1	0	0	0	0	19.3	1.4	0	0	0.3	4	80	3	4
	570	洋梨・缶詰（110g）	60	87	1.1	0.1	0.1	0.01	0	0.02	0	18.9	1.1	3.0	0	0.2	1	61	4	4
	571	きんかんの甘煮（36g）	60	44	0.6	0.2	0.1	0.03	0.02	0.03	0	9.9	1.4	0	0	0.2	1	54	24	6
	572	フルーツのヨーグルトあえ（85g）	60	55	0.7	1.1	0.1	0.05	0.02	0.02	1	11.5	1.0	0.2	0.8	0.5	12	183	30	14

料理の栄養成分値一覧(1人分あたり)																											
無機質									ビタミン																	この料理の食料自給率	料理番号
									A																		
リン	鉄	亜鉛	銅	マンガン	ヨウ素	セレン	クロム	モリブデン	レチノール	β-カロテン当量	レチノール活性当量	D	E α-トコフェロール	K	B_1	B_2	ナイアシン当量	B_6	B_{12}	葉酸	パントテン酸	ビオチン	C	アルコール	食塩相当量		
mg					µg								mg	µg	mg				µg		mg	µg	mg	g		%	
1	0	0	0	0.01	0	0	0	0	0	0	0	0	0	0	0	0	0	0	0	1	0	0	4	0	0.3	98	531
32	0.3	0.2	0.04	0.10	0	6	0	6	0	41	3	0	0.1	4	0.03	0.03	0.6	0.02	0	13	0.13	4.1	2	0	1.0	77	532
21	0.1	0.1	0.03	0.05	0	0	0	1	0	450	38	0	0.1	19	0.06	0.02	0.5	0.06	0	11	0.26	0.3	5	0	1.2	93	533
8	0.1	0.1	0.01	0.03	0	0	0	0	0	320	26	0	0.1	22	0.01	0.02	0.2	0.01	0	13	0.03	0	5	0	0.3	-	534
19	0.2	0.1	0.02	0.04	6	0	0	2	0	68	6	0	0.2	17	0.02	0.02	0.4	0.05	0	9	0.10	0.3	6	0	1.2	99	535
9	0.1	0	0.01	0.01	1	0	0	2	0	3	0	0	0	14	0.01	0.01	0.1	0.02	0	13	0.02	0.1	6	0	0.5	99	536
16	0.1	0.1	0.03	0.09	0	0	0	1	0	871	73	0	0.1	6	0.02	0.02	0.3	0.04	0	19	0.13	0.6	4	0	0.6	48	537
6	0.1	0	0.01	0.01	0	0	0	1	0	0	0	0	0	0	0	0.02	0	0	2.4	1	0.02	0	14	0	0.9	98	538
69	0.2	0.4	0.06	0.06	2300	1	1	2	1	665	56	0.3	0.3	2	0.01	0.02	1.5	0.04	0.7	4	0.13	0.8	0	1.0	0.8	-	539
15	0.3	0.1	0.02	0.06	0	0	0	0	0	281	23	0	0.3	33	0.02	0.04	0.3	0.05	0	33	0.10	0	12	0	0.6	74	540
5	0.2	0.1	0.02	0.31	0	0	0	3	0	446	36	0	0.2	32	0.02	0.02	0.2	0.02	0	9	0.08	0.4	1	0	0.4	80	541
7	0.1	0.1	0.01	0.09	0	0	0	3	0	0	0	0	0.2	0	0.01	0.01	0.5	0.02	0	6	0.11	0.2	5	0	0.4	80	542
21	0.2	0.2	0.02	0.21	0	1	0	5	0	18	2	0	0.1	2	0.01	0.02	0.2	0.04	0	6	0.05	1.2	0	0.2	1.5	37	543
156	1.4	0.8	0.18	0.53	0	1	0	91	0	6	0	0	1.0	8	0.07	0.03	2.1	0.07	0	23	0.10	5.1	0	0	0.3	26	544
12	0.1	0.1	0.01	0.05	1100	0	1	2	0	6	1	0	0	31	0.01	0.01	0.1	0.01	0	2	0.01	0.5	0	0	0.7	95	545
56	0.8	0.2	0.03	0.07	2	3	1	6	10	720	70	0.7	0.6	90	0.02	0.03	2.3	0.04	0.9	9	0.09	1.0	0	1.3	1.7	52	546
2	0.1	0	0.01	0.01	0	0	4	0	0	1	0	0	0	1	0	0	0	0	0	0	0	0.1	0	0	1.8	67	547
34	0.3	0.2	0.06	0.22	1	0	0	10	0	20	1	0	0.4	2	0.03	0.02	0.6	0.04	0	99	0.36	0.9	68	0	0	79	548
9	0.2	0.1	0.03	0	0	0	0	1	0	49	4	0	0.3	1	0.02	0.02	0.2	0.01	0	19	0.12	0.4	5	0	0	82	549
40	0.4	0.2	0.11	0.11	0	0	0	0	0	234	20	0	0.5	0	0.13	0.07	0.7	0.11	0	61	0.50	1.1	108	0	0	17	550
21	0.2	0.1	0.07	0.06	0	1	0	0	0	37	3	0	0.9	4	0.01	0.01	0.4	0.08	0	26	0.22	1.0	50	0	0	18	551
17	0	0.1	0.04	0.01	0	0	0	1	0	0	0	0	0.3	0	0.07	0.03	0.4	0.04	0	15	0.39	0.5	36	0	0	17	552
8	0.2	0.1	0.03	0.03	0	0	0	1	0	830	69	0	0.1	0	0.03	0.02	0.3	0.07	0	3	0.22	0.9	10	0	0	100	553
11	0	0.1	0.06	0.04	0	0	0	0	0	0	0	0	0.1	5	0.02	0	0.2	0.02	0	6	0.14	0.5	3	0	0	98	554
13	0.3	0.1	0.15	1.86	0	0	0	0	0	53	4	0	0	1	0.13	0.03	0.4	0.14	0	17	0.32	0.3	49	0	0	2	555
26	0.3	0.2	0.09	0.25	0	1	0	7	0	53	5	0	0.5	0	0.05	0.04	0.9	0.36	0	25	0.42	1.3	15	0	0	0	556
15	0.1	0.1	0.05	0.12	0	0	0	0	0	21	2	0	0.1	0	0.04	0.01	0.1	0.04	0	4	0.10	0.7	2	0	0	23	557
12	0.2	0.1	0.08	0.10	0	0	0	0	0	610	51	0	1.8	3	0.04	0.06	0.9	0.13	0	84	0.22	0.8	20	0	0	5	558
15	0.2	0.1	0.03	0.07	0	0	0	0	0	1000	84	0	0.4	0	0.10	0.03	0.4	0.06	0	22	0.23	0.5	32	0	0	100	559
13	0.2	0.2	0.04	0.02	0	1	0	2	0	140	12	0	0.2	3	0.05	0.02	0.9	0.11	0	24	0.16	0.9	25	0	0	91	560
36	0.2	0.2	0.10	0.08	0	0	0	2	0	10	0	0	1.4	2	0.02	0.02	1.2	0.04	0	10	0.26	0.6	16	0	0	66	561
12	0.1	0	0.05	0.02	0	0	1	0	0	15	1	0	0.1	0	0.02	0	0.1	0.04	0	2	0.03	0.5	4	0	0	61	562
7	0.3	0.1	0.07	1.58	0	0	0	0	0	12	1	0	0	0	0.07	0.01	0.3	0.06	0	7	0.06	0	7	0	0	-	563
20	0.4	0.2	0.07	0.05	0	0	0	0	0	850	70	0	0.2	1	0	0.01	0.9	0.03	0	2	0.09	0	0	0	0	34	564
19	0.2	0.1	0.02	0.44	0	0	0	0	0	420	36	0	0.1	3	0.01	0	0.3	0.04	0	11	0.26	0	1	0	0	100	565
11	0.3	0	0.05	0.02	0	0	1	1	0	1	0	0	0.1	0	0.01	0	0.1	0.03	0	1	0.02	0.5	0	0	0	23	566
14	0.2	0.1	0.05	0.07	0	0	0	0	0	240	20	0	0.3	18	0.01	0.01	0.5	0.07	0	1	0.06	0	0	0	0	42	567
6	0.3	0.1	0.02	0.02	0	0	0	0	0	308	26	0	0.4	0	0.04	0.02	0.2	0.02	0	9	0.07	0	11	0	0	100	568
9	0.2	0.2	0.04	0.03	0	0	0	0	0	210	17	0	1.2	3	0.01	0.02	0.4	0.01	0	4	0.07	0	2	0	0	-	569
6	0.1	0.1	0.06	0.03	0	0	0	0	0	0	0	0	0.2	0	0.01	0.02	0.3	0.01	0	4	0	0	0	0	0	98	570
4	0.1	0	0.01	0.03	0	0	0	0	0	39	3	0	0.8	0	0.03	0.02	0.2	0.02	0	6	0.09	0	15	0	0	-	571
34	0.2	0.1	0.05	0.07	3	1	0	2	0	24	2	0	0.3	1	0.02	0.04	0.5	0.11	0.1	12	0.23	1.0	15	0	0	24	572

主材料群	料理番号	料理名 ＼ 成分値	ページ	エネルギー	熱量点数	たんぱく質	脂質	脂肪酸 飽和	n-3系多価不飽和	n-6系多価不飽和	コレステロール	炭水化物	食物繊維総量	糖アルコール	有機酸	灰分	無機質 ナトリウム	カリウム	カルシウム	マグネシウム
				kcal	点	g	g	g	g	g	mg	g	g	g	g	g	mg	mg	mg	mg
牛乳・乳製品	573	牛乳・低脂肪(200ml)	60	87	1.1	7.0	2.1	1.39	0	0.06	12	10.1	0	0	0.4	1.9	124	393	269	29
	574	牛乳・普通(200ml)	60	126	1.6	6.2	7.2	4.80	0.04	0.21	25	9.1	0	0	0.4	1.4	84	309	227	21
	575	牛乳・濃厚(200ml)	60	146	1.8	6.2	8.7	5.72	0.04	0.25	33	10.0	0	0	0.4	1.7	114	354	229	27
	576	カッテージチーズ(20g)	60	20	0.3	2.6	0.8	0.55	0	0.02	4	0.4	0	0	0	0.3	80	10	11	1
	577	プロセスチーズ(20g)	60	63	0.8	4.3	4.9	3.20	0.03	0.08	16	0	0	0	0.3	1.0	220	12	126	4
	578	モッツァレラチーズ(20g)	60	54	0.7	3.7	4.0	0	0	0	12	0.8	0	0	0	0.3	14	4	66	2
	579	ヨーグルト・加糖(150g)	60	98	1.2	6.0	0.3	0.20	0	0.02	6	16.8	0	0	1.4	1.5	90	225	180	33
	580	ヨーグルト・プレーン(150g)	60	84	1.1	5.0	4.2	2.75	0.02	0.12	18	5.7	0	0	1.4	1.2	72	255	180	18
飲み物(茶・ジュースほか)	581	スムージー(250ml)	61	118	1.5	1.5	0.1	0.04	0.06	0.05	0	25.2	3.7	0.9	1.6	1.6	15	665	175	17
	582	アイスコーヒー(200ml)・ガムシロップ(20g)	61	86	1.1	0.2	0	0.02	0	0.02	0	21.5	0	0	0	0.4	2	130	4	12
	583	オレンジジュース・果汁100%(200ml)	61	92	1.2	0.6	0.2	0.06	0.02	0.04	0	22.0	0.4	0	0	0.8	2	380	18	20
	584	カフェ・オ・レ(200ml)	61	88	1.1	4.3	4.9	3.27	0.03	0.15	17	6.6	0	0	0.3	1.1	58	249	155	18
	585	缶コーヒー(185g)	61	70	0.9	1.3	0.4	0.30	0	0.02	0	15.4	0	0	0	0.6	56	111	41	11
	586	くず湯(80ml)	61	37	0.5	0	0	0	0	0	0	9.2	0	0	0	0	0	0	1	0
	587	グレープジュース・果汁100%(200ml)	61	108	1.4	0.6	0.2	0.06	0.02	0.04	0	27.8	0.2	0	0	0.4	2	60	6	28
	588	コーヒー飲料(200ml)	61	112	1.4	3.8	4.0	2.64	0.04	0.10	16	15.4	0	0	0.2	1.0	60	170	160	20
	589	コーヒー(150ml)・砂糖(6g)+ミルク(5g)	61	40	0.5	0.4	0.9	0.59	0	0.04	3	7.5	0	0	0	0.3	9	100	5	9
	590	コーヒー・ブラック(150ml)	61	6	0.1	0.2	0	0.02	0	0.02	0	1.2	0	0	0	0.3	2	98	3	9
	591	コーラ(250ml)	61	115	1.4	0.3	0	0	0	0	0	30.0	0	0	0	0	5	0	5	3
	592	ココア(200ml)	61	198	2.5	7.1	8.6	5.64	0.04	0.25	25	22.6	1.4	0	0.5	1.9	87	483	240	47
	593	サイダー(250ml)	61	103	1.3	0	0	0	0	0	0	25.5	0	0	0	0	10	0	3	0
	594	スポーツドリンク(500ml)	61	105	1.3	0	0	0	0	0	0	25.5	0	0	0	0.5	155	130	40	15
	595	煎茶(100ml)	61	2	+	0.2	0	0	0	0	0	0.3	0	0	0	0.1	3	27	3	2
	596	豆乳(200ml)	61	126	1.6	6.2	6.8	1.00	0.40	3.58	0	9.6	0.6	0	0	1.0	100	340	62	38
	597	トマトジュース(180ml)	61	27	0.3	1.3	0.2	0.04	0	0.04	0	5.2	1.3	0	0	2.0	216	468	11	16
	598	ノンアルコールビール(350ml)	61	18	0.2	0.4	0	0	0	0	0	4.2	0	0	0	0	11	32	7	4
	599	麦茶(150ml)	61	2	+	0	0	0	0	0	0	0.5	0	0	0	0	2	9	3	0
	600	野菜ジュース(180ml)	61	32	0.4	0.9	0	0	0	0	0	6.7	1.3	0	0	1.6	148	360	20	23
	601	ヨーグルトドリンク(180ml)	61	115	1.4	4.7	0.9	0.59	0	0.02	5	20.7	0	0	1.8	1.1	90	234	198	20
	602	りんごジュース・果汁100%(200ml)	61	94	1.2	0.2	0.2	0.04	0	0.08	0	23.0	0	0	0	0.4	12	220	6	8
	603	レモンティー(150ml)	61	2	+	0.2	0	0	0	0	0	0.2	0	0	0.1	0	2	14	2	2
飲み物(アルコール飲料)	604	赤ワイン(110ml)	62	75	0.9	0.2	0	0	0	0	0	0.2	0	0	0.5	0.3	2	121	8	10
	605	甘酒(195ml)	62	148	1.9	2.5	0.2	0	0	0	0	33.0	0.8	0	0	0.4	117	27	6	10
	606	ウイスキー・ストレート(30ml)	62	67	0.8	0	0	0	0	0	0	0	0	0	0	0	1	0	0	0
	607	ウイスキー・水割り(80ml)	62	67	0.8	0	0	0	0	0	0	0	0	0	0	0	1	0	0	0
	608	梅酒(90ml)	62	145	1.8	0.1	0	0	0	0	0	19.4	0	0	0	0.1	4	36	1	2
	609	缶ビール(350ml)	62	138	1.7	0.7	0	0	0	0	0	10.9	0	0	0.4	0.4	11	120	11	25
	610	黒ビール(350ml)	62	159	2.0	1.1	0	0	0	0	0	12.4	0.7	0	0	0.7	11	194	11	35
	611	焼酎(90ml)	62	175	2.2	0	0	0	0	0	0	0	0	0	0	0	0	0	0	0
	612	白ワイン(110ml)	62	82	1.0	0.1	0	0	0	0	0	2.4	0	0	0.7	0.2	3	66	9	8
	613	日本酒・純米酒(180ml)	62	183	2.3	0.5	0	0	0	0	0	6.6	0	0	0	0	7	9	5	2
	614	発泡酒(350ml)	62	155	1.9	0.4	0	0	0	0		12.7	0	0	0	0.4	4	46	14	14

料理の栄養成分値一覧（1人分あたり）																											
無機質									ビタミン																	この料理の食料自給率	料理番号
									A			D	E	K	B1	B2	ナイアシン当量	B6	B12	葉酸	パントテン酸	ビオチン	C				
リン	鉄	亜鉛	銅	マンガン	ヨウ素	セレン	クロム	モリブデン	レチノール	β-カロテン当量	レチノール活性当量	D	α-トコフェロール	K	B1	B2	ナイアシン当量	B6	B12	葉酸	パントテン酸	ビオチン	C	アルコール	食塩相当量		
mg					µg								mg	µg	mg				µg		mg	µg	mg	g		%	
186	0.2	0.8	0.02	0.02	39	6	0	8	27	6	27	0	0	0	0.08	0.37	2.1	0.08	0.8	0	1.08	4.1	0	0	0.4	42	573
192	0	0.8	0.02	0	33	6	0	8	78	12	78	0.6	0.2	4	0.08	0.31	1.9	0.06	0.6	10	1.13	3.7	2	0	0.2	42	574
208	0.2	0.8	0	0	50	6	0	8	71	29	73	0	0.2	2	0.06	0.35	1.9	0.10	0.8	0	1.08	7.3	0	0	0.2	-	575
26	0	0.1	0.01	0	2	3	0	1	7	4	7	0	0	0	0	0.03	0.6	0.01	0.2	4	0.10	0.4	0	0	0.2	17	576
146	0.1	0.6	0.02	0	4	3	0	2	48	46	52	0	0.2	0	0.01	0.08	1.0	0	0.6	5	0.03	0.4	0	0	0.6	17	577
52	0	0.6	0	0	0	0	0	0	56	0	56	0	0.1	1	0	0.04	0.6	0	0.3	2	0.01	0	0	0	0	17	578
150	0.2	0.6	0.02	0.02	21	5	0	6	0	0	0	0	0	0	0.05	0.23	1.5	0.03	0.5	5	0.66	3.0	0	0	0.3	17	579
150	0	0.6	0.02	0	26	5	0	6	50	5	50	0	0.2	2	0.06	0.21	1.4	0.06	0.2	17	0.74	3.8	2	0	0.2	17	580
61	2.9	0.2	0.13	0.16	2	1	3	10	0	3120	261	0	1.0	210	0.12	0.13	1.7	0.18	0	115	0.38	3.6	52	0	0	57	581
14	0	0	0	0.06	0	0	0	0	0	0	0	0	0	0	0	0.02	1.6	0	0	0	0	3.4	0	0	0	-	582
36	0.2	0.2	0.06	0.06	2	0	0	0	0	94	8	0	0.6	0	0.14	0.04	0.6	0.12	0	54	0.46	0.6	84	0	0	17	583
134	0	0.6	0.01	0.02	22	4	0	6	53	8	53	0.4	0.1	3	0.06	0.22	1.7	0.04	0.4	7	0.77	3.5	1	0	0.1	-	584
35	0.2	0.2	0.02	0.04	4	0	0	0	0	0	0	0	0	0	0.02	0.07	0.7	0	0	0	0.20	4.6	0	0	0.2	-	585
1	0.1	0	0	0	0	0	0	0	0	0	0	0	0	0	0	0	0	0	0	0	0	0	0	0	0	-	586
14	0.2	0.2	0.04	0.26	0	0	18	6	0	0	0	0	0	0	0.04	0.02	0.2	0.10	0	2	0.12	3.8	0	0	0	-	587
110	0.2	0.4	0	0.02	16	2	0	4	10	0	10	0	0.2	2	0.04	0.18	1.2	0	0.2	0	0.54	3.4	0	0	0.2	-	588
18	0	0	0	0.05	0	0	0	0	8	1	8	0	0	0	0	0.02	1.3	0	0	0	0	2.6	0	0	0	-	589
11	0	0	0	0.05	0	0	0	0	0	0	0	0	0	0	0	0.02	1.2	0	0	0	0	2.6	0	0	0	-	590
28	0	0	0	0	0	0	0	0	0	0	0	0	0	0	0	0	0	0	0	0	0	0	0	0	0	-	591
235	0.9	1.3	0.25	0	34	6	0	8	80	14	80	0.6	0.2	4	0.09	0.33	2.3	0.07	0.6	12	1.21	3.8	2	0	0.2	-	592
0	0	0.3	0.05	0	0	0	0	0	0	0	0	0	0	0	0	0	0	0	0	0	0	0	0	0	0	-	593
0	0	0	0	0	0	0	0	0	0	0	0	0	0	0	0	0	4.0	0.60	0	0	0	0	0	0	0.5	-	594
2	0.2	0	0.01	0.31	0	0	0	0	0	0	0	0	0	0	0	0.05	0.3	0.01	0	16	0.04	0.8	6	0	0	-	595
88	2.4	0.8	0.24	0	0	0	0	0	0	0	0	0	4.4	12	0.14	0.04	2.0	0.10	0	62	0.48	0	0	0	0.2	21	596
32	0.5	0.2	0.11	0.09	7	0	2	7	0	558	47	0	1.3	4	0.07	0.07	1.4	0.16	0	31	0.32	7.6	11	0	0.5	42	597
28	0	0	0	0	0	0	0	0	0	0	0	0	0	0	0	0	0.4	0	0	4	0.07	0	28	0	0	-	598
2	0	0.2	0	0	0	0	0	0	0	0	0	0	0	0	0	0	0	0	0	0	0	0.2	0	0	0	-	599
20	0.5	0.2	0.14	0.13	0	0	0	0	0	702	58	0	1.4	11	0.05	0.05	0.9	0.11	0	18	0.36	0	5	0	0.4	42	600
144	0.2	0	0	0.02	18	4	0	5	9	2	9	0	0	0	0.02	0.22	1.4	0.05	0.4	2	0.54	2.2	0	0	0.2	17	601
18	0.2	0	0.04	0.08	0	0	0	0	0	0	0	0	0.2	0	0	0	0.2	0.04	0	4	0.22	0	2	0	0	61	602
3	0	0	0.02	0.33	0	0	0	0	0	0	0	0	0	9	0	0.02	0.2	0.02	0	5	0	0.3	1	0	0	-	603
14	0.4	0	0.02	0.16	0	0	2	1	0	0	0	0	0	0	0	0.01	0.1	0.03	0	0	0.08	2.1	0	10.2	0	1	604
41	0.2	0.6	0.10	0.33	0	0	0	0	0	0	0	0	0	0	0.02	0.06	1.2	0.04	0	16	0	0	0	0	0.4	-	605
0	0	0	0	0	0	0	0	0	0	0	0	0	0	0	0	0	0	0	0	0	0	0	0	9.5	0	-	606
0	0	0	0	0	0	0	0	0	0	0	0	0	0	0	0	0	0	0	0	0	0	0	0	9.5	0	-	607
3	0	0	0.01	0.01	0	0	1	0	0	0	0	0	0	0	0	0.01	0	0.01	0	0	0	0.1	0	9.5	0	-	608
53	0	0	0	0.04	4	0	0	0	0	0	0	0	0	0	0	0.07	3.2	0.18	0.4	25	0.28	3.2	0	13.1	0	-	609
117	0.4	0	0	0.07	0	0	0	0	0	0	0	0	0	0	0	0.14	3.9	0.25	0	32	0.14	0	0	14.8	0	-	610
0	0	0	0	0	0	0	0	0	0	0	0	0	0	0	0	0	0	0	0	0	0	0	0	25.0	0	-	611
13	0.3	0	0.01	0.10	0	0	0	0	0	0	0	0	0	0	0	0	0.1	0.02	0	0	0.08	0	0	10.0	0	1	612
16	0.2	0.2	0	0.32	0	0	0	0	0	0	0	0	0	0	0	0	0	0.22	0	0	0.04	0	0	22.1	0	-	613
28	0	0	0	0.04	0	0	0	0	0	0	0	0	0	0	0	0.04	1.1	0.04	0	14	0.35	0	0	14.8	0	-	614

主材料群	料理番号	料理名	ページ	料理の栄養成分値一覧(1人分あたり)																
				エネルギー	熱量点数	たんぱく質	脂質	脂肪酸			コレステロール	炭水化物	食物繊維総量	糖アルコール	有機酸	灰分	無機質			
								飽和	n-3系多価不飽和	n-6系多価不飽和							ナトリウム	カリウム	カルシウム	マグネシウム
		成分値／料理名		kcal	点	g	g	g	g	g	mg	g	g	g	g	g	mg	mg	mg	mg
飲み物(アルコール飲料)	615	ビール・大ジョッキ(420ml)	62	165	2.1	0.8	0	0	0	0	0	13.1	0	0	0.4	0.4	13	144	13	30
	616	ビール中瓶(500ml)	62	197	2.5	1.0	0	0	0	0	0	15.6	0	0	0.5	0.5	15	171	15	35
	617	ブランデー(30ml)	62	67	0.8	0	0	0	0	0	0	0	0	0	0	0	1	0	0	0
菓子(洋菓子)	618	アイスクリーム(180g)	62	401	5.0	5.4	21.8	12.59	0.16	1.31	270	44.1	0.4	0	0.2	1.0	54	165	118	12
	619	チューインガム(10g)	62	39	0.5	0	0	0	0	0	0	9.7	0	0	0	0	0	0	0	0
	620	シャーベット・桃(100g)	62	114	1.4	1.0	0.1	0.01	0	0.02	0	25.6	0.9	0.2	0.4	0.3	15	140	4	6
	621	ゼリー(40g)	62	87	1.1	0.1	0	0	0	0	0	21.7	0.3	0	0	0.1	0	38	4	2
	622	ババロア(140g)	62	215	2.7	4.4	9.5	4.23	0.12	0.57	120	26.2	1.3	0	1.1	0.8	42	222	71	12
	623	アップルパイ(200g)	62	493	6.2	3.6	23.4	15.47	0.11	0.96	87	63.5	2.4	0.7	0.6	1.3	343	177	19	9
	624	ウエハース(15g)	63	66	0.8	1.1	1.8	0.89	0.01	0.13	3	11.2	0.2	0	0	0.2	72	11	3	1
	625	キャラメル(30g)	63	128	1.6	1.0	3.1	2.24	0.01	0.09	4	23.9	0	0	0	0.3	33	54	57	4
	626	クッキー(50g)	63	230	2.9	2.9	8.1	3.64	0.09	1.05	27	35.9	0.7	0	0	0.4	37	55	18	4
	627	チョコビスケット(25g)	63	122	1.5	1.5	5.8	3.36	0.02	0.25	4	15.6	0.8	0	0.1	0.5	35	80	40	13
	628	チョコレート(15g)	63	83	1.0	0.9	4.9	2.98	0.01	0.15	3	8.5	0.6	0	0	0.3	10	66	36	11
	629	バターケーキ(40g)	63	169	2.1	2.1	9.3	5.89	0.05	0.43	64	19.0	0.3	0	0	0.4	96	30	9	3
	630	ビスケット(35g)	63	148	1.9	2.2	3.1	1.39	0.02	0.37	4	27.2	0.8	0	0	0.7	112	49	116	8
	631	ポップコーン(18g)	63	85	1.1	1.6	3.9	1.13	0.03	1.36	0	9.7	1.7	0	0	0.6	103	54	1	17
	632	プリン(110g)	63	172	2.2	5.2	5.6	2.84	0.05	0.47	120	25.6	0	0	0.1	0.7	74	130	80	9
	633	クレープ(135g)	63	283	3.5	6.4	10.2	4.75	0.22	1.03	109	40.8	0.9	0	0.1	1.0	134	154	77	12
	634	シュークリーム(90g)	63	192	2.4	5.0	9.5	5.71	0.05	0.55	182	21.7	0.3	0	0.1	0.8	71	109	83	8
	635	ショートケーキ(150g)	63	383	4.8	5.5	16.5	9.94	0.12	0.92	135	49.0	0.9	0	0.4	0.7	71	139	40	11
	636	チーズケーキ(100g)	63	328	4.1	5.6	24.4	15.76	0.17	0.83	112	19.6	0.1	0	1.0	0.6	101	69	47	6
	637	ワッフル(35g)	63	84	1.1	2.3	2.5	1.11	0.03	0.32	49	13.0	0.3	0	0	0.3	22	56	35	4
	638	ポテトチップス(30g)	63	162	2.0	1.3	10.3	1.16	0.72	3.60	0	15.5	1.3	0	0	1.0	120	360	5	21
菓子(パン類)	639	あんパン(60g)	63	160	2.0	3.5	2.0	0.94	0.03	0.28	11	31.3	1.5	0	0	0.4	66	38	18	9
	640	クリームパン(75g)	63	215	2.7	5.0	5.1	2.37	0.07	0.65	74	36.6	1.0	0	0	0.7	113	90	43	11
	641	デニッシュペストリー(75g)	63	330	4.1	4.4	24.2	12.71	0.15	2.18	47	22.0	2.0	0	0	0.6	165	60	13	10
	642	メロンパン(90g)	63	314	3.9	6.0	9.2	4.44	0.12	1.06	33	50.6	1.5	0	0	0.7	189	99	23	14
	643	あんまん(90g)	64	246	3.1	5.0	4.8	1.47	0.05	1.23	3	43.9	2.3	0	0	0.4	10	59	52	21
	644	肉まん(90g)	64	218	2.7	7.8	4.2	1.44	0.04	0.77	14	35.1	2.9	0	0	1.7	414	279	25	18
	645	チョココロネ(85g)	64	272	3.4	4.2	12.4	5.15	0.15	1.52	18	34.8	0.9	0	0.1	0.8	136	136	66	15
	646	カレーパン(70g)	64	211	2.6	4.0	12.1	4.93	0.15	1.53	9	20.7	1.1	0	0.1	1.1	343	91	17	12
	647	ドーナッツ(30g)	64	110	1.4	2.0	3.4	1.11	0.10	0.71	27	17.6	0.4	0	0	0.3	48	36	13	3
菓子(和菓子)	648	牛乳かん(90g)	64	145	1.8	1.5	1.8	1.17	0.01	0.05	6	31.0	0	0	0.4	0.4	21	85	56	6
	649	ところてん(110g)	64	7	0.1	0.4	0	0	0	0	0	0.6	0.6	0	0.4	0.7	231	18	5	7
	650	練りようかん(60g)	64	173	2.2	1.9	0.1	0.02	0.01	0.02	0	40.8	1.9	0	0	0.1	2	14	20	7
	651	水ようかん(70g)	64	118	1.5	1.6	0.1	0.01	0.01	0.02	0	27.1	1.5	0	0	0.2	40	12	16	6
	652	カステラ(50g)	64	157	2.0	3.3	2.2	0.76	0.04	0.42	80	30.9	0.3	0	0	0.3	36	43	14	4
	653	小麦粉せんべい(30g)	64	150	1.9	4.7	8.0	1.75	0.02	2.61	14	14.1	1.3	0	0	0.5	9	124	9	31
	654	せんべい(65g)	64	239	3.0	4.1	0.6	0.20	0.01	0.21	0	52.3	0.4	0	0.1	1.2	325	85	5	20
	655	のり巻きせんべい(20g)	64	78	1.0	1.5	0.2	0.06	0.01	0.06	0	16.8	0.5	0	0	0.4	97	48	4	9
	656	ミックスあられ(35g)	64	191	2.4	6.6	12.7	2.28	0.03	3.71	0	11.0	2.9	0	0.1	0.8	67	200	13	52

料理の栄養成分値一覧（1人分あたり）																											
無機質									ビタミン																		
									A				E														
リン	鉄	亜鉛	銅	マンガン	ヨウ素	セレン	クロム	モリブデン	レチノール	β-カロテン当量	レチノール活性当量	D	α-トコフェロール	K	B_1	B_2	ナイアシン当量	B_6	B_{12}	葉酸	パントテン酸	ビオチン	C	アルコール	食塩相当量	この料理の食料自給率	料理番号
mg					µg								mg	µg	mg				µg		mg	µg	mg	g		%	
64	0	0	0	0.04	4	0	0	0	0	0	0	0	0	0	0	0.08	3.8	0.21	0.4	30	0.34	3.8	0	15.7	0	-	615
76	0	0	0	0.05	5	0	0	0	0	0	0	0	0	0	0	0.10	4.5	0.25	0.5	35	0.40	4.5	0	18.6	0	-	616
0	0	0	0.01	0	0	0	0	0	0	0	0	0	0	0	0	0	0	0	0	0	0	0	0	9.5	0	-	617
200	1.1	1.1	0.05	0.02	35	12	0	10	215	100	223	2.7	1.4	15	0.08	0.24	1.6	0.08	1.0	34	1.14	14.6	1	1.0	0.1	-	618
0	0	0	0	0	0	0	0	0	0	0	0	0	0	0	0	0	0	0	0	0	0	0	0	0	0	-	619
14	0.1	0.1	0.04	0.03	0	1	0	1	0	4	0	0	0.5	1	0.01	0.04	0.7	0.02	0	4	0.11	0.8	7	0.7	0	-	620
4	0	0	0.01	0.01	0	0	0	0	0	17	1	0	0.1	0	0.02	0.01	0.1	0.01	0	5	0.06	0	8	0	0	34	621
119	0.6	0.5	0.07	0.05	17	6	0	4	104	46	106	1.3	1.1	9	0.04	0.11	1.1	0.10	0.5	35	0.69	7.4	36	0.6	0.1	-	622
51	0.4	0.2	0.09	0.19	3	3	2	6	164	73	171	0.4	0.8	6	0.07	0.03	1.2	0.06	0.1	9	0.34	2.4	5	0.7	0.9	-	623
9	0.1	0.1	0.02	0.03	0	0	0	0	2	1	3	0	0.2	1	0	0.01	0.3	0	0	1	0.04	0	0	0	0.2	-	624
30	0.1	0.1	0.01	0.02	4	1	0	2	33	5	33	0.9	0.2	1	0.03	0.05	0.6	0.01	0	2	0.17	0.8	0	0	0.1	-	625
42	0.3	0.2	0.03	0.12	3	3	1	4	15	1	15	0.3	0.9	2	0.04	0.04	0.9	0.02	0.1	6	0.23	2.1	0	0	0.1	-	626
45	0.4	0.3	0.09	0.10	3	1	4	3	10	6	11	0.2	0.2	1	0.04	0.07	0.6	0.02	0	4	0.29	1.3	0	0	0.1	-	627
36	0.4	0.2	0.08	0.06	3	1	4	2	9	6	10	0.2	0.1	1	0.03	0.06	0.4	0.02	0	3	0.23	1.1	0	0	0	-	628
27	0.2	0.2	0.02	0.05	4	3	0	2	76	22	80	0.5	0.3	3	0.02	0.05	0.6	0.01	0.1	6	0.19	2.8	0	0	0.2	-	629
34	0.3	0.2	0.04	0.20	1	1	1	3	6	2	6	0	0.3	1	0.05	0.08	0.8	0.02	0	6	0.22	0.8	0	0	0.3	-	630
52	0.8	0.4	0.04	0	0	0	0	0	0	32	3	0	0.5	0	0.02	0.01	0.6	0.05	0	4	0.08	0	0	0	0.3	0	631
107	0.5	0.6	0.02	0.01	20	9	0	4	91	8	91	1.3	0.5	5	0.04	0.20	1.5	0.05	0.5	18	0.68	8.3	1	0	0.2	31	632
110	0.6	0.6	0.04	0.14	17	9	1	7	97	14	98	1.1	0.8	8	0.07	0.18	1.9	0.05	0.4	22	0.73	7.4	2	0	0.3	20	633
137	0.7	0.7	0.04	0.05	24	9	0	5	137	13	137	1.9	0.7	7	0.06	0.16	1.4	0.06	0.6	25	0.87	10.6	1	0	0.2	-	634
99	0.7	0.5	0.06	0.14	13	9	1	10	119	45	122	1.2	0.7	9	0.05	0.17	1.7	0.05	0.4	44	0.60	8.1	20	2.0	0.2	-	635
86	0.4	0.5	0.02	0.03	13	5	1	9	159	91	166	0.8	0.7	10	0.04	0.14	1.1	0.03	0.3	13	0.40	4.4	6	0.7	0.3	-	636
53	0.3	0.3	0.02	0.05	8	4	0	2	39	2	39	0.6	0.3	2	0.03	0.07	0.7	0.02	0.2	9	0.34	3.6	0	0	0.1	-	637
30	0.5	0.2	0.06	0.12	78	0	1	3	0	0	0	0	1.9	0	0.08	0.02	1.7	0	0	21	0.28	0.5	5	0	0.3	-	638
33	0.6	0.4	0.06	0.16	1	8	1	13	6	0	6	0.1	0.2	1	0.04	0.04	1.1	0.02	0.1	16	0.21	2.0	0	0	0.2	-	639
83	0.6	0.7	0.06	0.11	11	15	1	10	50	3	50	0.8	0.6	3	0.08	0.11	1.8	0.05	0.3	35	0.62	6.1	0	0	0.3	-	640
53	0.5	0.5	0.05	0.08	4	11	0	6	59	39	62	1.6	2.9	8	0.08	0.09	1.7	0.05	0.1	47	0.38	4.5	0	0	0.4	-	641
76	0.5	0.5	0.08	0.25	4	14	1	11	33	28	36	0.2	1.1	3	0.08	0.09	2.2	0.05	0.1	26	0.34	2.9	0	0	0.5	-	642
51	1.0	0.5	0.13	0.32	0	6	1	18	0	0	0	0	0.1	2	0.07	0.03	1.5	0.04	0	8	0.24	1.3	0	0	0	-	643
78	0.7	1.1	0.11	0.41	0	11	1	8	2	18	3	0.1	0	8	0.21	0.09	3.5	0.14	0.1	34	0.72	1.7	6	0	1.1	-	644
78	0.5	0.5	0.08	0.10	5	10	2	8	22	40	26	0.3	1.8	8	0.07	0.12	1.5	0.03	0.2	21	0.51	2.7	0	0	0.3	-	645
64	0.5	0.4	0.05	0.20	3	10	2	8	5	224	24	0	1.5	6	0.08	0.11	1.5	0.04	0.1	12	0.18	2.3	0	0	0.8	-	646
29	0.2	0.1	0.02	0.06	3	2	0	2	16	1	16	0.3	0.4	3	0.02	0.04	0.6	0.01	0.1	5	0.17	1.9	0	0	0.1	-	647
47	0	0.2	0.01	0	8	2	0	2	19	28	21	0.2	0.1	1	0.03	0.08	0.5	0.02	0.2	4	0.29	0.9	4	0	0.1	39	648
8	0.2	0	0.01	0.05	240	0	0	3	0	0	0	0	0	0	0	0.01	0.1	0.01	0	1	0.02	0.5	0	0.1	0.6	53	649
19	0.7	0.2	0.05	0.18	0	0	0	13	0	0	0	0	0	2	0.01	0.01	0.4	0	0	1	0.02	0.5	0	0	0	-	650
16	0.6	0.2	0.04	0.15	0	0	0	11	0	0	0	0	0	1	0.01	0.01	0.4	0	0	1	0.01	0.5	0	0	0.1	-	651
43	0.4	0.3	0.02	0.05	4	8	0	2	45	4	46	1.2	1.2	3	0.03	0.09	1.0	0.03	0.2	11	0.27	5.5	0	0	0.1	-	652
69	0.3	0.5	0.11	0.03	1	1	0	1	8	1	8	0	1.7	0	0.05	0.03	3.6	0.08	0	11	0.41	1.0	0	0	0	-	653
78	0.7	0.7	0.13	0.57	1	3	1	56	0	0	0	0	0.1	0	0.07	0.03	2.0	0.09	0	10	0.49	1.5	0	0.1	0.8	-	654
29	0.3	0.2	0.04	0.20	21	1	0	18	0	270	23	0	0.1	4	0.02	0.03	0.8	0.03	0.6	22	0.15	0.9	2	0	0.3	-	655
103	0.5	0.9	0.19	0.64	0	1	0	34	0	2	0	0	2.5	0	0.07	0.04	7.2	0.12	0	16	0.61	27.8	0	0	0.2	-	656

料理の栄養成分値一覧（1人分あたり）

主材料群	料理番号	料理名	ページ	エネルギー	熱量点数	たんぱく質	脂質	脂肪酸 飽和	脂肪酸 n-3系多価不飽和	脂肪酸 n-6系多価不飽和	コレステロール	炭水化物	食物繊維総量	糖アルコール	有機酸	灰分	無機質 ナトリウム	無機質 カリウム	無機質 カルシウム	無機質 マグネシウム
				kcal	点	g	g	g	g	g	mg	g	g	g	g	g	mg	mg	mg	mg
菓子（和菓子）	657	栗まんじゅう(50g)	64	148	1.9	2.9	0.6	0.18	0.02	0.15	15	32.1	1.7	0	0	0.2	13	31	19	7
	658	ねりきり(45g)	64	117	1.5	2.1	0.1	0.02	0.01	0.03	0	26.2	1.6	0	0	0.1	1	15	18	7
	659	みたらし団子(50g)	64	97	1.2	1.4	0.2	0.07	0.01	0.07	0	21.8	0.2	0	0	0.5	125	30	2	7
	660	甘納豆(25g)	65	71	0.9	0.7	0	0.01	0.01	0.02	0	16.5	1.2	0	0	0.1	11	43	3	4
	661	あめ(15g)	65	58	0.7	0	0	0	0	0	0	14.6	0	0	0	0	0	0	0	0
	662	栗きんとん(40g)	65	103	1.3	0.6	0.1	0.03	0.02	0.06	0	23.4	1.2	0	0	0.1	2	46	4	5
	663	ぜんざい(155g)	65	316	4.0	7.0	0.5	0.16	0.04	0.18	0	68.0	6.3	0	0.2	1.2	157	318	21	33
	664	あんみつ(130g)	65	190	2.4	2.6	0.2	0.05	0.02	0.08	0	42.9	3.3	0	0	0.5	20	148	29	14
	665	おはぎ(80g)	65	212	2.7	4.1	0.4	0.11	0.03	0.14	0	46.4	3.5	0	0	0.5	73	115	12	20
	666	くずもち(70g)	65	151	1.9	1.9	0.1	0.01	0.01	0.02	0	35.2	1.5	0	0	0.2	34	15	17	7
	667	氷あずき(80g)	65	161	2.0	1.9	0.1	0.04	0.03	0.05	0	37.0	2.0	0	0.2	0.4	47	110	9	19
	668	桜もち(70g)	65	165	2.1	2.8	0.2	0.06	0.01	0.11	0	36.8	1.8	0	0	0.2	32	26	18	8
	669	大福もち(70g)	65	156	2.0	2.9	0.2	0.08	0.01	0.08	0	34.5	1.3	0	0	0.2	23	23	13	7
	670	どら焼き(85g)	65	248	3.1	5.1	2.4	0.78	0.05	0.48	83	50.9	1.6	0	0	0.7	119	102	19	13
	671	もなか(40g)	65	111	1.4	1.7	0.1	0.02	0.01	0.03	0	25.3	1.2	0	0	0.1	1	13	13	6
	672	揚げせんべい(30g)	65	137	1.7	1.5	5.1	0.62	0.34	1.79	0	20.7	0.2	0	0	0.5	147	25	2	6
	673	芋かりんとう(30g)	65	140	1.8	0.4	5.9	0.68	0.42	2.09	0	20.9	0.8	0	0	0.4	4	165	12	8
	674	かりんとう(30g)	65	126	1.6	2.1	3.3	0.42	0.22	1.23	0	21.6	0.4	0	0	0.3	2	90	20	8
	675	大学芋(130g)	65	275	3.4	1.1	9.9	0.74	0.75	1.88	0	43.6	2.2	0	0.4	1.9	359	488	37	26
菓子（ナッツ・果物）	676	ミックスナッツ(25g)	65	143	1.8	4.6	10.7	1.62	0.02	2.91	0	5.5	2.7	0	0.1	0.6	22	158	24	51
	677	いちごジャム(20g)	65	50	0.6	0.1	0	0	0	0.01	0	12.5	0.3	0	0	0	1	13	2	1
●弁当																				
弁当	678	サケの照り焼き弁当	66	624	7.8	20.8	14.4	2.85	1.67	3.29	54	94.3	9.3	0	0.9	5.0	728	915	196	80
	679	厚焼き卵弁当	66	616	7.7	18.0	14.0	3.64	0.48	2.35	370	98.3	6.0	0.1	0.1	3.5	762	449	119	47
	680	エビフライ弁当	66	574	7.2	17.8	17.2	4.85	0.80	3.27	108	81.3	7.2	0	0.9	5.8	1529	693	98	76
	681	ごぼうの牛そぼろ煮弁当	66	498	6.2	15.2	12.3	4.32	0.14	1.46	41	75.5	8.3	0	0.6	3.2	643	587	84	70
	682	魚の洋風つみれ弁当	66	669	8.4	27.7	22.5	4.83	1.98	4.29	106	81.2	8.3	0	0.3	5.7	1382	687	175	110
	683	サケのムニエル弁当	66	578	7.2	18.9	12.2	2.69	1.16	2.76	51	89.8	8.9	0	0.4	4.7	924	924	89	70
	684	千草焼き弁当	66	547	6.8	13.7	17.0	4.45	0.60	2.79	193	77.2	7.6	0.1	0.5	4.9	1058	793	145	58
	685	豆腐ハンバーグ弁当	67	657	8.2	21.0	21.5	3.15	1.41	4.62	181	86.7	9.1	0	1.0	5.6	1119	993	124	102
	686	鶏肉の野菜ロール焼き弁当	67	495	6.2	18.5	10.1	2.33	0.44	2.77	60	75.5	7.5	0.1	0.4	4.8	1038	759	59	62
	687	ハムのチーズ焼き弁当	67	574	7.2	18.1	12.2	6.47	0.16	1.00	42	83.8	7.1	0.3	0.8	5.0	1064	713	243	60
	688	ブリ大根弁当	67	709	8.9	18.3	13.9	3.33	1.71	1.84	180	112.4	7.5	0	0.6	5.8	1284	1052	175	74
	689	帆立貝の黄金焼き弁当	67	423	5.3	12.4	7.2	1.40	0.36	1.28	135	69.9	5.7	0.5	0.1	3.5	650	567	141	60
	690	ミートボールのケチャップ煮弁当	67	614	7.7	16.2	21.5	5.53	0.82	2.61	49	82.1	6.8	0	0.6	4.3	961	811	69	55
	691	サケ弁当	67	496	6.2	25.6	5.0	1.20	1.34	0.30	76	81.3	6.5	0	0.3	4.7	1178	741	68	63
	692	鶏肉のから揚げ弁当	67	677	8.5	26.1	22.1	4.14	0.99	4.62	122	88.5	4.8	0	0.3	4.2	1164	640	25	63
	693	ハンバーグ弁当	67	585	7.3	14.7	17.6	0.98	0.58	2.17	43	86.3	5.5	0	0.2	2.9	654	458	39	43

料理の栄養成分値一覧（1人分あたり）																										この料理の食料自給率	料理番号
無機質									ビタミン																		
									A																		
リン	鉄	亜鉛	銅	マンガン	ヨウ素	セレン	クロム	モリブデン	レチノール	β-カロテン当量	レチノール活性当量	D	E α-トコフェロール	K	B_1	B_2	ナイアシン当量	B_6	B_{12}	葉酸	パントテン酸	ビオチン	C	アルコール	食塩相当量		
mg					μg								mg	μg	mg				μg		mg	μg	mg	g		%	
31	0.6	0.3	0.06	0.19	2	2	1	12	9	1	9	0.2	0.1	2	0.02	0.03	0.7	0.01	0.1	3	0.11	1.5	0	0	0.1	-	657
21	0.7	0.3	0.06	0.18	0	0	0	15	0	0	0	0	0	2	0	0.01	0.5	0	0	0	0.02	0.6	0	0	0	-	658
26	0.2	0.3	0.05	0.20	1	1	1	19	0	0	0	0	0.1	0	0.02	0.01	0.7	0.03	0	4	0.17	0.6	0	0.1	0.3	-	659
10	0.2	0.1	0.03	0.05	0	0	1	10	0	1	0	0	0	0	0.02	0.01	0.2	0.01	0	2	0.04	0.4	0	0	0	-	660
0	0	0	0	0	0	0	0	0	0	0	0	0	0	0	0	0	0	0	0	0	0	0	0	0	0	-	661
12	0.2	0.1	0.07	0.28	0	0	0	0	0	11	1	0	0	0	0.03	0.01	0.3	0.02	0	6	0.11	0	1	0.6	0	72	662
78	1.2	1.1	0.28	0.60	0	1	1	91	0	3	0	0	0.1	2	0.12	0.03	2.1	0.09	0	18	0.47	2.6	0	0	0.4	63	663
34	1.1	0.5	0.11	0.24	12	1	2	25	0	43	4	0	0.1	2	0.04	0.02	0.7	0.06	0	6	0.18	3.1	2	0	0	-	664
64	0.9	0.7	0.16	0.50	0	0	1	45	0	0	0	0	0.1	4	0.04	0.02	1.3	0.04	0	7	0.24	1.3	0	0	0.2	68	665
21	0.6	0.2	0.06	0.16	0	0	1	13	0	0	0	0	0	1	0.01	0.01	0.4	0	0	1	0.01	0.6	0	0	0.1	-	666
43	0.8	0.2	0.07	0.15	0	0	0	0	0	5	0	0	0.1	3	0.01	0.03	0.6	0.04	0	10	0.10	0.1	7	0	0.1	47	667
26	0.7	0.3	0.06	0.22	0	1	1	15	0	0	0	0	0	1	0.01	0.01	0.7	0	0	1	0.07	0.7	0	0	0.1	-	668
22	0.5	0.6	0.09	0.36	0	1	0	32	0	0	0	0	0	1	0.01	0.01	0.8	0.01	0	2	0.15	0.6	0	0	0.1	-	669
66	0.9	0.5	0.10	0.23	6	5	1	22	34	1	34	0.6	0.3	4	0.03	0.08	1.4	0.03	0.2	13	0.35	4.8	0	0	0.3	-	670
16	0.5	0.2	0.05	0.16	0	0	0	14	0	0	0	0	0	1	0	0.01	0.4	0	0	0	0.03	0.5	0	0	0	-	671
26	0.2	0.3	0.05	0.20	0	1	0	21	0	0	0	0	0.7	8	0.02	0.01	0.8	0.03	0	3	0.18	0.3	0	0	0.4	-	672
16	0.2	0.1	0.06	0.14	0	0	0	2	0	10	1	0	1.3	11	0.04	0.02	0.4	0.09	0	17	0.31	1.7	10	0	0	-	673
17	0.5	0.2	0.05	0.16	1	8	1	6	0	1	0	0	0.5	5	0.03	0.02	0.7	0.06	0	8	0.25	2.9	0	0	0	-	674
50	0.6	0.2	0.17	0.43	1	0	1	5	0	28	2	0	3.0	12	0.11	0.04	1.1	0.26	0	50	0.91	4.4	29	0	0.9	51	675
92	0.5	0.7	0.18	0.47	0	0	0	12	0	2	0	0	3.5	0	0.05	0.09	4.3	0.07	0	13	0.33	14.3	0	0	0.1	-	676
3	0	0	0.01	0.03	0	0	0	0	0	0	0	0	0	1	0	0	0.1	0	0	5	0.02	0.1	2	0	0	-	677
390	3.1	2.8	0.45	1.25	2906	28	1	74	21	3827	341	11.7	3.7	272	0.29	0.28	12.5	0.42	4.3	129	2.16	8.1	31	0.5	1.9	68	678
303	3.0	2.5	0.30	0.75	1184	27	0	56	210	857	281	3.8	2.9	93	0.14	0.45	6.4	0.21	1.2	127	1.78	26.0	19	1.0	2.0	58	679
290	2.5	2.5	0.53	1.47	8	17	4	50	37	5650	511	0.4	2.8	40	0.25	0.17	7.5	0.27	0.6	146	1.14	7.2	18	0	3.9	-	680
239	2.3	3.9	0.37	0.97	1	12	3	56	6	293	30	0.4	1.0	35	0.43	0.23	8.9	0.34	0.6	81	1.52	6.6	8	0	1.6	62	681
424	3.0	3.7	0.51	1.06	17	48	2	61	48	466	87	3.5	4.2	119	0.34	0.38	15.6	0.60	8.7	126	1.69	11.9	35	0.7	3.5	69	682
332	2.0	2.0	0.44	1.15	5	22	2	54	21	769	85	19.5	5.5	189	0.29	0.30	10.6	0.81	3.6	175	2.80	16.8	85	1.0	2.3	68	683
278	2.2	2.5	0.30	0.90	23	17	0	58	113	4705	502	2.0	6.5	123	0.22	0.38	6.5	0.40	0.7	130	1.96	17.3	57	1.0	2.7	59	684
359	2.9	2.7	0.46	1.22	26	24	5	77	75	4216	426	1.1	4.7	216	0.26	0.29	13.6	0.62	0.9	128	2.27	14.4	29	0.4	2.9	51	685
305	1.5	2.3	0.34	1.10	2	16	2	57	14	1897	173	0.3	2.1	58	0.28	0.29	14.4	0.48	0.2	140	3.03	7.3	22	0.7	2.6	65	686
473	1.7	3.2	0.40	1.13	7	14	4	59	73	299	97	0.4	1.3	18	0.42	0.29	9.4	0.38	1.1	103	1.77	8.5	29	4.4	2.7	71	687
297	3.2	2.5	0.40	1.25	2195	38	2	76	87	1295	195	4.4	3.2	95	0.29	0.39	9.7	0.51	2.0	141	2.14	19.0	57	4.9	3.2	80	688
286	2.4	2.6	0.31	0.85	4012	11	1	55	69	3600	370	1.4	2.4	210	0.12	0.20	6.4	0.22	1.3	100	1.39	8.7	14	1.3	1.7	83	689
230	2.1	4.1	0.34	0.96	4	16	3	57	11	883	85	0.2	2.5	20	0.39	0.22	9.4	0.41	0.9	72	1.63	5.9	19	0.7	2.5	54	690
355	2.1	2.1	0.33	0.99	1	4	2	65	0	1885	157	20.4	1.5	73	0.26	0.33	13.7	0.54	5.1	78	2.37	4.7	7	0.1	3.0	75	691
352	1.8	3.5	0.30	1.06	0	29	2	67	32	162	44	0.3	3.4	64	0.22	0.28	13.1	0.36	0.3	40	1.97	6.9	10	0	3.0	49	692
188	1.6	3.3	0.32	0.89	2	10	3	63	11	151	23	0.2	2.0	37	0.26	0.18	6.8	0.29	0.5	43	1.33	4.5	14	0	1.7	-	693

料理群別・調理法別さくいん

「主食・主菜・副菜料理マトリックス」からみた料理成分表掲載料理一覧

主材料群	調理法	材料	料理番号	料理名	調理時間(分) 時間	調理時間(分) べったり	ページ
●主食							
穀類・米(めし類)	F 焼く	1 米のみ	89	磯辺焼き	5	5	25
		2 魚介類、肉類、卵類、大豆・大豆製品、乳類含む	23	ドリア・ライスグラタン	80	35	20
	I 煮る(汁少ない)	1 米のみ	1	ご飯(軽く1膳 120g)	-	-	18
			2	ご飯(1膳 150g)	-	-	18
			3	ご飯(丼1膳 240g)	-	-	18
		2 魚介類、肉類、卵類、大豆・大豆製品、乳類含む	24	エビピラフ	70	25	20
			25	パエリア	80	40	20
		3 野菜類、いも類、きのこ類、海藻類含む	10	芋ご飯	70	15	19
			11	かやくご飯	70	25	19
			12	きのこご飯	70	15	19
			13	山菜おこわ	100	15	19
			14	赤飯	180	30	19
			15	ピースご飯	70	15	19
			16	わかめご飯	70	15	19
		4 その他	4	雑穀入りご飯(150g)	-	-	18
			17	栗ご飯	70	30	19
	J 煮る(汁多い・なべ物)	1 米のみ	5	重湯(200g、米12g相当量)	-	-	18
			6	全がゆ(165g、米33g相当量)	-	-	18
			90	関西風雑煮	25	20	25
			91	関東風雑煮	25	20	25
		2 魚介類、肉類、卵類、大豆・大豆製品、乳類含む	18	カキ雑炊	20	10	19
			19	クッパ	15	10	19
			20	卵雑炊	15	10	19
			21	中国風魚のかゆ	120	15	19
		3 野菜類、いも類、きのこ類、海藻類含む	22	リゾット	100	30	20
	L あえる	1 米のみ	92	安倍川もち	5	5	25
	M 合わせる	2 魚介類、肉類、卵類、大豆・大豆製品、乳類含む	7	おにぎり・小3個(梅干し、塩ザケ、おかか 150g)	-	-	18
			8	おにぎり・大2個(梅干し、塩ザケ 200g)	-	-	18
			26	ウナ丼	80	25	20
			27	オムライス	70	25	20
			28	親子丼	70	20	20
			29	海鮮丼	80	15	20
			30	カツ丼	80	35	20
			31	カレーライス(ビーフ)	75	40	20
			32	キーマカレー	70	30	20
			33	牛丼	80	20	20
			34	三色丼	80	25	21
			35	シーフードカレー	75	40	21
			36	中華丼・五目丼	80	30	21
			37	天丼	80	35	21
			38	ビビンバ	70	40	21
			41	いなりずし	70	25	21
			42	押しずし	90	40	21
			43	ちらしずし	100	100	21
			44	にぎりずし	90	40	21
		3 野菜類、いも類、きのこ類、海藻類含む	9	のり茶漬け	10	10	18
			45	太巻きずし	80	45	21
			46	細巻きずし	80	25	22
	N いためる	2 魚介類、肉類、卵類、大豆・大豆製品、乳類含む	39	チキンライス	70	25	21
			40	チャーハン	75	25	21
穀類・小麦他(パン類)	B 切る・むく	8 その他	97	コーンフレーク(25g+牛乳200ml)	-	-	26
	C 食材料の一次加工	5 小麦のみ	47	クロワッサン(2個 80g)	-	-	22
			48	食パン(2枚 90g)	-	-	22
			49	ナン(1枚 70g)	-	-	22
			50	バターロール(2個 60g)	-	-	22
			51	フランスパン(2切れ 60g)	-	-	22
			52	ベーグル(1個 95g)	-	-	22
		7 野菜類、いも類、きのこ類、海藻類含む	59	レーズンパン(2個 60g)	-	-	23
穀類・小麦他(パン類)	F 焼く	5 小麦のみ	93	お好み焼き	20	15	25
			94	たこ焼き	20	15	26
			95	ピザ	240	30	26
			96	ホットケーキ	35	20	26
		6 魚介類、肉類、卵類、大豆・大豆製品、乳類含む	53	トースト(食パン1枚 70g+バター8g)	-	-	22
			54	ピザトースト	15	10	22
			55	フレンチトースト	10	10	22
	J 煮る(汁多い・なべ物)	8 その他	98	オートミール	10	2	26
	M 合わせる	6 魚介類、肉類、卵類、大豆・大豆製品、乳類含む	56	サンドイッチ	30	30	22
			57	ハンバーガー	20	20	22
			58	ホットドッグ	10	10	23
穀類・小麦他(めん類)	F 焼く	10 魚介類、肉類、卵類、大豆・大豆製品、乳類含む	82	マカロニグラタン	45	30	25
			83	ラザーニア	80	40	25
			84	ラビオリ	40	35	25
	G ゆでる	9 めんのみ	60	ざるそば	30	15	23
			61	冷やしそうめん	30	10	23
	J 煮る(汁多い・なべ物)	10 魚介類、肉類、卵類、大豆・大豆製品、乳類含む	62	かけうどん	30	15	23
			63	担々麺	30	30	23
			64	鶏南蛮そば	30	15	23
			65	なべ焼きうどん	40	35	23
		11 野菜類、いも類、きのこ類、海藻類含む	66	即席中華そば・インスタントラーメン	15	5	23
			67	ほうとう	30	20	23
			68	山かけそば	30	20	23
	L あえる	10 魚介類、肉類、卵類、大豆・大豆製品、乳類含む	69	肉みそそば・炸醤麺	30	30	23
			70	冷やし中華そば・涼拌麺	20	20	24
	M 合わせる	10 魚介類、肉類、卵類、大豆・大豆製品、乳類含む	71	韓国風冷やしめん・냉면	50	30	24
			72	きつねうどん	30	15	24
			73	五目中華そば・什錦湯麺	25	20	24
			74	チャーシューめん	25	20	24
			75	月見うどん	30	15	24
			76	天ぷらうどん	30	30	24
			77	鶏肉のフォー	90	20	24
			85	スパゲッティカルボナーラ	20	10	25
			86	スパゲッティナポリタン	30	20	25
			87	スパゲッティミートソース	60	35	25
		12 その他	78	たぬきうどん	30	15	24
	N いためる	10 魚介類、肉類、卵類、大豆・大豆製品、乳類含む	79	いためビーフン・炒米粉	25	20	24
			80	五目焼きそば・什錦炒麺	30	30	24
			88	スパゲッティボンゴレ	20	15	25
		11 野菜類、いも類、きのこ類、海藻類含む	81	ソース焼きそば	20	10	24
●主菜							
魚介類	A 生のまま	13 生	140	刺し身盛り合わせ	25	25	30
			141	ハマチのぬた	15	15	30
			142	マグロの刺し身	15	15	30
			149	イカの刺し身	25	25	31
			150	帆立の刺し身	25	25	31
	B 切る・むく	13 生	143	アジのたたき	25	25	30
			144	カツオのたたき	25	25	31
			145	カツオのドレッシングあえ	20	20	31
			146	カツオの山かけ	20	20	31
			147	しめサバ	105	20	31
			148	ハマチの中国風刺し身	25	25	31
			152	タコ酢	15	10	31
	D 漬ける	13 生	99	アジのエスカベージュ	35	30	27
			100	ワカサギのカレー南蛮漬け	30	20	27
			153	イカのマリネ	30	20	31
	F 焼く	13 生	101	アコウダイの粕漬け焼き	30	25	27
			102	アジの塩焼き	40	15	27
			103	アジのつくね焼き	30	25	27

主材料群	調理法	材料	料理番号	料理名	調理時間（分）時間	べったり	ページ
魚介類	F 焼く	13 生	104	アマダイの木の芽焼き	30	15	27
			105	ウナギのかば焼き	20	10	27
			106	カジキのソテー	30	10	27
			107	カジキのハーブ焼き	40	10	27
			108	カマスの塩焼き	40	15	28
			109	カマスの干物の焼き物	5	5	28
			110	キンメダイのみそ漬け焼き	120	15	28
			111	サケのグラタン	50	20	28
			112	サケのけんちん焼き	40	15	28
			113	サケの照り焼き	20	5	28
			114	サケのムニエル	30	15	28
			115	サバのゆず風味焼き	180	20	28
			116	サワラのみそ漬け焼き	35	10	28
			117	サンマの塩焼き	45	15	28
			118	白身魚の香り焼き	40	15	28
			119	タラのホイル焼き	20	10	28
			120	ブリの塩焼き	30	15	29
			121	ブリの照り焼き	35	20	29
			122	マグロの照り焼き	35	10	29
			154	イカの一夜干し	10	10	31
			155	エビのマカロニグラタン	45	35	31
			156	帆立のガーリック焼き	15	15	32
		14 加工品	170	さつま揚げの網焼き	5	5	33
	G ゆでる	13 生	151	カニの刺し身	10	10	31
	H 蒸す	13 生	123	サケのワイン蒸し	30	25	29
			124	サバのレンジ蒸し煮（ラビゴットソース）	30	15	29
			157	アサリの酒蒸し	15	10	32
			158	しいたけのエビ詰め蒸し	50	30	32
	I 煮る（汁少ない）	13 生	125	アジの姿煮	30	15	29
			126	イサキのオランダ煮	35	25	29
			127	イワシの酢煮	30	15	29
			128	サバのみそ煮	25	5	29
			129	タイの揚げおろし煮	40	20	29
			130	トビウオのつくね煮	35	25	29
			131	ブリ大根	45	15	29
			159	イカと大根の煮物	40	15	32
			160	エビのうま煮	45	15	32
			161	魚卵の炊き合わせ	40	20	32
	J 煮る（汁多い・なべ物）	13 生	162	魚介のブイヤベース	40	20	32
			289	石狩なべ	40	30	43
			290	カキの土手なべ	25	25	43
			291	カニちりなべ	30	20	43
			292	タラちりなべ	20	10	43
			293	タラのチゲ	35	25	43
		14 加工品	171	おでん	90	30	33
	K 煮る（汁）	13 生	294	すり流し汁	25	25	43
			295	トムヤムクン	40	35	43
	L あえる	13 生	132	小アジの揚げ浸し	30	20	30
	N いためる	13 生	163	エビのあんかけ	20	20	32
			164	八宝菜	30	30	32
	O 揚げる	13 生	133	アジのしそ揚げ	30	25	30
			134	アジのロールフライ	30	20	30
			135	キスの天ぷら	40	35	30
			136	サバの竜田揚げ	35	20	30
			137	シシャモのフライ	20	20	30
			138	白身魚のフリッター	30	20	30
			139	タラのフライ	30	25	30
			165	イカのリングフライ	25	25	32
			166	エビフライ	35	30	32

主材料群	調理法	材料	料理番号	料理名	調理時間（分）時間	べったり	ページ
魚介類	O 揚げる	13 生	167	カキフライ	30	15	32
			168	カニコロッケ	60	30	33
			169	天ぷら	40	35	33
肉類	D 漬ける	15 生	172	牛レバーのハーブ漬け	40	20	33
			191	豚レバーの南蛮漬け	30	20	34
	F 焼く	15 生	173	牛肉の網焼き	40	10	33
			174	牛肉のたたき	30	15	33
			175	牛肉のみそ漬け焼き	320	20	33
			176	牛レバーの七味焼き	40	20	33
			177	鉄板焼き	15	15	33
			178	ビーフステーキ	40	15	33
			192	豚肉のしょうが焼き	15	15	35
			193	豚肉の南蛮焼き	15	15	35
			210	タンドリーチキン	90	15	36
			211	鶏肉のチーズはさみ焼き	20	10	36
			212	鶏肉の千草焼き	40	20	36
			213	鶏肉のディアブル風	15	15	36
			214	鶏肉のなべ照り焼き	50	15	36
			215	鶏肉のピカタ	35	15	36
			216	焼きとり	30	25	37
			217	ローストチキン	80	20	37
			229	鶏の松風焼き	50	30	38
			230	なすのミートソースグラタン	50	40	38
			231	肉ギョーザ	40	35	38
			232	ハンバーグステーキ	30	25	38
			233	ミートローフ	60	30	38
	G ゆでる	15 生	194	ゆで豚の梅肉ソース	20	20	35
		16 加工品	242	ソーセージゆでじゃが芋添え	20	10	39
	H 蒸す	15 生	218	蒸しどり	60	20	37
			234	肉シューマイ	30	20	38
	I 煮る（汁少ない）	15 生	179	牛肉と新じゃがの煮物	40	15	33
			180	牛肉の有馬煮	20	10	34
			181	牛肉の筑前煮風	40	30	34
			182	肉豆腐	25	10	34
			195	東坡肉	150	15	35
			196	豚肉のロベール風	40	20	35
			197	ロールポーク	50	30	35
			219	鶏肉と里芋の煮物	70	20	37
			220	鶏肉と大豆のカレー	50	20	37
			221	鶏肉のクリーム煮	70	40	37
			222	鶏もも肉のワイン煮込み	50	25	37
			223	鶏レバーのソース煮	20	15	37
			224	鶏レバーの煮込み	20	15	37
			235	スタッフドピーマンのトマト煮	40	25	38
			236	鶏のそぼろ煮	40	20	38
			237	ロールキャベツ	50	25	38
			296	すき焼き	25	25	43
	J 煮る（汁多い・なべ物）	15 生	183	ビーフシチュー	150	25	34
			184	ポトフー	145	20	34
			198	ポークカレー	85	25	35
			199	ボルシチ	120	30	35
			225	クリームシチュー	50	25	37
			238	エスニックスープ煮	30	25	38
			239	ミートボールシチュー	50	25	38
			297	牛肉のチゲ	30	20	43
			298	牛肉のみぞれなべ	30	20	43
			299	しゃぶしゃぶ	30	20	43
			300	常夜なべ	25	15	44
			301	鶏肉の水炊き	75	20	44

料理群別・調理法別さくいん

主材料群	調理法	材料	料理番号	料理名	調理時間（分） 時間	調理時間（分） べったり	ページ
肉類	J 煮る（汁多い・なべ物）	15 生	302	肉団子の土なべ煮	65	40	44
		16 加工品	243	ウインナのスープ煮	30	10	39
	K 煮る（汁）	15 生	303	豚汁	30	15	44
	L あえる	15 生	185	牛肉のエスニックサラダ	30	25	34
	N いためる	15 生	186	牛肉とさやいんげんのいため物	20	20	34
			187	牛肉とレタスのいため物	20	20	34
			188	牛肉のザーサイいため	15	15	34
			189	ビーフストロガノフ	15	15	34
			200	酢豚	35	35	35
			201	肉野菜いため	15	15	35
			202	豚肉とにがうりのいため物	15	15	35
			203	豚肉とまいたけのいため物	20	20	35
			226	鶏肉とピーマンのみそいため	20	20	37
		16 加工品	244	肉団子のあんかけ	40	40	39
	O 揚げる	15 生	190	牛肉のカツレツワイン風味	40	20	34
			204	揚げ豚の野菜あんかけ	30	30	36
			205	串カツ	20	20	36
			206	とんカツ	20	20	36
			207	ねぎロールカツ	25	25	36
			208	春巻き	25	25	36
			209	豚肉のから揚げ	40	15	36
			227	鶏肉のから揚げ	40	15	37
			228	鶏肉の南部揚げ	35	25	38
			240	なすのはさみ揚げ	25	25	39
			241	肉コロッケ	60	30	39
卵類	D 漬ける	17 生	245	ゆで卵のマリネ	20	20	39
	F 焼く	17 生	246	厚焼き卵	10	10	39
			247	ウ巻き卵	20	20	39
			248	オムレツ	5	5	39
			249	カニ玉	20	20	39
			250	スパニッシュオムレツ	40	15	39
			251	卵のグラタン	60	30	39
			252	卵のココット焼き	15	5	40
			253	千草焼き	20	20	40
			254	目玉焼き	5	5	40
	G ゆでる	17 生	255	しめ卵	20	15	40
			256	ゆで卵	15	5	40
	H 蒸す	17 生	257	卵豆腐	30	20	40
			258	茶わん蒸し	30	15	40
	I 煮る（汁少ない）	17 生	259	ウナギとごぼうの卵とじ	15	15	40
	L あえる	17 生	260	ポーチドエッグ	30	10	40
	N いためる	17 生	261	卵と青梗菜のいため物	20	20	40
			262	ミニトマトのスクランブルエッグ	10	10	40
	O 揚げる	17 生	263	スコッチエッグ	35	35	40
大豆・大豆製品	C 食材料の一次加工	20 加工品	265	納豆	-	-	41
			266	冷ややっこ	25	10	41
	F 焼く	20 加工品	267	ぎせい豆腐	60	30	41
			268	豆腐のステーキ	40	20	41
			269	豆腐ハンバーグ	40	30	41
			270	生揚げの素焼き	15	5	41
			271	生揚げのみそ焼き	20	10	41
	I 煮る（汁少ない）	19 生	264	五目豆	420	25	41
		20 加工品	272	いり豆腐	20	20	41
			273	がんもどきの煮物	40	20	41
			274	凍り豆腐の卵とじ	35	25	41
			275	凍り豆腐のひき肉はさみ煮	20	15	41
			276	凍り豆腐の含め煮	60	20	42
			277	炊き寄せ風煮	50	30	42
			278	豆腐となまり節の炊き合わせ	20	10	42

主材料群	調理法	材料	料理番号	料理名	調理時間（分） 時間	調理時間（分） べったり	ページ
大豆・大豆製品	I 煮る（汁少ない）	20 加工品	279	福袋	30	20	42
			304	湯豆腐	20	10	44
	J 煮る（汁多い・なべ物）	20 加工品	280	豆腐の野菜あんかけ	40	20	42
	L あえる	20 加工品	281	豆腐のごまみそだれ	20	15	42
	N いためる	20 加工品	282	チャンプルー	40	15	42
			283	生揚げとレバーのみそいため	20	20	42
			284	麻婆豆腐	25	25	42
			285	レバーにら豆腐	30	20	42
	O 揚げる	20 加工品	286	揚げ出し豆腐	30	15	42
			287	豆腐のコロッケ	50	30	42
			288	豆腐のつくね揚げ	40	20	43
●副菜							
	B 切る・むく	23 いも類	441	長芋の梅ソースかけ	15	10	53
	D 漬ける	22 その他の野菜（淡色野菜）	364	カリフラワーの甘酢漬け	40	15	48
			365	切り干し大根のあちゃら漬け風	30	10	49
			366	紫キャベツのドレッシング漬け	10	10	49
		24 きのこ類	459	きのこのマリネ	30	10	54
	F 焼く	21 緑黄色野菜	305	かぼちゃのチーズ焼き	50	20	45
			306	トマトのバター焼き	10	10	45
		23 いも類	442	ポテトのチーズ焼き	60	20	53
		24 きのこ類	460	きのこのホイル焼き	20	10	54
	G ゆでる	22 その他の野菜（淡色野菜）	367	ふろふき大根	60	10	49
			432	枝豆	15	10	53
		23 いも類	443	粉吹き芋	30	10	53
			444	こんにゃく田楽	20	20	53
	H 蒸す	21 緑黄色野菜	307	かぼちゃのレンジ蒸し	10	10	45
		22 その他の野菜（淡色野菜）	368	新キャベツのひき肉包み蒸し	35	15	49
		23 いも類	445	里芋のゆずみそかけ	40	20	54
	I 煮る（汁少ない）	21 緑黄色野菜	308	アスパラと帆立貝柱のクリーム煮	30	25	45
			309	かぼちゃのいとこ煮	90	10	45
			310	かぼちゃの含め煮	30	10	45
			311	小松菜のいため煮	30	15	45
			312	さやいんげんの当座煮	30	10	45
			313	さやえんどうの卵とじ	30	10	45
			314	青梗菜のいため煮	10	10	45
			315	にらの煮浸し	15	15	45
			316	にんじんのグラッセ	30	10	45
			317	にんじんの含め煮	30	15	46
			318	ピーマンの土佐煮	20	10	46
		22 その他の野菜（淡色野菜）	369	切り干し大根の煮物	40	20	49
			370	根菜の煮物	30	20	49
			371	ぜんまいの煮物	30	10	49
			372	大根と油揚げのいため煮	40	20	49
			373	大根の中国風いため煮	30	15	49
			374	大根の北海煮	60	20	49
			375	竹の子とふきの炊き合わせ	60	30	49
			376	なすの煮物	25	10	49
			377	夏野菜のいため煮	30	20	49
			378	白菜のいため煮	20	15	49
			379	春の根菜の煮物	50	20	49
			380	みょうがの卵とじ	10	10	49
			381	野菜の煮しめ	50	25	50
			382	レタスのイタリア風蒸し煮	25	10	50
			383	若竹煮	30	15	50
			384	わらびの卵とじ	10	10	50
			433	いんげん豆の含め煮	600	20	53
			434	うの花のいり煮	20	15	53
			435	黒豆のしょうが煮	540	20	53
			436	そら豆の甘煮	40	20	53

調理法	材料	料理番号	料理名	調理時間（分）時間	べったり	ページ
I 煮る（汁少ない）	22 その他の野菜（淡色野菜）	437	浸し豆の煮物	450	15	53
	23 いも類	446	サケとポテトのクリーム煮	30	20	54
		447	さつま芋と切りこんぶの煮物	40	10	54
		448	さつま芋とりんごの重ね煮	30	15	54
		449	里芋の中国風煮	60	20	54
		450	じゃが芋の煮物	30	10	54
	24 きのこ類	461	えのきたけの煮浸し	15	15	55
		462	きのこの当座煮	20	15	55
	25 海藻類	466	切りこんぶの煮物	20	10	55
		467	こんぶとじゃこの当座煮	30	15	55
		468	ひじきの煮物	30	20	55
J 煮る（汁多い・なべ物）	21 緑黄色野菜	319	ミックスベジタブルのくず煮	15	5	46
	22 その他の野菜（淡色野菜）	385	ごぼうの柳川	20	20	50
		386	とうがんのエビあんかけ	40	20	50
		387	白菜とアサリの煮浸し	20	15	50
		388	白菜と生揚げの煮物	30	15	50
		389	レタスのスープ煮	20	10	50
K 煮る（汁）	21 緑黄色野菜	480	かぼちゃのポタージュ	60	40	56
		481	トマトスープ	20	10	56
	22 その他の野菜（淡色野菜）	482	粕汁	50	25	56
		483	クラムチャウダー	30	15	56
		484	コーンスープ	50	15	56
		485	せん切り野菜のスープ	40	15	56
		486	大根と牛肉のスープ	20	10	56
		487	中華スープ	30	15	56
		488	ピーナッツ汁	30	20	56
		489	冷や汁	50	20	56
	23 いも類	490	呉汁	480	20	56
		491	じゃが芋とさやえんどうのみそ汁	25	10	56
		492	つくね芋の吸い物	30	20	56
		493	のっぺい汁	30	15	56
	24 きのこ類	494	ロシア風きのことじゃが芋のスープ	30	10	56
	27 穀類	495	白玉団子汁（八代風雑煮）	40	20	56
L あえる	21 緑黄色野菜	320	オクラとエビの黄身酢かけ	20	20	46
		321	オクラのおろしあえ	15	15	46
		322	貝割れ菜のサラダ	15	10	46
		323	かぼちゃの素揚げサラダ	20	15	46
		324	カラーピーマンのナムル	10	10	46
		325	グリーンアスパラガスの黄身酢かけ	25	25	46
		326	グリーンアスパラガスのマスタードサラダ	15	10	46
		327	小松菜とアサリのからしじょうゆあえ	15	10	46
		328	小松菜とにんじんの白あえ	30	20	46
		329	小松菜のごまあえ	25	25	46
		330	小松菜のゆずあえ	20	15	46
		331	さやいんげんのサラダ	10	10	46
		332	さやえんどうのサラダ	20	20	46
		333	春菊ともやしのナムル	30	20	47
		334	春菊のサラダ	15	15	47
		335	春菊ののりあえ	10	10	47
		336	スナップえんどうのマヨネーズあえ	10	10	47
		337	せりのお浸し	10	10	47
		338	トマトともやしの酢じょうゆ	40	30	47
		339	菜の花のからしあえ	10	10	47
		340	にらの酢みそあえ	20	15	47
		341	にんじんのピーナッツあえ	20	20	47
		342	にんじんのラペ	30	15	47
		343	ピーマンの焼き浸し	15	5	47
		344	ブロッコリーとツナのサラダ	15	10	47
		345	ブロッコリーのお浸し	25	25	47
L あえる	21 緑黄色野菜	346	ほうれん草のお浸し	10	10	47
		347	ほうれん草のサラダ	20	10	47
		348	水菜のサラダ	15	10	47
		349	モロヘイヤのお浸し	10	10	48
		350	わけぎのぬた	20	15	48
	22 その他の野菜（淡色野菜）	390	揚げなすのたたき	30	20	50
		391	イクラのみぞれ酢	10	10	50
		392	うどの梅肉あえ	15	15	50
		393	エスニックサラダ	15	10	50
		394	かぶとサーモンのサラダ	15	15	50
		395	かぶのサラダ	10	10	50
		396	カリフラワーのクリームソース	50	30	50
		397	カリフラワーのサラダ	40	20	51
		398	黄菊の酢の物	15	10	51
		399	キャベツのからしあえ	20	20	51
		400	キャベツの菜種あえ	20	20	51
		401	キャベツのミモザサラダ	20	20	51
		402	キャベツのレモンドレッシング	10	10	51
		403	きゅうりと黄菊の酢の物	20	15	51
		404	ごぼうのサラダ	30	20	51
		405	コロコロサラダ	25	25	51
		406	新玉ねぎとタコのサラダ	20	20	51
		407	せん切り野菜の梅肉あえ	25	25	51
		408	大根のサラダ	10	5	51
		409	大根のなます	20	20	51
		410	大豆もやしの韓国風あえ物	25	25	51
		411	竹の子の木の芽あえ	30	30	51
		412	たたきごぼう	30	15	51
		413	なすの焼き浸し	20	15	52
		414	ねぎの焼き浸し	15	10	52
		415	白菜の韓国風サラダ	15	15	52
		416	もやしの中国風サラダ	30	30	52
		417	レタスとわかめ、アジの酢の物	20	15	52
		418	レタスとわかめのごまみそあえ	30	15	52
		419	レタスのサラダ	15	10	52
		420	れんこんの梅肉あえ	25	20	52
		438	いんげん豆のサラダ	540	15	53
		439	うずら豆のサラダ	10	10	53
		440	枝豆の白あえ	30	30	53
	23 いも類	451	こんにゃくの白あえ	30	20	54
		452	さつま芋のサラダ	40	20	54
		453	じゃが芋のめんたいこあえ	15	15	54
		454	ポテトサラダ	50	25	54
		455	山芋の三杯酢	15	15	54
	24 きのこ類	463	しめじのおろしあえ	15	15	55
		464	マッシュルームサラダ	10	10	55
	25 海藻類	469	糸かんてんの酢の物	20	15	55
		470	海藻とツナのサラダ	10	10	55
		471	もずく酢	5	5	55
		476	クラゲのサラダ	70	10	55
	26 果物	472	アボカドのサラダ	15	15	55
		473	カッテージチーズのフルーツサラダ	10	10	55
		474	菜果なます	15	15	55
		475	フルーツサラダ	10	10	55
	27 穀類	477	タイ風はるさめサラダ	20	20	56
		478	はるさめの辛みいため	25	15	56
		479	マカロニサラダ	40	20	56
N いためる	21 緑黄色野菜	351	青菜のいため物	10	10	48
		352	オクラのソテー カレー風味	10	10	48

主材料群	調理法	材料	料理番号	料理名	調理時間(分) 時間	調理時間(分) べったり	ページ
	N いためる	21 緑黄色野菜	353	さやいんげんと豚肉のみそいため	20	20	48
			354	塌菜と豚肉のいため物	15	15	48
			355	青梗菜のいため物	10	10	48
			356	にらとレバーのいため物	30	20	48
			357	にんにくの茎のいため物	5	5	48
			358	根三つ葉のきんぴら	10	10	48
			359	野沢菜漬けのいため物	15	15	48
			360	葉玉ねぎのみそいため	15	15	48
			361	ピーマンとウインナのソテー	5	5	48
			362	ほうれん草のいため物	20	15	48
		22 その他の野菜(淡色野菜)	421	きんぴらごぼう	30	20	52
			422	ズッキーニのソテー	10	10	52
			423	セロリとザーサイのいため物	20	20	52
			424	セロリの中国風いため	20	20	52
			425	なすとピーマンのなべしぎ	15	15	52
			426	麻婆なす	15	15	52
			427	野菜いため	25	25	52
			428	レタスと牛肉のカキ油いため	20	20	52
			429	れんこんのきんぴら	30	20	53
		23 いも類	456	こんにゃくのきんぴら	15	15	54
		24 きのこ類	465	まいたけのソテー	10	10	55
	O 揚げる	21 緑黄色野菜	363	かき揚げ	30	25	48
		22 その他の野菜(淡色野菜)	430	精進揚げ	35	35	53
			431	玉ねぎとエビのかき揚げ	40	20	53
		23 いも類	457	フライドポテト	25	20	54
			458	ポテトコロッケ	60	25	54

●その他

主材料群	調理法	材料	料理番号	料理名	調理時間(分) 時間	調理時間(分) べったり	ページ
汁物	K 煮る(汁)	28 穀類	496	そうめんのすまし汁	30	15	57
			497	パスタのスープ	40	10	57
		29 魚介類、肉類	498	あら汁	30	15	57
			499	シジミのみそ汁	10	3	57
			500	船場汁	25	15	57
			501	肉団子のスープ	15	10	57
			502	ハマグリの潮汁	10	3	57
			503	みょうがとシラウオのすまし汁	10	5	57
		30 卵類、大豆・大豆製品、乳類	504	かきたま汁	15	10	57
			505	コンソメスープ	70	20	57
			506	豆腐と生しいたけのスープ	15	10	57
			507	豆腐のすまし汁	25	10	57
			508	豆腐のみそ汁	15	10	58
			509	納豆汁	15	10	58
		31 野菜類、いも類、きのこ類、海藻類	510	韓国風わかめスープ	10	5	58
			511	さやえんどうの卵とじ汁	30	10	58
			512	つまみ菜のみそ汁	15	10	58
			513	とろろこんぶ即席汁	5	5	58
			514	若竹汁	10	5	58
			515	わかめのスープ	10	5	58
漬物	D 漬ける	29 魚介類、肉類	516	数の子(25g)	−	−	58
		31 野菜類、いも類、きのこ類、海藻類	521	かぶの漬物(35g)	−	−	58
			522	菊の甘酢漬け(40g)	−	−	58
			523	菊花かぶの甘酢漬け(40g)	−	−	58
			524	キャベツのもみ漬け(40g)	−	−	58
			525	きゅうりの塩麹漬け(40g)	−	−	58
			526	ザワークラウト(30g)	−	−	58
			527	山菜漬け(30g)	−	−	58
			528	しば漬け(10g)	−	−	58
			529	しょうがの甘酢漬け(15g)	−	−	58
			530	白うりの奈良漬け(20g)	−	−	58
			531	たくあん(10g)	−	−	58
			532	なすのからし漬け(40g)	−	−	58
			533	ぬかみそ漬け(35g)	−	−	59
			534	野沢菜の漬物(20g)	−	−	59
			535	白菜キムチ(40g)	−	−	59
			536	白菜漬け(30g)	−	−	59
			537	ピクルス(40g)	−	−	59
			538	べったら漬け(30g)	−	−	59
			539	松前漬け(30g)	−	−	59
			540	水菜の漬物(30g)	−	−	59
			541	みょうがの漬物(25g)	−	−	59
			542	らっきょうの梅酢漬け(20g)	−	−	59
	F 焼く	29 魚介類、肉類	517	焼きタラコ(20g)	−	−	58
つくだ煮	I 煮る(汁少ない)	29 魚介類、肉類	518	コウナゴのくぎ煮(15g)	−	−	58
			519	ごまめの田作り(10g)	−	−	58
			520	フナの甘露煮(30g)	−	−	58
		31 野菜類、いも類、きのこ類、海藻類	543	きゃらぶき(30g)	−	−	59
			544	黒豆(30g)	−	−	59
			545	こんぶのつくだ煮(10g)	−	−	59
			546	古漬けのいり煮(35g)	−	−	59
果物	A 生のまま	32 果物	548	いちご(110g)	−	−	59
			549	さくらんぼ(50g)	−	−	59
	B 切る・むく		550	オレンジ・ネーブル(180g)	−	−	59
			551	キーウィフルーツ(70g)	−	−	59
			552	グレープフルーツ(100g)	−	−	59
			553	すいか(100g)	−	−	59
			554	梨(100g)	−	−	59
			555	パイナップル(140g)	−	−	59
			556	バナナ(95g)	−	−	59
			557	ぶどう(100g)	−	−	59
			558	マンゴー(100g)	−	−	59
			559	みかん・温州(100g)	−	−	59
			560	メロン(100g)	−	−	60
			561	桃(200g)	−	−	60
			562	りんご(100g)	−	−	60
	C 食材料の一次加工		563	パイナップル・缶詰(100g)	−	−	60
			564	干しあんず(17g)	−	−	60
			565	干し柿(30g)	−	−	60
			566	干しぶどう(12g)	−	−	60
			567	干しプルーン(20g)	−	−	60
			568	みかん・缶詰(75g)	−	−	60
			569	桃・缶詰(100g)	−	−	60
			570	洋梨・缶詰(110g)	−	−	60
	D 漬ける		547	梅干し(10g)	−	−	59
	I 煮る(汁少ない)		571	きんかんの甘煮(36g)	−	−	60
	L あえる		572	フルーツのヨーグルトあえ(85g)	−	−	60
牛乳・乳製品	A 生のまま	33 生	573	牛乳・低脂肪(200ml)	−	−	60
			574	牛乳・普通(200ml)	−	−	60
			575	牛乳・濃厚(200ml)	−	−	60
	C 食材料の一次加工	34 加工品	576	カッテージチーズ(20g)	−	−	60
			577	プロセスチーズ(20g)	−	−	60
			578	モッツァレラチーズ(20g)	−	−	60
			579	ヨーグルト・加糖(150g)	−	−	60
			580	ヨーグルト・プレーン(150g)	−	−	60
飲み物類	B 切る・むく	35 飲み物類	581	スムージー(250ml)	−	−	61
	C 食材料の一次加工		582	アイスコーヒー(200ml)・ガムシロップ(20g)	−	−	61
			583	オレンジジュース・果汁100%(200ml)	−	−	61
			584	カフェ・オ・レ(200ml)	−	−	61
			585	缶コーヒー(185g)	−	−	61
			586	くず湯(80ml)	−	−	61

主材料群	調理法	材料	料理番号	料理名	調理時間(分) 時間	調理時間(分) べったり	ページ
飲み物類	C 食材料の一次加工	35 飲み物類	587	グレープジュース・果汁100%(200ml)	–	–	61
			588	コーヒー飲料(200ml)	–	–	61
			589	コーヒー(150ml)・砂糖(6g)+ミルク(5g)	–	–	61
			590	コーヒー・ブラック(150ml)	–	–	61
			591	コーラ(250ml)	–	–	61
			592	ココア(200ml)	–	–	61
			593	サイダー(250ml)	–	–	61
			594	スポーツドリンク(500ml)	–	–	61
			595	煎茶(100ml)	–	–	61
			596	豆乳(200ml)	–	–	61
			597	トマトジュース(180ml)	–	–	61
			598	ノンアルコールビール(350ml)	–	–	61
			599	麦茶(150ml)	–	–	61
			600	野菜ジュース(180ml)	–	–	61
			601	ヨーグルトドリンク(180ml)	–	–	61
			602	りんごジュース・果汁100%(200ml)	–	–	61
			603	レモンティー(150ml)	–	–	61
			604	赤ワイン(110ml)	–	–	62
			605	甘酒(195ml)	–	–	62
			606	ウイスキー・ストレート(30ml)	–	–	62
			607	ウイスキー・水割り(80ml)	–	–	62
			608	梅酒(90ml)	–	–	62
			609	缶ビール(350ml)	–	–	62
			610	黒ビール(350ml)	–	–	62
			611	焼酎(90ml)	–	–	62
			612	白ワイン(110ml)	–	–	62
			613	日本酒・純米酒(180ml)	–	–	62
			614	発泡酒(350ml)	–	–	62
			615	ビール・大ジョッキ(420ml)	–	–	62
			616	ビール中瓶(500ml)	–	–	62
			617	ブランデー(30ml)	–	–	62
菓子類	C 食材料の一次加工	36 菓子類	618	アイスクリーム(180g)	–	–	62
			619	チューインガム(10g)	–	–	62
	E 寄せる		620	シャーベット・桃(100g)	–	–	62
			621	ゼリー(40g)	–	–	62
			622	ババロア(140g)	–	–	62
			648	牛乳かん(90g)	–	–	64
			649	ところてん(110g)	–	–	64
			650	練りようかん(60g)	–	–	64
			651	水ようかん(70g)	–	–	64
	F 焼く		623	アップルパイ(200g)	–	–	62
			624	ウエハース(15g)	–	–	63
			625	キャラメル(30g)	–	–	63
			626	クッキー(50g)	–	–	63
			627	チョコビスケット(25g)	–	–	63
			628	チョコレート(15g)	–	–	63
			629	バターケーキ(40g)	–	–	63
			630	ビスケット(35g)	–	–	63
			631	ポップコーン(18g)	–	–	63
			639	あんパン(60g)	–	–	63
			640	クリームパン(75g)	–	–	63
			641	デニッシュペストリー(75g)	–	–	63
			642	メロンパン(90g)	–	–	63
			652	カステラ(50g)	–	–	64
			653	小麦粉せんべい(30g)	–	–	64
			654	せんべい(65g)	–	–	64
			655	のり巻きせんべい(20g)	–	–	64
			656	ミックスあられ(35g)	–	–	64
			676	ミックスナッツ(25g)	–	–	65

主材料群	調理法	材料	料理番号	料理名	調理時間(分) 時間	調理時間(分) べったり	ページ
菓子類	H 蒸す	36 菓子類	632	プリン(110g)	–	–	63
			643	あんまん(90g)	–	–	64
			644	肉まん(90g)	–	–	64
			657	栗まんじゅう(50g)	–	–	64
			658	ねりきり(45g)	–	–	64
			659	みたらし団子(50g)	–	–	64
	I 煮る(汁少ない)		660	甘納豆(25g)	–	–	65
			661	あめ(15g)	–	–	65
			662	栗きんとん(40g)	–	–	65
			677	いちごジャム(20g)	–	–	65
	J 煮る(汁多い・なべ物)		663	ぜんざい(155g)	180	15	65
	M 合わせる		633	クレープ(135g)	35	20	63
			634	シュークリーム(90g)	–	–	63
			635	ショートケーキ(150g)	–	–	63
			636	チーズケーキ(100g)	–	–	63
			637	ワッフル(35g)	–	–	63
			645	チョココロネ(85g)	–	–	64
			664	あんみつ(130g)	–	–	65
			665	おはぎ(80g)	–	–	65
			666	くずもち(70g)	–	–	65
			667	氷あずき(80g)	–	–	65
			668	桜もち(70g)	–	–	65
			669	大福もち(70g)	–	–	65
			670	どら焼き(85g)	–	–	65
			671	もなか(40g)	–	–	65
	O 揚げる		638	ポテトチップス(30g)	–	–	63
			646	カレーパン(70g)	–	–	64
			647	ドーナッツ(30g)	–	–	64
			672	揚げせんべい(30g)	–	–	65
			673	芋かりんとう(30g)	–	–	65
			674	かりんとう(30g)	–	–	65
			675	大学芋(130g)	–	–	65

●共編著者プロフィール

針谷 順子（はりがい よりこ）

高知大学名誉教授
NPO法人食生態学実践フォーラム理事長、博士（栄養学）、栄養士。専門は調理教育学。

1978年女子栄養大学大学院修士課程修了。料理学の第一人者、上田フサ女子栄養大学教授（故人）のもとで調理教育の基礎を学び、同大学大学院修士課程で足立己幸教授に食生態学を学ぶ。「料理選択型栄養教育」の共同研究に加わり、その一環として「3・1・2弁当箱法」の有効性を実証した研究で第49回日本栄養改善学会賞を受賞。
「食事バランスガイド」策定のフードガイド（仮称）検討会及び作業部会委員や県食育推進委員会委員長などを歴任し、地域性を活かした食育や専門家養成に活躍。著書に『食育プログラムー子ども・成長・思春期のための料理選択型食教育』、他に『3・1・2弁当箱ダイエット法』『実物大・そのまんま食材カード』『実物大・そのまんま料理カード　食事バランスガイド編』（いずれも共著）など。

足立 己幸（あだち みゆき）

女子栄養大学名誉教授、名古屋学芸大学名誉教授
NPO法人食生態学実践フォーラム前理事長、保健学博士、管理栄養士。専門は食生態学、食教育学、国際栄養学。

1958年東北大学農学部卒。保健所での栄養活動時代からの基本的な疑問「人間らしい食事とは？」を求めて、食生態学を創設。
ロンドン大学人間栄養学部客員教授、農林水産省水産振興審議会委員、厚生労働省食生活指針策定検討会委員などを歴任。
1991年「料理選択型栄養教育の枠組としての核料理とその構成に関する研究」や「孤食・共食研究」を含む「食生態学の視点からの栄養教育の方法に関する研究」で、日本栄養・食糧学会学術奨励賞受賞。『食塩ー減塩から適塩へ』（毎日出版文化賞）、『栄養の世界ー探検図鑑』（今和次郎賞）、『3・1・2弁当箱ダイエット法』（共著）、『これからの栄養教育論ー研究・理論・実践の環』（共監訳）など著書多数。
2014年瑞宝中綬章受章。

●**協力**　食生態学実践研究会（敬称略、五十音順）　2023年1月現在

安達内美子	名古屋学芸大学管理栄養学部教授（栄養教育学　公衆栄養学）
駒場千佳子	女子栄養大学栄養学部専任講師（調理学　調理教育学）
酒井治子	東京家政学院大学人間栄養学部教授（小児栄養教育学）
高橋千恵子	NPO法人食生態学実践フォーラム理事（食育　小児栄養）
高増雅子	日本女子大学名誉教授（家庭科教育　調理教育学）
田中久子	女子栄養大学名誉教授（公衆栄養学　公衆衛生学）
西尾素子	消費者庁食品表示企画課（公衆栄養学）
平本福子	宮城学院大学名誉教授（調理教育学）
松下佳代	女子栄養大学栄養学部准教授（栄養・食教育学）
山本妙子	神奈川県立保健福祉大学名誉教授（給食経営管理学）
吉岡有紀子	相模女子大学栄養科学部教授（栄養教育学　食育）

●デザイン　プロップ（浮田邦彦）
●イラスト　エダりつこ　西岡聖子（カバー）
●撮影　ミノワスタジオ（盛谷嘉主輔）ほか
●編集協力　平山裕美
●編集　藤原眞昭　藤原広一郎

食事コーディネートのための
主食・主菜・副菜料理成分表　第5版

1992年11月15日　初版発行
2004年 4月20日　第2版発行
2008年10月 1日　第3版発行
2017年 6月 1日　第4版発行
2023年 3月 1日　第5版第1刷発行

共編著　針谷順子
　　　　足立己幸
発行人　藤原広一郎
発行所　株式会社群羊社
　　　　〒113-0033 東京都文京区本郷2-12-4
　　　　TEL 03-3818-0341　FAX 03-3814-5269
　　　　https://www.gun-yosha.com/
印刷所　株式会社シナノパブリッシングプレス

ISBN978-4-906182-11-4